鼻咽癌放疗后
神经损伤学

NEUROINJURY
ASSOCIATED WITH RADIOTHERAPY OF
NASOPHARYNGEAL CARCINOMA

●名誉主编　邢诒刚
●主编　刘　军　肖颂华　刘中霖

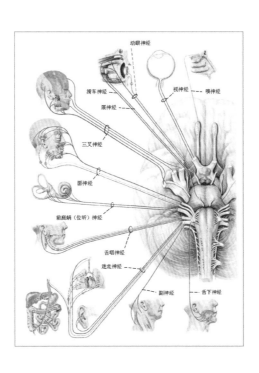

广东省出版集团

广东科技出版社（全国优秀出版社）

·广　州·

图书在版编目（CIP）数据

鼻咽癌放疗后神经损伤学／刘军，肖颂华，刘中霖主编.
—广州：广东科技出版社，2010.12
ISBN 978 - 7 - 5359 - 5386 - 5

Ⅰ．①鼻…　Ⅱ．①刘…②肖…③刘…　Ⅲ．①鼻咽
肿瘤—神经系统—放射损伤　Ⅳ．① R739.63②R818.896

中国版本图书馆 CIP 数据核字（2010）第 184784 号

责任编辑：周　良
封面设计：林少娟
责任校对：杨峻松　陈杰锋
责任印制：严建伟
出版发行：广东科技出版社
　　　　　（广州市环市东路水荫路 11 号　邮码：510075）
E - mail：gdkjzbb@21cn.com
http：//www.gdstp.com.cn
经　　销：广东省出版集团图书发行有限公司
印　　刷：广州市岭美彩印有限公司
　　　　　（广州市花地大道南海南工商贸易区 A 幢　邮码：510385）
规　　格：889mm×1 194mm　1/16　印张 21.5　字数 760 千
版　　次：2010 年 12 月第 1 版
　　　　　2010 年 12 月第 1 次印刷
印　　数：1～1 500 册
定　　价：260.00 元

主编简介

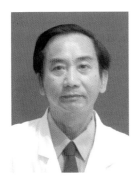

邢诒刚 中山大学孙逸仙纪念医院教授，博士生导师。2002 年成功在国内首次建立放射性脑损伤鼠模型，在国内最早开始放射性脑损伤的研究，并就放射剂量、放射后损伤病理、脑组织放射敏感性等展开了系列研究；同时积极开展放射性脑损伤的临床治疗，探索有效的治疗方法，放射性脑神经损伤的研究在国内处于领先地位。曾承担并完成多项各级放射性脑损伤有关的科研课题，培养博士、硕士 20 余名。

原中山大学孙逸仙纪念医院神经科主任，现任广东省医学会神经病学分会常委，广东省康复医学会神经康复学会常委。

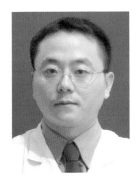

刘军 中山大学孙逸仙纪念医院副教授，硕士生导师。安徽省蚌埠市人。1997 年获中山医科大学临床医学学士学位，2002 年获中山大学临床神经病学博士学位。2006 年至 2008 年于美国 Kansas 大学医学院进行博士后研究工作，主要从事放射性神经损伤以及认知功能障碍的基础与临床研究。在包括 J Biol Chem、Am J Neuroradiol 等国内外杂志上共发表论文 60 余篇。主持国家自然基金 2 项，十五公关分课题 1 项以及省部级课题 3 项。

现担任广东省医学会神经病学分会委员，广东省康复医学会理事，广东省康复医学会神经康复学会常委。

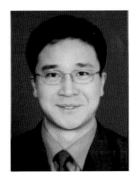

肖颂华 中山大学孙逸仙纪念医院副主任医师。湖南益阳人。2005 年获中山大学临床神经病学博士学位，长期从事放射性脑、脊髓损伤和脑血管病的基础与临床研究以及干细胞治疗老年退行性疾病的研究。主持和参与放射性脑、脊髓损伤有关的国家自然科学基金、广东省自然科学基金、广东省卫生厅基金和中山大学青年基金 7 项，在包括 Am J Neuroradiol、Platelets 等国内外期刊上共发表学术论文 40 余篇，与放射性脑、脊髓损伤相关的学术论文 20 余篇。

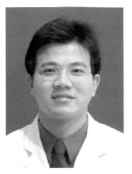

刘中霖 中山大学孙逸仙纪念医院副主任医师，硕士研究生导师。安徽省当涂县人。中山大学神经病学博士毕业，中华医学会广东省神经病学分会痴呆学组委员。从事神经病学基础与临床研究 10 余年，主持广东省医学科研基金 1 项，广东省科技计划项目基金 2 项，教育部博士点基金 1 项，广东省自然科学基金 1 项，国家自然科学基金 1 项；发表论文 30 余篇。

《鼻咽癌放疗后神经损伤学》编写委员会

名誉主编　邢诒刚

主　　编　刘　军　肖颂华　刘中霖

编　　委（按姓氏汉语拼音顺序排列）

白守民　中山大学孙逸仙纪念医院肿瘤科

成丽娜　广东三九脑科医院放射科

陈　燕　中山大学孙逸仙纪念医院神经科

段朝晖　中山大学孙逸仙纪念医院检验科

郭开华　中山大学中山医学院解剖教研室

贺　峰　山东省临沂市人民医院神经内科

黄　莹　中山大学肿瘤防治中心放疗科

蒋　伟　中山大学孙逸仙纪念医院放射科

康　庄　中山大学附属第三医院放射科

蓝育青　中山大学孙逸仙纪念医院眼科

林显敢　中山大学孙逸仙纪念医院肿瘤科

刘　军　中山大学孙逸仙纪念医院神经科

刘中霖　中山大学孙逸仙纪念医院神经科

李　梅　中山大学孙逸仙纪念医院神经科

黎祥喷　中山大学孙逸仙纪念医院神经科

李　艺　中山大学孙逸仙纪念医院神经科

马　超　中山大学孙逸仙纪念医院康复科

沈　君　中山大学孙逸仙纪念医院放射科

孙　颖　中山大学肿瘤防治中心放疗科

谭　锋　广东佛山市中医院神经科

伍少玲　中山大学孙逸仙纪念医院康复科

肖颂华　中山大学孙逸仙纪念医院神经科

徐　杰　中山大学中山医学院解剖教研室

闫振文　中山大学孙逸仙纪念医院神经科

杨炼红　中山大学孙逸仙纪念医院神经科

杨志华　广州医学院附属第一医院神经科

叶剑虹　中山大学孙逸仙纪念医院神经科

张　蓓　中山大学孙逸仙纪念医院神经科

张新春　中山大学附属口腔医院修复科

张　弘　中山大学孙逸仙纪念医院核医学科

赵建夫　暨南大学附属第一医院肿瘤科

赵仲艳　中山大学孙逸仙纪念医院神经科

赵继泉　广东佛山市第二人民医院放射科

郑　东　广州市脑科医院神经科

周道友　广东省中医院神经科

周海红　广东医学院附属医院神经科

朱建华　云南大理学院解剖教研室

序

　　早在 1895 年威廉·康拉德·伦琴发现 X 射线后 1 年，人们就已经开始逐步观察到射线对于人体各个系统均可以造成损害。随着放射治疗学的发展，肿瘤的放射治疗效果明显提高，以至于有些肿瘤患者得到了控制，最后却死于放射性损伤。

　　在中国，尤其是在包括广东省在内的华南地区，鼻咽癌的发病率为 13/10 万 ～ 30/10 万，其发病率居世界之首；而放疗作为头颈部肿瘤尤其是鼻咽癌的主要治疗手段，对肿瘤周围正常的神经组织也造成不同程度的损伤，使得放射性神经损伤，尤其是放射性脑损伤成为放疗的严重并发症之一。放射后神经组织的损害一旦形成并产生临床症状时，在病程中往往已属不可逆阶段，不仅由于其难治性严重影响患者生存质量，也给患者的家庭和社会带来沉重负担和巨大危害，是目前临床放射医学面临的一个难题。

　　中山大学孙逸仙纪念医院神经科是中国较早开展鼻咽癌放疗后神经损伤研究的单位。刘军、肖颂华和刘中霖教授是多年从事鼻咽癌放疗后神经损伤研究的青年学者。近年来，他们在邢诒刚教授领衔的课题组里面，秉承严谨治学、勇于创新的传统，在放射性神经损伤尤其是鼻咽癌患者放射治疗后神经损伤的基础与临床方面的研究做了大量的工作，并取得了一定的成绩。

　　《鼻咽癌放疗后神经损伤学》的出版是中国在这一研究领域内的第一部专著，其中的大部分资料都来自于他们自己的研究结果。该书适合广大年轻的神经科、耳鼻喉科、肿瘤放疗科的医师与研究生，特别是从事鼻咽癌放射治疗和神经科学的基础与临床研究的医师及科研工作者阅读和参考。

中国科学院院士
中山大学附属肿瘤医院院长

前　言

在原发的头颈肿瘤中，鼻咽癌（nasopharyngeal carcinoma，NPC）的发病具有明显的地区聚集性。我国南方的广东省是全世界鼻咽癌最高发的地区，其世界人口标化发病率男性高达 30/10 万，女性达 13/10 万，占广东省癌症发病率的 30% 左右，居世界之首。因此，鼻咽癌又被称为"广东癌"。

鼻咽癌的病理特性以低分化癌为最多，其恶性程度较高，对放射线较敏感，放射治疗已成为治疗鼻咽癌的首选方法。鼻咽癌放疗的历史虽不足百年，但其总的 5 年生存率已由初期的 15% 左右提高到近期的 50% 左右，早期鼻咽癌患者，治疗后 5 年生存率为 80%~90%。

尽管目前放射治疗技术得到不断提高，但鼻咽癌的放射治疗仍不可避免地会对肿瘤周围正常的各种组织造成不同程度的损伤，出现照射区域及邻近重要器官的急、慢性放射反应甚至是放射性损伤。这种放射性损伤包括局部脑组织、颅神经、高颈段脊髓、血管、口腔牙齿、骨、腺体、照射野内的皮肤、黏膜、肌肉等各种组织的急性和慢性损伤。其中，放射性神经损伤尤其是放射性脑损伤、脊髓损伤以及颅神经损伤成为放疗最为严重的并发症之一，严重地危害患者的生命安全。据统计，在广东省，鼻咽癌放疗后放射性神经损伤尤其是脑损伤的发病率高达 3/10 万，其死亡率高达 0.7/10 万，高于世界平均水平 40 倍。这样的结果给患者的家庭和社会带来沉重负担和巨大危害。

在全球范围内，21 世纪肿瘤的治疗重点，已从提高生存率转到兼顾肿瘤治疗相关并发症的防治。美国癌症协会中心强调，为了最大限度地提高肿瘤患者放疗后的生存质量，癌症治疗的并发症防治应该成为今后的研究重点。因此，对各种放射损伤进行深入的研究不仅有利于防治肿瘤放疗后并发症，而且对减轻个人、家庭及社会负担具有重大的经济及社会意义。

目前国内对于鼻咽癌放疗后的各种损伤，尤其是神经系统的损伤仍缺乏系统的研究，中山大学孙逸仙纪念医院神经科作为国内最早开展研究鼻咽癌放射治疗后放射性损伤，尤其是放射性神经损伤的单位，在其发病机制以及临床诊断与防治方面积累了一定的经验。为了使广大临床工作者能够深入的了解鼻咽癌放疗后的放射性神经损伤，笔者总结近 10 年的基础与临床研究所成，组织了国内多名在肿瘤学、放射治疗学、神经病学、解剖学、影像学、康复医学等方面具有一定造诣的专家、学者共同编写这本国内第一部关于鼻咽癌放疗后放射性神经损伤的专著，力求从解剖学、分子生物学、症状学、影像诊断学、治疗学等多方面对鼻咽癌放射治疗后的放射性神经系统损伤进行系统的阐述，同时对鼻咽癌放疗后伴发的其他各系统的放射性损伤也进行了归纳，努力使本书从基础到临床方面达到一定的广度、深度和精度。

在编写过程中，笔者力求各章保持独立，同时全书各章内容又能够上下贯通。但是，由于编写时间较为仓促，加上编者水平有限，且各位著者的编写风格各异，书中难免有不尽如人意之处，恳请各位读者提出宝贵意见。

中国科学院院士，中山大学附属肿瘤医院院长曾益新教授执诚为本书作序，在此，表示衷心的感谢！

编　者

2010 年夏于中山大学孙逸仙纪念医院

目　　录

第一章 放射性损伤的研究历史与进程

1895 年威廉·康拉德·伦琴（Wilhelm Conrad Röntgen）发现 X 射线（图 1 - 1 - 1），1898 年居里夫人发现镭之后不久，人们就开始注意到放射线对人体的危害。接触大量放射线之后出现烧灼伤、皮炎、脱发、睾丸萎缩等，或全身疲乏、衰竭，甚至发生癌症、死亡。但当时不认识放射性疾病，直至 1945 年日本广岛、长崎居民受到原子弹伤害之后才开始重视。

电离辐射照射机体可以引起一系列疾病，包括全身受照射引起的放射病，局部受照射引起的放射性局部损伤，放射性物质进入体内引起的内照射放射病，以及受照射后几年、十几年或几十年才出现的疾病等晚期效应。

随着放射治疗（radiation therapy/ radiotherapy）学的发展，因放射线所致的神经损伤也越来越多，许多病人不是死于肿瘤，而是死于放射性损伤（radiation injury）。为了对放射性损伤于人体的危害有一个整体的印象，笔者除了对放射性神经损伤的历史发展进行回顾以外，同时在此亦对放射所致的多个系统损伤的发展进行简要描述。

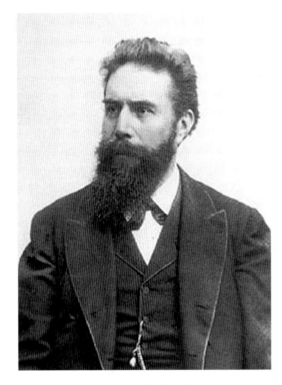

图 1 - 1 - 1 威廉·康拉德·伦琴（Wilhelm Conrad Röntgen）（1845—1923）德国实验物理学家。于 1895 年 11 月 8 日发现了 X 射线。1901 年获得第一个诺贝尔物理学奖

第一节 放射治疗对人体各系统损伤的研究历史与进程

放射线照射后对人体组织产生的放射反应和放射损伤的研究历史最早可以追溯到 1896 年，即德国的物理学家 Wilhelm Conrad Röntgen 发现 X 射线 1 年后。

1896 年，参与制造 X 射线管的爱迪生的一位助手 Clarence E Dally 反复使用自己的手去检测 X 射线的输出，导致其出现皮肤的溃疡并产生癌变。同年 Benjamin Brown 教授也由于曾经使自己的腹部暴露在 X 射线下约 2h 后导致内脏的病变而在 1911 年死亡。

1897 年 Leppin 注意到射线照射后皮肤干燥、发红和脱发等变化，随之产生了放射性皮炎（radiodermatitis）的概念。1910 年，Codman 报道了放射性物质引起的 107 例放射性皮肤损伤，并有专著出版。Teloh 于 1950 年，首先对放射性皮肤损伤组织学改变作了较详细的描述。

1902 年，Frieben 报道 1 例源于手 X 线照射引起的鳞状细胞癌。1904 年 Perthes 描述了 1 例由于放射治疗系统性红斑狼疮导致的梭形细胞肉瘤。在 1907 年 Coenen 报道放射引起的肿瘤中肉瘤占到 12%，1 年以后 Marie 等通过放射鼠模型证实了 Coenen 的结论。

1911 年，Von Jagic 报道了第 1 例在从事放射工作人员中发生的白血病（radiation-induced leukemia）。1942 年，Dunlap 报道了在放射学家和部分从事放射工作的人群中出现白血病，其后放射与白血病之间的关系的简要历史进程主要划分为两个阶段。第一阶段为最初的 50 年，在此期间主要进一步明确射线和白血病发生之间的效应关系。第二阶段为在这之后的 60 年，此时已经明确辐射可以诱导产生白血病，并且对辐射诱导产生的白血病的临床表现和病理生理机制已有所认识，人们开始注重研究在日本的广岛和长崎原子弹爆炸后对幸存者造血系统的影响。

早在 1899 年 Gassman 即已报道了关于肾脏的放射损伤病理变化，1905 年 Schulz 首先报道了肾脏放射性损伤的组织学变化，1907 年 Warthin 等第一次报道了放射治疗后继发致死性肾炎。1952 年 Luxton RW 和 Kunkler PB 等在文章中第一次清楚地描述了放射性肾脏损伤的临床表现和后果，至 1972 年 Maier 的综述中指出关于肾的放射性损伤已有 151 个病例。

1922 年，Hines 最先描述辐射诱发肺泡及毛细血管纤维化病变。1926 年，Desjardins 提出了放射性胸膜炎（radiation-induced pleurisy）的概念，认为在放射性肺损伤的晚期才出现。1955 年，Chu FC 对放射性肺炎（radiation pneumonitis）做了定义。1966 年肺的放射性损伤的超微结构第一次展示。肺的放射性损伤有两种表现形式，即早期的急性放射性肺炎和后期的放射性纤维化。RIDG 放射性损伤评价标准中，将发生在放疗开始后 90 天内者，称为急性放射性损伤；发生在 90 天以后者，称为后期放射性损伤。放射性肺炎通常发生在放疗疗程后半段和结束后的 1 个月内。后期放射性肺损伤的主要表现形式是放射性肺纤维化。放射性肺炎是肺癌放疗中常见且危害较大的并发症，它不仅限制了治疗的实施，也降低了患者疗效和生存质量。

1927 年美国的遗传学家 Hermann Joseph Muller 在《科学》杂志发表了题为"基因的人工蜕变"的论文，首次证实 X 射线在诱发基因突变中的作用，搞清了诱变剂剂量与突变率的关系，为诱变育种奠定了理论基础，并因此而荣获了 1946 年诺贝尔生理学医学奖。

1928 年，Murphy 报道了 14 例因母亲在怀孕早期进行盆腔放射治疗而导致小头畸形和精神发育迟滞的儿童。1929 年 Murphy 和 Goldstein 又报道了 16 例相同的病例。

1959 年，Thomas 等率先报道了动脉的放射性损伤，他们发现主动脉壁增厚以及附壁血栓形成，可成为远端栓塞的原因。

1974 年 Phillips TL 和 Ross G 报告了鼠的胸部经单次大剂量照射后出现食管的病理变化。1975 年 Goldstein HM 等报道了颈部肿瘤患者放射治疗可以导致上消化道的损伤：放射性食管炎（radiation esophagitis）主要引起食管蠕动的异常，而食管的狭窄和溃疡较少见；放射性胃炎（radiation gastritis）主要引起胃幽门溃疡以及胃窦部的不规则狭窄，并对上述损伤的发生机制及临床病理进行了描述。

从 19 世纪后期起，人们就认识到眼睛及其附属器的放射并发症。Heyn R 等于 1986 年报道 1972 ～ 1978 年间治疗的 50 例患儿，分割放疗总剂量 50～60Gy，其晚期反应的发生率为 89%，出现视力下降或消失，角膜及结膜炎 27%，畏光 35%，眼球干燥 11%，90% 患者发生白内障。

早在 20 世纪 20 年代，Case 等首次描述了肝细胞的放射损伤。至 20 世纪 60 年代初期，临床及病理学的研究均已揭示放射性肝脏的损害。而对于肝脏放射性损伤（radiation hepatitis）的敏感性和耐受剂量的确立源于 1965 年美国学者 Ingold JA 的一篇临床研究文献。

20 世纪 60 年代初期以前，人们一直认为心脏对电离辐射的作用基本上是不敏感的，直到 60 年代后期和 70 年代初期 Fajardo 和 Stewart 等在做了一系列细致观察后，才明确提出了放射可以引起心脏损伤。20 世纪 60 年代后期，Cohn KE 等的报道明确了放射诱发的心脏疾病（radiation-induced heart disease，RIHD）。放射性心脏损伤包括了放射性心包炎（radiation pericarditis）及放射引起的心肌损伤、冠状动脉损伤和瓣膜损伤。其中放射性心包炎最为常见，常是胸部、纵隔恶性肿瘤进行放射治疗的并发症，如乳腺癌、霍奇金病及非霍奇金淋巴瘤的放疗。主要表现为急性心包炎症状：发热、心前区痛、厌食、全身不适、心包摩擦音和心电图异常。迟发性心包炎常在放射治疗后 4 个月至 20 年，最常见在 12 个月内，出现急性非特异性心包炎或无症状性心包积液，在数月或数年内逐渐消退。心肌受到的放射损伤比心包小，但它可以发展为更加严重的损伤。其主要特征是弥散性纤维化的斑块，这种纤维化由胶原纤维网络构成，经常影响左心室的前壁（偶尔会影响右心室的前壁）。

由此可见，射线对人体的损伤涉及人体的各个系统，表现形式广泛而多样，影响是持久并深远的，深入研究放射性损伤具有越来越重要的意义。

第二节　放射性神经系统损伤的研究历史与进程

自 20 世纪 30 年代起，人们就对中枢神经系统的放射效应开始了研究，最初的实验是从猴脑和狗脑开始的。关于放射性神经损伤最早由 Fischer 和 Holfelder 报道，他们于 1930 年第一次报道放射诱发的大脑局限性坏死，此后，由放射导致的大脑损伤逐渐引起人们的注意。

1941 年，Ahlbom 首次描述放射性脊髓病，又称放射性脊髓炎，是脊髓组织受到放射线照射，并在多种因素联合作用下使神经元发生变性、坏死而引发的疾病。1945 年，Stevenson 和 Eckhardt 报道了第 1 例放射性脊髓病的尸检结果。

1963 年，Rider 最早报道了脑早期迟发放射损伤，是指在照射后数周或 6 个月内出现症状的放射性脑损伤。

1964 年，Zeman 等首先详细报道了大鼠脊髓后期放射损伤的病理起源。

1965 年，国内最先由中山医科大学赵馥教授报道头颈部恶性肿瘤放疗后放射性脑病的发病率为 4%。

1974 年，Bataini JP 等报道了第 1 例放射治疗后引起的舌下神经麻痹，之后在 1975 年 Vincent ST 等又报道了 4 例头颈部肿瘤患者放疗后出现单侧舌萎缩及舌下神经麻痹。

1977 年，Martins AN 等又报道了 6 例迟发性放射性脑坏死。

1978 年，Lorenzo ND 等回顾了从文献中收集的 78 例迟发性放射性脑坏死，并指出放射性脑坏死的发生率为 0.5% ~ 25%。同年，Woo E 等报道了 7 例鼻咽癌放射治疗后引起放射性脑坏死的病人。

1981 年，Huang SC 等报道在台湾 1 032 名鼻咽癌病人接受放射治疗后大约有 1% 的病人出现颅神经麻痹。

1984 年，Glass JP 等报道了 9 例脑放射性坏死，并回顾了文献中 65 例放射性脑坏死的病例。

1986 年，Dooms GC 等首先报告了放射性脑损伤的 MRI 影像学表现。他们回顾了 55 例放疗后病人的头颅 MRI 表现，指出 MR 能够较为敏感的发现放射后脑组织的坏死病灶，但是对于肿瘤复发的鉴别意义不大。

1988 年，Lee AW 等通过对 4 527 例接受放射治疗的鼻咽癌患者的回顾性研究发现，报道鼻咽癌放射治疗后迟发性放射性脑坏死的发病率占 10%，并且是导致他们死亡的主要原因。1992 年 Lee 等报道放射性颞叶脑坏死潜伏期为 1.5 ~ 13.0 年，中位时间为 5 年，其发生取决于照射剂量。据他们的报道，在放射性颞叶脑坏死中，16% 的患者无症状，39% 的患者无明确定位表现，仅为头晕、头痛、乏力、手足麻木等，其余患者表现为颞叶损害的特征，如记忆力减退、智力减退、精神症状、癫痫等。脑干损害者多表现为颅神经损害体征。1994 年，Sham J 等报道 1988 ~ 1991 年在 Queen Mary 医院，颞叶放射性坏死的发病率约为 3%。

1989 年，Calvo FA 等报道了 2 410 名妇科肿瘤病人在接受放射治疗后有 1 例发生放射性骶丛神经损伤。

1992 年，Lee AW 等报道在香港 4 527 名鼻咽癌接受放疗后约有 5% 的病人会发生颅神经麻痹。

1996 年，Kwong DL 等报道在香港鼻咽癌患者接受放射性治疗后感音性神经听力丧失的发病率高达 24.2%。

1999 年，Tan LCS 等报道了 1994～1999 年期间他们遇到 9 名鼻咽癌放疗后出现并发症的患者，并对他们做了回顾性的研究。在文章中他们总结到，放射诱发的颅神经麻痹发病率为 0.3%～6%，并且是他们第一次报道在鼻咽癌患者放射治疗后出现第 3 对颅神经麻痹。

2000 年，Cheng KM 等报道了 6 例鼻咽癌病人放射治疗后在颞叶发生放射性坏死的晚期有脑脓肿形成，这在以前的文献没有报道。

2001 年，Chew NK 等报道 70 名鼻咽癌病人放射治疗后的跟踪研究发现在放疗后的 1～18 年间（平均 5.5 年），有 14（20%）例发生了迟发性的放射后中度到重度的延髓麻痹（bulbar palsy），并指出球麻痹是鼻咽癌放疗后最常见的并发症。

2005 年，Hsu YC 等报道自 1991～2001 年间在 Kaohsiung Medical University Hospital 接受治疗的 775 鼻咽癌病人中有 7 个病人（0.93%）出现了脑坏死，其接受的放射剂量为 70～135Gy，潜伏期为 6～39 个月。在该文章中作者总结了自 1984 年来包括他们报道的 7 例脑坏死的病人共有 227 例放射后出现脑坏死的病例。

2007 年，Xinlu W 等报道在 2003 年 5 月至 2006 年 6 月期间用 PET/CT 检查了 871 名鼻咽癌病人，其中 384 名病人接受过放射治疗，在这 384 名病人中有 53 例确诊为晚发性放射性脑病，提示 PET/CT 在放射性神经损伤诊断中的重要性。

2009 年 Pierre FP 等报道了 1 例放射性坐骨神经损伤。在此之前只有 2 篇报道报告了在外照射后除了神经根及神经束损伤的周围神经损伤。

随着对放射性神经系统损伤临床、病理生理、生化改变认识的逐步深入，如何避免以及预防放射性神经损伤需要我们在今后的基础研究与临床工作当中进一步的研究与观察。

（刘　军　肖颂华　赵仲艳）

参 考 文 献

1. 翁志根. 皮肤放射损伤研究的现状和展望. 中华放射医学与防护杂志, 1996, 16：218

2. 张云, 杨志祥, 朱茂祥. 放射性皮肤损伤的研究进展. 军事医学科学院院刊, 2005, 16：188～190

3. 张春生, 高汝贵. 照射腹部引起肾脏伤害 3 例报告. 中国医科大学学报, 1980, 3：42～45

4. 叶江枫, 戚好文, 梁军, 等. 大鼠放射性肺胸膜炎及氟伐他汀防治作用研究. 军事医学科学院院刊, 2003, 27：125～127

5. Grover SB, Kumar J. A review of the current concepts of radiation measurement and its biological effects. India J Radio and Imaging, 2002, 12：21～32

6. Novelline, Robert. Squire's Fundamentals of Radiology. 5th edition. Boston：Harvard University Press, 1997

7. Teloh HA, Mason ML, Wheelock MC. A histopathologic study of radiation injury of the skin. Surg Gynecol Obstet, 1950, 90：335～348

8. Miller RW. Delayed effects of external radiation exposure：a brief history. Radiation research, 1995, 144：160～169

9. Kunkler PB, Farr RF, Luxton RW. The limit of renal tolerance to x-rays；an investigation iinto renal damage occurring following the treatment of tumours of testis by abdominal baths. Br J Radiol, 1952, 25：192～201

10. Movsas B, Raffin TA, Epstein AH, et al. Pulmonary radiation injury. Chest, 1997, 111：1061～1076

11. Chu FC, Phillips R, Nickson JJ, et al. Pneumonitis following rasiation therapy of cancer of cancer of the breast by tangential technic. Radiology, 1955, 64: 642~654

12. Rubin P, Shapiro DL, Finkelstein JN, et al. The early release of surfactant following lung irradiation of alveolar type II cells. Int J Radiat Oncol Biol Phys, 1980, 6: 75~77

13. Phillips TL, Ross G. Time-dose relationship in the mouse esophagus. Radiology, 1974, 13: 435~440

14. Goldstein HM, Rogers LF, Fletcher GH, et al. Radiological manifestations of radiation-induced injury to the normal upper gastrointestinal tract. Radiology, 1975, 117: 135~140

15. Heyn R, Ragab A, Raney RB, et al. Late effects of therapy in orbital rhabdomyosarcoma in children. a report from the intergroup rhabdomyosarcoma study. Cancer, 1986, 57: 1738~1743

16. Ingold JA, Reed GB, Kaplan HS, et al. Radiation hepatitis. Am J Roentgenol Radium Ther Nucl Med, 1965, 93: 200~208

17. Cohn KE, Stewart JR, Fajardo LF, et al. Heart disease following radiation. Medicine (Baltimore), 1967, 46: 281~298

18. Fajardo LF, Stewart JR, Cohn KE. Morphology of radiation-induced heart disease. Arch Pathol, 1968, 86: 512~519

19. Fajardo LF, Stewart JR. Cardiovascular radiation syndrome. N Eng J Med, 1970, 283: 374

20. Stewart JR, Fajardo LF. Radiation-induced heart disease: Clinical and experimental aspects. Radiol Clin North Am, 1971, 9: 511~531

21. Fischer AW, Holfelder H. Lokales Amyloid in Gehirn. Eine spatfolge von rontgenbestrahlungen. Dtsch Z Chir, 1930, 227: 475~483

22. Rider WD. Radiation damage to the brain-a new syndrome. J Can Assoc Radiol, 1963, 14: 67~69

23. Zeman W. Radiation injuries of the nervous system. Arch Psychiatr Nervenkr, 1964, 206: 185~198

24. Bataini JP, Ennuyer A, Poncet P, et al. Treatment of supraglottic cancer by radical high dose radiotherapy. Cancer, 1974, 33: 1253~1262

25. Vincent ST, Milford D. Unilateral hypoglossal nerve atrophy as a late complication of radiation therapy of head and neck carcinoma: a report of four cases and review of the literature on peripheral and cranial nerve damages after radiation therapy. Cancer, 1975, 351: 1537~1544

26. Martins AN, Johnston JS, Henry JM, et al. Delayed radiation necrosis of the brain. J Neurosury, 1977, 47: 336~345

27. Lorenzo ND, Nolletti A, Palma L. Late cerebral radionecrosis. Surg Neurol, 1978, 10: 281~290

28. Huang S, Chu G. Nasopharyngeal cancer: study II. Int J Radiat Oncol Biol Phys, 1981, 7: 713~716

29. Glass JP, Hwang TL, Leaven ME, et al. Crebral radiation necrosis following treatment of extracranial malignancies. Cancer, 1984, 54: 1966~1972

30. Dooms GC, Hecht S, Brant-Zawadzki M, et al. Brain radiation lesions: MR imaging. Radiology, 1986, 158: 149~155

31. Woo E, Lam K, Yu YL, et al. Cerebral radionecrosis: is surgery necessary? J Neurol Neurosurg Psychiatry, 1987, 50: 1407~1414

32. Qin DX, Hu YH, Yan JH, et al. Analysis of 1379 patients with nasopharyngeal carcinoma treated by radiation. Cancer, 1988, 61: 1117~1124

33. Lee AW, Law SC, Ng SH, et al. Retrospective analysis of nasopharyngeal carcinoma treated during 1976~1985: late complications following megavoltage irradiation. Br J Radiol, 1992, 65: 918~928

34. Lee AW, Ng SH, Ho JH, et al. Clinical diagnosis of late temporal lobe necrosis following radiation therapy for nasopharyngeal carcinoma. Cancer, 1988, 61: 1535~1542

35. Sham J, Choy D, Kwong PWK, et al. Radiotherapy for nasopharyngeal carcinoma: shielding the pituitary may improve therapeutic ratio. Int J Radiat Oncol Biol Phys, 1994, 29: 699~704

36. Kwong DL, Wei WI, Lee CK, et al. Sensorineural hearing loss in patients treated for nasopharyngeal carcinoma: a

prospective study of the effect of radiation and cisplatin treatment. Int J Radiat Oncol Biol Phys, 1996, 36: 281～289

37. Cheng KM, Chan CM, Fu YT, et al. Brain abscess formation in radiation necrosis of the temporal lobe following radiation therapy for nasopharyngeal carcinoma. Acta Neurochir, 2000, 142: 435～441

38. Chew NK, Sim BF, Tan CT, et al. Delayed post-irradiation bulbar palsy in nasopharyngeal carcinoma. Neurology, 2001, 57: 529～531

39. Hsu YC, Wang LF, Lee KW, et al. Cerebral radionecrosis in patients with nasophryngeal carcinoma. Kaosiung J Med Sci, 2005, 21: 452～459

40. Wang XL, Yin JL, Li H, et al. PET/CT imaging of delayed radiation encephalopathy following radiotherapy for nasopharyngeal carcinoma. Chin Med J, 2007, 120: 474～478

41. Pradat PF, Bouche P, Delanian S. Sciatic nerve moneuropathy: an unusual late effect of radiotherapy. Muscle Nerve, 2009, 40: 872～874

第二章　鼻咽癌的研究现状

鼻咽癌（nasopharyngeal carcinoma，NPC）是中国常见的恶性肿瘤之一。虽然世界各地均有病例报道，但以中国的发病率为最高。根据世界卫生组织的粗略统计，认为大约80%的鼻咽癌发生在中国。而在中国又以广东一带为甚，冠居全国乃至世界之首，故其又被称为"广东瘤（Canton tumor）"。在众多的肿瘤中，鼻咽癌是唯一被冠以地名的恶性肿瘤，由此可以反映出其特殊的地区分布，及其对中国民众的危害。鼻咽癌可发生在各个年龄组，但以30～60岁多见，占75%～90%。男女性别之比为2：1～3.8：1。其病因到目前还不确定，可能与遗传、环境和病毒感染有关，临床表现也是多种多样。临床治疗主要采用放射治疗，在目前的技术水平，鼻咽癌的治疗效果好，是临床常见肿瘤中治愈率最高者之一。

第一节　鼻咽癌的流行病学

鼻咽癌是中国常见的恶性肿瘤之一，尤其在南方其发病率尤高。中国早在2 000年以前的《内经》中已有关于肿瘤的记载，且历代医籍中都有与鼻咽癌病状相似的论述。1923年，Thomson在广州博济医院（即现在的中山大学孙逸仙纪念医院）报告90例颈部淋巴肉瘤，推测其可能原发于鼻咽部。自1958年以来，全国各地曾进行过多次较大规模的肿瘤普查，基本了解了鼻咽癌的分布情况。1965年为止，全国已有23个省包括49个城市报告了鼻咽癌12 000例以上；中山医科大学附属肿瘤医院1964～1981年共诊治恶性肿瘤149 353例，其中鼻咽癌占47 848例。中国台湾1979～1985年头颈部恶性肿瘤资料分析，鼻咽癌的发病率占首位，为47.87%。

一、地区聚集性

鼻咽癌的发病分布具有显著的地区聚集现象。在世界范围内，鼻咽癌的分布区域可以分为以下3个。

1. 高发病区　中国南方和亚洲东南部的一些国家，如新加坡、越南、马来西亚、泰国等，其中在中国南方，鼻咽癌的发病率为15～40/10万人年，报告5年存活率为20%～48%。中国的广东是世界的最高发地区，世界标准化发病率高达30/10万（男）和13/10万（女），世界人口标准化死亡率达12.46/10万（男）和5.0/10万（女）。

2. 中等发病区　加拿大西部及美国阿拉斯加州的爱斯基摩人。世界人口标准化发病率达10/10万（男）和4/10万（女），而当地土著人群的世界标准化发病率可达13.5/10万（男）和3.7/10万（女）。

3. 低发病区　非洲北部及西北部的一些国家，如突尼斯、阿尔及利亚、摩洛哥的发病率为3.4/10万（男）和1.1/10万（女）。除了这3个地区外，世界上的绝大多数地区，包括欧洲、美洲、大洋洲及亚洲的一些国家如日本、朝鲜等，鼻咽癌的发病率均在1/10万之下。

虽然中国是鼻咽癌的高发区，但在中国范围内其分布也是不均匀的。其总的趋势是北部和西部地，南部和东部高。在中国北方找不到一个鼻咽癌死亡率在 3/10 万人口以上的县市，死亡率较高（6/10 万以上）的县市全部集中在中国南部。而在南方又以广东、广西、福建、湖南、江西和海南等省为高发区，其中以广东省为最高。在广东省又以珠江三角洲和西江流域的县市，特别是肇庆、佛山、四会、广州等市形成一个高发地带。值得提出的是广东省四会市；死亡率男性为 20.42/10 万，女性为 8.55/10 万。不仅居全国鼻咽癌死亡率之冠，而且在 1970～1986 年的 17 年间始终占各种恶性肿瘤死亡率的第一位或第二位，其构成比男性为 30.04%，女性为 19.54%，即平均每 3～5 个恶性肿瘤死亡者中，即有 1 人死于鼻咽癌，为国内外所罕见。广州市 1972～1983 年鼻咽癌的发病率为 11.62/10 万（男）及 4.89/10 万（女）。从目前的资料来看这一高发区不仅是中国的高发区域，也是世界鼻咽癌发生最多的地方。此外与广东省相比邻的广西苍梧县和湖南双牌县，鼻咽癌的发病率也很高，达 9/10 万以上。这些地区互相连成一片构成了中国鼻咽癌的高发核心地带，由此向外鼻咽癌的死亡率逐渐下降，形成同心圆变化。值得注意的是，湖南西部的土家族、苗族自治州与广东的高发中心相隔较远，但该州的 10 个县市中，有 6 个县鼻咽癌的死亡率在 6/10 万以上，从而形成了另一较小范围的鼻咽癌高发区。

二、种族和部分人群的易感现象

鼻咽癌的发病具有明显的人种差异。在世界三大人种中，部分蒙古人种为鼻咽癌的高发人群，其中包括了中国华南地区及东南亚地区的中国人、泰国人、新加坡人及北美洲的爱斯基摩人。以中国人的发病率最高，黑种人次之，而白种人的发病率最低。高发区的居民迁居到低发区后，仍保持着鼻咽癌的高发倾向（表 2-1-1）

表 2-1-1　中国移民与迁入国当地其他居民鼻咽癌发病率（1/10 万）的比较

国家	人群	发病率	
		男	女
洛杉矶	白人	0.5	0.2
	黑人	1.0	0.2
	中国人	9.8	2.8
	菲律宾人	3.8	0.3
	日本人	0.2	0.3
	越南人	0.2	0.2
新加坡	中国人	18.5	7.3
	马来西亚人	6.5	2.0
	印度人	0.5	0.5

在高发区广东省内，操不同方言的人群鼻咽癌的发病率不同。操广州方言的人群特别高发，操闽南方言的人群次之，操客家方言的人群最低。在广东省内鼻咽癌高发区的佛山、广州、肇庆三市居民均以操广州方言为主，鼻咽癌的死亡率分别是 9.71/10 万、8.94/10 万、10.12/10 万。而操闽南方言的汕头地区为 4.31/10 万，操客家方言为主的梅州地区为 3.44/10 万。可以看出操广州方言的人群发病率比操客家方言的人群高近 3 倍。而在这 3 种方言混合的地区，如湛江、韶关地区的鼻咽癌死亡率在 5/10 万～6/10 万之间，处于中等水平。因此可以认为居住在西江和珠江流域内操广州方言的人群为鼻咽癌的易感人群，这同时也说明了鼻咽癌的发病具有一定的遗传因素。此外，水上居民（疍家

人）主要分布在广东的珠江三角洲和西江流域，其鼻咽癌 3 年平均调查死亡率高达 22.36/10 万。历史资料表明，水上居民是最早定居在我国南方，并操广州方言的居民之一。

三、家族聚集性

流行病学资料显示鼻咽癌的发病存有家族聚集现象，有鼻咽癌家族史的人群患病率显著高于普通人群，孪生子同患鼻咽癌的也有报道。在广州地区一个家族两代 49 人中，先后发生 13 例鼻咽癌，1 例乳腺癌；广东肇庆地区也发现一家三代 9 人中，有 5 例鼻咽癌，并均为女性。刘桂仙等报道 21 个祖孙三代家族中 53 人罹患癌症的家族癌病例，其中鼻咽癌 25 人。中山大学肿瘤医院的资料显示，21.6% 鼻咽癌的患者有癌家族史，其中有鼻咽癌家族史者占 12.3%，鼻咽癌一级亲属中鼻咽癌的累积发生率明显高于配偶家系，而其他肿瘤未见明显差别。

四、性别分布

不论在国内还是国外，鼻咽癌的发病率均以男性居多（男女比例为 2∶1 ~ 10∶1）。如在美国，白种人的鼻咽癌的发病率男女之比为 2.5∶1，黑种人的男女之比为 1.9∶1，华侨男女之比为 2.0∶1。

在中国，无论是高发区还是低发区鼻咽癌的发病一般都是男性多于女性，性别之比大约为 2∶1 ~ 3.8∶1。

五、年龄分布

中国台湾报告的鼻咽癌患病率曲线：15 ~ 19 岁年龄组上升，40 ~ 44 岁年龄组达高峰，60 ~ 64 岁年龄组平行，65 岁以后下降。死亡率曲线：男性 25 ~ 29 岁年龄组开始上升，45 ~ 49 岁达高峰；女性 45 ~ 49 岁年龄组至 60 ~ 64 岁年龄组逐渐上升，此后下降。据美国进行的鼻咽癌发病率的权威数据显示，居住在美国的中国人、白人和黑人，其鼻咽癌的发病率均随年龄呈上升趋势，但是中国人的发病率 30 ~ 39 岁年龄组开始上升，40 ~ 49 岁就不再上升，高峰年龄一直维持到 60 ~ 69 岁，80 岁以后才下降；而美国白人和黑人鼻咽癌患者，40 ~ 49 岁年龄段发病率还在上升，白人始终呈现上升的趋势，黑人在 60 ~ 69 岁开始下降。

黄腾波报道中山医科大学肿瘤医院 1964 ~ 1983 年共诊治 54 304 例鼻咽癌，其中儿童 53 例，占 0.1%。由上可见，高发区和低发区，鼻咽癌的发病高峰的年龄分布是不同的。在高发区有 1 个年龄高发峰 45 ~ 54 岁组段，在低发区有 2 个小的高发峰 10 ~ 19 岁年龄段和 50 ~ 59 岁年龄段。

六、城 乡 分 布

从瑞典、挪威、芬兰、法国、澳大利亚和日本等地的统计资料看，男性鼻咽癌发病率城市高于农村，女性则相差不大。在美国，非西班牙籍的白种人中城市居民鼻咽癌的死亡率高于农村。鼻咽癌死亡率年龄矫正率，城市∶农村为 2.2（男）和 1.7（女）。而在中国及东南亚地区，鼻咽癌的发病率在城市与农村没有什么差别。

在中国，城市与农村鼻咽癌的发病率与死亡率没有显著的差别，鼻咽癌死亡占恶性肿瘤死亡的百分构成在城乡之间也基本相同。

七、发病率的相对稳定性

长期的观察显示无论在高发区还是低发区，鼻咽癌的发病率都是相对稳定的。例如，在鼻咽癌高发的广东四会地区20年的发病率均未出现较大波动（表2－1－2）。在低发区，如欧美、大洋洲、亚洲的日本、印度等国家鼻咽癌的发病率多年来也始终在1/10万以下，而同期内肺癌明显升高，宫颈癌明显下降。这一现象提示，鼻咽癌的致癌因素是相对稳定的存在于自然界。

广州市15年来鼻咽癌的发病率始终稳定在9.83/10万～11.88/10万（男女合计），而且在市内各区之间发病率同样呈现相对稳定。在香港鼻咽癌的发病率：1965年为25.2/10万（男）和10.6/10万（女），1974～1977年鼻咽癌的发病率为32.90/10万（男）和14.40/10万（女），1983～1987年为28.5/10万（男）和11.2/10万（女），1988～1992年为24.3/10万（男）和9.5/10万（女）。上海及其他省市的资料也显示鼻咽癌的发病相对稳定。而在广东中山市1970～1999年的鼻咽癌发病趋势的研究发现鼻咽癌世界标准化发病率虽然表现为一定的波动，但总的趋势是逐年上升的，这与国内外其他地区鼻咽癌发病相对稳定不一致。

表2－1－2　广东四会地区不同时期鼻咽癌发病率的比较

时间（年）	病数（人）	发病率（1/10万）
1970～1976	338	19.37
1977～1981	257	16.46
1981～1986	302	18.34
合计	897	18.12

八、移民发病情况

流行病学研究发现，中国居民移居国外后其鼻咽癌的发病率有所降低，但仍然高于当地居民。中国人的后裔发病率比在中国出生的华侨低，但仍高于当地人。《世界五大洲肿瘤发病率》一书收集了1966～1986年的20年间鼻咽癌的发病率，从中可以看到，居住在美国加利福尼亚、夏威夷和新加坡的华人的鼻咽癌发病率远高于其他种族。鼻咽癌发病高的中国家族即使移居海外，其后裔发生鼻咽癌的概率也仍然远远高于当地人，有中国血统的混血儿发病率也高。例如在泰国，华侨/中泰混血儿/泰国人的鼻咽癌发病率为3.4：2.2：1。

在中国，高发区的人群移居到低发区后鼻咽癌的发病率仍维持在较高的水平。例如，中山医科大学卫生系等单位，调查了广州市东山区5年以上10岁的非广东籍人，比广东籍人的鼻咽癌死亡率低，前者为3.64/10万，后者为10.90/10万，标准化死亡率比（standardized mortality ration，SMR）为31%。而侨居上海的广东籍人（84%来自广州方言区）则比同居一地的虹口区居民的鼻咽癌死亡率高，前者为7.1/10万，后者为2.7/10万，SMR为228%，统计学上均有显著的意义。这种现象在香港、台湾亦见。

通过以上鼻咽癌的流行病学特点的分析，可以大致了解其发病特点，从而为鼻咽癌的防治及其治疗提供依据。

第二节 鼻咽癌的病因学研究

鼻咽癌的发生可能是多因素的，其癌变过程更可能涉及多个步骤。与鼻咽癌发生可能有关的因素包括以下几方面。

一、遗传易感性

鼻咽癌虽然不属于遗传性肿瘤，但它在某一人群的易感现象比较突出，并有家族聚集现象。连锁分析表明人类白细胞抗原（humam leucocyte antigen，HLA）和编码细胞色素 P4502E1 酶基因（CYP2E1）可能是鼻咽癌的遗传易感基因，它们与大多数的鼻咽癌发生有关。中山大学肿瘤医院在 2002 年利用人类基因组 22 条常染色体的 382 个多态性微卫星标记对广东省广州方言的鼻咽癌高发家系进行全基因组扫描，把鼻咽癌易感基因定位在 4p1511-q12 区域。

现代的分子遗传学和分子生物学研究发现，鼻咽癌发生高频率染色体杂合性缺失（loss of heterozygosity，LOH）的染色体主要位于 1p、3q、9p、9q、11q、13q、14q、16q、19p，并定位了相应的 LOH 最小丢失区（MDRs），提示在高频率缺失区可能含有在鼻咽癌发病机制中起重要作用的肿瘤抑制基因；鼻咽癌发生遗传物质扩增的染色体主要位于 1q、2q、3q、6p、6q、7q11、8q、11q13、12q、15q、17q、20q，表明在这些区域可能存在与鼻咽癌发生发展相关的癌基因。

以上的研究表明了鼻咽癌患者的染色体存在着不稳定性，因此更容易受到外界有害因素的"攻击"而致病。

二、EB 病毒感染

EB 病毒（epstein-barr virus，EBv），又称人类疱疹病毒（human herpesvirus 4，HHV－4）。是 Epstein 和 Barr 于 1964 年首次成功地将 Burkitt 非洲儿童淋巴瘤细胞通过体外悬浮培养而建株，并在建株细胞涂片中用电镜观察到疱疹病毒颗粒，故名 EB 病毒。它主要感染人类口咽部的上皮细胞和 B 淋巴细胞。经免疫学方法证明 EB 病毒带有壳抗原（VCA）、膜抗原（MA）、早期抗原（EA）及核抗原（EBNA）等多种特异性抗原。EB 病毒与鼻咽癌有密切关系，其主要根据如下：

（1）鼻咽癌患者血清中所检测的 EB 病毒相关抗体（包括 IgA/VCA、IgA/EA、EBNA 等），无论是抗体阳性率，还是抗体几何平均滴度都比正常人和其他肿瘤（包括头颈部癌）患者明显增高，且抗体滴度和肿瘤负荷成正相关。并且抗体滴度可随病情的康复而逐渐下降，随病情复发或恶化而再次明显升高。

（2）鼻咽癌的癌细胞内可检测到 EB 病毒的标志物如 EB 病毒 DNA 和 EBNA。

（3）在体外用含有 EB 病毒的细胞株感染鼻炎上皮细胞后，发现受感染的上皮生长加快，核分裂相也多见。

（4）据报道 EB 病毒在一些促癌物的作用下可诱发人胚鼻炎黏膜组织的未分化癌。

尽管如此，目前尚缺乏 EB 病毒致鼻咽癌的完整动物模型，还不能认为 EB 病毒就是鼻咽癌的病因。因此，在鼻咽癌的发病方面，EB 病毒很可能以遗传因素和（或）某些特定环境因素为前提，才能发挥致癌作用。

三、环 境 因 素

国外报道，侨居美国、加拿大的第一代中国人（以广东居民为多）鼻咽癌死亡率为当地白人的30倍，第二代降为15倍，第三代虽未有确切数字，但总的趋势是继续下降。与此同时，出生于东南亚的白人，其鼻咽癌的发病则有所增多。其原因除了部分人的血缘关系发生了改变以外，显然其环境因素也在起着重要的作用。近年的研究发现以下物质与鼻咽癌的发生有一定的关系。

（一）亚硝胺

可以诱发动物肿瘤。其中的二甲基亚硝胺和二乙基亚硝胺在广州咸鱼中含量较高，用咸鱼喂养大白鼠，可诱发鼻腔或鼻窦癌。在高发区，腌制食品中的高浓度挥发性亚硝酸盐被认为是鼻咽癌发生中的假设性致癌物质。20世纪60年代中国香港特别行政区船舶居民的鼻咽癌发病率升高，有些专家提出这可能与他们比陆地居民（house dwellers）多吃腌制鱼类的饮食习惯有关。何鸿超等（1972）认为广东人鼻咽癌发病率高可能与幼儿吃咸鱼的习惯有关，可在其尿中测出具有致突变作用的挥发性亚硝胺。

来自中国的病例对照研究发现，在断奶期，婴儿用广东式腌制鱼喂育者，其发病率可能为2/10万～7.5/10万。给动物喂养腌制鱼可以促进鼻肿瘤的发生。在高发区腌制或发酵食品对断奶期的婴儿和幼童也被认为是危险因素。两项研究证明生命早期的暴露对肿瘤的发生很关键，这一结果也提示低发病率种族的群体出生在高发病率区时，也会有高的危险性。在低发病率的中国北方，腌制鱼的消耗可提高发病率5.6倍。

（二）芳香烃

在鼻咽癌高发区的家庭内，每克烟尘中3，4-苯并芘含量达16.83μg，明显比低发区家庭高。同样，这一化合物在动物实验中也可以诱发大鼠"鼻咽"部肿瘤。

（三）微量元素

硫酸镍可以在小剂量二亚硝基哌嗪诱发大鼠鼻咽癌的过程中起促进癌变的作用。在广东，调查发现鼻咽癌高发区的大米和水中的微量元素镍含量较低发区为高。在鼻咽癌患者的头发中，镍含量亦高。镍可能是促癌因素。

（四）其他因素

其他可能的因素包括吸烟、职业性烟雾、化学气体、灰尘、甲醛的暴露和曾经接受过放射线照射等。

四、鼻咽癌发病相关因素的南北方差异

根据中山大学肿瘤防治中心与哈尔滨医科大学的合作研究表明，鼻咽癌发病相关的危险因素及南北方的差异如下：

（1）家族史在南方高发区为发病的高危因素，该现象并不出现在北方的低发区。

（2）耳喉疾病史及发病频数在北方为鼻咽癌发病的高危因素，而这一现象并不出现在南方高发区。

（3）职业环境中粉尘、烟和化学蒸气的暴露与鼻咽癌发病无相关。

（4）居住环境的空气污染（如烟的暴露）及进食腌制食物如咸鱼、咸菜等在南北方均与鼻咽癌发病有关。

（5）EB 病毒感染是否为鼻咽癌的病因尚未确定，但从鼻咽癌活检组织中检测到病毒的核酸和病毒抗原，EB 病毒血清抗体滴度及其变化与病期、预后有关的研究证明了鼻咽癌发病与 EB 病毒感染关系密切。

第三节　鼻咽癌的发生及病理学改变

鼻咽部是位于鼻腔后的狭窄腔道。它的斜顶部和后壁是由蝶骨体、枕骨体基底部及第 1 颈椎构成。在前部，通过后鼻孔与鼻腔相通。咽鼓管的开口位于侧面，上方和后方被逗号样的隆起即圆枕所遮挡。圆枕的后上方是被称作 Rosenmülller 窝（fossa）的咽隐窝。鼻咽部向下逐渐变细，与来自于软腭水平的口咽部连接，鼻咽部成为 Waldeyer 环的一部分。组织学上，鼻咽腔披覆一层较薄的黏膜上皮，主要由鳞状上皮、假复层纤毛柱状上皮和移行上皮构成。在黏膜固有层常有淋巴细胞浸润，在黏膜下层有浆液腺和黏液腺。鼻咽癌是指来源于鼻咽披覆上皮的恶性肿瘤。

许多病理学研究均提示，在鼻咽癌的病理发生过程中存在一个多步骤过程，即正常的鼻咽部假复层纤毛柱状上皮通过异型增生或化生的病变发展为癌是一个逐步渐进性的过程。有学者甚至认为鼻咽黏膜上皮的异型性增生/化生可视为鼻咽癌的癌前病变。Huang 等研究表明，在鼻咽黏膜上皮异型增生/化生者中鼻咽癌的检出率达 1 106.00/10 万人年（前瞻性观察）。体视学可通过多个体视学参数从量化角度反映有关组织和细胞的三维结构特点，从而可对不同形态结构的组织和细胞进行定量描述和分析，具有客观性强、重复性高和可测性的优点。其研究结果表明体视学参数随鼻咽部上皮细胞的异型程度的加重呈连续性、进行性的变化，而且各组间的比较差异均有显著性，显示了正常黏膜上皮经不典型增生/化生到癌变这一量变到质变的发展过程，支持鼻咽癌病理发生过程中存在的"鼻咽正常上皮→异型增生/化生→癌"的发展模式的观点。

一、好发部位及大体形态

鼻咽癌常发生于鼻咽顶后壁的顶部，其次为侧壁，发生于前壁及底壁者极为少见。鼻咽癌的大体形态分为 5 种，即浸润型、菜花型、结节型、溃疡型和黏膜下型。

1. 浸润型　肿瘤多在黏膜下浸润生长，占 12.7%。
2. 菜花型　肿瘤自黏膜向外生长，呈菜花样突起，触之易出血，占 17.5%。
3. 结节型　肿瘤呈结节状或息肉状突起，常向咽鼓管四周浸润，占 41.1%。
4. 溃疡型　黏膜表面粗糙、糜烂，溃疡形成，可逐渐向周围组织扩展，占 2%。
5. 黏膜下型　黏膜色正常，黏膜下局限隆起，占 15.1%。

其他形态不详占 11.3%，上述类型也可混合出现。

二、病理类型

鼻咽癌细胞 95% 以上分化不良，恶性程度高。在组织细胞学分类方面，各家意见尚未能完全统一。为此，世界卫生组织（WHO）于 1991 年提出可分为角化型鳞状细胞癌、分化型非角化性癌和未分化癌三型。1988 年为编写《鼻咽癌诊治规范》，京沪等地病理学家们根据鼻咽癌的恶性程度、生长扩展特性和预后将鼻咽癌病理类型分为低分化鳞癌、泡状核细胞癌和未分化癌，临床上较为常见。其他的类型，如分化程度不同的腺癌、高分化鳞癌和原位癌，均少见。

目前国内专家推荐同时使用 1991 年世界卫生组织（WHO）制定的组织学分类和中国制定的《鼻咽癌诊治规范》分类方案。

鼻咽癌的组织病理学分类如下。

（一）原位癌

指发生于黏膜被覆上皮或隐窝被覆上皮，癌变的细胞达全层，但未穿破基底膜。原位癌细胞增生，呈花蕾状或钉突状突向上皮下时，在癌细胞与其下的黏膜固有层之间仍然有清楚的基底膜将之分隔。原位癌细胞较之正常上皮细胞，核浆比例增大，即其核面积显著增大。

（二）微小浸润癌

指癌变的细胞穿破上皮基底膜向下早期浸润而形成，但浸润范围未能超过光镜下 400 倍的一个视野。微小浸润癌与原位癌可以认为是鼻咽癌的早期病变。

（三）鳞状细胞癌

虽然鼻咽癌大多起源于柱状上皮，但是大多数鼻咽癌却是鳞状细胞癌。研究表明鼻咽癌的 98% 是起源于柱状上皮的鳞状细胞癌。根据癌细胞鳞状分化程度的高低，可以将鼻咽鳞状细胞癌分为高度、中度和低度分化三级。

（四）泡状核细胞癌

大部分癌细胞核呈空泡状变的鼻咽癌即可称为泡状核细胞癌。由于它具有比较特殊的形态以及经放射治疗后预后较好，因此独立为一型。由于癌巢中间质纤维少，淋巴细胞丰富，故又称淋巴上皮癌。所谓核的空泡状变，是指核大而圆或椭圆或呈肥梭形，核面积是淋巴细胞核面积的 3 倍以上，核内染色质较稀少，因而使核呈空泡状；染色质不均等地黏附于核膜内面，因而使之厚薄不均，菲薄的地方甚至类似核膜缺损。诊断鼻咽泡状核细胞癌，必须在切片中找到 75% 以上的癌细胞核呈空泡状变。泡核状细胞癌发展快，易下行性淋巴及血道转移，对放射治疗敏感。将诊断泡状核细胞癌的标准定为具有 75% 以上的呈空泡状变的癌细胞，是因为如此才能显示它特有的生物学特性，即放射治疗后预后较好。

（五）未分化癌

癌组织中找不到清楚的细胞间桥和细胞角化，亦无腺腔结构。细胞中等大小或偏小，短梭形、椭圆形或不规则形，胞浆少，略嗜碱性。核染色质增加，颗粒状或块状，有时可见核仁。

（六）腺癌

极少见。来源于鼻咽黏膜腺体或小涎腺，癌细胞呈腺性分化，有明显的腺腔结构。尚可见少数双向分化的腺鳞癌。按癌细胞的分化程度又可分为高、中及低分化腺癌。

第四节 鼻咽癌的临床特征

一、鼻咽癌的生长与扩展

鼻咽癌好发部位在鼻咽侧壁（尤其是咽隐窝）和顶后壁。

鼻咽癌恶性度高，呈浸润性生长，鼻咽癌的扩散有其规律性。较早期的鼻咽癌局限在鼻咽部，可称之为局限型。随着肿瘤的生长，可直接向周围邻近组织和器官浸润、扩展。向上可直接破坏颅底骨质，也可经破裂孔、卵圆孔、棘孔、颈内动脉管、蝶窦和后组筛窦等自然孔道或缝隙侵入颅内，累及颅神经；向前侵犯鼻腔、上颌窦、前组筛窦，再侵入眼眶内，也可通过颅内、眶上裂或翼管、翼腭窝侵入眼眶内；肿瘤向外侧可侵入咽旁间隙、颞下窝和咀嚼肌等；向后浸润颈椎前软组织、颈椎；向下累及口咽，甚至喉咽。

二、鼻咽癌的转移

鼻咽黏膜下有丰富的淋巴管网，且淋巴引流可跨越中线到对侧颈部。鼻咽癌的颈淋巴结转移发生早，转移率高。中山大学肿瘤医院统计，确诊时已见70%~80%有颈淋巴结的转移，40%~50%有双侧颈淋巴结转移。淋巴结转移的位置最多见于颈深上二腹肌下淋巴结，其次是颈深中组淋巴结和颈后三角的副神经链淋巴结。

鼻咽癌发生远处转移与颈淋巴结的转移密切相关，随着转移淋巴结的增大、数目的增多，远处转移的机会亦明显增加。中山大学肿瘤医院统计，鼻咽癌5年累计远处转移率为20%~25%，N_2、N_3病人的5年累计远处转移率是30%~45%，Petrovich Z等报告N_0、N_3病人的远处转移分别为17%（11/193）和74%（69/93）。

血源性转移也很常见，反映血源性传播主要是通过颈静脉链分支末端的淋巴引流进入到大血管的。血源性传播以骨、肺、肝和远处淋巴结的顺序发生，且常为多个器官同时发生。

根据鼻咽癌侵犯范围和发展方向，分为以下5型。

1. 局限型 癌肿局限于鼻咽部。
2. 上行型 癌肿向上侵及颅底骨质和脑神经。
3. 下行型 癌肿向颈淋巴结转移。
4. 上下行型 兼有颅底、脑神经侵犯和颈淋巴结转移。
5. 远处转移型 多见于骨、肝、肺等器官。

三、鼻咽癌常见的症状和体征

（一）涕血

70%的病人有此症状，其中23.2%的病人以此为首发症状来就诊。用力回吸鼻咽或鼻腔分泌物时，由于软腭背面与肿瘤表面相摩擦而导致肿瘤表面血管破裂。轻者可引起涕血，重者可致较大量的鼻出血。

（二）鼻塞

常为单侧性或逐渐性加重。由于肿瘤堵塞后鼻孔所致，约占48%。

（三）耳鸣与听力减退

分别占51.5%～62.5%和50%。位于鼻咽侧壁和咽隐窝的肿瘤浸润、压迫咽鼓管，使鼓室形成负压，引起渗出性中耳炎所致。症状较轻者此时咽鼓管吹张法可获暂时缓解。听力减退为传导性听力障碍，多伴有耳内闷塞感。

（四）头痛

占57.2%～68.6%，以单侧颞顶部或枕部的持续性疼痛为特点。往往是由于肿瘤咽压迫、浸润颅神经或颅底骨质，也可以是局部感染或血管受刺激引起的反射性头痛。

（五）颅神经损害

鼻咽癌向上直接浸润和扩展，可破坏颅底骨质，或经自然颅骨通道或裂隙，侵入颅中窝的岩蝶区（包括破裂孔、颞骨岩尖、卵圆孔和海绵窦区），使第Ⅲ、第Ⅳ、第Ⅴ（第1、第2支）和第Ⅵ对颅神经受侵犯，表现为上睑下垂、眼球活动障碍、瞳孔散大、三叉神经痛或颞区疼痛等（眶上裂综合征）。如尚有第Ⅱ对颅神经损害，则为眶尖或岩蝶综合征。

当鼻咽癌扩展至咽旁间隙的茎突后区，或咽旁转移淋巴结向深部压迫、浸润时，可累及第Ⅸ、第Ⅹ、第Ⅺ、第Ⅻ对颅神经和颈交感神经（同侧颈交感神经链受到损害时，可出现同侧睑裂狭窄、瞳孔缩小、眼球内陷及同侧少汗或无汗，又称Honer综合征，发生率为2.22%）。第Ⅴ对颅神经的第3支，可以在颅内受浸润，也可以在咽旁间隙受压而损伤。第Ⅰ、第Ⅱ对颅神经位于颅内靠前方，第Ⅶ、第Ⅷ对颅神经有坚实的颞骨岩部的保护，因而均较少受侵犯。

（六）颈淋巴结肿大

约40%病人以颈淋巴结肿大为首发症状来就诊，确诊时已见60%～80%的病人已有颈淋巴结转移。典型的转移部位是颈深上组的淋巴结，但由于这组淋巴结有胸锁乳突肌的覆盖，并且是无痛性肿块，因此初发时不易发现。也有部分病人的淋巴结转移首先出现在颈后三角。

（七）远处转移的症状

由于鼻咽癌95%以上的细胞分化不良，恶性程度高，确诊时约有4.2%的病例已有远处转移，放疗后死亡的病例中远处转移率高达45.5%。转移部位以骨、肺、肝最为常见。骨转移又以骨盆、脊柱、肋骨和四肢最多。骨转移常表现为局部持续、且部位固定不变的疼痛和压痛，渐进性增强，早期不一定有X线片的改变，全身骨扫描可协助诊断。肝、肺的转移可以非常隐蔽，有时只在常规随访的胸片、肝CT扫描或B超检查中才发现。

（八）伴发皮肌炎

皮肌炎也可与鼻咽癌伴发。

（九）停经

罕见，与鼻咽癌侵入蝶窦和脑垂体有关。

第五节　鼻咽癌的诊断与鉴别诊断

鼻咽癌的诊断应结合临床症状、体征与辅助检查，其中病理学检查是诊断的主要依据。

一、辅　助　检　查

（一）实验室检查

1. 一般情况下，除已发生远处脏器转移，或放化治疗中，鼻咽癌患者极少出现血常规、血清生化常规检查的异常。

2. EB 病毒相关检查

（1）VCA-IgA、EA-IgA：自 1966 年首先从鼻咽癌患者血清中检测到 EB 病毒的抗体，并且在 1969 年从鼻咽癌活检培养的类淋巴母细胞中分离到 EB 病毒后，国内外大量的研究均证实，EB 病毒与鼻咽癌密切相关，90% 患者血清中有 EB 病毒的各种抗原、抗体存在，特别是 VCA（EB 病毒壳抗原）、EA（EB 病毒早期抗原）。目前，血清 VCA-IgA、EA-IgA 的检测已广泛应用于临床诊疗中，然而，由于其特异性不高，尚不能作为疗效和预后及诊断复发的准确指标，目前主要用于筛查和辅助诊断指标。

（2）EB 病毒 DNA 定量检测：自文献报道肿瘤患者的血清中可检测到肿瘤源性 DNA 后，Mutirangura 于 1998 年首先采用 PCR 技术检测鼻咽癌患者血清，发现在 31% 的患者中可检测到 EB 病毒 DNA；1999 年，Lo 等采用实时荧光定量 PCR 技术对鼻咽癌患者血浆进行 EB 病毒 DNA 定量检测，证实血浆 EB 病毒 DNA 水平与分期、复发及预后有明显关系，可作为检测鼻咽癌治疗的肿瘤标记物。中山大学肿瘤防治中心对 20 例局部晚期病例在治疗前、中、后采用的相同的方法多次检测结果显示，动态观察血浆 EB 病毒 DNA 水平的变化，有助于检测治疗效果。此外，进一步的研究证实，血浆 EB 病毒 DNA 水平与肿瘤复发也有密切关系。

（二）影像学检查

鼻咽癌影像学检查的目的是确定原发病灶的位置及侵犯范围，了解有无其他器官或部位的转移，为准确地进行临床分期、估计预后、制订治疗方案提供依据。常用的影像学检查包括以下几种：

1. X 线平片　胸部正侧位片用于了解有无其他胸部疾患，是排除肺部转移和纵隔淋巴结转移的基础检查。

2. B 超　腹部 B 超是排除肝、腹主动脉旁淋巴结转移的基础检查。颈部 B 超检查有助于检出临床触诊阴性的深在淋巴结，采用多普勒彩超可帮助判定肿大淋巴结的性质。

3. 放射性核素全身骨显像　一般用于 $N_2 \sim N_3$ 及临床高度怀疑骨转移患者，该检查可以在骨转移症状出现前 3 个月或 X 线平片检出骨破坏前 3 ~ 6 个月内即有放射性浓集表现。中山大学肿瘤防治中心采用全身骨 ECT 检查了 450 例未接受过任何治疗的鼻咽癌患者，结果显示 63.78% 的患者出现异常浓集或减低灶。任志刚等对 678 例鼻咽癌患者进行前后、后前位骨显像，发现可疑病灶再行局部静态或断层显像，其中 87 例患者同时做 X 线照片和 CT 扫描，结果骨显像发现转移灶的数目相当于 X 线检查发现病灶的 3 倍。值得注意的是，骨外伤、骨髓炎、股骨头无菌性坏死、骨代谢性疾病（Paget病）和原发性甲状旁腺功能亢进症等均有局部骨放射性浓集的现象。因此，应结合临床检查、X 线片、CT/MRI、骨穿刺病理检查等做出骨转移的诊断。

4. CT/MRI 可清楚地显示鼻咽原发灶和淋巴结转移灶的侵犯部位、大小及范围，以及病灶与周围正常组织结构的关系，亦可准确地显示骨、肺和肝转移的情况，为临床分期和制定治疗计划提供依据。同时，也是现代精确放射治疗靶体积确定和勾画的基础。目前，头和颈部 CT/MRI 已成为治疗前不可缺少的检查。由于 CT 和 MRI 的成像原理不同，因此在鼻咽癌的临床应用中各有特点，现介绍如下。

（1）在评估肿瘤侵犯范围方面：

① 骨质破坏：MRI 对骨髓质受侵的敏感性高于 CT，但 CT 对骨皮质受侵的敏感性高于 MRI。因此，两者对颅底骨质受侵的检出率有较大差异。国内外一些研究表明，MRI 的敏感性及特异性均高于 CT，故在临床应用中对颅底骨质受侵的诊断应以 MRI 为准。但由于 CT 对骨皮质的微小破坏灶更加敏感，因此，在诊断茎突、翼板等黄骨髓较少或缺乏的骨性结构时应参考 CT 检查结果。

② 颅内侵犯：文献报道，对颅内侵犯，CT 及 MRI 的检出率分别为 12% 和 31%；对海绵窦、脑桥小脑角、斜坡后硬脑膜及脑实质侵犯，MRI 检出率均明显高于 CT。

③ 鼻腔和副鼻窦侵犯：因在 CT 片上，对鼻腔和副鼻窦的炎症、黏膜增厚、积液和恶性肿瘤均表现为高密度，除非骨壁或窦壁明显破坏，否则难以鉴别；而在 MRI T_2 加权像上，由于炎症和积液均呈现非常高的信号，而恶性病变表现为与原发灶相同的信号，故可清楚地加以鉴别。

④ 邻近软组织侵犯和颈淋巴结转移：MRI 可清楚地显示邻近的肌肉组织（如腭帆张肌和腭帆提肌、翼内外肌）、咽颅底筋膜和脂肪（如翼腭窝内脂肪），因此能较 CT 更好地区分肿瘤组织与正常软组织，更准确地确定向外侵犯的范围。同样，颈部转移淋巴结在 MRI 图像上与邻近肌肉有明显的对比，故亦较 CT 敏感。

⑤ 咽后间隙侵犯：由于 MRI 能准确地显示咽后间隙的内容（直接侵犯或咽后淋巴结转移），且能发现咽后较小的淋巴结转移，因而对咽后间隙的侵犯，MRI 较 CT 更具优势。

（2）在分期方面：由于 MRI 在鼻咽癌的诊断上比 CT 更具优势，其结果必然导致分期依据向 MRI 转化，在 T、N 分期中需加入 MRI 能诊断而 CT 不能诊断的内容，并且根据其与预后的关系，对 T、N 分期的标准作进一步的调整。

（3）确定治疗靶体积：靶体积的准确确定，是成功地实施放射治疗的前提。由于 MRI 在诊断中具有较明显的优势，所以 MRI 判断肿瘤侵犯范围比 CT 更准确。值得注意的是，CT 在发现黄骨髓较少或缺乏的骨性结构（茎突、翼板等）的破坏方面较 MRI 敏感，因此，MRI 与 CT 结合进行靶体积的勾画是较为理想的方法。

（4）疗效评估和复发的诊断：治疗前后采用 CT 或 MRI 检查对比均能较好的评价疗效，但 MRI 较 CT 能更好地分辨肿瘤的残留或黏膜、软组织的炎症水肿，在显示较小的残留病灶上亦更为敏感。在鉴别复发和纤维化方面放射性纤维化改变在 MRI 的 T_1、T_2 加权像上呈低信号，肿瘤复发在 T_1 加权呈中、低信号，T_2 加权呈高信号，而 CT 则难以鉴别两者。

（5）放射损伤：脑干和脊髓的放射性损伤，在 MRI 上能更好地显示；诊断颞叶的坏死，CT 与 MRI 大致相同，但 MRI 较 CT 能发现更早期的损伤和更小的坏死灶。

5. 正电子发射断层显像（positron emission tomography，PET） 早在 1930 年，Warburg 首次报道了恶性肿瘤细胞糖代谢异常增加。1970 年美国华盛顿大学研制出 ^{18}FDG（^{18}F 标记的脱氧葡萄糖）作为示踪剂的 PET 生物影像技术，用于检测细胞的糖代谢活性，此时，临床上 PET 主要用于脑和心脏代谢功能的检测，至 20 世纪 90 年代，才开始应用于恶性肿瘤的临床显像检查。其显像机制是 ^{18}FDG 进入肿瘤细胞后被磷酸化，但不能被进一步分解而积聚于细胞内，放出正电子与人体内电子结合，湮灭产生的 γ 射线穿出人体，在体外运用 PET 测量。^{18}FDG-PET 主要从分子代谢水平上显示肿瘤原发灶和转移灶的影像性质，具有比 CT 和 MRI 灵敏度高、特异性好的特点。目前，在临床上应用主要包括：① 肿瘤良恶性和纤维化的鉴别；② 临床分期、预后的判断；③ 放、化疗疗效的动态观察与评价；④ 放疗后复发与纤维化的鉴别。除^{18}FDG 外，PET 肿瘤代谢示踪剂还包括氨基酸和核酸类似物，此外，还有正电子核素标记的单克隆抗体和受体显像、正电子血流灌注显像、肿瘤组织缺氧显像（^{14}C，^{3}H 和^{8}F 标记的 MISO，^{62}Cu-ATSM）等。目前，临床应用最成熟、最普遍的仍是^{18}FDG-PET 显像。近年来开发的 PET 与 CT 结合的设备 PET-CT，使在一次检查中同时收集解剖和分子生物信息成为可能，为鼻咽癌的精确分期和定位提供了依据，使放射治疗实现了从物理靶体积定位向生物靶体积定位的转换，达到了真正的多维适形放射治疗的目的。

（三）病理学检查

鼻咽癌诊断最为重要的是病理学检查，不仅有助于分型、分期，还可以指导治疗、判断预后。常用的手段有以下几种。

1. 前鼻孔镜检查　鼻黏膜收敛后，经前鼻孔镜可窥到后鼻孔和鼻咽部，能发现侵入或邻近鼻孔的癌肿。

2. 间接鼻咽镜检查　方法简便、实用。应依次检查鼻咽的各壁，注意鼻咽顶后壁及两侧咽隐窝，要两侧相应部位对照观察，凡两侧不对称的黏膜下隆起或孤立性结节更应引起注意。

3. 纤维鼻咽镜检查　进行纤维鼻咽镜检查可先用 1% 麻黄素溶液收敛鼻腔黏膜扩张鼻道，再用 1% 地卡因溶液表面麻醉鼻道，然后将纤维镜从鼻腔插入，一面观察，一面向前推进，直到鼻咽腔。本法简便、镜子固定好，但后鼻孔和顶前壁观察不满意。

4. 颈部活检　对已经鼻咽活检未能确诊的病例可进行颈部肿块活检。一般均可在局麻下进行，术时应选择最早出现的硬实淋巴结，争取连包膜整个摘出。如切除活检确有困难，可在肿块处作楔形切取活检，切取组织时须有一定深度，并切忌挤压。术毕时术野不宜做过紧过密的缝合。

5. 细针穿刺抽吸　这是一种简便易行，安全高效的肿瘤诊断方法，近年来较为推崇。对疑有颈部淋巴结转移者可首先使用细针穿刺取得细胞。具体方法如下：

（1）鼻咽肿物穿刺：用 7 号长针头接于注射器上。口咽部麻醉后，在间接鼻咽镜下将针头刺入肿瘤实质内，抽取注射器使成负压，可在肿瘤内往返活动 2 次，将抽取物涂于玻片上做细胞学检查。

（2）颈部肿块的细针穿刺：用 7 号或 9 号针头接于 10mL 注射器上。局部皮肤消毒后，选择穿刺点，沿肿瘤长轴方向进针，抽吸注射器并使针头在肿块内往返活动 2 ~ 3 次，取出后将抽吸物做细胞学或病理学检查。

6. 主要的鼻咽癌的病理学诊断有组织病理学诊断和细胞病理学诊断。

鼻咽癌病理检验的一般程序：

（1）标本的验收。

（2）肉眼观察。

（3）选取组织块。

（4）显微镜检查。

（5）病理诊断报告。

鼻咽癌常见的病理检查有以下几种方法：

（1）常规石蜡切片：是病理学中最常用的制片方法，取材可以广泛而全面，制片质量比较稳定，阅片相对习惯。

（2）快速石蜡切片：是将上述过程简化，可适用于各种标本的快速诊断，尤其是软组织肿瘤标本，但是有时制片质量不易掌握。

（3）冰冻切片：对鼻咽癌手术治疗有极大的帮助和指导意义。主要有以下鼻咽癌的检查方法：

① 氯乙烷法：设备简单，适合于基层医院和术中会诊，但容易受到周围环境气温的影响。

② 二氧化碳（CO_2）法：此法已逐渐淘汰，目前已很少应用。

③ 半导体法：具有取材较大、制片较快和比 CO_2 法容易掌握，但易受到周围环境气温的影响，已逐渐被恒冷切片机代替。

④ 恒冷切片机（cryostate）法：是目前最先进的冷冻切片机，但价格昂贵。

（4）印片和刮片：此法一般属应急措施，可与其他方法联合使用。

新技术在肿瘤病理诊断上的应用：

（1）电子显微镜：电子显微镜对疑难肿瘤的诊断、鉴别和探讨肿瘤组织发生等有一定的帮助。

（2）免疫组织化学：主要应用于肿瘤的鉴别诊断、功能分类、病因和发病机理研究、组织起源和指导临床治疗等。

（3）自动图像分析：主要用于形态定量研究和细胞核 DNA 含量测定。

（4）流式细胞分析（FCM）：常用于细胞核 DNA 含量的测定。

（5）原位核酸分子杂交：目前在国内已用于检测肝炎、肝硬化和鼻咽癌组织中的乙型肝炎病毒。

二、临 床 分 期

目前国内外常用的鼻咽癌分期系统主要有 2 个，包括中国鼻咽癌 2008 分期和国际抗癌联盟于 2009 年建立了 AJCC/UICC 的第 7 版分期标准。

2008 年 12 月 26 日，中国鼻咽癌临床分期工作委员会在广州成立。委员会以循证医学为依据，对鼻咽癌 92 分期的修订内容进行了充分的讨论，并达成了共识，形成了"鼻咽癌 2008 分期"方案。鼻咽癌 2008 分期的制定，对合理利用国内丰富的鼻咽癌病例资源，促进中国鼻咽癌研究水平将会起到不可估量的作用，现介绍如下。

（一）鼻咽癌 2008 临床分期方案

1. T 分期

T_1　局限于鼻咽。

T_2　侵犯鼻腔、口咽、咽旁间隙。

T_3　侵犯颅底、翼内肌。

T_4　侵犯颅神经、鼻窦、翼外肌及以外的咀嚼肌间隙、颅内（海绵窦、脑膜等）。

2. N 分期

N_0　影像学及体检无淋巴结转移证据。

N_{1a}　咽后淋巴结转移。

N_{1b}　单侧 I b、II、III、V a 区淋巴结转移且直径≤3cm。

N_2　双侧 I b、II、III、V a 区淋巴结转移，或直径 >3cm，或淋巴结包膜外侵犯。

N_3　IV、V b 区淋巴结转移。

3. M 分期

M_0　无远处转移。

M_1　有远处转移（包括颈部以下的淋巴结转移）。

4. 临床分期

I 期　$T_1N_0M_0$。

II 期　$T_1N_{1a\sim1b}M_0$，$T_2N_{0\sim1b}M_0$。

III 期　$T_{1\sim2}N_2M_0$，$T_3N_{0\sim2}M_0$。

IVa 期　$T_{1\sim3}N_3M_0$，$T_4N_{0\sim3}M_0$。

Ⅳb 期 任何 T、N 和 M_1。

（二）鼻咽癌 2008 临床分期方案详解

1. 分期手段 由于鼻咽解剖部位特殊，对鼻咽癌局部肿瘤侵犯范围的评价主要依赖于 CT 或 MRI。因 MRI 具有组织分辨率高、多参数、多方位成像的优点，能够更好地显示鼻咽癌侵犯的范围，并能准确地评价颈部淋巴结转移情况。

在 M 分期方面，虽然 PET/CT 是诊断远处转移的较好方法，但考虑到中国目前社会经济水平，PET/CT 尚不能普遍用于治疗前 M 分期，建议仍将胸部平片或 CT、骨扫描、腹腔超声作为目前远处转移的常规影像学检查方法。

2. MRI 颈部转移淋巴结诊断标准

（1）横断面图像上淋巴结最小径≥10mm。

（2）中央坏死或环形强化。

（3）同一高危区域≥3 个淋巴结，其中一个最大横断面的最小径≥8mm（高危区定义：N_0 者，Ⅱ区，N＋者，转移淋巴结所在区的下一区）。

（4）淋巴结包膜外侵犯（征象包括淋巴结边缘不规则强化、周围脂肪间隙部分消失及淋巴结相互融合）。

（5）咽后淋巴结，最大横断面的最小径≥5mm。

（三）鼻咽癌 TNM 分期的临床意义

TNM 分期的临床意义有以下 5 方面：

（1）对肿瘤侵犯范围和程度有统一的划分。

（2）有利于治疗方法的选择。

（3）能较好的预测预后。

（4）有助于治疗效果的评价。

（5）有利于各肿瘤中心的信息交流和比较。

三、诊断与鉴别诊断

（一）诊断

鼻咽癌治疗后的 5 年生存率：Ⅰ期 95%，Ⅱ期 80%，Ⅲ期 62%，Ⅳ期 40%。由此可见，提高疗效的关键是早期诊断，早期治疗。但由于以下原因导致鼻咽癌不易早期诊断：① 生长部位隐蔽；② 早期无特异性症状；③ 有些病人，甚至到晚期也没有出现耳鼻症状；④ 第一次接诊医师的疏忽。因此，要达到早期诊断，必须做到如下几点。

1. 颈淋巴结检查 注意检查颈内静脉链、副神经链、颈横动静脉链有无肿大淋巴结。

2. 颅神经检查 对颅神经的检查不仅要逐项认真按常规进行，而且对疑有眼肌、咀嚼肌和舌肌瘫痪者，有时须反复检查才能引出阳性结果。

3. 提高警惕，注意病人的主诉，对有回吸性涕血、持续性鼻塞、单侧性耳鸣、无痛性颈淋巴结肿大、头痛、原因不明的颅神经损害症状的患者，应通过间接鼻咽镜或鼻咽电子镜检查鼻咽腔。

4. EB 病毒血清学检测

目前，常规应用于鼻咽癌筛查的指标有 IgA/VCA、IgA/EA、EBV-DNaseAb。鼻咽癌的检出率与抗体水平及变化有关。凡属于下述情况之一者，可认为是鼻咽癌的高危对象：

（1）IgA/VCA 抗体滴度≥1：80。

（2）在 IgA/VCA、IgA/EA、EBV-DNaseAb 三项指标中任何两项为阳性。

（3）上述三项指标中，任何一项持续高滴度或滴度持续升高者。

凡是符合上述标准的人，都应在鼻咽电子镜下做细致检查，必要时病理活检。特别要指出的是 EB 病毒的血清改变，可在鼻咽癌被确诊前 4～46 个月即显示阳性反应，但要注意假阳性。

5. 影像学诊断

（1）CT 扫描：其临床意义有① 协助诊断；② 确定病变范围，准确分期；③ 正确确定治疗靶区，设计放射野；④ 观察放疗后肿瘤消退情况和随访跟踪检查。

（2）磁共振成像检查（MRI）：MRI 以其优良的软组织分辨率，且同时能获得冠状面、矢状面、横断面成像的信息而优于 CT。MRI 除了清楚地显示鼻咽结构的层次和肿瘤的范围外，能较早的显示肿瘤对骨质的浸润情况。MRI 对放疗后纤维化改变和肿瘤复发的鉴别也有较大的帮助。

6. 全身骨显像　对鼻咽癌骨转移的诊断有较大的价值，它比普通的 X 射线和 CT 敏感，一般较 X 射线早 3～6 个月。全身骨显像扫描后，病灶多表现为放射性浓聚灶，少部分表现为放射性缺损区。骨显像对骨转移瘤敏感性高，但缺乏特异性，因此，在对单一的放射性浓聚灶下结论时，应结合病史，排除手术创伤、骨折、骨质退行性畸变和放疗与化疗的影响等。

7. 正电子发射计算机断层显像（PET）　有助于确定鼻咽癌的生物靶区，提高放射治疗的精确度，从而提高疗效和减少正常组织的放射性损伤。

8. 组织学诊断　鼻咽癌患者应尽量取鼻咽原发灶的组织送病理检查，在治疗前取得明确的组织学诊断；临床上仅在原发灶无法获得明确的病理诊断时才考虑做颈淋巴结的活检。

（二）鉴别诊断

1. 鼻咽增生性病变　正常情况下鼻咽顶部的腺样体在 30 岁以前大多已萎缩，但有的人在萎缩的过程中曾发生较严重的感染，致使局部形成凹凸不平的不对称结节，一旦发生溃疡、出血则需活检予以鉴别。

2. 鼻咽结核　多见年轻人，可形成糜烂、浅表溃疡或肉芽状隆起，表面分泌物多而脏，甚至累及整个鼻咽腔。特别要注意有否癌与结核并存，以及是否鼻咽癌引起的结核样反应。

3. 鼻咽坏死性肉芽肿　主要病灶在鼻腔、上腭的中线区，表现为局部坏死，有肉芽组织隆起并导致鼻中隔和上腭的穿孔。本病有特殊的恶臭，还可有高热，病理检查常仅见慢性炎症性改变。

4. 鼻咽纤维血管瘤　以青年人多见，男性明显多于女性。鼻咽镜下可见肿物表面光滑，黏膜色泽近似于正常组织，有时可见表面有扩张的血管，触之质韧实。临床上一旦怀疑此病，切忌轻易钳取活检以免造成严重出血。

5. 颈淋巴结炎　常见，多见于颌下（由咽部和牙齿疾患引起）。但对于中年以上的患者在颈深上或副神经链处有较硬的淋巴结时，须及时排除肿瘤的可能性。

6. 颈淋巴结结核　青少年较多见。肿大的淋巴结较硬，可与周围组织连成块，有时有触痛或波动感，穿刺可吸出干酪样物质。

7. 恶性淋巴瘤　青少年较多见，颈淋巴结肿大可遍及多处，同时腋下、腹股沟、纵隔等区域可见肿大淋巴结。肿块较软、活动。

8. 颈部其他淋巴结转移癌　耳鼻咽喉与口腔的恶性肿瘤常可发生颈淋巴结转移，其部位大多在颈深上、中和副神经链的淋巴结。如锁骨上区有转移的淋巴结肿大时，则应首先考虑来自胸腔、腹腔和盆腔的恶性肿瘤。

9. 此外，还应注意与颅咽管瘤、脊索瘤和蝶窦囊肿相鉴别。

第六节　鼻咽癌的治疗

鼻咽癌治疗进展体现在与手术、放疗、化疗、生物治疗等各种治疗手段的有机结合上。为达到提高局部肿瘤控制率和患者生存率的同时，降低治疗并发症的目的，治疗发展的趋势是探索多种治疗方式的结合模式。

一、鼻咽癌的治疗原则

鼻咽癌的治疗原则有以下几方面：

（1）由于鼻咽位于头颅中央，与颅底紧密相连，周围重要组织器官与之关系密切；且鼻咽癌有较强的侵蚀性，极易侵犯周围正常组织结构，淋巴结转移率高，致使手术切除困难。因而，放射治疗是最主要的治疗方法。

（2）对于初治鼻咽癌，根治性颈清扫因其疗效不优于放疗，一般不用于治疗颈淋巴结转移，颈淋巴结区域清扫或局部清除可用于放疗后颈淋巴结残留或复发患者。

（3）鼻咽癌肿瘤切除术偶见于放疗后鼻咽复发的救援治疗，但应严格控制其适应证。

（4）化疗作为鼻咽癌根治性放疗的辅助手段日益受到重视，尤其是同期放化疗的方法，已经逐渐成为一些治疗中心作为局部晚期鼻咽癌常用的治疗方法。但亦有一些研究结果表明，综合化疗并未提高鼻咽癌的生存率。由此可见，在鼻咽癌放疗综合化疗方面尚缺乏成熟的经验。因此，仍需针对不同病理分类、不同期别、不同人种采用不同的化疗药物、不同的剂量及不同的介入时机进行大量的、多中心的随机临床试验。对晚期发生远处转移的患者，化疗可获得较好的姑息治疗效果。

（5）对于颈部多个转移淋巴结融合、质地硬实且直径较大者（一般在 4cm 以上），局部热疗配合放疗有助于肿瘤的消退。

二、放射治疗

由于鼻咽癌对放射线具有较高的敏感性，因此，鼻咽癌首选放射治疗，对局部晚期患者放疗结合化疗作为综合治疗。鼻咽癌的 5 年生存率已经从 20 世纪 60 ~ 70 年代的 40% 提高到现在的 70% 左右。本节只作简要介绍，详见第四章。

（一）放疗适应证

对鼻咽癌患者除有明显的放疗禁忌证，都可以给予放射治疗，但应根据患者的具体情况，进行根治性和姑息性放疗。

（二）放疗禁忌证

一般情况极差，有严重的难以缓解的合并症；多处远处转移致全血下降、恶液质；同一部位多程放疗后肿瘤未控、复发或再转移；需再放疗的部位已发生明显严重的后遗症者。

（三）放射治疗原则

放射治疗的原则如下：

（1）外照射应选择能量较高、皮肤量较低、骨吸收较小的射线。

（2）外照射应完整包括肿瘤及侵犯范围，对未受侵犯的高危部位（如颅底、颈部淋巴结引流区等）应给予预防照射。

（3）对于早期患者，应辅以腔内照射，尽可能保护周围正常组织器官。

（4）对于局部晚期患者，应采用缩野、改变入射角度等方法尽可能提高局部肿瘤剂量，保护正常组织器官。

（5）放射治疗过程中应根据病情变化适当的调整放疗计划。

（6）采用 CT 模拟定位的方法，可更准确地包括照射靶体积，亦有利于周围正常组织器官的保护。

（7）立体定向放射治疗作为外照射后补充剂量以及放疗后早期复发的一种治疗手段，已获得临床的肯定。

（8）三维适形放疗（3D-CRT）和调强适形放疗（IMRT）技术的运用已被初步证实有利于提高肿瘤局控率和改善生存质量。

（四）照射的分割方法

照射的分割方法有以下 6 种：

（1）分段照射法。

（2）常规分割法。

（3）超分割照射法。

（4）加速超分割法。

（5）连续加速分割法。

（6）逐步递量加速超分割法。

（五）早期和后期放射性各系统损伤

详见相关章节。

三、化学药物治疗

对于早期鼻咽癌而言，肿瘤较局限，单纯放射治疗就可取得较好的疗效，5 年生存率达 90% 以上。然而，由于鼻咽癌发生部位的隐蔽性及症状的多样性，肿瘤往往并不易早期发现，触诊病例颈淋巴结转移率为 60% ~85%，Ⅲ期、Ⅳ期患者往往占总病例的 70% 左右。对这部分患者，单纯放疗效果较佳，局部复发率和远处转移率为 40% ~50%，5 年生存率仅为 20% ~30%。多年的临床研究及实践显示，综合治疗可以改善这些患者的治疗效果。化学药物治疗鼻咽癌已有数十年的历史，对鼻咽癌较为有效的药物有顺铂、卡铂、草酸铂、环磷酰胺、5 - 氟尿嘧啶、博来霉素、阿霉素、长春新碱、泰素、健泽等。多药联合运用疗效优于单药。目前，以铂类药物为主的联合用药效果最好，常用的方案有 PF、PFB、PFA、CA、CBF 等，其中最常用的是 PF 方案（详见相关章节）。

化疗与放疗综合治疗的方式如下：

1. 新辅助化疗（neo-adjuvant chemotherapy）。

2. 同期放化疗（concomitant chemoradiotherapy）加辅助化疗。

3. 辅助化疗（adjuvant chemotherapy）。

4. 辅助化疗和新辅助化疗联合应用。

四、手 术 治 疗

在下述几种情况下可考虑手术治疗。

（1）放疗后鼻咽局部复发，病灶较局限者。

（2）根治量放疗后 3 个月鼻咽原发灶残留。

（3）根治量放疗后颈部淋巴结残留或复发者。

（4）分化较高的鼻咽癌，如鳞癌Ⅰ级、Ⅱ级等。

（5）放射性并发症（如放射性鼻窦炎症、放射性溃疡等）。

五、生 物 治 疗

肿瘤的生物治疗是在明确提出了生物应答调节剂（biological response modifier，BRM）概念的基础上产生的。其主要是通过调动宿主天然防卫机制来取得抗肿瘤的效应，具体表现为干扰细胞生化、转化或转移的直接抗癌作用，或是通过激活免疫系统的效应细胞及其所分泌的因子来达到对肿瘤杀伤或抑制的目的。

近年来，随着临床高科技的发展，基于头颈部癌细胞学和分子生物学研究的深入，鼻咽癌的生物治疗也有了很大进展。目前研究较多的鼻咽癌的生物治疗包括靶向治疗、免疫治疗、基因治疗。

（一）靶向治疗

近年来许多抗肿瘤靶向治疗药物在美国和欧洲获得批准上市，这些靶向药物避免了传统化疗和放疗由于缺乏特异性而带来较大的毒副作用，开创了肿瘤内科诊断和治疗相结合的新时代。目前临床上开始应用的有 2 种。

1. 表皮生长因子受体抑制剂　表皮生长因子受体（epidermal growth factor receptor，EGFR）在头颈部鳞癌中的表达为 88%～140%。现在已知 EGFR 在肿瘤细胞的生长、修复和存活等方面具有极重要的作用。它的过度表达常预示病人预后差、转移快、对化疗药物抗拒、激素耐药、生存期较短等。同时发现 EGFR 低表达与生存率高，局部控制率高，无病生存时间长相关。

西妥昔单抗（cetuximab，C225）已经获得 FDA 批准上市，是免疫球蛋白 G1 的人源化嵌合单克隆抗体，EGFR 有高度亲和性，可以阻断生长因子 EGF 和 TGF-a 与受体 EGFR 的结合，这一竞争性结合的后果是使受体失活，阻断以后的信号传导通路，从而抑制了相关配体结合后的酪氨酸激酶活性和其后的肿瘤生长。在临床前试验模型中，C225 可以通过促进凋亡而抑制肿瘤细胞增殖、血管生成以及转移，以此提高化放疗的抗肿瘤效果。

另外酪氨酸激酶受体抑制剂 Iressa 和 Tanceva 在 EGFR 高表达的头颈部肿瘤中亦表现出较好疗效。如 Iressa 单药治疗晚期头颈部鳞癌，一线用药的临床获益率达到 45%，二线也达到了 25%。

2. 血管生成抑制剂　目前的抑制血管生成的药物取得显著疗效的是贝伐单抗。它是抗血管内皮生长因子的人源化单克隆抗体，无论是单独使用或其他化疗药物联合使用，贝伐单抗均可减少肿瘤血管生成。目前的临床研究结果显示，抗血管生成治疗与其他治疗手段联合应用才有可能取得较好疗效。除了与化疗联合使用，还有与放疗联用。

（二）免疫治疗

随着分子生物学的发展，鼻咽癌的免疫治疗近年有了较深入的研究。肿瘤疫苗、CTL 过继性免疫治疗、细胞因子治疗等是当今研究的热点。

1. 肿瘤疫苗　已经证实 EB 病毒在鼻咽癌的发生中起病因学作用，与细胞的转化、增殖和去分化有关。因此，增强鼻咽癌肿瘤细胞抗原性是免疫治疗鼻咽癌的一条途径。EB 病毒根据链结构的差异可分为 A 型和 B 型，A 型较 B 型更能明显地转化淋巴细胞，大部分鼻咽癌基本上为 A 型病毒感染。因此，降低 A 型病毒感染有可能降低鼻咽癌的发病率。Li 等采用两株具有鼻咽癌相关抗原的抗独特型单克隆抗体 2H4、5D3，经氢氧化铝凝胶沉淀法制成抗独特型疫苗，对晚期鼻咽瘤患者行主动免疫治疗，结果显示其血清细胞因子 TNF-a、IFN、ILG2 较对照组显著升高，且无过敏反应等毒副作用。还有报道用高聚金葡索配合治疗鼻咽癌，为调节和提高患者的免疫功能，制作新的抗鼻咽癌疫苗。

2. 过继性免疫治疗　肿瘤过继免疫疗法是临床治疗恶性肿瘤的一种有效辅助方法。鼻咽癌患者的细胞免疫功能有不同程度的降低，细胞免疫功能愈差，病人预后越差。鼻咽癌细胞有一套免疫逃逸机制，特点是 EB 病毒的一些抗原表达下调。有报道应用确定的 CTL 多肽或 EB 病毒的 CTL 抗原以诱发免疫反应或者回输在体外被激活的 CTL 细胞进行治疗。

3. 细胞因子　细胞因子具有抗增殖作用，各种体内外实验均发现可阻止病毒复制，且新的研究表明干扰素（interferon，IFN）还能抑制血管内皮细胞增殖从而抑制血管生成而达抗瘤作用。用白介素 2（interleukin-2，IL-2）治疗鼻咽癌，可促进 T 细胞、B 细胞、NK 细胞等多种免疫效应细胞的增殖、分化和激活，同时诱导淋巴因子激活的杀伤细胞（lymphokine activated killer cells，ALK）和激活肿瘤浸润性淋巴细胞，可加速肿瘤的消退，增强放射治疗效应等。

（三）基因治疗

重组 DNA 技术的发展使依据肿瘤本身及发生机制而制定的基因治疗方案和临床应用成为肿瘤治疗的热点。目前鼻咽癌主要的基因治疗方法有 p53 基因疗法、Bax 基因疗法等。

1. p53 基因疗法　抑癌基因 p53 是迄今发现的与人类肿瘤相关性最高的基因，由 11 个外显子和 10 个内含子组成，表达产物为 p53 蛋白，分子量为 53000Da，对细胞的生长和分化起重要调节作用，在许多肿瘤发病过程中起着重要作用。有研究提示 p53 突变在鼻咽癌发病过程中起一定的作用。陈传本等用重组人 p53 腺病毒注射（rAd-p53）配合放疗治疗鼻咽癌，Ⅱ期试验结果显示较单纯放疗者有较好疗效，治疗 8 周，放射剂量仅达 70Gy 时，联合治疗组肿瘤完全消退率高达 75%，显著高于单纯放疗组 15% 的肿瘤完全消退率，主要药物反应为自限性低热。

2. bax 基因疗法　目前研究发现鼻咽癌组织的绝大部分癌细胞呈 bcl-2、bax 高表达性。已有研究发现以 bax 基因转导鼻咽癌细胞株 HNE-1，并对鼻咽癌裸鼠种植瘤局部注射 bax 基因，HNE-1 细胞的分裂过程明显受到抑制，细胞的代谢过程显著下降，动物实验移植瘤的体积也相应缩小。

六、中药治疗

大量临床实践证明，对中晚期病人进行大剂量放疗、化疗，或对产生耐药的患者再次进行化疗只能导致虚弱的生命更加垂危，加速了患者死亡。中药可以弥补手术治疗、放射治疗、化学治疗的不足，既能巩固放疗、化疗的效果，又能消除放疗、化疗的毒副作用。

在鼻咽癌的治疗中，中药治疗可以配合放疗和化疗，减轻放疗、化疗的反应，扶正固本；个别晚期病例已不能再作放疗或化疗时亦可考虑单独中药对症治疗。但中药的直接杀灭肿瘤的作用至今尚未肯定，仍有待于今后继续研究。

七、康复治疗

癌症患者在生理和心理上都有不同程度的功能障碍。为此，应争取最大限度地提高和改善生活质量，包括心理的康复和机体的康复。

<h1 align="center">八、疗效及预后</h1>

　　鼻咽癌的放射治疗的历史尚不足百年。20 世纪 50 年代以前，中国仅有 3 ~ 4 家放射治疗单位，放射治疗尚处于起步阶段，未能见到鼻咽癌放射治疗的疗效报告。据国外报道，在 20 世纪 30 ~ 50 年代，鼻咽癌单纯放疗的 5 年生存率为 15% 左右。1959 年，张去病在国内率先报道了采用 X 射线治疗 758 例鼻咽癌的临床疗效，5 年生存率为 19.6%，其中 I 期、II 期、III 期和 IV 期分别为 40%、21%、6.9%、5%。上海肿瘤医院放射科于 1955 ~ 1960 年间采用 X 射线或加镭疗治疗患者 838 例，5 年生存率为 27.7%。自中国于 20 世纪 60 年代引进^{60}Co 治疗机后，5 年生存率得到了普遍的提高，为 30.3% ~ 49.5%。中山大学附属肿瘤医院的资料表明，鼻咽癌放射治疗的 5 年生存率由 1964 年的 19.15% 提高到 1974 年的 49.97%。20 世纪 80 年代至 90 年代以后，由于加速器的使用，CT 诊断普遍用于指导放射治疗的射野设计，随之而来的是放射治疗技术的改进和照射剂量的提高，因此，疗效也得到了进一步的提高。张宜勤等比较了江苏省肿瘤医院的 3 个不同年代鼻咽癌放射治疗的疗效，5 年生存率在 1971 年为 46.4%，1976 年为 50.4%，1991 年则达到了 74.5%。由此可见，鼻咽癌放射治疗的疗效提高与放射治疗设备的更新、影像诊断技术的进步并与临床紧密结合以及常规放疗技术的不断完善有着密不可分的联系。近年来，随着常规放疗的规范化实施，鼻咽癌常规放疗的疗效可能得到进一步的提高。此外，3D-CRT 和 IMRT 的广泛临床应用，也可能对鼻咽癌放疗疗效的提高产生更深远的影响。据中山大学肿瘤防治中心对 114 例（局部晚期占 63.2%）采用单纯调强适形放疗的最新资料统计，3 年生存率达到了 82.5%。表 2 - 6 - 1 为我国四大肿瘤专科医院治疗 I ~ IV 期鼻咽癌的 5 年生存率（%）。

表 2 - 6 - 1　我国四大肿瘤专科医院治疗 I ~ IV 期鼻咽癌的 5 年生存率（%）

地区	治疗时间	例数	I 期	II 期	III 期	IV 期	总生存率
北京	1990 年 1 月至 1999 年 5 月	905	95.5	87.0	76.9	66.9	76.1
上海	2001 年 1 月至 2003 年 12 月	1 837	88.2	74.8	65.9	52.4	67.4
广州	1999 年 1 ~ 12 月	934	88.2	82.9	68.1	52.2	68.4
福建	1995 年 1 月至 1998 年 12 月	1 706	100.0	75.9	66.5	49.3	67.6

　　鼻咽癌放射治疗失败的主要原因是局部区域复发和远处转移。文献报道，鼻咽癌单纯放疗 5 年累计局部复发率为 18% ~ 30%，区域复发率为 16% ~ 21%，远处转移率为 21.2% ~ 29%，复发和远处转移的疗效极差。远处转移一般采用化疗等，几乎无 5 年生存率的报道；而复发再程放疗 5 年生存率仅为 1.72% ~ 20%。中山大学肿瘤防治中心对 1985 年 1 422 例首程放疗后复发的 214 例患者再程放疗疗效的分析显示，再程放疗与无再程放疗者 5 年生存率近似，分别为 1.72% 和 3.23%（$P > 0.05$），且后遗症发生率高，原因可能是再程放疗仍是简单的重复首程放疗的方法所致。因此，寻找预后的影响因素进行早期干预并采用针对性个体化方案是非常重要的。现有的资料表明，病例组织学类型、分期、肿瘤的血管生成能力、治疗前血清乳酸脱氢酶的水平、C-erbB-2 癌基因的过度表达、肿瘤细胞的增殖状态以及放射治疗方式的选择、照射野的设计、外照射的时间—剂量—分次、放疗总剂量、有无综合治疗等因素与预后密切相关。然而，目前对预后的认识方面远未尽如人意，还需长期的努力。在转移鼻咽癌的治疗方面，虽然不断研究和应用新的化疗药物，采用不同的化疗方案，但仍未取得重大突破，中位缓解期仅 4 ~ 6 个月。先进放疗技术的介入为提高复发鼻咽癌的疗效、减轻并发症带来了希望。Lin 等报道，再用三维适形放射治疗 16 例复发患者，无一例出现神经并发症；中山大学肿瘤防

治中心对 49 例复发鼻咽癌者进行调强放射治疗，结果局部区域控制率达 100%（中位随诊时间 9 个月），长期结果仍在随访中。

（孙　颖）

参 考 文 献

1. 洪明晃，郭翔. 鼻咽癌. 北京：中国医药科技出版社，2003

2. 曾宗渊. 实用头颈肿瘤学. 广州：华南理工大学出版社，1993

3. 闵华庆. 鼻咽癌. 北京：人民卫生出版社，1996，280～285

4. 黄腾波，陈德林，张锦明，等. 中国南北方鼻咽癌发病危险因素对比研究. 癌症，1997，16：324～326

5. 孙颖，马骏，卢泰祥，等. 512 例鼻咽癌颈淋巴结转移规律的研究. 癌症，2004，23：1056～1059

6. 吴少雄，崔念基，赵充，等. 局部残留或复发鼻咽癌的分次立体定向放射治疗. 中华放射肿瘤学杂志，2004，13：4～7

7. 张宜勤，魏宝清. 20 年来鼻咽癌放射治疗疗效全面提高的原因分析. 中华放射肿瘤学杂志，1999，8：74～76

8. 梅全喜. 鼻咽癌的最新研究与对策. 北京：中国中医药出版社，2010

9. 谢传淼，梁碧玲，吴沛宏，等. 螺旋 CT 与 MRI 评价鼻咽癌颅底侵犯. 癌症，2003，22：729～733

10. 宗永生，吴秋良，梁小曼，等. 鼻咽原发性癌的组织学类型—30 年经验总结. 临床与实验病理学杂志，2000，16：238～243

11. 中国鼻咽癌临床分期工作委员会. 鼻咽癌 92 分期修订工作报告. 中华放射肿瘤学杂志，2009，18：2～6

12. 高云生，胡超苏，应红梅，等. 1 837 例鼻咽癌疗效的回顾性分析. 中华放射肿瘤学杂志，2008，17：335～339

13. 陈春燕，韩非，赵充，等. 934 例鼻咽癌单纯放疗远期疗效分析. 中华放射肿瘤学杂志，2008，17：411～415

14. 潘建基，张瑜，林少俊，等. 1 706 例鼻咽癌放疗远期疗效分析. 中华放射肿瘤学杂志，2008，17：247～251

15. 魏宝清. 从鼻咽癌放疗后颅神经放射损伤探讨当前放疗技术问题. 中华放射肿瘤学杂志，1994，3：164～168

16. 陈传本，潘建基，徐鹭英. 重组人 p53 腺病毒注射液结合放射治疗鼻咽癌 Ⅱ 期临床试验观察. 中华医学杂志，2003，83：2033～2035

17. Yi JL, Gao L, Huang XD, et al. Nasopharyngeal carcinoma treated by radical radiotherapy alone：Ten-year experience of a single institution. Int J Radiat Oncol Biol Phys, 2006, 65：161～168

18. Fang FM, Chien CY, Tsai WL, et al. Quality of life and survival outcome for patients with nasopharyngeal carcinoma receiving three-dimensional conformal radiotherapy vs. intensity-modulated radiotherapy-a longitudinal study. Int J Radiat Oncol Biol Phys, 2008, 72：356～364

19. Zhang EP, Lian PG, Cai KL, ct al. Radiation therapy of nasopharyngeal carcinoma：prognostic factors based on a 10-year follow-up of 1302 patients. Int J Radiat Oncol Biol Phys, 1989, 16：301～305

20. Shanmugaratnam K, Sobin LH. Histological typing of tumours of the upper respiratory tract and ear. 2nd ed. Berlin：Springer-Verlag, 1991, 32～34

21. De Stefani A, Valente G, Forni C, et al. Treatment of oral cavity and oropharynx squamous cell carcinoma with perilymphatiic in. terleukin-2：Clinical and pathologic correlations. J Immunother Emphasis Tumor Immunol, 1996, 19：125～133

22. Borza CM, Hutt-Fletcher LM. Alternate replication in B cells and epithelial cells switches tropism of Epstein-Barr virus. Nat Med, 2002, 8：594～599

23. Kaye KM, Izumi KM, Kieff E. Epstein-Barr virus latent membrane protein 1 is essential for B-lymphocyte growth transformation. Proc Natl Acad Sci USA, 1993, 90：9150～9154

24. Mancao C, Hammerschmidt W. Epstein-Barr virus latent membrane protein 2A is a B-cell receptor mimic and essen-

tial for B-cell survival. Blood, 2007, 110: 3715~3721

25. Mosialos G, Birkenbach M, Yalamanchili R, et al. The Epstein-Barr virus transforming protein LMP1 engages signaling proteins for the tumor necrosis factor receptor family. Cell, 1995, 80: 389~399

26. Masciarelli S, Mattioli B, Galletti R, et al. Antisense to Epstein Barr Virus-encoded LMPl does not affect the transcription of viral and cellular proliferation-related genes, but induces phenotypic effects on EBV-transformed B lymphocytes. Oncogene, 2002, 21: 4166~4170

27. Izumi KM, Kieff ED. The Epstein-Barr virus oncogene product latent membrane protein 1 engages the tumor necrosis factor receptor-associated death domain protein to mediate B lymphocyte growth transformation and activate NF-kappaB. Proc Natl Acad Sci U S A, 1997, 94: 12592~12597

第三章 鼻咽癌的发生及放射性损伤部位的解剖学基础

由于鼻咽位于头颅中央，与周围重要组织器官关系密切，且鼻咽癌极易侵犯周围组织结构，同时颈部淋巴结转移率高，致使手术切除困难。更重要的是鼻咽癌的病理特性以低分化癌为最多，其恶性程度较高，对放射线较敏感，因此，放射治疗已成为鼻咽癌治疗的首选方案。为了更好地了解鼻咽癌的发生以及转移途径，为其放疗制定精确的照射范围，同时也为了能够更好的了解鼻咽癌放射治疗后照射野中各组织的结构，来帮助我们进一步明确其放射性损伤的好发部位以及相应的解剖结构，特编写此章，为鼻咽癌放疗后神经损伤的临床防治提供解剖学基础。

第一节 鼻咽癌发生的解剖学基础

一、鼻咽的结构

鼻咽（nasopharynx）介于颅底与软腭之间，位于咽腔的上部，又称为咽腔鼻部。其位置位于蝶骨体或枕骨基底部的下方，介于颅底与软腭之间，呈不规则的立方形，其横径与垂直径各为 30.0 ~ 40.0mm，前后径约为 20.0 ~ 30.0mm（图 3 - 1 - 1）。除底壁外，其他各壁均无法活动。现将各个壁的情况分述如下。

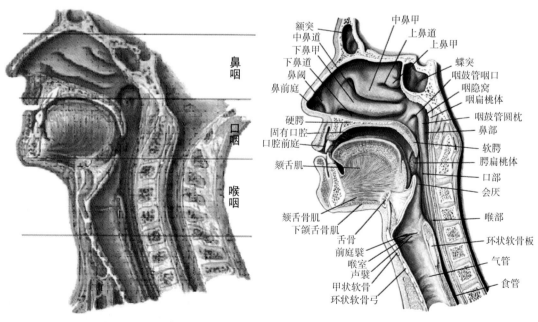

图 3 - 1 - 1 鼻咽的解剖位置（正中矢状位）

（一）顶后壁

鼻咽的顶后壁呈穹窿状，临床镜检时往往无法定义顶壁和后壁的准确分界线，故常合称为顶后壁。其上方与颅底的部分蝶骨体及枕骨基底相邻，前以鼻后孔与鼻腔相通，后方与第1、第2颈椎相对应，由后鼻孔上缘向后延续至软腭水平为止，呈倾斜形或圆拱形。在顶后或后壁上方的黏膜下，淋巴组织十分丰富，构成咽扁桃体（pharyngeal tonsil 或 Luschka 扁桃体）。6~8岁时咽扁桃体开始萎缩，约到10岁后则完全退化。咽扁桃体在儿童期有时过度增生影响呼吸和咽鼓管的通气，称增殖体。

（二）左、右侧壁

是鼻咽腔最重要的部分，左右对称。以咽鼓管为标志可将侧壁划分为咽鼓管前区、咽鼓管区和咽鼓管后区。侧壁的中央是咽鼓管（又称欧氏管，Eustachian tube）咽口，直径8mm×5mm，约呈三角形（尖端向上），距下鼻甲后端1~1.5cm。咽鼓管咽口的后上方有咽鼓管圆枕（torus tubalis），圆枕深面有钩状弯曲的咽鼓管软骨。咽鼓管咽口与中耳鼓室相通，平时咽口是闭合的，当吞咽或打哈欠时，咽鼓管咽肌（位于圆枕下端的咽鼓管咽襞内，由咽丛神经支配）和腭帆张肌（位于圆枕下端的咽鼓管腭襞内，由三叉神经支配）、腭帆提肌（有部分肌纤维与咽鼓管软骨相接，由咽丛神经支配）收缩牵拉圆枕内的软骨使咽鼓管口开放，空气得以进入鼓室。鼻咽癌的病人在经大量放射线照射后，往往导致上述肌肉的纤维化，进而引起听力下降。在咽鼓管区后方为咽鼓管后区，在咽鼓管圆枕的后上方有咽隐窝（pharngeal recess），又称作 Rosenmüller 窝，为深约10.0mm的圆锥形隐窝，尖端向上，在破裂孔下方，颈动脉管前方。鼻咽癌常发生于咽隐窝处，并可沿上述解剖上的自然通道向颅底发生浸润。在咽鼓管区的前方称咽鼓管前区，即从咽鼓管前缘至后鼻孔之间的区域，此区的外侧与翼内板相邻。

（三）底壁

此壁其实不存在，系由软腭的背面及其后缘与后壁之间的鼻咽峡围成。吞咽时，鼻咽峡由于软腭上升和咽壁肌群收缩而闭合，使得鼻咽与口咽可暂时分隔开来。

（四）前壁

它包括左右后鼻孔及居于中线的鼻中隔后缘。

二、咽部筋膜与咽旁间隙

咽部的筋膜是颈部深筋膜的直接延续，在咽壁颊咽筋膜之后与椎前筋膜之间，充填疏松结缔组织，形成咽后间隙和咽旁间隙。这些间隙向上伸展至颅底，向下与后纵隔相连，彼此相通。

（一）咽部筋膜

在鼻咽两侧均有对称的咽筋膜，包括位于鼻咽黏膜下的居于内侧的咽颅底筋膜（pharyngobasilar fascia）和居于外侧的颊咽筋膜（buccopharngeal fascia）。它们的分布情况如下。

咽颅底筋膜在颅底外面的走向：以枕骨基部的咽结节为起点，经岩蝶裂，抵翼内、外板之间的舟状窝，向上与破裂孔相连。

颊咽筋膜的走向：由咽上缩肌上缘向上，包绕腭帆张肌，此筋膜的内层与咽鼓管软骨部相连，并构成咽鼓管的底部。其外层则越过腭帆张肌的表面附于颅底，由蝶骨棘至翼内、外板间的舟状窝，与咽颅底筋膜会合。在此会合处，即咽上缩肌上缘与颅底之间有 Morgagni 窦，此处内外两层筋膜互相融合（肌肉缺如），并构成咽隐窝的后外侧壁。此窦的前方有咽鼓管软骨部和腭帆提肌穿过，上述融合的筋膜则将此二结构包绕。

鼻咽周围的这些筋膜层主要作用是保证各肌肉的自由活动，并有助于咽升动脉和腭动脉的血流能顺利地分布至咽鼓管区。此外还协同构成面部的筋膜，使各处的组织液和淋巴液互相交通。当有炎性渗出物时，则可进入这些间隙以便吸收和引流。但发生肿瘤后，这些筋膜虽有阻拦作用，而肿瘤细胞仍可在以下的咽旁间隙内扩散。

（二）咽旁间隙

咽旁间隙为颊咽筋膜和椎前筋膜间的潜在性间隙，上起颅底，下达舌骨大角，内则为咽上缩肌及颊咽筋膜，外侧为腮腺，前外方为下颌骨支及翼内肌，后为椎前筋膜。咽旁间隙内充满疏松结缔组织及少数淋巴结，前与腭扁桃体相邻，内与咽后间隙相通。咽旁间隙由茎突及其附着肌肉又分为茎突前及后间隙。

1. 茎突前间隙（prestyloid space） 内有上颌动脉及其分支、下牙槽神经、舌神经、耳颞神经通过。间隙的上方邻近咽隐窝，下方与扁桃体窝底对应，外侧与咽筋膜相贴，当肿瘤侵入此间隙后，则上可至颅底的卵圆孔、棘孔和蝶骨大翼，甚至远至颞窝处。少数情况下，肿瘤也可由此间隙向外累及腮腺，并继续分别向上、下扩展至颞窝和颌下区。

2. 茎突后间隙（retropharyngeal space） 居于咽后的正中，前壁为咽颊筋膜，后壁为椎前筋膜。中线处有一纤维隔将此间隙分为左右两半，内有咽后淋巴结，可分为内、外两组，外侧组更明显，亦称作 Rouviere 淋巴结。鼻咽癌的淋巴道转移可以累及此处，但临床上常被忽略。

上述这 2 个间隙，上接颅底的中部，下连口底的舌下和颌下间隙，外侧与翼内、外肌和腮腺相邻。各间隙间既有较明显的分隔处，但在下部则又有互相相通的部分。

从临床角度看，咽隐窝与其周围的解剖关系在鼻咽癌扩展中是十分重要的（图 3-1-2）。此窝呈圆锥形，不仅上方靠近破裂孔，其尖端更可接近颈内动脉管的前缘。在咽隐窝的前部有细薄黏膜覆

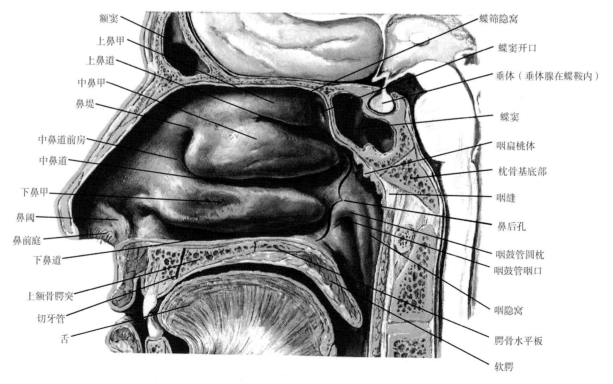

图 3-1-2 咽隐窝（鼻腔外侧壁）

盖咽鼓管与腭帆提肌；后部有咽上缩肌从 Morgagni 窦发出较厚的咽颅底筋膜覆盖。如咽隐窝内发生了肿瘤，可向以下方向发展：

（1）向中线至后鼻孔，伸入鼻腔。

（2）向下浸润至口咽、软腭。

（3）向前至咽鼓管软骨部。

肿瘤从窝内向上扩展时，由于破裂孔处有纤维软骨的阻挡，往往不易通过（软骨是限制肿瘤浸润的有力屏障）。因此癌细胞更多的是经过颈内动脉管这一自然通道进入颅内后，再扩展至海绵窦区的。此时，第Ⅲ、第Ⅳ、第Ⅵ对支配眼球运动的神经以及三叉神经的第 1、第 2 分支均可受累而出现相应的症状和体征。

此外，咽隐窝处的肿瘤还可以经下述途径之一，向蝶骨大翼扩展：

（1）由于肿瘤不仅可以侵入颈内动脉管后向上发展，而且此管可使肿瘤越过咽鼓管到达蝶骨大翼，卵圆孔亦因而受累。此时患者可出现三叉神经分布区的感觉障碍，但眼球仍活动良好。

（2）肿瘤经茎突前间隙向上侵及蝶骨大翼，招致与上述相同的临床表现。

三、淋 巴 引 流

（一）鼻咽腔淋巴引流

鼻咽腔淋巴引流十分丰富，黏膜下有较致密的淋巴管网，在顶部的咽扁桃体和侧壁的腭扁桃体处更为突出。其引流途径有二。

（1）鼻咽黏膜下的淋巴管经咽后壁输入到咽后内、外侧淋巴结（内侧淋巴结较小，有时不存在；外侧淋巴结较明显，可有 1~2 个），然后再引流到颈部。但也可见到淋巴引流不经过咽后淋巴结，而直接输入到颈内静脉前、后组淋巴结和（或）副神经处的淋巴结者。甚至，少数病例呈"跳跃"式转移，即临床上颈侧上方淋巴结未能触及，但颈侧下方却已有明显的淋巴结转移灶。

（2）鼻咽的淋巴管经侧壁穿出，直接输入颈内静脉出入颅底处的淋巴结，并引起后 4 对颅神经和颈交感神经的症状。当然，也可由侧壁向下方引流至颈内静脉前组的淋巴结内。需要指出的是，鼻咽中央的病灶可以向一侧或两侧淋巴结转移，一侧的原发灶，大多向同侧转移，有时向对侧转移。

（二）颈部淋巴引流

颈部有多组淋巴结，但与鼻咽癌转移关系最密切的是颈深淋巴结，其分布情况如下：

以颈内静脉为标志，多数淋巴结位于此静脉的前方，少数位于其后方；如以肩胛舌骨肌为标志，则可分为颈深上组、下组。颈深的淋巴结有 5 组。

（1）颈内静脉前方近颅底外面的淋巴结，在临床上是不能触及的。

（2）胸锁乳突肌与二腹肌后腹交角处的淋巴结，临床上常称为二腹肌组淋巴结（全称应为颈 – 二腹肌组）。

（3）位于颈内静脉后方，相当于胸锁乳突肌上端后部和二腹肌后腹起点深面的淋巴结，即靠近乳突尖的前下方和下颌骨角的后方，临床上常称为颈深上后组淋巴结。

（4）位于颈总动脉分叉至舌动脉起点之间的舌大淋巴结，肿大时在舌骨大角的下方可以触得。

（5）位于颈后三角内，沿副神经排列的淋巴结。由于其表面没有较厚的组织覆盖，故临床上在胸锁乳突肌后缘中部与斜方肌前缘之间很容易触到。

颈部的淋巴结临床上常概括为颈内静脉链（the internal jugular chain）、副神经链（the chain of the spinal accessory nerves）和颈横动脉链（the chain of the transverse cervical artery）。至于颌下、颏下以

及气管前的淋巴结都较少出现鼻咽癌的转移。但在一些弥散性淋巴结肿大，或放疗后局部淋巴道堵塞的病例，也可以发生这几组淋巴结的逆行转移（图3-1-3）。

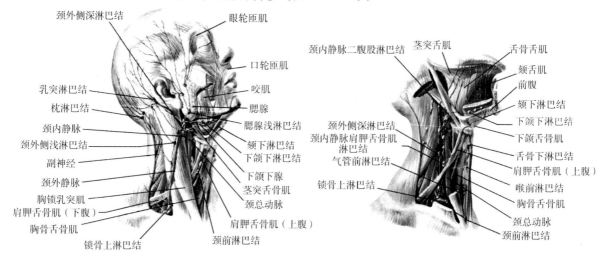

图3-1-3 头颈部淋巴管和淋巴结

四、鼻咽部血液供应和神经分布

（一）血液供应

鼻咽部的动脉主要来自颈外动脉的分支，包括3支。

1. 咽升动脉 是咽部肌肉的主要血管，同时还供应脑膜、神经和鼓膜。起于颈外动脉的起始部（偶有起于枕动脉或颈内动脉者，变异较多），是各分支中最细的一条。向上穿行至入颅前发出小分支至鼻咽的顶后份，但也有时发出分支至咽鼓管区者。

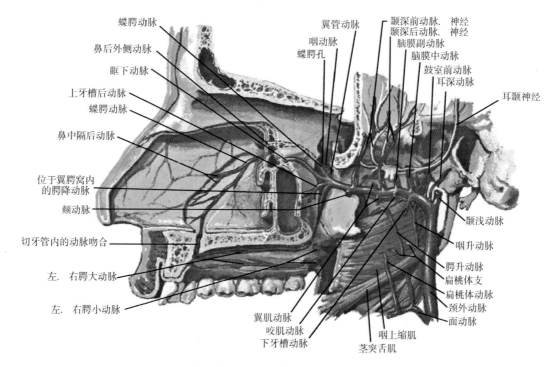

图3-1-4 鼻咽部的血供

2. 腭升动脉　系颈外动脉的较大分支—面动脉的分支。它有一支分布至软腭，有一支分布至咽鼓管和咽扁桃体。但个别病例腭升动脉缺如。

3. 咽动脉和翼管动脉　均为颈外动脉的分支上颌动脉所发出的二级分支，由于其起点靠近上颌动脉的终末端，故较细小。咽动脉贴近蝶骨下部，翼管动脉则贯穿翼管而行，这两支主要供应鼻咽顶及前部、蝶窦、咽的上部以及咽鼓管软骨部和咽隐窝的前方（图3－1－4）。

鼻咽部的静脉经咽后壁外侧的静脉丛，向上入翼静脉丛。向下入甲状腺上静脉和舌静脉，也可直接注入面静脉和颈内静脉。

（二）神经分布

鼻咽各壁和软腭的大部分感觉纤维经舌咽神经和迷走神经传入中枢，但咽鼓管前方则接受三叉神经上颌支（经蝶腭节）的分布。此外，软腭还接受面神经的味觉纤维的支配。

鼻咽的运动纤维源自副神经的延髓部，通过迷走神经至咽丛，支配咽壁和软腭的肌肉。例外的是，腭帆张肌由三叉神经下颌支支配，茎突咽肌由舌咽神经支配。

咽丛内的交感纤维来自颈上节外侧支的喉咽支纤维，副交感纤维来自舌咽神经的咽支，整个咽部的腺体和血管平滑肌均受其调控。

第二节　鼻咽癌放射治疗的解剖学基础

鼻咽癌的治疗主要是进行放射治疗，在治疗过程中常根据病情采用多种不同的放射照射野，如耳前野、眶下野和面颈联合野等。其涉及的区域主要包括面前区、面侧区、颈部等，在此简单介绍以上涉及区域的解剖学基础。

一、面部解剖

（一）面前区浅层结构

1. 面部皮肤　薄而柔软，富于弹性，含有较多的皮脂腺、汗腺和毛囊，是皮脂腺囊肿和疖肿的好发部位。浅筋膜由疏松结缔组织构成，其中颊部脂肪聚成的团块，称颊脂体。睑部皮下组织少而疏松，水肿在此部显现最早。浅筋膜内有神经、血管和腮腺管穿行。由于血供丰富，故面部创口愈合快，抗感染能力亦较强，但创伤时出血较多。面静脉与颅内的海绵窦借多条途径相交通，因此面部感染有向颅内扩散的可能。面部的小动脉有丰富的血管运动神经分布。

2. 面肌　属于皮肌，薄而纤细，起自面颅诸骨或筋膜，止于皮肤，使面部呈现各种表情，又称表情肌。面肌主要集中在眼裂、口裂和鼻孔的周围。面肌由面神经支配，面神经受损时，可引起面瘫。

3. 血管、淋巴及神经

（1）血管分布：血管分布于面部浅层的主要动脉为面动脉，有同名静脉伴行。

① 面动脉：于颈动脉三角内起自颈外动脉，穿经下颌下三角，在咬肌止点前缘与下颌骨下缘相交处转向面部。面动脉行程迂曲，斜向前上行，经口角和鼻翼外侧至内眦，改称内眦动脉。面动脉的搏动在下颌骨下缘与咬肌前缘相交处可以触及。面动脉的后方有同名静脉伴行，前面有部分面肌覆盖，并有面神经的下颌缘支和颈支越过。面动脉的分支有颏下动脉、下唇动脉、上唇动脉和鼻外侧动脉。

② 面静脉：起自内眦静脉，伴行于面动脉的后方，位置较浅，迂曲亦不太明显，至下颌角下方，与下颌后静脉汇合，穿深筋膜，注入颈内静脉。面静脉经眼静脉与海绵窦交通，口角平面以上的一段面静脉通常无瓣膜，面肌的收缩可促使血液逆流。因此，在两侧口角至鼻根连线所形成的三角区内，若发生化脓性感染时，易循上述途径逆行至海绵窦，导致颅内感染，故此区有面部"危险三角"之称。

（2）淋巴：面部浅层的淋巴管非常丰富，吻合成网。这些淋巴管通常注入下颌下淋巴结和颏下淋巴结。此外，面部还有一些不恒定的淋巴结，如位于眶下孔附近的颧淋巴结，颊肌表面的颊淋巴结和位于咬肌前缘处的下颌淋巴结。以上三群淋巴结的输出管，均注入下颌下淋巴结。

（3）神经支配：面部的感觉神经来自三叉神经，支配面肌活动的是面神经的分支（图3-2-1）。

① 三叉神经：为混合神经，发出眼神经、上颌神经和下颌神经三大分支，其感觉支除分布于面深部外，终末支穿面颅各孔，分布于相应区域的皮肤。以下只叙述3个较大的分支。

眶上神经：为眼神经的分支，与同名血管伴行。由眶上切迹或孔穿出至皮下，分布于额部皮肤。

眶下神经：为上颌神经的分支，与同名血管伴行，穿出眶下孔，在提上唇肌的深面下行，分为数支，分布于下睑、鼻背外侧及上唇的皮肤。

颏神经：为下颌神经的分支，与同名血管伴行，出颏孔，在降口角肌深面分为数支，分布于下唇及颏区的皮肤。

② 面神经：由茎乳孔出颅，向前穿入腮腺，先分为上、下两干，再各分为数支并相互交织成丛，最后呈扇形分为5组分支，支配面肌。

颞支：离腮腺上缘，斜越颧弓，支配额肌和眼轮匝肌上部。

颧支：由腮腺前端穿出，支配眼轮匝肌下部及上唇诸肌。

颊支：出腮腺前缘，支配颊肌和口裂周围诸肌。

下颌缘支：从腮腺下端穿出后，行于颈阔肌深面，越过面动、静脉的浅面，沿下颌骨下缘前行，支配下唇诸肌及颏肌。

颈支：由腮腺下端穿出，在下颌角附近至颈部，行于颈阔肌深面，并支配该肌。

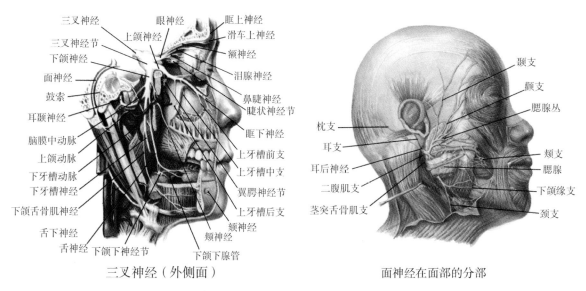

三叉神经（外侧面）　　　　面神经在面部的分部

图3-2-1　三叉神经和面神经的面部分布

（二）面侧区

1. 腮腺咬肌区　浅筋膜内有许多支配面肌的面神经分支横过。此区主要结构为腮腺、咬肌，以及有关的血管、神经等。

（1）腮腺咬肌筋膜为颈深筋膜浅层向上的延续，在腮腺后缘分为深、浅两层，包绕腮腺形成腮腺鞘，两层在腮腺前缘处融合，覆盖于咬肌表面，称为咬肌筋膜。腮腺鞘与腮腺接合紧密，并发出间隔，深入到腺实质内，将腮腺分隔成许多小叶。由于腮腺有致密的筋膜鞘包裹，炎症时常引起剧痛。腮腺鞘的浅层特别致密，而深层薄弱且不完整，腮腺化脓时，脓肿不易从浅层穿透，而穿入深部，形成咽旁脓肿或穿向颈部。因化脓性腮腺炎为多数小叶性脓肿，故在切开排脓时，应注意引流每一脓腔。

（2）腮腺略呈锥体形，底向外侧，尖向内侧突向咽旁，可分为深、浅两部，通常以下颌骨后缘或以穿过腮腺的面神经丛作为两者的分界。腮腺位于面侧区，上缘邻接颧弓、外耳道和颞下颌关节；下平下颌角；前邻咬肌、下颌支和翼内肌的后缘，浅部向前延伸，覆盖于咬肌后份的浅面；后缘邻接乳突及胸锁乳突肌前缘的上份。深部位于下颌后窝内及下颌支的深面。腮腺的深面与茎突诸肌及深部血管神经相邻。这些血管神经包括颈内动、静脉、舌咽神经、迷走神经、副神经及舌下神经。它们共同形成"腮腺床"，紧贴腮腺的深面，并借茎突与位于其浅面的颈外动脉分开。

（3）腮腺管由腮腺浅部的前缘发出，在颧弓下方一横指处，向前横行越过咬肌表面，至咬肌前缘急转向内侧，穿颊肌，在颊黏膜下潜行一段距离，然后开口于与上颌第二磨牙相对处的颊黏膜上。开口处黏膜隆起，称腮腺乳头，可经此乳头插管，进行腮腺管照影。用力咬合时，在咬肌前缘处可以触摸到腮腺管。腮腺管的体表投影相当于自鼻翼与口角门的中点至耳屏门切迹连线的中1/3段。

（4）腮腺淋巴结位于腮腺表面和腺实质内。浅淋巴结引流耳廓、颅顶前部和面上部的淋巴。深淋巴结收集外耳道、中耳、鼻、腭和颊深部的淋巴，然后均注入颈外侧淋巴结。

（5）穿经腮腺的血管、神经：纵行的有颈外动脉，颞浅动、静脉，下颌后静脉及耳颞神经；横行的有上颌动、静脉，面横动、静脉及面神经的分支。上述血管神经的位置关系，由浅入深，依次为面神经分支、下颌后静脉、颈外动脉及耳颞神经。

① 面神经：在颅外的行程中，因穿经腮腺而分为3段。

第一段：是面神经干从茎乳孔穿出至进入腮腺以前的一段，位于乳突与外耳道之间的切迹内。此段长1~1.5cm，向前经过茎突根部的浅面。此段虽被腮腺所遮盖，但尚未进入腮腺实质内，故显露面神经主干可在此处进行。

第二段：为腮腺内段。面神经主干于腮腺后内侧面进入腮腺，在腮腺内通常分为上、下两干，再发出分支，彼此交织成丛，最后形成颞、颧、颊、下颌缘、颈5组分支。面神经位于颈外动脉和下颌后静脉的浅面，正常情况下，面神经外膜与腮腺组织容易分离，但在病变时两者常紧密粘连，术中分离较为困难。腮腺肿瘤可压迫面神经，引起面瘫。

第三段：为面神经穿出腮腺以后的部分。面神经的5组分支，分别由腮腺浅部的上缘、前缘和下端穿出，呈扇形分布，至各相应区域，支配面肌。

② 下颌后静脉：颞浅静脉和上颌静脉与同名动脉伴行，穿入腮腺，汇合形成下颌后静脉，在颈外动脉的浅面下行，分为前、后二支，穿出腮腺。前支与面静脉汇合，注入颈内静脉；后支与耳后静脉合成颈外静脉。

③ 颈外动脉：由颈部上行，经二腹肌后腹和茎突舌骨肌深面，入下颌后窝，由深面穿入腮腺，行于下颌后静脉的前内侧，至下颌颈平面分为两个终支。上颌动脉行经下颌颈内侧入颞下窝；颞浅动脉在腮腺深面发出面横动脉，然后越颧弓至颞区。此外，耳颞神经亦穿入腮腺鞘，在腮腺深面上行，出腮腺至颞区，当耳颞神经因腮腺肿胀或受肿瘤压迫时，可引起由颞区向颅顶部放射的剧痛。

（6）咬肌起自颧弓下缘及其深面，止于下颌支外侧面和咬肌粗隆。该肌的后上部为腮腺所覆盖，表面覆以咬肌筋膜，浅面有面横动脉、腮腺管、面神经的颊支和下颌缘支横过。

2．面侧深区　此区位于颅底下方，口腔及咽的外侧，其上部为颞下窝。

（1）境界：此区为一有顶、底和四壁的腔隙，内有翼内、外肌及出入颅底的血管与神经通过。前壁为上颌骨体的后面，后壁为腮腺深部，外侧壁为下颌支。内侧壁为翼突外侧板和咽侧壁，顶为蝶骨大翼的颞下面，底平下颌骨下缘。

（2）内容：

① 翼内、外肌：翼内肌起自翼窝，肌纤维斜向外下，止于下颌支内侧面的翼肌粗隆。翼外肌有两头，上头起自蝶骨大翼的颞下面，下头起自翼突外侧板的外面。两束肌纤维均斜向外后方，止于下颌颈前面的翼肌凹。翼内肌位于颞下窝的下内侧部，翼外肌位于上外侧部。两肌腹间及其周围的疏松结缔组织中，有血管与神经交错穿行。

② 翼丛：是位于颞下窝内，翼内、外肌与颞肌之间的静脉丛。翼丛收纳与上颌动脉分支伴行的静脉，最后汇合成上颌静脉，回流到下颌后静脉。翼丛与上颌动脉在颞下窝的浅部；翼内、外肌的肌腹，下颌神经及其分支则在该窝的深部。翼丛通过眼下静脉和面深静脉与面静脉相通，并经卵圆孔及破裂孔导血管与海绵窦相通，故口、鼻、咽等部的感染，可沿上述途径蔓延至颅内。

③ 上颌动脉：平下颌颈高度起自颈外动脉，经下颌颈的深面入颞下窝，行经翼外肌的浅面或深面，再经翼上颌裂入翼腭窝。上颌动脉以翼外肌为标志可分为三段。

第一段：位于下颌颈深面，自起点至翼外肌下缘。其主要分支有：A. 下牙槽动脉经下颌孔入下颌管，分支至下颌骨、下颌牙及牙龈，终支出颏孔，分布于颏区。B. 脑膜中动脉行经翼外肌深面，穿耳颞神经两根之间垂直上行，经棘孔入颅，分布于颞顶区内面的硬脑膜。

第二段：位于翼外肌的浅面或深面，分支至翼内、外肌、咬肌和颞肌，另发出颊动脉与颊神经伴行，分布于颊肌及颊黏膜。

第三段：位于翼腭窝内。主要分支有：A. 上牙槽后动脉向前下穿入上颌骨后面的牙槽孔，分布于上颌窦与上颌后份的牙槽突、牙、牙龈等。B. 眶下动脉经眶下裂、眶下管，出眶下孔，沿途发出分支，分布于上颌前份的牙槽突、牙、牙龈，最后分布于下睑及眶下方的皮肤。

④ 下颌神经：为三叉神经最大的分支，自卵圆孔出颅进入颞下窝，主干短，位于翼外肌的深面。下颌神经发出的运动支支配咀嚼肌，包括翼内肌神经、翼外肌神经、颞深前神经、颞深后神经和咬肌神经。下颌神经还发出下述4个感觉支。

颊神经：经翼外肌两头之间穿出，沿下颌支前缘的内侧下行至咬肌前缘，穿颊肌分布于颊黏膜、颊侧牙龈，另有分支穿颊脂体分布于颊区和口角的皮肤。

耳颞神经：以两根起自下颌神经，环绕脑膜中动脉，然后又合成一干，沿翼外肌深面，绕下颌骨髁突的内侧至其后方转向上行，穿入腮腺鞘，于腮腺上缘处浅出，分布于外耳道、耳廓及颞区的皮肤。

舌神经：经翼外肌深面下行，途中接受鼓索的味觉纤维和副交感纤维，继续向前下行，位于下颌支与翼内肌之间，达下颌下腺的上方，再沿舌骨舌肌的浅面前行至口底，分布于下颌舌侧牙龈、下颌下腺、舌下腺、舌前2/3及口底的黏膜。

下牙槽神经：在舌神经的后方，与同名动、静脉伴行，经下颌孔，入下颌管，发支分布于下颌骨及下颌诸牙，出颏孔后，称颏神经，分布于颏区皮肤。

3. 面侧区的间隙　面侧区的间隙位于颅底与上、下颌骨之间，是散在于骨、肌肉与筋膜之间的间隙，彼此相通。间隙内充满疏松结缔组织，感染可沿间隙扩散，主要叙述以下2个间隙。

（1）咬肌间隙：为位于咬肌深部与下颌支上部之间的狭隙，咬肌的血管神经即通过下颌切迹穿入此隙，从深面进入咬肌。此间隙的前方紧邻下颌第三磨牙，许多牙源性感染如第三磨牙冠周炎、牙槽脓肿和下颌骨骨髓炎等均有可能扩散至此间隙。

（2）翼下颌间隙：位于翼内肌与下颌支之间，与咬肌间隙仅隔以下颌支，两间隙经下颌切迹相通。此间隙内有舌神经与下牙槽神经和同名动、静脉通过。下牙槽神经阻滞，即注射麻醉药液于此间隙内。牙源性感染常累及此间隙。

（三）颞下颌关节

在鼻咽癌的放射治疗过程中往往引发颞下颌关节功能障碍，在这里亦进行简单介绍。

颞下颌关节可简称下颌关节。是颌面部唯一的左右双侧联动关节，具有一定的稳定性和多方向的活动性，在肌肉作用下产生与咀嚼、吞咽、语言及表情等有关的各种重要活动（图3-2-2）。

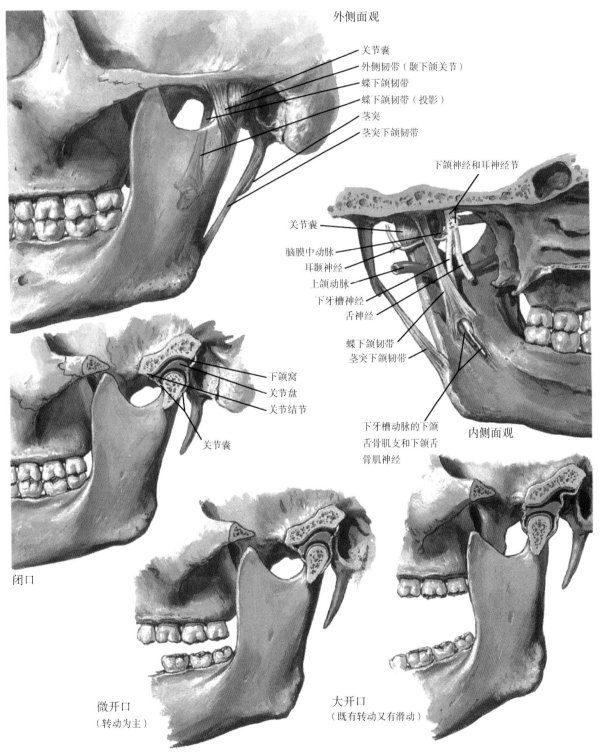

图 3 - 2 - 2　颞下颌关节

颞下颌关节由下颌骨髁突、颞骨关节面及居于二者之间的关节盘、关节周围的关节囊和关节韧带（颞下颌韧带、蝶下颌韧带、茎突下颌韧带）所组成。下颌骨髁突略呈椭圆形，由一横嵴分为前后2个斜面，前斜面覆盖着较厚的纤维软骨，是关节的功能区，很多关节病最早破坏此区。两侧髁突的长轴略偏向后方，其延长线成145°～160°角，这个角度可使下颌做侧方运动时不致左右脱位。颞骨关节面的凹部为关节窝，容纳髁突。凸部为关节结节，是主要承受咀嚼压力区。关节窝比髁突大得多，这使髁突运动时非常灵活，能在较大的窝内做回旋运动，这对咀嚼运动有重要意义。关节盘位于髁突和关节窝之间，呈卵圆形而两面凹陷。关节盘由前向后是不均质体，并可以弯曲，这可以巧妙地调节髁突从关节窝向前滑动所产生的变化着的关节间隙，在髁突运动中起稳定作用。关节盘由致密的纤维软骨构成，不仅可抗压力，还能抗摩擦力，更能承受咀嚼时对关节盘的挤搓。关节囊松而薄，因而颞下颌关节是人体中唯一不受外伤即可脱位，而脱位时关节囊又不撕裂的关节。关节盘的四周与关节囊相连，把关节分为上下2个腔。下腔小而紧，关节盘与髁突紧密连接，只允许髁突做转动运动；上腔大而松，允许关节盘和髁突向前做滑动运动。关节囊内衬滑膜层，分泌滑液，可减少关节活动时的摩擦，并可营养关节软骨。每侧颞下颌关节的外侧都有3条关节韧带：即颞下颌韧带、茎突下颌韧带和蝶下颌韧带。其主要功能是悬吊下颌，限制下颌运动在正常范围之内。颞下颌关节是颌面部具有转动和滑动运动的左右联动关节，其解剖和运动都是人体最复杂的关节之一。

颞下颌关节的神经，来自咬肌神经及耳颞神经的耳前支。其血液供给来自上颌动脉、咽升动脉及耳后动脉等的分支，关节盘除其中央部分外，均有动脉供养。淋巴回流至耳前淋巴结、腮腺深淋巴结及颈外侧深淋巴结。

二、颈部解剖

（一）概述

颈部介于头部、胸部和上肢之间。颈部以脊柱的颈段为支架，前方有咽和食管的颈段、喉和气管的颈段，在呼吸道和消化道的前方还有一重要的内分泌器官甲状腺；两侧有纵向走行的大血管和神经；颈部后方以颈椎为界，与项部分隔。颈部肌肉数目较多，大小不一，形态复杂，层次较多，主要由前方的舌骨上、下肌群，外侧的胸锁乳突肌，后方（即颈椎的前方）的椎前肌和斜角肌群围成。

颈部的筋膜及蜂窝组织也特别发达，表现在颈部筋膜层次多，包绕颈部各器官形成鞘，且与上肢、纵隔密切相关。这样，不但与颈部运动相适应，而且起着保护作用。同时，筋膜之间形成蜂窝组织间隙，在临床上，蜂窝组织炎常可沿这些间隙蔓延到咽部、胸腔或上肢的腋窝。颈部的血管神经也都被筋膜包绕形成血管神经鞘，尤其在颈根部围绕静脉壁形成的静脉鞘，可借结缔组织与静脉壁紧密连结，使静脉壁在创伤时不能闭合，所以颈部静脉创伤有引起空气栓塞的危险。

颈部的形态有显著的个体、性别及年龄差异。一般是瘦长者，颈长而细；肥胖的人较短而粗；女性和小儿由于皮下脂肪较多，故轮廓较圆。同时由于颈部运动灵活，加上发音、吞咽、呼吸等活动更增加了颈部结构间的活动范围。颈部的淋巴结极其丰富，多沿血管和神经排列，肿瘤转移时易受累。

颈部的境界及分区如下。

上界：下颌骨下缘、下颌角、乳突尖、上项线和枕外隆凸的连线。

下界：胸骨上切迹（胸骨颈静脉切迹）、胸锁关节、锁骨、肩峰和第7颈椎棘突的连线。

颈部以斜方肌前缘为界（或自乳突至肩峰的连线），分为前、后二部：后部为项部；前部为狭义的颈部（固有颈部），又分为颈前区和颈外侧区，前者由两侧的颈内侧三角所组成，后者又分为胸锁乳突肌区和颈外侧三角。

颈内侧三角（medial cervical triangle）又称颈前三角（anterior cervical triangle）。上界为下颌骨下

缘，前界为颈正中线，后界为胸锁乳突肌前缘。二腹肌和肩胛舌骨肌上腹又将此三角分成下颌下三角（infra mandibular triangle）或二腹肌三角（digastric triangle）、颈动脉三角（carotid triangle）和肌三角（肩胛舌骨肌气管三角）（omotracheal triangle）。

两侧颈内侧三角，以舌骨为界，分为舌骨上区和舌骨下区。在舌骨上区中，除下颌下三角外，还有颏下三角。

胸锁乳突肌区，为胸锁乳突肌所在的部位。颈总动脉、颈内静脉均在此区。颈内静脉前后有较多的颈深淋巴结，为颈部恶性肿瘤转移最先到达的部位，颈部淋巴结肿块也常在此。

颈外侧三角（lateral cervical triangle），前界为胸锁乳突肌的后缘，后界为斜方肌前缘，下界是锁骨的中 1/3 段。肩胛舌骨肌下腹自此三角的下方通过，因而又将其分为枕三角（occipital triangle）或肩胛舌骨肌斜方肌三角（omotrapezius triangle）和肩胛舌骨肌锁骨三角（omoclavicular triangle）或锁骨上三角（supraclavicular triangle）。

（二）颈浅部的主要结构

浅部结构主要包括皮肤与浅筋膜及其内的肌肉、血管、神经等。其中有位于浅筋膜内的颈阔肌，它是一宽而薄的肌片，起自胸大肌和三角肌筋膜，向上内至口角并与口角区的表情肌纤维相连接，而另一部分纤维则编织于腮腺咬肌筋膜中。颈阔肌变异较大，可一侧或双侧缺如。收缩时，颈部皮肤出现斜行皱纹。其前部纤维可协助降下颌，后份纤维可牵下唇和口角向下。该肌的深面有浅静脉、颈横神经和面神经颈支，并受面神经的颈支支配。

1. 颈浅部的静脉

（1）颈外浅静脉（external or superficial jugular vein）：是颈部浅层中较大的静脉，由下颌后静脉后支与耳后静脉和枕静脉在下颌角附近汇合形成，沿胸锁乳突肌浅面下行，距锁骨中点上方 2 ~ 2.5cm 处穿颈深筋膜注入锁骨下静脉或颈内静脉。颈外静脉穿深筋膜处，血管壁与筋膜密切相连，当静脉损伤时，管腔不能闭合，易发生气栓。颈外静脉末端，通常只有一对瓣膜，不能完全阻止血液倒流，故当上腔静脉回流受阻，静脉压升高时，可使颈外静脉怒张。此静脉变异较多，约 6% 的人缺如。

（2）颈前浅静脉（superficial anterior jugular vein）：起自颏下部的浅静脉，在颈正中线两侧下行，注入颈外静脉或锁骨下静脉，颈部作横切口时慎勿伤及这些静脉。在胸骨上间隙内，两侧颈前静脉间常有横吻合支相连，称颈静脉弓。颈前静脉无瓣膜，离心脏距离较近，受胸腔负压影响较大，故颈部手术（如甲状腺手术、气管切开术等）时，需注意防止空气吸入静脉。颈前静脉有时只 1 条，其位置居于中线。

2. 颈浅部的神经（superficial cervical nerves）　颈浅部的神经除支配颈阔肌的面神经颈支是运动神经外，其余都是皮神经，均来自颈丛。它们都在胸锁乳突肌后缘中点处从深层穿出，再以不同方向散开，进入浅层中，该位置常为颈丛皮支阻滞麻醉的穿刺点。

（1）耳大神经（greater auricular nerve）：为颈丛中最大的皮神经，沿胸锁乳突肌表面上行到达面部，位于颈外静脉的稍后方，分布于腮腺、咬肌和耳廓的皮肤。耳大神经的血供来自耳后动脉的营养支。

（2）枕小神经（lesser occipital nerve）：位于耳大神经的上后方，循胸锁乳突肌后缘向上，管理耳后及耳廓后面的上 1/3 皮肤感觉。

（3）颈横神经（transverse nerve of neck）：几乎横越胸锁乳突肌中份，走向正中线，它分为上、下两支穿过颈阔肌，分布于颈内侧三角的皮肤。颈横神经上支在舌骨高度处与面神经颈支吻合，面神经颈支和颈横神经的联系构成朝向外下方的弓，同时在正中线上尚可看到左、右颈横神经之间的联系。

（4）锁骨上神经（supraclavicular nerve）：从胸锁乳突肌后缘浅出呈束状，以内侧支、中间支和外侧支作扇形散开，支配胸锁乳突肌区和颈外侧三角的皮肤，而它的终末支到达锁骨下区和三角肌区。

所有上述神经几乎集中在胸锁乳突肌后缘中点浅出。颈部发生恶性肿瘤压迫这些神经时，可以引起多方向的剧痛。熟悉颈部皮神经的分布，特别是与胸锁乳突肌后缘的关系，施行颈部手术做局部麻醉时有实用意义。

（三）颈深部的主要结构

1. 颈部的肌肉（cervical muscles）

（1）胸锁乳突肌（sternocleidomastoid muscle）：此肌起于胸骨柄和锁骨前面的内 1/3，止于乳突外面和上项线外 1/3，受副神经和第 2、第 3 颈神经支配。一侧肌肉收缩时使头偏向同侧，脸转向对侧，即右侧肌收缩，头偏向右侧，脸转向左侧，此时右侧胸锁乳突肌甚明显，反之亦然。一侧胸锁乳突肌挛缩，则形成斜颈畸形。由于此肌止点（乳突）位于寰枕关节额状轴的后方，故当颈固定，两侧肌同时收缩时，可使头后仰。如头部固定，可上提胸骨，助深吸气。当支气管哮喘，端坐张口呼吸，吸气时，可见此肌强烈收缩。

胸锁乳突肌是颈部重要的肌性标志。在其深面，有由颈深筋膜围成的颈动脉鞘，鞘内有颈总动脉、颈内静脉，两者之间靠后有迷走神经。在颈动脉鞘和椎前筋膜的深面有颈交感干，以及前斜角肌和膈神经。膈神经在前斜角肌浅面垂直下降，在前斜角肌的外后方有锁骨下动脉和臂丛。

（2）舌骨下肌群（infrahyoid muscles）：共有 4 对扁薄肌，可分为浅、深两层，每层两对。由于这些扁肌薄而长，故又称带状肌（band-shaped muscles）。其中胸骨舌骨肌、肩胛舌骨肌上腹和胸骨甲状肌三者紧贴甲状腺前面，故也称甲状腺前肌群（anterior thyroid muscles）。按层次一般可分浅、深两层。

浅层有：

① 胸骨舌骨肌（sternohyoid muscles）：位于中线两侧，起自胸骨柄后面，止于舌骨体。有时此肌可出现变异，在颈部正中线多出一块胸骨舌骨肌，使颈正中线本来没有肌的部位，出现一块肌。在此情况下，做喉、气管切开术或甲状腺手术时，对此变异应有所了解。

② 肩胛舌骨肌（omohyoid muscles）：位于胸骨舌骨肌的外侧。有上、下两肌腹，中间借一短腱相连，下腹起自肩胛骨上缘与肩胛横韧带，然后斜行向前上经颈外侧部，在胸锁乳突肌深面连中间腱移行于上腹，止于舌骨体。

深层有：

① 胸（骨）甲状肌（sternothyroid muscles）：起于胸骨柄后面及第 1 肋软骨，上行经胸骨舌骨肌深面，止于甲状软骨的斜线。当甲状腺过度肿大时，此肌可受压而变薄，有时也不容易辨认，在这种情况下可不用过多时间去寻找分离。

② 甲（状）舌骨肌（thyrohyoid muscles）：似为胸骨甲状肌向上的延续，起自甲状软骨斜线，上行被覆甲状舌骨膜，止于舌骨体下缘。舌骨下肌群均受第 1~4 颈神经借舌下神经袢支配。虽然神经进入"肌门"的位置并不十分恒定，但从解剖学观察资料显示，所有甲状腺前肌的上部和下部均有发自舌下神经袢（颈袢）的肌支进入。

（3）舌骨上肌群（suprahyoid muscles）：主要是构成颏下三角及下颌下三角的肌肉。

① 二腹肌（digastric muscles）：有前、后两个肌腹与一个中间腱。后腹：起于颞骨乳突部之乳突切迹，先位于乳突及胸锁乳突肌之深面，向下前内行，续于中间腱，还借一筋膜连于舌骨大角根处；由中间腱向前内移行于前腹，往前上止于下颌骨之二腹肌窝。

二腹肌是舌骨上部的重要肌性标志。在后腹的深面有颈内静脉、颈内动脉、副神经、迷走神经、舌下神经、枕动脉、上颌动脉及面动脉等结构。

二腹肌后腹由茎乳孔穿出的面神经分支支配；前腹由三叉神经第三支下颌神经发出的下牙槽神经分支—下颌舌骨肌神经所支配。

作用：在舌骨固定时，二腹肌能降下颌，反之下颌骨固定时，则能协助下颌舌骨肌上提舌骨。

② 茎突舌骨肌（stylohyoid muscles）：与二腹肌后缘偕行。起于茎突根部，止于舌骨大角与舌骨体之交界处。止端常分两支跨过二腹肌之总腱，由面神经分支支配，作用为上提舌骨。

③ 下颌舌骨肌（mylohyoid muscles）：宽而薄，位于二腹肌前腹的上方，起自下颌骨的下颌舌骨线，后部纤维向下内行，止于舌骨体，前部纤维与对侧汇合于正中线共同组成口腔底。接受下颌舌骨肌神经支配。

④ 颏舌骨肌（geniohyoid muscle）：位于下颌舌骨肌上方正中线两侧，起于颏棘，止于舌骨体。受舌下神经分支支配。

舌骨上肌群，主要是起止于下颌骨与舌骨之间，因此它们的作用当下颌骨固定时，主要为上提舌骨；反之若舌骨固定则降下颌。

2. 颈部的筋膜（cervical fascia） 颈部的筋膜由于颈部各器官间解剖关系的复杂，各器官的运动灵活多样，故筋膜的配布也相应复杂。但从筋膜的层次分布进行观察，似较容易理解。颈部各层筋膜之间形成筋膜囊或筋膜间隙，内有疏松组织、淋巴管、淋巴结、血管及神经等。当间隙内脓肿或出血，均可在囊内压迫有关器官或沿间隙向一定方向蔓延。因此，熟悉颈部筋膜的配布有实用意义。

（1）颈部筋膜的配布：颈部筋膜的分布各学者论述不一，一般可分为颈部浅筋膜和颈部深筋膜。

① 颈部浅筋膜（superficia lcervical fascia）：为一薄层，属全身浅筋膜的一部分，包绕颈阔肌，形成不明显的颈阔肌的肌鞘。

② 颈部深筋膜（deep cervical fascia）：位于浅筋膜及颈阔肌的深面，包绕颈部的肌肉、血管、神经和脏器，按层次可分为浅、中、深三层。

颈深筋膜浅层（superficial layer of deep cervical fascia）：即封套筋膜。此层筋膜上方附着于枕外隆凸、上项线、乳突底、颧弓和下颌骨下缘；下方附着于肩峰、锁骨和胸骨柄。在项部由颈椎棘突开始向前，分为两层包绕斜方肌，形成肌鞘，至该肌前缘，两层相合，向前覆盖颈外侧部，形成颈外侧三角的外壁。在胸锁乳突肌后缘，又分两层包绕该肌形成胸锁乳突肌鞘，至肌的前缘，又合为一层。筋膜在正中线与对侧相连，形成颈内侧三角的外壁。筋膜附着于舌骨大角和舌骨的全长。平舌骨平面将该层筋膜分为舌骨上部和舌骨下部。在舌骨上部，覆盖口底。其在下颌下腺处，分成浅、深两层，包绕下颌下腺和下颌下淋巴结。浅层向上附着于下颌骨下缘；深层附着于下颌舌骨肌线，在此形成潜在的下颌体间隙（正常时此间隙并不存在）。筋膜在腮腺处也分为浅、深两层，形成腮腺鞘。浅层与腮腺紧密愈着，并形成腮腺咬肌筋膜，附着于颧弓；深层延续成颊咽筋膜，附着于颅底，位于咽壁外面、椎前筋膜之前。

在舌骨下区，相当于甲状腺峡的水平，颈深筋膜浅层又分为浅、深两叶。浅叶向下附着于胸骨柄和锁骨前缘；深叶又称肩胛锁骨筋膜被覆舌骨下诸肌，形成肌鞘，附着于胸骨柄及锁骨的后缘。浅、深两叶在两侧与包绕胸锁乳突肌的筋膜相连接。在甲状腺峡水平以上，两侧颈深筋膜浅层在中线上相交形成颈白线。

颈深筋膜中层（middle layer of deep cervical fascia）：颈深筋膜在胸锁乳突肌的深面分出中层。此层筋膜也称颈内筋膜（endocervical fascia），它又分成脏层和壁层。脏层包绕所有的颈部器官，即咽、食管、喉、气管和甲状腺；壁层上连舌骨，相当于胸骨角处移行于脏层与纤维心包相连，位于颈部脏器的前面和两侧，并粘连于舌骨下诸肌鞘的后壁。此层筋膜在外侧还形成颈部血管神经鞘，包绕颈总动脉、颈内静脉和迷走神经。筋膜在颈总动脉之前分为甲状腺前筋膜和气管前筋膜。甲状腺前筋膜行于甲状腺上血管与甲状腺下静脉之前，疏松包围甲状腺，此即甲状腺假囊，一般薄而透明，易于剥离。气管前筋膜位于甲状腺的后外侧和气管的前面，并将甲状腺紧连于甲状软骨、气管、食管部位而起着固定的作用。在甲状腺的上内侧，气管前筋膜加厚，形成甲状腺悬韧带，将甲状腺连于环状软骨，起着悬吊的作用。因而甲状腺手术移动甲状腺时，必须将悬韧带切断。

颈深筋膜深层（deep layer of deep cervical fascia）：又名椎前筋膜（prevertebral fascia），上连颅底，下至后纵隔移行为胸内筋膜。位于颈内各器官的深面，紧靠椎前肌（颈长肌、头长肌、前斜角肌、中斜角肌、后斜角肌）的浅面。在此筋膜的深面，有颈交感干、膈神经和颈丛神经。其浅面有颈部大血管。此筋膜形成颈血管神经鞘的后壁。在外下方，还形成锁骨上窝的底，包被锁骨下血管和臂丛根，并随着大血管进入腋腔形成腋鞘。

（2）颈部筋膜间隙：上述各层筋膜，除形成肌鞘和腺的包囊外，还在颈部形成以下几个间隙。

① 胸骨上间隙（suprasternal space）或 Burns 间隙：位于胸骨柄上方，颈深筋膜浅层的两叶之间，内含胸锁乳突肌的胸骨端、颈静脉弓、淋巴结和脂肪。

② 舌骨上间隙（suprahyoid space）：位于舌骨上方，深筋膜浅层与下颌舌骨肌之间，与舌下间隙相通。间隙内发生感染或积液时，即可出现于颏下区或颌下区，或蔓延至内脏间隙。

③ 颈正中间隙（cervical median space）：位于颈深筋膜浅层，椎前筋膜和两侧的颈血管神经鞘之间。内含 3 个间隙：甲状腺间隙（thyroid space）、气管前间隙（pretracheal space）和内脏间隙（visceral space）。

④ 咽后间隙（retropharyngeal space）或内脏后间隙（retrovisceral space）：位于咽后面的颈内筋膜脏层的后方，与椎前筋膜在咽后中线上汇合后所形成的左右 2 个互不相通的间隙，其延伸至咽侧壁外侧的部分为咽旁间隙。

⑤ 椎前间隙（preverabral space）：位于脊柱和椎前筋膜之间。颈椎结核所致的寒性脓肿都在此间隙内。脓液可积于咽后壁的中部，借此可与咽后间隙脓肿鉴别。脓液还可沿筋膜积聚在锁骨上窝，或沿锁骨下血管或腋鞘蔓延至腋腔形成肿胀，或直接蔓延至后纵隔。

综上所述，颈部筋膜所构成静脉鞘，鞘与静脉壁间有结缔组织紧密粘连，使血管保持开放状态。颈部血管与胸腔相邻近，易受呼吸运动的影响。静脉受伤后断端不易闭合，空气易于进入而会引起空气栓塞的危险，尤其在颈根部更应注意。

3. 颈部的主要血管　由于鼻咽癌放射治疗照射野的关系，颈部的血管也时常出现放射性血管损伤，尤其是颈动脉容易出现狭窄和闭塞。颈部血管的解剖结构如下（图 3 - 2 - 3）。

（1）颈总动脉（common carotid artery）：颈总动脉是头颈部的主要动脉，左、右各一。左侧直接起自主动脉弓者，占 89.7%，约有 10% 起于头臂干或与左锁骨下动脉共干起始于主动脉弓（0.3%）；右侧有 98.5% 起自无名动脉（头臂干），偶见（1.5%）起自主动脉弓。向上经胸廓上口，由胸锁关节之后入颈。

颈总动脉在胸锁乳突肌前缘深侧向上，平甲状软骨上缘分为颈内、颈外动脉。全程与颈内静脉、迷走神经共同被致密纤维包裹在颈血管神经鞘内。静脉位于动脉外侧，静脉粗大时会遮盖动脉的前面，迷走神经介于动、静脉之间的后方。

颈总动脉之位置关系如下。

在前面：鞘之全长皆被覆以胸锁乳突肌前缘，在颈之下部，动脉与胸锁乳突肌之间隔以胸骨舌骨肌、胸骨甲状肌与肩胛舌骨肌上腹。肩胛舌骨肌将动脉分为上、下两段，上段较浅，下段甚深，外科结扎颈总动脉常在上段施行。

鞘之上段前面一般走行有舌下神经降支及舌下神经襻。颈神经降支沿颈内静脉之后下降，绕其外侧、前面以至颈血管神经鞘之前，加入舌下神经襻。汇入颈内静脉之面总静脉与甲状腺上、中二静脉亦经其前面越过。

在后面：位于下四颈椎横突及其附着之肌与椎前筋膜前面，第 6 颈椎横突前结节甚大，称颈动脉

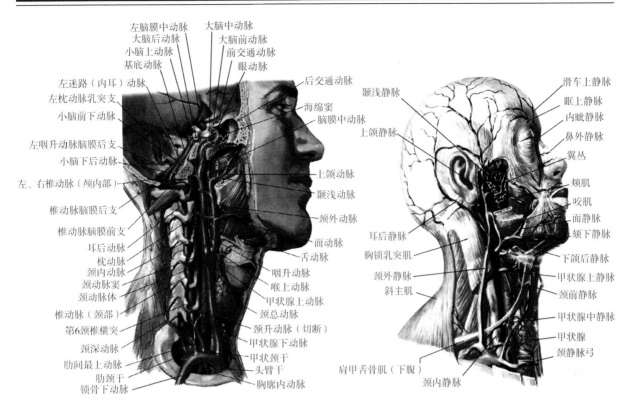

图 3-2-3　颈部的动静脉

结节，颈动脉出血时，能对之压迫颈总动脉以获暂时止血。颈交感干位于颈动脉鞘和椎前筋膜的深面。此外，在颈之下部后面还有椎动脉、甲状腺下动脉。左颈总动脉后方有胸导管。鞘内侧为甲状腺侧叶与咽下缩肌。在外侧为颈内静脉与迷走神经。

① 颈动脉小球（carotid glomus）：又名颈动脉体（carotid body），是一个扁椭圆形小体，带褐色，长 4.0~7.0mm，横径 2.0~4.0mm，借结缔组织连于颈总动脉分叉处的后方，属于化学感受器，能感受血液中二氧化碳和氧浓度的变化，当血液中二氧化碳浓度升高时，可反射性地促使呼吸加深加快。

② 颈（内）动脉窦（internal carotid sinus）：是颈内动脉起始处，管壁略作球形膨大的部分，此处管壁较薄。其位置有时在颈总动脉的上端，或自此延长到颈内、颈外动脉的起始部。

据刘正津观察 85% 的人有明显的颈动脉窦，其中有 71% 位于颈内动脉的起始处，有 9% 在颈内、颈外动脉分叉处，有 4% 在颈总动脉末段，1% 在颈外动脉起始处。它是一对血压敏感的结构，受刺激后可反射性地减低心率与降低血压。临床上有时可遇到颈内动脉窦过敏患者，此处稍受轻压时，即引起心率减慢，血压降低而晕眩、胸闷、心悸，甚至失去知觉。此即所谓颈动脉窦过敏综合征（carotid sinus hypersensitive syndrome，CSHS），即颈动脉窦综合征（carotid sinus syndrome）或 Weiss-Bake 综合征。此外亦可见某些人在穿西服打领带时由于过紧所致的领带综合征（neck tie syndrome），所以结领带时切勿过紧，以免出现此症。颈部肿块由于波及颈动脉窦，亦可出现上述症状，其病理改变主要是恶性肿瘤与颈动脉分叉部严重粘连，或肿瘤侵犯颈动脉窦壁，也有表现肿瘤侵犯颈部末梢神经。如为良性肿瘤，主要是对颈动脉窦的压迫。心血管疾病如主动脉狭窄、冠心病等或洋地黄等药物也可引起 CSHS。

颈动脉小球和颈内动脉窦，由舌咽神经的窦神经和交感神经颈上节的分支分布。

（2）颈外动脉（external carotid artery）：颈外动脉在甲状软骨上缘平面起自颈总动脉，于颈内动脉前内侧上行，起端覆在胸锁乳突肌前缘下方，向上在下颌角处被二腹肌后腹及茎突舌骨肌跨越，然后进入腮腺实质内，相当于下颌颈处分为颞浅动脉和上颌动脉两终支。颈外动脉在二腹肌后腹之下位置较浅，除有胸锁乳突肌前缘外，浅面常有面总静脉及舌下神经经过。

颈外动脉的分支，依其走向可分为向前、向后和向上3种。向前的有甲状腺上动脉、舌动脉及面动脉；向后的有枕动脉和耳后动脉；向上的有咽升动脉以及两个终支，即颞浅动脉和上颌动脉。

分述如下：

① 甲状腺上动脉（superior thyroid artery）：有82.5%于甲状软骨上缘与舌骨大角之间，起于颈外动脉根部的前缘，有14.5%平下颌角，另有3.0%其起点在甲状软骨后缘中点。甲状腺上动脉起始后作弓状向前下方弯曲，达甲状腺上端，分数小支入甲状腺。其经过中还发出喉上动脉和环甲支。

② 舌动脉（lingual artery）：在平舌骨大角处起于颈外动脉，沿二腹肌内面行向前上内，达舌骨大角的上方，再进入舌骨舌肌深面至舌，经行于颏舌肌与舌骨舌肌之间。在此动脉经过中的分支有舌背支、舌下动脉和舌深动脉。

③ 面动脉（facial artery）：又称颌外动脉，起于舌动脉发出部的稍上方。向前内侧行进，经茎突舌骨肌及二腹肌的内侧，达下颌下腺后端，然后沿下颌骨内面呈"S"状弯曲，行经下颌下腺深面的沟中，至咬肌的前缘，距下颌角约二指腹处，绕下颌骨下缘到达面部，沿口角与鼻翼的外侧上升达眼内眦，易名为内眦动脉。其分支有颈部和面部分支两种。其中，颈部的分支包括腭升动脉、扁桃体支、腺支和颏下动脉，面部分支包括下唇动脉和上唇动脉。

④ 枕动脉（occipital artery）：起于面动脉同高位置的后方，沿二腹肌后腹的下方，到寰椎横突的高处，后经颞骨枕动脉沟，经头最长肌与头外直肌之间，转至头半棘肌表面，然后穿斜方肌的附着部，弯曲向上达枕部的皮下，分出多个分支，其末梢支至颅顶部。

⑤ 耳后动脉（posterior auricular artery）：于枕动脉起始部的稍上方，自颈外动脉的后壁发出，经腮腺下端的内面，达乳突前侧，沿乳突与耳廓后面之间的沟内上升。

⑥ 咽升动脉（ascending pharyngeal artery）：是较小的一支，从颈外动脉起始处自干的内侧发出，沿咽侧壁上升达颅底，分布于咽、颅底、颈的深部及椎前肌等。咽升动脉起始变异较多，有23%起自枕动脉，9%起自颈内动脉或面动脉，也有8%与腭升动脉同干起自颈外动脉。其分支有咽支、脑膜后动脉和鼓室下动脉。

⑦ 颞浅动脉（superficial temporal artery）：从走向来看是颈外动脉干的直接延续，为颈外动脉两终支之一。颞浅动脉平颧弓高度分出，自下颌颈后方上升，穿腮腺经外耳道与下颌关节突之间，越颧弓的根部到达颞部；在颧弓浅面很易触及颞浅动脉搏动，当头部创伤出血时，常可在此压迫止血；也可作为测脉点。在颧弓上方20.0~30.0mm处，颞浅动脉分为额支和顶支两终支。其上升过程中发出的分支有腮腺支、面横动脉、颧眶动脉、耳前支、颞中动脉、额支和顶支。

⑧ 上颌动脉（maxillary artery）：又称颌内动脉，是颈外动脉在下颌颈高度与颞浅动脉几呈直角分出，自下颌颈与蝶下颌韧带之间向内走行于翼外肌上、下二头之间（临床上多在此处寻找和结扎颌内动脉进行上颌骨切除术），再向前内上方达翼腭窝。按其行程和位置可分为下颌段、翼肌段和翼腭窝段，各段均有分支（见面侧深区）。

颈外动脉的侧支循环：甲状腺上动脉的喉上动脉与锁骨下动脉的甲状腺下动脉（喉下动脉）吻合。以环甲支与对侧的同名支吻合。面动脉的上、下唇动脉与对侧的同名动脉吻合。其末梢以内眦动脉与眼动脉的鼻背动脉相吻合。颞浅动脉的末梢支与眼动脉的额内、外侧动脉吻合。颈外动脉的多数分支在正中线上都和对侧的同名动脉吻合。

（3）颈内动脉（internal carotid artery）：颈内动脉自甲状软骨上缘的高度起于颈总动脉，垂直上升，穿颈动脉管入颅腔，于蝶骨体两侧的颈动脉沟通过海绵窦，往前至蝶骨小翼突后端的内侧，穿硬脑膜向后上方弯曲，分出眼动脉后，再分为大脑前动脉及大脑中动脉两终支。因此，颈内动脉依其行程可分为颈段、岩内段、海绵窦段及前床突上段。颈内动脉的海绵窦段及前床突上段在脑血管造影上常合称为虹吸部。由于虹吸部内的流体力学时相经常发生变化，动脉管壁的压强亦随之发生变化，故常为动脉硬化好发部位之一。

颈内动脉起始部居颈外动脉的后外侧，然后走行在其后内侧，沿咽侧壁及椎前筋膜的前面上升。颈内动脉与颈外动脉之间，隔有茎突舌肌及茎突咽肌，后外侧有颈内静脉，后侧有迷走神经。颈内动脉在颈部行程中不发出分支，在颞骨的颈动脉管中，仅发出微细的颈鼓支，入鼓室。在海绵窦的附近，发出一些细支，分布于展神经、三叉神经节及垂体等。其分支以眼动脉入眶，分布于眶内容物、鼻腔、睑及额部，其他分支供应大脑半球的前 2/3 和间脑前半部。

颈内动脉是脑血液供应的主要来源，占 9/10，而椎动脉仅占 1/10。单纯结扎颈内动脉，死亡率高达 30%，此时颈动脉窦压力骤升，引起反射性血压下降，不利于椎 – 基底动脉系统及颈外动脉系统侧支循环的建立。且左侧较右侧粗，故结扎左侧发生严重后果的机会多，50% 病人可发生永久性神经麻痹和脑并发症。因此结扎颈内动脉前，要慎重考虑其侧支循环情况，尤其是大脑后动脉、脑底动脉环和颈外动脉分支在解剖上有无异常，否则术后可能导致严重供血不足。

（4）颈内静脉（internal jugular vein）：颈内静脉位于颈总动脉、颈内动脉和迷走神经的外侧，相当于连接颈椎横突外侧缘的连线上。上于颈静脉孔处与颅内乙状窦相续，因而硬脑膜窦，特别是横窦的血栓形成，可蔓延至此静脉而发生继发性感染。静脉下行于胸锁乳突肌和胸锁关节深面，与锁骨下静脉汇合成无名静脉（头臂静脉）。在甲状软骨和环状软骨水平，分别有颈神经降支和肩胛舌骨肌中间腱横过。由于颈内静脉壁附于颈动脉鞘，管腔经常处于扩张状态，同时颈内静脉距胸腔较近，故呼吸对此静脉影响颇大，因此，创伤时易引起空气栓塞。通常右侧颈内静脉较左侧粗，而且与头臂静脉几呈一直线通上腔静脉，临床上通过右颈内静脉穿刺和插管通至上腔静脉，作中心静脉压测定或输入高价营养物。

4．颈部的主要神经

（1）颈丛（cervical plexus）：颈丛由第 1～4 颈神经的前支组成，位于胸锁乳突肌、椎前筋膜深面，肩胛提肌、中斜角肌之浅面。分有 2 支。

① 皮支（cutaneousbranches）：见颈浅部神经。

② 肌支（muscularbranches）：主要支配颈深肌，如椎前肌和斜角肌。第 1、第 2 颈神经的部分纤维加入舌下神经并与它同行，这部分纤维除直接分支到甲状舌骨肌和颏舌肌外，其余的离开舌下神经，并作为舌下神经降支与第 2、第 3 颈神经的部分纤维组成舌下神经袢。自袢上发出分支，支配肩胛舌骨肌、胸骨舌骨肌和胸骨甲状肌。颈丛主要的分支为膈神经（phrenic nerve）。膈神经主要来自第 4 颈神经，并有第 3、第 5 颈神经参加。位于椎前筋膜的深面，前斜角肌的浅面，自上外向下内斜行至膈肌。手术时常以此毗邻关系作为辨认膈神经的标志，膈神经在锁骨下动、静脉之间，胸膜顶的内侧、迷走神经的外侧进入纵隔。右侧膈神经越过锁骨下动脉第二段前方；左侧越过锁骨下动脉第一段前方，并有胸导管跨过，有时还有副膈神经沿前斜角肌前面下行。副膈神经的出现率较高，中国人为 38.7%～73.85%。当显露膈神经，经锁骨上窝暴露颈丛时，认清膈神经解剖学上的特征和局部的位置关系，避免损伤其邻近的颈交感干、迷走神经和来自锁骨下动脉的甲状颈干。另外，在左侧应注意膈神经的浅面有胸导管横过，故手术一般不宜过低，以免损伤胸导管。如做颈部大块清扫术时，当结扎切断甲状颈干和颈横动脉时，亦要避免伤及胸导管。

（2）下（后）4 对脑神经：后组颅神经亦是鼻咽癌放疗后放射性神经损伤中最常见的损害部位。后组颅神经包括舌咽神经、迷走神经、副神经和舌下神经（图 3 – 2 – 4）。

① 舌咽神经（glossopharyngeal nerve）：为混合性神经，含有 4 种纤维成分。特殊内脏运动纤维：起自疑核，分布于茎突咽肌和咽缩肌；一般内脏运动（副交感）纤维：起自下涎核，司腮腺分泌；特殊内脏感觉纤维：司舌后 1/3 的味觉；一般内脏感觉纤维：司舌后 1/3、咽鼓管、鼓室、腭扁桃体等处的感觉，以及颈动脉窦和颈动脉小球的感觉。

舌咽神经与迷走神经、副神经在橄榄体背侧离开脑干，然后经颈静脉孔出入颅，神经干在孔内有

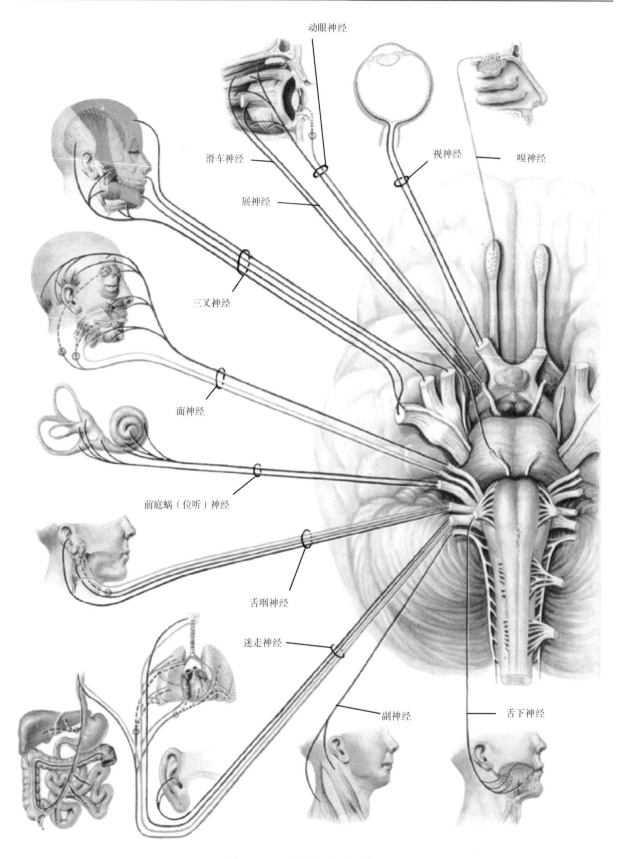

动眼神经

视神经

嗅神经

滑车神经

展神经

三叉神经

面神经

前庭蜗（位听）神经

舌咽神经

迷走神经

副神经

舌下神经

图 3 - 2 - 4　颅神经分布示意图

较小的上神经节，稍下又见有稍大的下神经节，主干在颈内动、静脉间下行，绕茎突咽肌的后下缘，再弯向前，呈凸向后的弓形，至舌骨舌肌的深面。其分支如下：

鼓室神经（tympanic nerve）：起自下神经节，经鼓室下壁进入鼓室，至其内侧壁形成鼓室丛。此丛另有来自交感神经干颈上节的颈内动脉丛的纤维参加。鼓室丛发出许多小分支至鼓室、乳突小房和咽鼓管的黏膜。鼓室神经的终支为岩小神经，内含管理腮腺的副交感节前纤维，它经鼓室上壁出鼓室，再经卵圆孔到颞下窝，进入耳神经节，交换神经元后，节后纤维随耳颞神经分布于腮腺。

咽支（pharyngeal branch）：有 3~4 支，在咽后壁与迷走神经和交感神经的咽支共同构成咽丛，分支至咽部的黏膜，司一般内脏感觉。

茎突咽肌支（stylopharyngeal branch）：分布至茎突咽肌。

颈动脉窦神经（carotid sinus or carotid sinus depressor nerve）：神经细胞体位于下神经节内，其周围突分布于颈内动脉窦和颈动脉小球；中枢突至孤束核或其附近，以调节心跳、血压和呼吸。

舌支（lingual branch）：为舌咽神经的终支，有数支分布于舌后 1/3 的黏膜，司一般感觉和味觉。

扁桃体支（tonsillar branch）：分布于腭扁桃体和腭舌弓、腭咽弓表面的黏膜，司一般感觉。

舌咽神经单独损害的症状主要是舌后 1/3 味觉消失，咽肌轻度瘫痪，咽部感觉丧失，腮腺分泌障碍。常见于咽部肿瘤。由于它与迷走神经和副神经的解剖位置关系密切，故往往同时被波及。

② 迷走神经（vagus nerve）：为混合性神经，含有 4 种纤维成分。特殊内脏运动纤维：起自疑核，支配由腮弓衍化的咽、喉肌；一般内脏运动（副交感）纤维：起自迷走神经背核，分布于胸、腹腔内脏平滑肌；一般躯体感觉纤维：分布于外耳道底、耳廓、硬脑膜等处，止于三叉神经脊束核；一般内脏感觉纤维：分布于咽、喉、气管、肺、腹腔大部分胃肠道及其他脏器等，止于孤束核。

迷走神经在延髓下橄榄体背侧离开脑，与舌咽神经及副神经伴行，经颈静脉孔出颅。在颈静脉孔内，迷走神经干上有膨大的颈静脉神经节，在此节的下方接受副神经的内支；神经干出孔处稍下方，又有一个更大的结状神经节。在颈部，主干沿颈内静脉与颈内动脉、颈总动脉间下行，经胸廓上口入胸腔。在胸部，左、右情况稍异。右侧迷走神经通过右锁骨下动、静脉间，沿气管右侧下行，越过右支气管后方，在食管后面分散成丛。左侧迷走神经行于左颈总动脉和左锁骨下动脉间，越过主动脉弓的前面，再经左肺根的后方，至食管前面也分散成丛。两者向下，分别延伸为迷走神经前干和后干随食管穿过膈的食管裂孔进入腹腔。迷走神经分支如下。

在颈部的分支：

脑膜支（meningeal branch）：起自颈静脉神经节，经颈静脉孔返回颅内，分布至硬脑膜。

耳支（auricular branch）：起自颈静脉神经节，向后外穿颞骨岩部，至外耳道和耳廓后面的部分皮肤。

咽支（pharyngeal branch）：通常有两支，起自结状神经节，在颈内、外动脉间下行，至咽中缩肌表面，它与舌咽神经、交感神经的咽支共同构成咽丛。支配咽缩肌、悬雍垂肌，腭帆提肌和舌腭肌等。

喉上神经（superior laryngeal nerve）：起自结状神经节，位于颈内动脉内侧，沿咽中缩肌下行，至舌骨大角处，分为内、外两支。外支即环甲支，分布至环甲肌，此支与甲状腺上动脉的环甲支相邻近。甲状腺手术处理喉上动脉时要注意此神经，若不慎受到损伤，将引起环甲肌麻痹，以致声带松弛，出现声调降低的症状。内支与喉上动脉一同穿甲状舌骨膜入喉，并分出数个小支管理会厌、舌根、梨状隐窝以及声门裂以上的喉腔黏膜感觉。喉上神经可因颈部外伤、肿瘤压迫、中毒性休克等原因而发生麻痹，引起患侧喉腔感觉丧失。若运动支瘫痪，则失去紧张声带的作用，故声带松弛，内收力减弱，声门后联合偏向健侧，影响发声。

心上支（superior cardiac branch）：自喉上神经起点的下方发出，伴随颈总动脉下行，与交感神经的心支至心丛。

在胸部的分支：

喉返神经（recurrentlaryngeal nerve）：在左、右侧迷走神经分别越过主动脉弓（左侧）和锁骨下动脉（右侧）时发出。左侧绕主动脉弓，右侧绕锁骨下动脉，折返向上，行于食管和气管间的沟中，于甲状腺体的背面，与横过的甲状腺下动脉相交叉，然后至咽下缩肌下缘入喉，称为喉下神经。喉下神经为喉返神经穿入喉内的末梢支。此神经入喉之前已分成前、后两支或更多分支，曾有过报道分成6支者。喉下神经在喉外分叉的位置变异较多，可以在甲状腺以下，甲状腺中部的上方或下方，或在环甲关节后方，甚至在环状软骨以下。由于喉下神经在未进入喉前，即在喉外已分支这一解剖情况，当做甲状腺切除术时，应有足够的注意，以免损伤此神经。

由于喉返神经与甲状腺下动脉位置关系密切，甲状腺手术时最易损伤。此外，由于右侧喉返神经绕锁骨下动脉，接近胸膜顶，故右肺尖及胸膜疾患可致右侧声带瘫痪；而左侧绕主动脉弓下方，接近左肺纵隔胸膜的气管旁淋巴结及气管支气管淋巴结，故该处淋巴结肿大，可压迫左喉返神经而致声带麻痹。另外在施行先天性动脉导管未闭手术时，易被牵拉而受损。糖尿病引起的神经病变可出现声带瘫痪，通过病理观察，发现喉返神经节段性脱髓鞘变化，轴突退变，Schwann 细胞呈同心性增生。

喉返神经受损时，因涉及的分支或纤维不同，而影响不同的喉肌，致使声带也处于不同的位置。如喉外展肌瘫痪，声带固定于中线位；喉内收肌瘫痪，声带固定于外展位；内收肌与外展肌同时瘫痪时，声带固定于中间位；若环甲肌未受累，仍有一些内收作用，则声带固定于旁正中位，患侧声带常低于健侧声带平面。

支气管支与交感神经的分支（tracheal and sympathetic branches）：在支气管前、后共同构成肺丛，自丛发出细支至气管、支气管和肺。

食管支（esophagus branches）：左、右迷走神经分别在食管前后分散成食管丛，并有交感纤维加入，自食管丛发出食管支至食管壁。

在腹部的分支（branches in the abdomin）：沿食管下行的食管丛，至食管下端，合成前干和后干，穿食管裂孔进入腹腔。

③ 副神经（accessory nerve）：属运动性神经，是颈后三角的主要内容之一。由延髓根和脊髓根合成。延髓根起自疑核，纤维加入迷走神经随之至咽喉肌；脊髓根起自上 5 个颈节，离开脊髓后返向上结合成干，经枕骨大孔入颅，再与舌咽神经同经颈静脉孔出颅。出颅后副神经则向后经二腹肌后腹之深面，相当于乳突下 35.0mm 处进入胸锁乳突肌，然后在该肌后缘中点处的深面浅出，越过颈外侧三角的上部，颈深筋膜浅层的深面，下行至斜方肌前缘中、下 1/3 交界处进入斜方肌的深面，支配上述二肌。沿副神经行程有颈深淋巴结围绕，枕小神经位于其下方，第 3、第 4 颈神经在其下方与之平行至斜方肌。因此，临床上自胸锁乳突肌后缘近中点处分离副神经多无困难，当然也可自斜方肌前缘分离。在需要进行颈深下淋巴结活检或切除时，尤须注意保护。副神经如在此受伤，斜方肌即瘫痪，患肩向下垂，并被牵向前内方。

④ 舌下神经（hypoglossal nerve）：舌下神经为舌肌的运动神经。它起自舌下神经核，经延髓锥体与橄榄体之间出脑，由舌下神经管出颅，即与舌咽神经、迷走神经相贴近，向下直至二腹肌后腹下缘浅出始行分离，向前内行越过颈内动脉、颈外动脉及舌动脉，在舌骨上外方相当于下颌角水平，呈向下弯曲走行，自舌骨舌肌与二腹肌后腹之间进入颌下三角，位于颌下腺导管的下方，伴随舌静脉至口底，分布于舌肌，司舌肌运动。舌下神经是颌下三角重要内容之一，也是颌下腺手术要注意处理好 3 根神经之一（其他是面神经下颌支及舌神经），同时又是构成 Pirogoff 三角的上界。此三角的前界为下颌舌骨肌游离缘，下界为二腹肌的中间腱，底为舌骨舌肌。施行颈大块清扫术或颌下三角手术时，要注意舌下神经的行程及毗邻，避免损伤。舌下神经的损伤常见于颅底骨折，口腔底外伤，颈椎向后脱位，枕骨大孔附近骨膜炎及颈部手术的误伤。患者症状主要是患侧舌肌瘫痪、萎缩，伸舌时舌尖偏向患侧，若两侧损伤，则舌肌全部瘫痪；舌位于口腔底，不能外伸，言语及吞咽困难。根据临床资料，后组脑神经即下四对脑神经损伤患者，能够生存的少见，特别是枕下部的骨折，常引起非常严重脑神经及脑损伤，这从后组脑神经的局部位置和功能去认识将较容易理解。

（3）颈部的交感神经：颈部交感干位于头长肌和颈长肌的浅面，颈总动脉、颈内动脉、迷走神经和椎前筋膜的深面，上达乳突之下，下至第1肋骨。通常具有上、中、下3对交感神经节。颈部交感神经的分布范围，上达头部，下至胸腔，单独或和副交感神经共同构成神经丛，主要随有关血管的分支而分布。

当颈后部颈交感神经受刺激时，可出现Barre Lieou综合征，为颈椎病或颈椎外伤所引起，以枕部头痛明显，伴有阵发性感觉外物旋转感，多在转颈时发生。

现将颈部上、中、下3对交感神经节分述如下。

① 颈上神经节（superior cervical ganglion）：是交感干上最大的神经节（由1~4干节合并而成），呈纺锤形，位于第1、第2或第2、第3颈椎的横突水平，下端由节间支连颈中神经节。主要的分支有：

颈内动脉神经（internal carotid nerve）：随颈内动脉入颅腔，它的分支包绕颈内动脉而成颈内动脉丛及海绵神经丛，由这些丛发出分支随颈内动脉的分支至有关的器官。其中由海绵神经丛发出的分支穿眶上裂入眶，至睫状神经节（不在节内交换神经元），经此节到眼球，分布于瞳孔开大肌，司瞳孔扩大。此外还有岩深神经，由颈内动脉丛，在颈内动脉管内发出，与岩浅大神经（来自面神经）合并成翼管神经到蝶腭神经节，随神经节的分支到口、鼻的腺体和血管。蝶腭神经节周围的炎症病变可诱发翼腭神经节痛，其疼痛性质类似多发性植物性神经炎，多沿蝶腭神经、三叉神经上颌神经的颧支和眼支的泪腺神经扩散。

颈内静脉神经（internal jugular nerve）：随颈内静脉经颈内静脉孔连于舌咽神经和迷走神经的神经节

颈外动脉神经（external carotic nerve）：由神经节下端发出，包绕颈外动脉形成颈外动脉丛，随颈外动脉的分支而分布。

心上神经（superior cardiac nerve）：沿颈血管神经鞘下降至胸腔，左侧经主动脉弓加入心浅丛，右侧到气管下端前面至心深丛，分布于心肌，

咽支（pharyngeal branch）：有数支，与舌咽神经、迷走神经的咽支组成咽丛。

② 颈中神经节（middle cervical ganglion）：是颈交感神经节中最小者，且形态、位置和数目都常有变异，一般多位于甲状腺下动脉的附近，相当于C_6水平处，向上由节间支连于颈上神经节，向下有二支连至颈下神经节或星状神经节，其中一支经锁骨下动脉的前面形成所谓锁骨下袢连于下节。颈中神经节的分支主要有心中神经，其左侧循左颈总动脉入胸腔，在气管下端前面加入心深丛；右侧经锁骨下动脉的前面或后面进入胸腔，再循气管前面达心深丛。

③ 颈下神经节或星状神经节（inferior cervical stellate ganglion）：据观察有63.5%与胸部交感干第一胸节合并而成，此节常位于第7颈椎横突与第1肋颈之间，锁骨下动脉的后方和椎动脉的起始处，借胸膜肋骨韧带与锁骨下动脉相隔。神经节的前下方为胸膜顶，后外方为肋颈干，前内侧为胸导管（左侧）。由于星状神经节位置较深，又与上述重要结构相毗邻，因此，临床上行星状神经节切除术时要小心谨慎。颈下神经节的分支有包括分布到锁骨下动脉的分支和心下神经。

5. 颈部的淋巴引流　颈部的淋巴系统主要与头、上肢和胸部的淋巴有关。其淋巴结群的配布，依其位置可分为环组和纵组。

环组的淋巴结包括：

（1）枕淋巴结（occipital lymph nodes）：位于枕动脉穿斜方肌处，在枕外隆凸下25mm处，接受颅顶后部的淋巴，其输出管至颈浅淋巴结。风疹患者常肿大，可触及。

（2）乳突淋巴结或耳后淋巴结（mastoid or retroauricular lymph nodes）：位于乳突的浅面，沿耳后动脉，接收颅顶外侧、耳廓的淋巴，其输出管入颈深淋巴结。

（3）腮腺浅淋巴结或耳前淋巴结（superficial parotid or preauricular lymph nodes）：位于腮腺筋膜

之浅面，接收颞部、鼻根、眼睑、外耳道、腮腺等处的淋巴。其输出管至颈浅、深淋巴结及腮腺深淋巴结（deep parotid lymph nodes），后者位于腮腺鞘内，也注入颈深淋巴结。

（4）下颌下淋巴结（submandibular lymph nodes）：位于下颌下三角内，下颌下腺的浅面，沿面动脉向外，一般有4~6个，接收面、颊、上唇、下唇外侧、舌尖、舌侧、上颌牙齿、下颌牙齿、牙龈和颏下淋巴结的输出管的淋巴。下颌下淋巴结的输出管注入颈深上淋巴结。由于面颊部软组织、鼻、唇、齿等处是感染的好发部位，因此，下颌下淋巴结感染较为常见。此外，上述部位的肿瘤也可能转移至此淋巴结。

（5）颏下淋巴结（submental lymph nodes）：位于颏下部，下颌舌骨肌浅面，左、右二腹肌前腹之间，接收下唇中部、颏部、口底、下颌切牙和舌尖等的淋巴，其输出管注入下颌下淋巴结或颈深淋巴结。舌尖或下唇的肿瘤可转移至此淋巴结。

纵组的淋巴结主要沿颈内、外静脉排列，包括：

（1）颈浅淋巴结（superficial cervical lymph nodes）：位于胸锁乳突肌的浅面，沿颈外静脉而列，主要接收枕部、耳和腮腺区的淋巴。其输出管终于颈深淋巴结。

（2）颈深淋巴结（deep cervical lymph nodes）：位于胸锁乳突肌深面，上起自颅底，下达锁骨，大部围绕颈内静脉、副神经和颈横动脉排列成一个三角形。

沿颈内静脉排列的淋巴结群，通常又以肩胛舌骨肌上腹与颈内静脉交叉点为界，分别位于上方的颈深上淋巴结和位于下方的颈深下淋巴结，两群淋巴结之间彼此互相交通。颈上深淋巴结又可分为前组和后组。前组在二腹肌后腹、下颌角下后方和胸锁乳突肌止端前缘下方；后组在胸锁乳突肌深面和乳突尖下方。它们接收鼻部的淋巴，故鼻咽癌常转移至此。因此，位于下颌角后方与乳突之间的颈上深淋巴结，常被称为"最重要的淋巴结"。有肿瘤转移的多个淋巴结可融合成巨大肿块，并压迫颈交感神经节，致出现Horner综合征。

副神经淋巴结群，沿副神经行程分布，鼻咽部的淋巴也可直接注入副神经淋巴结，故鼻咽癌亦可转移至此。

沿颈横动脉排列的淋巴结群，因位于锁骨上窝内，故亦称锁骨上淋巴结群（supraclavicular lymph nodes）。一部分位于静脉角的周围，另一部分位于臂丛和斜角肌的浅面。其中邻近左侧静脉角的淋巴结即Virchow淋巴结常为胃癌或食管下段癌肿转移的部位，对临床诊断有重要意义。

颈深淋巴结主要接收颈部各器官的淋巴，并为头、颈部淋巴管道总汇合处。颈上深淋巴结群还直接接收来自硬腭、软腭、腭扁桃体、舌根、鼻咽部和鼻腔后部的淋巴。头颈部淋巴最终到达颈深下淋巴结，其输出管形成左、右颈干。左颈干大部分注入胸导管，入左静脉角；右侧头、颈、上肢和胸腔右半的淋巴，分别注入右颈干、右锁骨下干和右支气管纵隔干，最后由右淋巴导管注入右静脉角。

屠规益等认为从临床角度看，颈部淋巴结中最重要的是颈内静脉淋巴结、副神经淋巴结和锁骨上淋巴结，这3组淋巴结彼此有淋巴管沟通，形成头、颈部的汇流区。颈淋巴结廓清术主要切除这3组淋巴结。

由于颈部淋巴结是头、颈部淋巴液的总汇区，无论头、颈部还是胸、腹腔恶性肿瘤都能以颈部转移作为首先发现的症状，如常出现颈部淋巴结异常增大，形成无痛性和渐进性生长的肿块。据小野勇统计，以颈部转移为首发症状的，在鼻咽癌为32%~50%，扁桃体癌及口咽癌为28%，前列腺癌为20%，胆囊癌为12.8%。有些原发病灶虽很小，如鼻咽癌、扁桃体癌、甲状腺癌、前列腺癌等，直径仅为1.0~3.0mm，但颈部可出现较大的转移灶。

通过对肿瘤病人颈部淋巴结转移的组织病理学研究和长期术后随访观察，发现决定肿瘤病人预后的组织学因素有三个，即淋巴受累或自身转移、淋巴结包囊破溃和淋巴结内出现瘤栓。此外颈部淋巴结的反应性对决定肿瘤病人预后有明显的关系，根据组织学特点，可将颈部淋巴结反应性分为4型。① 淋巴细胞优势型：表现为T细胞增生并扩展到邻近的区域。这型病人对抗原刺激可产生细胞免疫反应，生存率较高。② 生发中心优势型：表现为 B 细胞区增厚，并可延伸到副皮质区消失处，可见到具有生发中心的大型淋巴滤泡和增生的髓索。此型病人对抗原刺激可产生细胞免疫反应，但其对肿瘤细胞的作用不大，故预后较差。③ 淋巴细胞静止型：淋巴结内的淋巴细胞未受到刺激，组织学结构同正常淋巴结一样，不存在任何区域的优势。此型病人机体免疫反应消失，不能抵御肿瘤细胞，预后也较差。④ 淋巴结衰竭型：淋巴结纤维化，内部缺乏淋巴细胞，可见广泛的玻璃样物质沉积。本型最为少见，预后最差。

（郭开华　朱建华　徐　杰）

参 考 文 献

1. 李树玲. 头颈肿瘤学. 天津：天津科学技术出版社，1993
2. 王启华. 实用眼耳鼻咽喉解剖学. 北京：人民卫生出版社，2002
3. 王怀经. 局部解剖学. 北京：人民卫生出版社，2005
4. 姚志彬. 医用解剖学. 北京：人民卫生出版社，2009
5. 柏树令. 系统解剖学. 北京：人民卫生出版社，2007
6. 钟世镇. 临床应用解剖学. 上海：人民军医出版社，1998
7. 张朝佑. 人体解剖学. 北京：人民卫生出版社，1998
8. Williams. PL. Gray's Anatomy. New York：Churchill Livingstone，1995
9. Moore KL，Agur AM. Essential Clinical Anatomy. Philadelphia：Lippincott Williams & Wilkins，2007

第四章 放射治疗鼻咽癌的原理和应用

第一节 概 述

鼻咽癌（nasopharyngeal carcinoma，NPC）是中国常见的恶性肿瘤之一，又被称为"广东瘤（Canton tumor）"。据世界卫生组织的粗略估计，世界上80%左右的鼻咽癌发生在中国，其中尤以华南地区发病率最高。目前，中国鼻咽癌的发病率相对稳定而死亡率有下降的趋势。鼻咽癌的发病年龄多见于30~60岁，其男女性别之比为2∶1~3.8∶1。鼻咽癌的病因目前仍未完全清楚，但认为主要与EB病毒因素、遗传因素和环境因素有关。由于鼻咽部位于头颅的中央，周围毗邻重要的器官、血管和神经组织，同时鼻咽癌有着和其他头颈部鳞癌不同的生物学行为：它在局部的生长方式为广泛浸润性生长，由于鼻咽紧邻颅底，使得鼻咽癌组织容易通过颅底孔径途径破坏颅底骨质，侵入颅内，单纯手术治疗难以根治切除。而鼻咽癌对放射线具有较高的敏感性，因此，鼻咽癌首选放射治疗，对局部晚期患者放疗结合化疗作为综合治疗。鼻咽癌的5年生存率已经从20世纪60、70年代的40%提高到目前的70%左右。

一、放射治疗的生物学基础

（一）电离辐射的细胞效应

细胞的放射反应主要表现为2个方面。

1. 细胞功能丧失 放射线使非分裂期的或分裂能力很小的细胞经受"间期死亡"（interphase death）而丧失功能。成熟的神经、肌肉细胞只当大剂量放射后才发生。

2. 细胞增殖能力丧失 射线对分裂期细胞的主要效应是增殖能力丧失，或称增殖性死亡（reproductive death）。尽管细胞形态完整，还具有合成DNA生理功能，但细胞已丧失了无限分裂产生子代的能力。

电离辐射主要是通过直接作用或间接作用于生物体造成损伤。DNA是放射线作用于细胞的最重要的靶目标。辐射所致的损伤主要是DNA链的断裂，包括单链断裂、双链断裂以及碱基损伤和糖氧化等DNA损伤类型。而电离辐射导致的细胞死亡主要有2种形式：间期死亡和有丝分裂死亡。细胞死亡发生在分裂间期为前者，后者指细胞受照射后，进行一次或多次分裂后再死亡。

（1）直接作用：射线直接作用在靶分子产生有机自由基（RH），使DNA分子的单链或双链断裂。高传能线密度（liner energy transmission，LET）射线以直接效应为主。

（2）间接作用：机体组织含有大量水分，射线使水分子发生电离后产生活性很强的自由基，作用于DNA并使其损伤。低LET射线以间接作用为主，主要依赖组织中的氧含量。DNA的化学损伤包括碱基丢失、氢链断裂、二聚作用和交链形成。放射后常见的染色体异常是细胞损伤的主要因素。分子损伤受细胞内许多因素的影响：温度、pH、氧含量、靶分子浓度等，其中氧含量尤为重要。研究中的放射保护就是通过减少自由基而减轻对靶分子的损伤。

电离辐射所导致的细胞损伤类型主要有 3 种。

（1）亚致死性损伤：细胞受照射后，能在一定时间内完全修复的损伤。

（2）致死性损伤：细胞受损伤后不能修复，细胞完全丧失了增殖再生能力。

（3）潜在致死性损伤：细胞受照射后，如条件适宜，损伤可以修复；如条件不适宜，这种损伤将转化为不可逆性损伤。

（二）电离辐射对肿瘤组织的作用

1. 肿瘤的细胞动力学层次（cell kinetic compartments of a tumor） GG Steel 认为，肿瘤内的恶性细胞根据其动力学特征分为 4 个动力学层次。第一层次由活跃分裂的细胞组成，又称为增殖细胞，是肿瘤增长的主要根源；第二层次由静止期细胞组成，又称为 G_0 期细胞，细胞不分裂，但有生长能力，可进入细胞周期，是肿瘤复发根源；第三层次由终末分化的细胞组成，细胞已无增殖能力；第四层次是死亡细胞。而细胞从一个层次向另一个层次转化是持续发生在肿瘤内的。

2. 肿瘤细胞对放射线的反应

（1）肿瘤细胞的内在敏感性：肿瘤细胞对放射线的反应与肿瘤的内在敏感性相关，根据放射敏感的程度，将肿瘤分为 3 类。

① 放射敏感肿瘤：仅仅照射 30～40Gy 的剂量就可以消灭肿瘤或者使肿瘤明显缩小，例如恶性淋巴瘤、精原细胞瘤、肾母细胞瘤等。

② 放射中度敏感的肿瘤：一般需要照射 60～70Gy 的剂量才能消灭或使肿瘤缩小，例如上皮细胞来源的鳞状细胞癌和腺癌。

③ 放射抗拒的肿瘤：需要 70Gy 以上的剂量才能达到控制肿瘤，例如各种软组织肉瘤。

Bergonie-Tribondeau 通过动物实验，提出了 B-T 定律，即组织的放射敏感性与其分裂活跃程度成正比，与分化程度成反比。肿瘤对放射反应的敏感性取决于肿瘤组织经照射后细胞群动力学的变化。肿瘤内包括 4 种细胞群：分裂增殖的细胞（G_1-S-G_2-M）、静止细胞（G_0，暂不分裂的，有生长能力的细胞）、无增殖能力细胞（属衰老死亡的）和破碎的细胞。它们在肿瘤的放射反应中起着不同作用。

（2）肿瘤的临床特点：肿瘤对放射线的敏感性也和其临床特点有关。

① 临床分期：早期肿瘤体积小，乏氧细胞少，放射较敏感，而晚期瘤体大、血供差，乏氧细胞多，瘤体中心坏死，敏感性差。

② 合并局部感染的患者放射敏感性差。

③ 生长的部位：发生在肌肉等血供好的部位肿瘤放射敏感性高；相反，生长在脂肪或骨骼等血供差的肿瘤敏感性低。

④ 以往治疗情况：局部曾经反复手术或作过放射治疗等放射敏感性都差。

⑤ 营养不良或贫血的病人，其肿瘤放射敏感性降低。

（3）其他敏感因素：肿瘤细胞对放射线的敏感性还和其他多种因素有关。照射后细胞群动力学发生变化，如出现更多的分裂活动周期细胞，细胞受损后的再修复，紧接着肿瘤细胞的再充氧和细胞丢失后的再增殖，均使肿瘤的放射敏感性增加；肿瘤的大小对于放射治疗能否根除影响很大，肿瘤越大需要的放射总剂量越高；不同类肿瘤对放射线的敏感性不一，白血病、淋巴瘤、精原细胞瘤和无性细胞瘤最为敏感，而黑色素瘤和软组织肉瘤等则属于低度敏感或不敏感的肿瘤。同时肿瘤的放射可治愈性还取决于正常组织耐受性。

（三）电离辐射对正常组织的作用

1. 早反应组织和晚反应组织　根据正常组织的不同生物学特性及对电离辐射的不同反应性，将正常组织分为早反应组织和晚反应组织。

（1）早反应组织（early or acute responding tissue）：发生在照射期间或治疗以后最初几天或几周。特点是其细胞更新很快，照射后损伤出现较快，其 α/β 比值较高。损伤发生后，其修复亚致死性损伤的能力低，主要通过活跃增殖，产生子代细胞来维持组织中细胞数量的稳定并使损伤组织得到恢复。早反应组织受照射后的主要表现为急性反应。

（2）晚反应组织（slow or late responding tissue）：发生在照射后数月或数年。特点是组织中细胞群体更新较慢，增殖层次的细胞在数周或较长的一段时间也不进行自我更新。主要通过修复亚致死性损伤来抵御放射性损伤，例如神经组织，因此照射后损伤出现较晚，其 α/β 比值较小。晚反应组织受照射后损伤一般由纤维细胞和其他的结缔组织的过度生长和纤维化来修复。

2. 正常器官组织对放射线照射的耐受量　正常组织的功能损伤与放射线照射剂量有关。在常规分次剂量的放疗中，正常组织的最小耐受剂量（TD 5/5）和最大耐受剂量（TD 50/5）是指患者放疗后 5 年内分别出现 5% 和 50% 的严重合并症发生率的照射剂量（表 4-1-1）。表中的耐受剂量是根据单纯常规分次放射治疗而确定的，对于非常规照射或联合放、化疗的治疗模式则其耐受剂量可能有不同。照射分割的方式和受照射组织体积大小将会影响正常组织的耐受剂量。

表 4-1-1　放射治疗的正常组织耐受剂量（Gy）

器　官	TD 5/5 体积			TD 50/5 体积			放射损伤的临床表现
	1/3	2/3	3/3	1/3	2/3	3/3	
脑	60	50	45	75	65	60	脑梗死/脑坏死
脑干	60	53	50			65	脑梗死/脑坏死
脊髓	5cm/50	10cm/50	20cm/47	5cm/70	10cm/70		脊髓炎/坏死
马尾			60			75	明显神经损伤
臂丛神经	62	61	60	77	76	75	明显神经损伤
肾	50	30a	23		40a	28	肾炎
膀胱		80	65		85	80	有症状的膀胱收缩和体积缩小
股骨头		52			65		坏死
颞颌关节	65	60	60	77	72	72	关节功能明显受限
肋软骨	50			65			病理性骨折
皮肤			100cm²/50			100cm²/50	皮肤毛细血管扩张
皮肤	10cm²/70	30cm²/60	100cm²/55			100cm²/70	皮肤溃疡/坏死
口腔黏膜			50cm³/60			50cm³/75	黏膜溃疡/纤维化
视神经		50			66		失明
视交叉		50			65		失明

续表

器　官	TD 5/5 体积			TD 50/5 体积			放射损伤的临床表现
	1/3	2/3	3/3	1/3	2/3	3/3	
晶体			10			18	需治疗的白内障
视网膜			45			65	失明
中耳/外耳炎	30	30	30a	40	40	40a	急性浆液中耳炎
中耳/外耳炎	55	55	55a	65	65	65a	慢性浆液中耳炎
腮腺		32a	32a		46a	46a	口干
喉	79a	70a	70a	90a	80a	70a	软骨坏死
喉		45	45a			80a	喉头水肿
肺	45	30	17.50	65	40	24.50	肺炎
心脏	60	45	40	70	55	50	心包炎
食管	60	58	55	72	70	68	食管狭窄/穿孔
胃	60	55	50	70	67	65	胃溃疡/穿孔
小肠	50		40a	60		55	梗阻/穿孔/瘘管
结肠	55		45	65		55	梗阻/穿孔/瘘管
直肠			60			80	严重直肠炎/坏死瘘管/狭窄
肝	50	35	30	55	45	40	肝功衰竭
睾丸			±5			20	不育
卵巢			±3			12	不孕
阴道			5cm³/90			100	阴道溃疡/瘘管
垂体			45				垂体功能低下
甲状腺			45			70	甲状腺功能低下
肌肉			50				肌炎
肌肉			100				肌萎缩
软骨（儿童）			10			30	生长停止
骨（儿童）			10cm³/20			10cm³/20	生长停止

说明：（1）表中有"a"符号表示<50%体积的照射剂量并不引起明显的改变。

（2）1/3，2/3，3/3表示其受照射器官的体积。

（四）分次放射治疗的生物学基础和临床应用

1. 分次放射治疗的4R原理　分次照射是利用正常组织和肿瘤组织放射效应不同达到杀死肿瘤

细胞，保护正常组织的目的，决定正常组织和肿瘤细胞受到分次照射后反应的因素包括细胞放射损伤的修复（repair）、细胞再增殖（repopulation）、细胞周期时相再分布（redistribution）和乏氧细胞再氧合（reoxyenation），简称4R。肿瘤细胞受照射后产生致死性损伤、亚致死性损伤和潜在性损伤，后两者是可以修复的损伤。肿瘤细胞放射损伤的修复包括亚致死损伤和潜在致死损伤的修复。临床上是利用正常组织常规分次放疗后损伤较小，修复率高，所需时间短，而肿瘤组织损伤严重，需要时间长的差异来进行治疗。肿瘤细胞受照射后多数细胞受损而死亡，肿瘤逐渐消退，但部分残存肿瘤细胞会出现再增殖，而原先的 G_0 期细胞会进入增殖周期，将导致肿瘤放疗失败。临床上通过加速分割治疗增殖快的肿瘤，克服肿瘤细胞再增殖。处于不同周期不同时相的肿瘤细胞其放射敏感性不同，M 期和 G_2 末期对放射比较敏感，而 S 期细胞放射拮抗。这些存活肿瘤细胞的细胞周期重新再分布，进入放射敏感时相。在肿瘤放疗中，富氧的肿瘤细胞易受放射损伤以至死亡，随着肿瘤细胞杀灭丢失，肿瘤体积缩小，毛细血管循环改善，乏氧细胞的再氧合，获得氧变成富氧细胞。

2. 分次剂量与放射性损伤　正常组织对放射线的反应分为早期和后期反应组织。分次剂量的大小对正常和肿瘤的放射性损伤有很大的影响，其中的 α/β 值反映了组织放射性损伤的修复能力。α/β 值较小的组织修复亚致死性损伤的能力较强，反之则修复能力较弱。Lee 等报道 621 例鼻咽癌每次照射 4.2Gy，每周 2 次，总剂量 50.4Gy，10 年颞叶坏死发生率 18%；另一组 320 例鼻咽癌每次照射 2.5Gy，每周 4 次，总剂量 60Gy，10 年颞叶坏死发生率仅 5%。临床中，晚反应组织的放射损伤是限制鼻咽癌肿瘤剂量提高的主要因素之一。在一定允许范围内，减少分次剂量可以提高晚反应组织的耐受量，而不影响肿瘤细胞的杀灭。

3. 鼻咽癌不同分割照射方法

（1）常规分割：每次 1.8~2.0Gy，每周照射 5 天，总剂量 60~70Gy，照射总时间 6~7 周。

（2）非常规分割：① 超分割放疗（hyperfractionated radiation therapy，HRT）与常规分割放疗相比，每次剂量降低，分割次数增加，总剂量增加，总疗程时间不变。每次 1.15~1.25Gy，每日 2 次，总剂量 75.9~82.5Gy/（66 次·6.5 周）。② 加速超分割放疗（hyperfractionated accelerated radiation therapy，HART）每次剂量降低，分割次数增加，总剂量不变，总疗程时间缩短。每次 1.5~1.6Gy，每日 2 次，总剂量 67.5~72Gy/（45 次·4.5 周）。③ 连续加速放疗（continuous accelerated radiation therapy，CART）每次 1.8~2.0Gy，每日 1 次，1 周 7 天连续照射，总剂量不变，总治疗时间缩短，肿瘤的局控率和生存率明显提高，但后期放射性损伤明显提前。非常规分割放疗在不增加对正常组织损伤的基础上提高生物剂量，可带来更好的治疗效果和预后。超分割放疗可在提高放疗总剂量的同时，保证总治疗时间不变。加速超分割放疗间隔更短，但放疗总量不变，可在增加肿瘤细胞杀伤作用的同时避免远期毒性的增加。Bourhis 等进行的 Meta 分析显示，与常规放疗相比，改变分割照射可明显改善局部晚期头颈肿瘤的生存率。Fu 等的研究结果表明，超分割放疗和同步追加加速分割放疗与常规分割放疗相比，局部控制率得到提高，尽管总生存率没有显著差异，但无病生存率有提高的趋势，虽急性毒性反应显著增加，但远期效应并无明显增加。Pignon 等进行的 Meta 分析结果显示，改变分割照射可在常规分割基础上将 5 年生存率提高 3.1%~3.4%（HR = 0.92；95%，CI：0.86~0.97），其中以超分割放疗疗效最佳。虽然未明显增加晚期毒性，非常规分割照射如加速超分割等导致了较常规放疗更为严重的急性黏膜炎。

二、放射治疗的物理学基础

（一）放射源和放射治疗设备

放射源和放射治疗设备有 3 类：① 放射性同位素放出的 α、β、γ 射线；② X 射线治疗机和各类加速器产生不同能量 X 射线；③ 各类加速器产生的电子束、质子束、中子束、π 介子束以及其他重粒子束。

1. 镭源　镭是最早应用于放射治疗的天然放射性元素，半衰期为 1590 年，衰变过程中放出 α、β、γ 等 3 种射线，经封套过滤后，仅用其 γ 射线，平均能量为 0.83MeV。镭半衰期长，容易污染，衰变过程中产生氡气，造成环境污染，以前多用于组织间或腔内治疗，目前，逐渐被钴－60（^{60}Co）、铯－137（^{137}Cs）等人工放射性元素代替。

2. ^{60}Co 治疗机　^{60}Co 的 γ 线半衰期为 5.27 年，平均能量为 1.25MeV。^{60}Co 治疗机自从 20 世纪 50 年代出现后，由于其具有高能、性能稳定、经济可靠等特点，迅速在中国广泛应用，对放射治疗的发展起到重要的推动作用。其不足之处是半影大，需要定期更换放射源，有潜在造成放射性污染的危险。

3. 深部 X 线治疗机　X 线治疗机是 20 世纪 30 年代发展起来的放疗设备，根据能量可分为接触 X 线（10~60kV）、浅层 X 线（60~160kV）、深部 X 线（180~400kV）、高压 X 线（400kV~1MV）。由于其深度剂量低、能量低、易散射、剂量分布差等缺点，目前仅用于表浅肿瘤的治疗，并逐渐被直线加速器替代。

4. 直线加速器　直线加速器是目前最常用的放疗设备，可以产生双能或三能的高能 X 线，并可以提供多种能量的电子束。射线半影小，设野足够大，可以满足不同临床的要求，性能稳定，是目前适形放疗及调强放疗的基础设备。

5. 中子放疗设备　质子、中子、π 介子等高能重粒子都称为高 LET 射线。这些粒子在介质中运动的开始阶段，能量损伤少，在接近射程终末时，能量突然大量释放，在该处形成陡峭的电离吸收峰，称为 Bragg 峰。因而，粒子射线的深度剂量分布特征为开始部分近似恒定剂量，射程末端出现明显的 Bragg 峰，峰值后迅速截至。通过调整 Bragg 峰的深度位置，就可以得到理想的临床应用的射线束。高 LET 射线作用于细胞后，通过高密度的电离、激发，使 DNA 双链产生难以修复的严重损伤，故高 LET 射线对乏氧细胞、对普通射线抗拒的 S 期细胞及其他对放射线不敏感的细胞都产生强大的杀伤作用。中子放疗设备出现于 20 世纪 70 年代，目前，中子射线主要通过氘－氚中子发生器、回旋加速器产生。由于设备昂贵、机器庞大复杂、治疗成本高等原因，全球仅很少单位开展中子治疗。中子放疗主要适用于唾液腺肿瘤、前列腺癌、骨和软组织肿瘤、对普通光子线疗效不好的非上皮性肿瘤等。

6. 质子放疗设备　质子射线是另外的一种高 LET 射线，其 Bragg 峰宽度较窄，65MeV 质子线束 Bragg 峰宽仅 1mm，Bragg 峰后剂量急剧降低，235MeV 质子束 Bragg 峰后剂量在 7mm 内，百分深度剂量由 90% 降至 10%。通过调整 Bragg 峰的位置和宽度，可以对靶区达到很好的适形效果，单野照射就可以达到普通 X 线多野共面或非共面一样的剂量分布。并且质子照射可以在组织中引起部分核反应产生正电子发射，可以被 PET 追踪，为放射治疗提供在体的射线追踪定位。质子束由质子加速器产生，通过质子束输送系统及束流配送系统后，才能对患者治疗。整个设备规模大，操作复杂，很难小型化，目前仅在少数单位开展。质子放疗主要用于眼部肿瘤、中枢神经系统肿瘤、头颈肿瘤、前列腺癌及肺癌等。

放射治疗主要有 2 种照射方式：① 体外远距离照射，又称外照射，指放射源位于体外一定距离，射线集中照射患者的治疗部位；② 近距离照射，指将放射源直接置入患者治疗的组织或通过置入人体的腔道进行照射。

（二）临床剂量学的一些相关概念

1. 照射量（exposure）　照射量 X 为 dQ 除以 dm 所得的商。即 X（γ）辐射在质量为 dm 的空气中释放的全部次级电子（正电子和负电子）全部被空气阻止时，在空气中形成的同一符号的离子总电荷的绝对值 dQ 与 dm 的比值。照射量的单位是库仑/千克（C/kg）。

2. 吸收剂量（absorbed dose）　吸收剂量 D 是 dE 除以 dm 所得的商，其中 dE 是致电离辐射给予质量为 dm 物质的平均能量。吸收剂量的单位是焦耳/千克（J/kg），专名是戈瑞（Gy）。吸收剂量适用于任何类型和任何能量的电离辐射，以及适用于受到照射的任何物质。

3. 百分深度剂量（percentage depth dose，PDD）　指照射野垂直照射水模体时，射野中心轴上某一深度 d 处的吸收剂量（率）D_d 与参考点深度 d_0 处剂量 D_{d0}（率）的百分比。

4. 等剂量分布（isodose distribution）　描述照射野在患者体内形成的剂量分布情况，通过二维平面内的等剂量线和三维空间的等剂量面表示。

5. 均匀度（uniformity）　指照射野在垂直射野轴线的平面内剂量分布的均匀情况，可以用均匀指数表示。其被定义为 90% 等剂量曲线包围的面积和 50% 等剂量曲线包围的面积之比。

（三）放射治疗的临床剂量学原则

根据临床多年的剂量学实践，一个好的治疗计划应该满足下列 4 项原则。

（1）肿瘤剂量要求准确，照射野应对准所要治疗的靶区。

（2）治疗的肿瘤区域内，剂量分布要均匀，剂量变化梯度不能超过 ±5%，即要达到 90% 以上的剂量分布。

（3）射野设计要尽量提高治疗靶区内剂量，降低照射区内正常组织剂量。

（4）保护肿瘤周围重要器官免受照射，使其受照射剂量不超过其允许耐受剂量范围。

以上 4 点，简称临床剂量学四原则。

（四）X（γ）射线射野的临床剂量学特点

X（γ）射线中心轴的百分深度剂量（PDD）表达了射线的穿透能力。一般将参考点定在最大剂量点深度。其剂量学特点包括：

（1）当 X（γ）射线到达组织表面后，会产生电子，剂量随着深度的增加而增加，在某一深度处剂量达到最大（d_{max}），在最大深度处将剂量曲线分为剂量建成区和指数吸收区。

（2）能量高的 X（γ）射线具有较大的皮肤穿透能力，适合治疗深层的病变。

（3）相对于某一特定光子射线的能量，增大射野会提高皮肤剂量，增加塑料托盘会提高皮肤剂量，所以，挡板托盘应离开皮肤表面 20cm 以上，以免引起较大的皮肤剂量。

（4）光子射线垂直照射野表面，可以达到最大的皮肤保护作用，随着射线斜入射角度的增加，皮肤的剂量增加，最大剂量点的深度 d_{max} 会移向皮肤表面。

（5）因为在剂量建成区剂量的梯度变化较大，一般将靶区放在最大剂量点深度之后。

（6）当光子线单野照射，由于百分深度剂量随深度呈指数递减，靶区较大时，靶区内剂量分布很不均匀，一般主张多野照射。

（五）高能电子束临床剂量学特点

高能电子束剂量特点：

（1）在组织中射程与其能量成正比，可按病灶深度选择合适能量的电子线。

（2）从表面到一定深度内电子线的剂量分布比较均匀，超过一定深度后剂量迅速下降，因此可以保护深于病变的正常组织，例如脊髓等重要器官。

（3）骨、脂肪、肌肉等对电子线的吸收差别不显著。

（4）可用单野治疗浅表或偏心部位的肿瘤。

（六）放射治疗实施的基本步骤

放射治疗实施的步骤包括临床检查明确诊断、确定治疗方针、模拟定位、计划设计、治疗验证、计划执行。在整个放疗过程中的不同阶段由不同的工作人员各司其职共同完成。放疗医师、物理师和技师等医务人员共同承担完成患者的治疗。而放疗医师主要在模拟定位、计划设计、治疗验证和计划执行的工作任务尤其关键。下面主要说明适形调强放疗的设计及实施。

1. 患者的选择　适形调强放疗对设备要求较高，射线利用率较低，执行复杂，故在治疗前，要综合考虑各种因素，尽量选择适合根治性放疗的病人行适形放疗。对于解剖位置复杂，常规难以设野的病例也尽量选择适形调强放疗。

2. 固定和定位技术　适形调强放疗对固定系统要求较高，必须保证每次照射的可重复性及摆位的准确性。目前，头颈部放疗固定常采用头颈肩一体的热塑面膜。在各环节摆位时，均需要激光定位灯等辅助设备进行验证。

3. 定位 CT 扫描　病人经固定后，连同定位装置一起进行 CT 扫描。最好使用 CT 模拟机。CT 模拟机同诊断用 CT 类似，只是机架的圆孔孔径较大，可以满足病人不同照射体位的需要及不同定位装置的要求。扫描前，使用定位机架，根据定位机架上的定位标尺建立参考坐标。CT 扫描的层厚一般为 5mm，在肿瘤所在层面，可以缩到 3mm。有条件的还可以使用图像融合技术，采用 MRI 或 PET/CT 图像融合，可以更精确的确定肿瘤靶区。

4. 影像资料输入计划系统　把模拟 CT 采集的图像输入到 TPS，可以采用从工作站直接输入或者用光盘输入。如果图像是在不同的机器上采集，如 CT 图像和 MR 图像，由于机器不同，患者 2 次摆位的体位也不同，故必须经过人工或半自动的配准，配准后再进行计划设计。

5. 勾画正常组织或器官以及肿瘤的外轮廓，给定临床处方剂量　从治疗计划系统（trentment planning system，TPS）中调出患者 CT 扫描图像，由医生再每层图像上勾画出人体外轮廓、靶区、危及器官。根据国际辐射单位与测量委员会（International Commission on Radiation Units and Measurements，ICRU）50 号报告和 62 号报告，需要定义的靶区有大体靶区（GTV）、临床靶区（CTV）和计划靶区（PTV）。GTV 和 CTV 由医师勾画。医师根据输入到计划系统的患者图像和其他检查诊断材料，结合特定肿瘤的临床表现，完成这项任务。PTV 一般是通过设定一个间距，由计算机根据临床靶区自动扩展产生。间距的大小取决于摆位误差大小和器官运动幅度。危及器官可由医师和（或）物理师勾画，医师给定处方剂量要求，包括靶区的处方剂量和危及器官的耐受剂量。

6. 采用正向或逆向方式确定入射角度、设野形态等射野参数　不同的放疗技术需要确定的射野参数有所不同。参数的确定一般有正向和逆向 2 种方式。正向方式是指物理师根据经验和治疗常规，手工设定射野参数，然后评价计划系统计算得到的剂量分布。如果不满意，则调整射野参数。如此反复进行，直至计划满意。逆向方式是指物理师定义一个数学上的最优化问题，用问题的目标函数和（或）约束条件描述临床处方剂量要求（比如说，用目标函数描述靶区的处方剂量，用约束条件描述靶区剂量均匀度要求和正常组织的耐受剂量要求），然后由计划系统求解最优化问题，给出一组最优的射野参数和相应的剂量分布。如果不满意，则调整优化问题的参数（如正常组织的最大剂量限值或剂量体积限值以及相应的重要性系数）。如此反复，直至计划满意。逆向方式的优点主要表现为计划质量的提高，因为逆向方式是从一个大得多的解空间搜索到最优解（即最优的一组射野参数）。

7. 放疗剂量的显示　TPS 显示剂量分布通常有 3 种方式。

（1）二维剂量分布：在横端面、冠状面、矢状面上显示剂量分布，以等剂量曲线的分布来表达。

（2）剂量云图：在 CT 图像上，相同剂量的区域用同一颜色，不同剂量区域用不同颜色来表示，透过这些颜色，可以看到不同的解剖结构，从而显示肿瘤及正常组织的剂量分布。

（3）表面剂量显示：是一种三维剂量表达方法，相等剂量立体表面用同一种颜色显示，同时也可以把需要照射靶区的表面和要保护组织的表面在同一张图中叠加在一起,可以从三维方向上显示剂量的分布。

8. 放疗计划的评价及优化 放疗计划的评价有些客观指标来进行,包括:

(1) 剂量分布的均匀性:这些指标包括靶区内最高剂量和最低剂量,肿瘤平均剂量及标准差,接受照射的正常器官占这个器官的百分比。

(2) 剂量体积直方图(dose volume histogram,DVH):DVH 能详细地描述肿瘤及正常器官受照射剂量的分布情况,可以反映照射体积及照射剂量两个方面。DVH 用图的形式来描述特定器官或肿瘤的照射情况,有积分 DVH 和微分 DVH,其中积分 DVH 可以更直观地表达体积及剂量的关系,被临床广泛应用,目前临床指的 DVH 一般都指积分 DVH。通过 DVH 可以比较一个计划的优劣,肿瘤的DVH 可以反映照射的均匀度,正常器官的 DVH 可以反映该器官的照射剂量及照射体积。

(3) 适形指数:适形指数 = PTV/处方剂量所包含的体积。当适形指数 = 1 时,表示照射体积同PTV 完全符合,适形性最好。但一般由于肿瘤靶区不规则,计划设计时总有一定的正常组织受到照射,故适形指数总是 <1。

(4) 生物学指标:生物学指标试图将生物学过程量化后,评价肿瘤及正常组织的照射量及照射体积。常用的有:① 相当于均匀照射时的剂量。将不均匀照射效应折合为整个器官均匀照射产生的效应。② TCP 和 NTCP。通常采用生物学模型如 L - Q 模式来预测某个放疗计划的 TCP 和 NTCP,但由于 L - Q 模型在预测正常组织损伤方面经常有一定误差,故 TCP 和 NTCP 准确性方面还有一定误差,仅能作为临床的参考。③ 放疗计划评分模式。该模式综合考虑了 TCP、NTCP 和其他因素,采用数字评分来评价比较不同的放疗方案,并优化某个放疗方案,但实际应用中仍有许多问题需要解决。

由计算机设计出多个放疗计划后,必须经过评价比较,最后排出优劣次序供临床医生选择。比较不同的放疗计划时,应使用合理的定量指标。常用的优化方法为逐步渐进法,先改变某个参数,使计划得到改善,再调整其他参数,直至达到最理想的计划,最后由临床医生决定选择最佳方案。

9. 放疗计划的验证 适形调强放疗计划设计完成后,必须经过验证才能执行。验证的第一步在TPS 上验证,获取每个设野的平面图像,验证设野的几何形状、设野大小及肿瘤与正常组织的结构。第二步再实地验证照射计划。在加速器放疗时,用摄片盒对每个设野都成像曝光,显示设野内的正常结构,再同 TPS 上获取的平面图像对比,确认每个设野的位置是否正确,设野的形态同计划的形态是否符合。

第二节　放射治疗的临床应用及进展

一、手术和放疗的综合治疗

(一) 术后放疗

术后放疗是最常用的放疗方法,广泛应用于各种肿瘤术中有肉眼残留或残端阳性的病例。术后放疗的目的在于杀灭残留肿瘤,控制有可能存在的亚临床病灶,对临近淋巴引流区进行预防照射,降低淋巴结转移的概率。大量研究已经表明术后放疗可以提高局部控制率,但是否能提高远期生存率还没有明确定论。对于肿瘤局限、无远处转移、肿瘤分化好、周围组织能耐受高剂量放疗的患者,术后放疗不但能提高局部控制率,还可以提高长期存活率。而对于恶性程度高,容易远处转移的患者,虽然术后放疗可以提高局部控制率，但往往因肿瘤早期出现转移而未能长期存活。故目前对这类肿瘤已倾向于术后放疗同化疗联合治疗。术后放疗一般在手术后 1 个月之内开始，照射范围包括瘤床及淋巴引流区，并尽量避开重要器官。

（二）术前放疗

术前放疗的目的在于缩小肿瘤，降低肿瘤分期，使不能手术治疗的病例变成可以手术治疗，从而提高这些病人的生存率。在另外一些肿瘤如直肠癌、喉癌等治疗中，通过术前放疗使肿瘤缩小后，可以保留重要器官的功能，明显提高患者的生存质量。但术前放疗也有不足之处，放疗后组织水肿粘连，可能增加手术的难度；对于不敏感的肿瘤，术前放疗常规剂量不足以缩小肿瘤，从而失去了术前放疗的价值。故选择合适的放疗剂量及放疗与手术间隔时间对增加术前放疗的效果有重要意义。目前很多学者赞成术前放疗与化疗联合应用，称为新诱导治疗，来增加治疗效果，从而达到缩小肿瘤，提高患者生存率的目的。

（三）术中放疗

术中放疗在消化道肿瘤治疗中应用广泛，是手术治疗的一种有效补充手段。术中放疗的目的在于提高局部控制率，对不能手术切除的病例行姑息治疗，控制肿瘤发展，减轻疼痛的症状，提高病人生活质量，从而延长患者远期存活时间。术中放疗一般是在手术室内，对不能切除的肿瘤，或残存肿瘤、瘤床、淋巴引流区，进行单次大剂量照射。一般采用千伏 X 线或电子线，用限光筒直接置入靶区，治疗时充分暴露肿瘤，避开周围重要组织及器官。其优点是单次大剂量照射，生物学效应增强，增加了杀灭肿瘤效果，直视下放疗可以通过放置铅板等，避免了重要器官受到照射。但因单次大剂量照射也同时增加了放射野内正常组织的照射剂量，故明显增加了放疗急性反应及晚期反应的发生率，尤其对正常组织晚期反应的损伤要大于肿瘤组织的损伤。动物实验表明，当单次放疗剂量超过 30Gy 时，血管中层和外层弹力纤维丧失，疤痕组织形成，内膜下出现纤维斑块；35Gy 放疗后，出现动脉瘤和严重栓塞的概率达到 50%；当主动脉接受 25Gy 的术中放疗，再接受 50Gy 常规外照射后，可以引起血管壁的严重损伤甚至闭塞；十二指肠在接受 20～45Gy 单次照射后，可引起局部肠腔狭窄及坏死；周围神经接受超过 20Gy 的放疗后，出现神经损伤的概率明显增加。

二、放疗和化疗的综合治疗

放疗和化疗的综合治疗是综合治疗模式中最常见的一种。它充分结合了化疗全身治疗作用与放疗局部治疗作用的优点，在提高肿瘤局部控制的同时，也减少了远处转移率。放化疗综合治疗的方法主要有同期放化疗、术前及术后的放化疗、诱导化疗后放疗及放疗后化疗等。放疗可以有不同的剂量分割、不同的照射方式，化疗也有口服、静脉等不同的给药途径及用药方法。

（一）放疗和化疗综合治疗的目的

放疗和化疗综合治疗，不是单纯的作用叠加，而是综合作用的效果大于单纯叠加的结果，即 1 + 1 > 2 的作用。综合作用后，一方面增加了放疗的局部控制作用，提高了局控率；另一方面消灭了原发灶，在一定程度上减少了远处转移。另外，一些肿瘤如喉癌、肛管癌等如果行手术治疗，将使患者正常自主排便及发音等功能丧失。而通过放化疗综合治疗后，在不降低病人远期生存率的情况下，保留了器官功能，从而显著改善了病人生活质量。保存器官结构和功能是放化疗综合治疗的一个重要目的。

（二）放疗和化疗综合治疗的生物学基础

1. 空间联合作用 放疗和化疗分别作用于同一疾病的不同病变部位，在不同的空间消灭肿瘤，如放疗控制肉眼可见的肿瘤，而化疗控制亚临床病灶及潜在全身转移灶。

2. 协同杀灭效应 化疗和放疗杀灭肿瘤的机制不同，在一定程度上可以产生协同效应。其主要机制如下：

（1）化疗药物改变了肿瘤细胞分裂周期的分布，可以使肿瘤聚集在放射敏感期内如 G_2、M 期。

（2）乏氧细胞是影响放射敏感性的主要因素之一，而一些化疗药物如顺铂等，可以改善乏氧细胞的氧代谢，增加了肿瘤细胞对射线的敏感性。放疗前化疗可以使肿瘤缩小，改善了肿瘤血运，提高了肿瘤氧代谢，从而提高了放疗敏感性。

（3）某些化疗药物可以直接作用于对放射不敏感的乏氧细胞。

（4）化疗药物可以抑制亚致死性损伤或潜在致死性损伤的修复，增强了放疗效果。

3. 阻止肿瘤耐药细胞亚群的出现 肿瘤细胞对放疗或化疗产生耐受性的机制不同，化疗耐药多由于细胞内酶的改变或细胞膜结构的改变引起，放疗耐受多由于 DNA 损伤修复系统酶的变化引起，其过程是相互独立的。当肿瘤细胞对一种治疗产生耐受时，对另一种治疗仍保持敏感性，因而综合治疗可以有效阻止耐药细胞亚群的产生。

4. 降低放疗剂量 降低放疗剂量可以预防出现严重的并发症。通过化疗缩小肿瘤可以有效地降低放疗剂量，如一个重 100g 的肿瘤，若采用常规放疗约需要 60Gy 才可以控制，而化疗后，肿瘤缩小 90%，则需要 54Gy 就可以达到相同的生物学效应。如肿瘤完全消失，则放疗剂量可以减到 40Gy。

（三）放疗和化疗综合治疗的类型

放疗和化疗联合治疗不是 2 种治疗的简单应用，而应该根据肿瘤的范围、病理及患者一般情况，合理安排放化疗顺序。其基本方法有序贯、交替和同步 3 种。

1. 序贯治疗 序贯治疗是一种疗法结束后再开始第二种治疗，如先全程化疗后再行放疗或全程放疗后再行化疗。其主要优点是避免了 2 种治疗毒副作用的叠加，但主要缺点是治疗强度小，杀灭效率低，增加了化疗耐药出现的概率。

2. 同步治疗 同步治疗是化疗和放疗同时进行。其主要优点是协同治疗，增加了治疗强度，减少了肿瘤加速再增殖的机会，降低了抗治疗肿瘤细胞亚群出现的概率，缩短了总治疗疗程。主要缺点是增加了毒副作用。由于同步治疗突出的有效性，目前，临床应用越来越广泛。实际应用中，可以通过改变放疗剂量、放疗时间、降低化疗剂量及延长化疗周期等方法，避免出现严重的副作用。

3. 交替治疗 将放疗疗程分为几段，在放疗间期穿插应用化疗，称为交替治疗。交替治疗也可以降低毒副作用，但由于延长了放疗疗程，在应用中应合理安排，避免出现肿瘤加速再增殖。

（四）放疗和化疗综合治疗的副作用

放疗和化疗无论作用于同一组织或不同组织，都增加了相应组织的副作用。尤其是作用于同一组织后，毒性作用产生叠加作用，有可能出现严重的副作用。综合治疗的毒性有急性反应和后期反应 2 种，急性反应通常在治疗中或治疗后不久出现，主要出现在增殖快的骨髓、黏膜、皮肤等。后期反应通常在治疗后数月或数年，主要累及增殖慢的组织如肺、心脏、肾脏、神经组织等，表现为血管及结缔组织的损伤。常见的毒性反应如下。

1. 骨髓 骨髓抑制的程度同放疗设野、照射红骨髓的体积、放疗剂量及化疗药物等都有关系，当放疗照射骨盆、脊柱等造血功能活跃的骨髓时，对骨髓功能的影响较大，而照射长骨、软组织时对骨髓的影响就比较小。另外不同的化疗药物影响程度也不相同，作用于早期造血细胞的化疗药物与放疗同时应用，有可能会造成长期的骨髓抑制。

2. 肺 博来霉素、阿霉素（ADM）、丝裂霉素（MMC）、环磷酰胺（CTX）等会增加放射性肺炎和肺纤维化的发生率和严重程度。有资料显示，单纯放疗肺纤维化的发生率为32%，而合并使用博来霉素（BLM）后，照射相同的剂量，肺纤维化发生率增加至62%。

3. 心脏 心脏如在照射野内，放疗后可以出现弥散性纤维化、毛细血管减少，造成心肌缺血和继发性心肌纤维化。ADM对心脏有直接毒性作用，ADM同放疗合用后协同增加了心脏毒性，有研究表明，ADM同放疗联合应用，心肌病的发生率较单纯化疗提高了12.8倍。

4. 神经系统 甲氨蝶呤（MTX）是中枢神经系统最常用的化疗药物之一，MTX可以增加放疗后的脑损伤。研究表明，若脑接受大于20Gy的放疗，合并静脉和鞘内注射MTX后，45%的病人会出现脑白质损伤。

5. 增加了第二原发肿瘤的发生率。

三、三维放疗技术

放射治疗的基本目标是最大限度地提高肿瘤（靶区）剂量，尽量减少或避免对周围正常组织和器官的照射。医学影像学和计算机技术的发展，使得放射治疗技术由二维放疗发展到三维放疗。普通二维放疗基于普通X线在二维的模拟定位，仅依靠平板显像，不能对肿瘤、重要器官、淋巴结等软组织显像，很难对肿瘤进行精确照射。三维放疗以CT模拟机为基础，可以精确确定肿瘤及重要器官范围，通过计划系统，可以在三维方向上精确勾画靶区，创造了肿瘤和周围正常组织的虚拟三维结构重建技术，改进了放射物理剂量的计算方法，促进了放疗计划系统软件技术的提高，使得剂量分布及计算更合理，更精确，避开对重要器官的照射。放疗技术与影像学发展相结合，推动了三维放疗的进一步发展。

（一）适形放疗技术

适形放疗技术包括三维适形放射治疗（3-dimensional conformal radiation therapy，3D-CRT）和束流调强放射治疗（intensity modulated radiation therapy，IMRT，简称调强放疗）。3D-CRT采用多野同中心照射，放射野设置在同一平面或多个平面，使得高剂量区分布的形状在三维方向上与靶区的形状一致，在和设野线束垂直的平面上，放疗剂量的强度是均匀的。IMRT也是采用多野同中心照射，能够达到3D-CRT在三维方向上的适形。然而在每个设野内的各部位，射线的强度是不一样的，设野内每个点输出剂量率都可以按照要求调整，这使得IMRT比3D-CRT有更好的适形性，特别对于靶区的形态中有向内凹陷区域的病例，IMRT有更多的优势。IMRT是指除了要求射野形状上的适形，即各照射角度上射野的形状均与靶区外轮廓投影适形外，还要求剂量分布上的适形，即靶区内从空间三维方位观察，所要求的处方等剂量面恰好包括靶区体积，而靶区外的周围正常组织因剂量递减梯度大而免受照射损伤。

（二）影像引导下的放射治疗

影像引导下的放射治疗（image-guided radiotherapy，IGRT）是指借助于影像指导来不断提高肿瘤放疗精准性，以达到最大限度上杀灭肿瘤和保护正常组织器官功能的方法。IGRT已成为国内外肿瘤放疗研究的热点和方向。IGRT的实施主要为解决患者体位和器官移动变形所造成的靶区不确定性两个方面的因素，它涉及放疗定位、计划设计和实施等各个环节。在治疗计划实施过程中，IGRT系统根据影像设施实施的信息，反馈指导下次放疗计划实施，从而排除了不确定因素的干扰，重新调整放疗靶区，设计新的放疗计划。目前用于放疗计划实施过程中作为实施信息反馈的影像设施包括二维的影像如射野片、电子射野片等，另外还有超声波、千伏级和兆伏级 CT 等，其中，CT 扫描是目前最先进的技术。

近 10 余年来，IGRT 研究主要围绕大体靶区（gross target volume，GTV）的确定、靶区运动的测定及限定、实施照射过程中靶区位置的验证等开展，均属于三维（3D）的 IGRT。随着锥形束 CT（cone beam CT，CBCT）与数字化医用直线加速器的成功结合，IGRT 在 3D 放疗的基础上加入了时间概念而成为四维放射治疗（4D-RT），其基础与临床研究进展迅速。

相应的 CT 时序扫描，称之为四维 CT（4D-CT）。CT 时序扫描截取患者在某一呼吸时段内不同时刻的 CT 扫描序列，利用 3D 重建技术，重建出该呼吸时段内肿瘤或重要器官的 3D 图像随时间变化的序列，从而实时追踪肿瘤位置变化，实时引导放疗计划的进行。

（三）自适应放疗

自适应放疗（adaptive radiotherapy，ART）是 IGRT 发展和提高后的一种形式，其目的是在不扩大放射野大小，提高放疗实施准确性和精确性，给特定患者特定放疗实施的临床行为。其临床步骤为：根据放疗过程中所获得数次靶体积或治疗野图像，推算出患者放疗过程中所形成误差中系统误差和随机误差值大小，离线修正放疗计划，以消除系统误差和充分考虑随机误差，制定患者特异性计划靶体积，设计和实施放疗计划。

（四）剂量学引导下的肿瘤放射治疗

剂量学引导下的肿瘤放射治疗（dose-guided radiotherapy，DGRT）是近 2 年来美国学者提出的概念，即根据放疗实施数次后所测得物理剂量分布，再与计划设计时所设计的物理剂量分布要求进行比对，调整下一步放疗计划实施方案，从而达到经过整个疗程后的最终物理剂量分布与计划设计的要求一致。要实现 DGRT 工作必须要以非常低兆伏射线辐射剂量获得可以用于建立物理剂量分布图像或数据，建立人体内物理剂量分布计算模型，能够了解肿瘤和正常组织器官的剂量分布，然后根据剂量分布信息与治疗计划设计的目标相比对，并能指导和调整下一步放疗计划实施。

第三节　鼻咽癌的放射治疗

由于鼻咽位于头颅中央，与周围重要组织器官关系密切，且鼻咽癌极易侵犯周围组织结构，同时颈部淋巴结转移率高，致使手术切除困难。因此，放射治疗是其主要的首选治疗手段。

一、鼻咽癌照射范围

鼻咽癌常规放射治疗的照射范围包括原发病灶体积、邻近可能扩展受侵的区域、鼻咽淋巴引流区域和颈淋巴引流区域。照射范围的确定需要借助 CT 或 MRI 影像显示侵犯的范围进行放射治疗计划的设计。

（一）鼻咽部照射范围

1. 大体靶区（gross target volume，GTV）　是指临床上及影像学（CT/MRI）所见的肿瘤范围，包括原发灶和转移淋巴结，是一个临床解剖学概念。一般采用下标来分别定义原发灶和转移淋巴结，如 GTVnx（GTVnasopharynx）来代表鼻咽原发肿瘤，GTVnd（GTVnode）代表转移淋巴结。

2. 临床靶区（clinical target volume，CTV） 根据 ICRU 62 号报告，它是根据 GTV 的大小和范围以及肿瘤的生物学行为来决定的。CTV 包括两部分，一部分是原发肿瘤周围极有可能受侵的邻近区域或极有可能转移的区域（高危区），另一部分是根据肿瘤的生物学行为推断出的可能出现转移的淋巴结区域（预防照射区）。是指鼻咽癌可能扩展、侵犯的区域如鼻腔和上颌窦后 1/3、后组筛窦、眶尖、翼突基底部、翼腭窝、颅底的蝶骨基底、蝶骨大翼、蝶窦、破裂孔、岩尖、咽旁间隙包括咽旁前间隙和咽旁后间隙、口咽扁桃体、软腭以及第 1、第 2 颈椎。根据鼻咽癌受累的危险程度的不同，定义 CTV_1 代表高危区，CTV_2 代表低危区（预防照射区）。我们中心将 GTVnx 及其周围 0.5～1.0cm 的区域和整个鼻咽黏膜下 0.5cm 的范围划定为高危的微小病灶区域（CTV_1），将 CTV_1 外扩 0.5～1.0cm（包括鼻腔和上颌窦后 1/3、口咽、咽旁间隙、咽后淋巴结区域、颅底、翼腭窝、斜坡和蝶窦的 1/2 在内）和 GTVnd 所在淋巴引流区并扩展至需预防照射的阴性淋巴结引流区划定为低危区（CTV_2）。

3. 计划靶区（planning target volume，PTV） PTV 主要是为补偿器官和病人移动、摆位以及系统误差的影响，保证 GTV 及 CTV 受到规定处方剂量照射而设置。由于头颈区域内无明显的器官移动，面罩固定技术亦较大限度减少了病人的移动，此时，PTV 的设置主要用于补偿摆位和系统的误差，需要在 CTV 基础上外放一定范围。一般为向前、上、下、左和右方向各扩 0.5cm，向后扩 0.2～0.3cm。

（二）颈部照射范围

1. 颈部淋巴结有转移 双侧颈部淋巴结有转移，需全颈区域照射，并给予根治剂量。单侧颈部淋巴结转移，作患侧全颈区域照射，给予根治剂量；而无转移的另一侧只作上半颈照射，给予预防剂量。

2. 无颈淋巴结转移 只作上半颈区域照射，给予预防剂量。

3. 全颈照射范围 上起乳突根部，下至锁骨上缘或下缘下及胸骨切迹下 2～3cm，包括颈部淋巴结影像学分区的 II～V 区颈部淋巴结及咽后淋巴结。

二、鼻咽癌放射治疗的适应证、禁忌证和放射治疗原则

（一）放疗适应证

对鼻咽癌患者除有明显的放疗禁忌证，都可给予放射治疗。但应根据病人的具体情况，进行根治性和姑息性放疗。

（二）放疗禁忌证

一般情况极差，有严重的难以缓解的合并症；多发性远处转移致全血下降、恶液质；同一部位多程放疗后肿瘤未控、复发或再转移；需再放疗的部位已发生明显严重的后遗症者。

（三）放射治疗原则

1. 放射治疗前的准备 首先完善各项检查，必须要有病理确诊以及 CT 或 MRI 的影像检查。放射治疗前需做口腔处理，如有龋齿要拔除后 7～14 天才能放射治疗。

2. 放射治疗是鼻咽癌的首选治疗手段 应以外照射为主，腔内近距离放射治疗为辅，必要时可补充立体定向放射治疗。在鼻咽癌的首次放射治疗时不能采用近距离放射治疗或立体定向放射治疗作为单纯的治疗方法，只作为补量照射的手段。

3. 外照射的选择 应选择能量较高、皮肤量较低、骨吸收较小的射线。

4. 照射范围 应完全包括肿瘤及侵犯范围，对未受侵犯的高危部位（如颅底、颈部淋巴结引流

区等）应给予预防照射。

5．照射方法　采用 CT 模拟定位的方法，可更准确地包括应照射的范围，亦有利于周围正常组织器官的保护。三维适形放疗和调强适形放疗技术的运用已被初步证实有利于提高肿瘤局控率和改善生存质量。

6．放射治疗原则　鼻咽癌的放射治疗应以个体化分层治疗为原则。I/II 期病人以单纯放射治疗为主，对鼻咽病灶小的早期病人可采用外照射＋鼻咽腔后装放射治疗；III/IV 期病人应以单纯外照射为主，部分鼻咽和（或）颈部局部晚期病人应采用放射治疗＋化学治疗的综合治疗；对已有远处转移的病人应采用以化学治疗为主，姑息放射治疗为辅的治疗策略。

7．照射剂量　放射治疗计划应严格掌握照射总剂量的控制，不能盲目追加剂量，以免造成正常组织严重不可逆的损伤。

8．放射治疗设计　尽量采用缩野或多野照射技术（如颅底野、咽旁野），合理分配各照射野剂量比例。以保证肿瘤获得高剂量照射，尽量保护邻近正常组织免受过量照射，对重要器官例如大脑颞叶、脑干、脊髓、垂体和视神经应限制在正常耐受剂量范围之内。

三、鼻咽癌放射治疗的定位技术

（一）采用 X 线透视的模拟机定位技术

该传统技术是目前最为普遍采用的方法，但由于无法满足 ICRU50 号及 62 号报告中对靶体积准确勾画的要求，只能通过影像学检查显示肿瘤的范围，在定位片上粗略地勾画出肿瘤及侵犯范围进行射野设计，因此，其精确度不足，对正常组织器官的保护欠佳。

（二）采用 CT 模拟机的定位技术

与常规模拟机定位比较，它可按照 ICRU50 号及 62 号报告的要求准确地勾画靶体积，并通过靶体积及正常组织器官的重建，可从各个方向上观察肿瘤的大小和侵犯范围，使照射野的设置更为直观、合理、准确，更有利于正常组织器官的保护。CT 模拟机定位是为适形放疗和调强放射治疗等先进技术作准备的。

四、鼻咽癌的照射技术

（一）外照射治疗技术

鼻咽癌放射治疗技术的应用依赖放射治疗的设备。从 20 世纪 60 年代的低能深部 X 线及 ^{60}Co，过渡到 80 年代的直线加速器，鼻咽癌常规放射治疗的照射技术从侧卧位等距离面颈联合野过渡到侧卧位等距离面颈分野照射，90 年代以后的低熔点铅挡块面颈联合野照射技术。随着计算机技术的不断发展，现代放射治疗技术的日新月异。放疗新技术（3D-CRT/SRT/IMRT）使头颈肿瘤放疗得益匪浅，既能提高疗效，同时又能保护重要组织器官和减少放射性损伤，在鼻咽癌的放疗中充分发挥新技术的优势。

1．低熔点铅挡块等中心照射技术　通过成模的低熔点铅挡块给予患者不规则的面颈联合野和缩野后的不规则面颈分野进行照射，有利于减少正常组织受照射所致的放射性损伤。照射野如下：第一段采用面颈联合野＋/－下颈前野，予剂量 34～36Gy；第二段采用面颈联合缩野（避开脊髓）＋颈后三角区电子线野＋/－下颈前野（或采用双耳前野＋全颈或半颈前野），予剂量 14～16Gy，使鼻咽中心和颈部剂量为 50～52Gy；第三段双耳前野（或鼻前野）＋／－颈部 L 形电子线野，予剂量 8～20Gy，使鼻咽中心剂量为 60～70Gy，颈部淋巴结转移灶剂量为 60～66Gy。若合并广泛颅底骨质破坏或鼻咽肿瘤残留则针对骨质破坏区或肿瘤残留区加局部野，剂量 8～10Gy（图 4－3－1，图 4－3－2）。这种照射技术的特点为：

（1）符合全靶区照射的原则。鼻咽原发肿瘤、咽旁浸润、口咽侵犯和颈部淋巴结转移灶实际上是一个"连续靶区"。

（2）按照靶区形状设计照射野，通过低熔点铅保护了相邻的重要组织器官，如脑干、口腔等。

（3）使咽旁间隙及颈部淋巴结得到充分的照射剂量。

（4）由于照射体位不变，使照射野剂量计算较精确，避免了射野间剂量的重叠或遗漏，避免以往面颈分野造成照射剂量的"热点"落在后组颅神经出颅点。

（5）照射时摆位重复性好，挡块设置准确。

（6）可根据鼻咽癌侵犯的范围做个体化放疗设计。

中山大学肿瘤医院经过常规放疗与面颈联合野治疗鼻咽癌的前瞻性临床研究结果表明，其后组颅神经放射性损伤的发生率从 16.1% 下降到 4.8%。

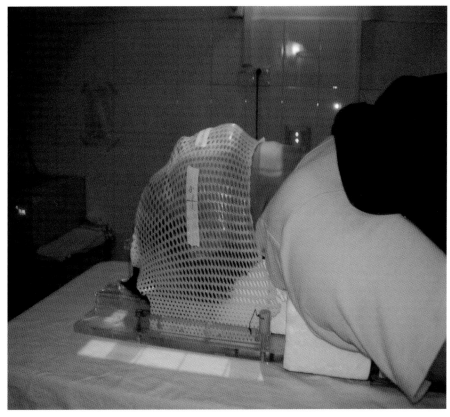

图 4－3－1　患者在进行常规放射治疗

2. 三维适形放射治疗技术　三维适形放射治疗（3-dimensional conformal radiation therapy，3D-CRT）是使高剂量区的空间剂量分布与靶区的三维形状一致，同时周围正常组织器官减少照射剂量，从而提高治疗增益比。这种照射技术的特点如下。

（1）利用 CT 模拟定位和三维重建功能建立靶区和敏感器官的三维图像。

（2）采用先进的剂量计算方法描述照射体积和剂量的关系。

（3）与常规二维放疗技术比较，处方剂量相同时，3D-CRT 可给予病变（靶区）更高适形度的剂量分布和均匀性，从而提高肿瘤靶区剂量，缩小照射范围。

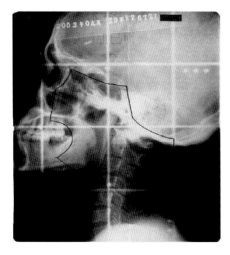
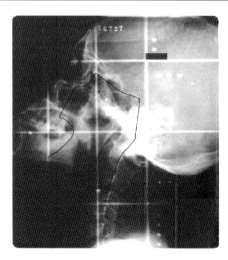

a. 第一段（面颈联合野）　　　　　　　　b. 第二段（面颈联合缩野）

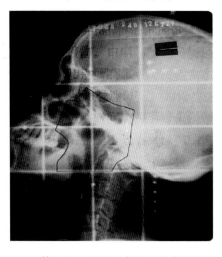
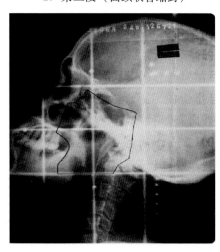

c. 第二段（颈后三角区电子线野）　　　　d. 第三段（双耳前野）

图 4 - 3 - 2　常规放疗（模拟机定位）设野图

（4）改善肿瘤靶区和周围正常组织和器官之间的剂量关系，减少某些正常组织器官如腮腺、颞颌关节等的照射剂量。

（5）有助于提高局控率、生存率以及生存质量，进而提高放射治疗增益比。

三维适形放疗计划如图 4 - 3 - 3 至图 4 - 3 - 6：

许多临床研究实践证实，该技术的运用，能给靶区提供较满意的剂量适合度和均匀性，降低周围的敏感器官受照体积和剂量，并提高肿瘤局控率、生存率以及生存质量（图 4 - 3 - 7）。Steven A 等报道，3D-CRT 技术与传统二维放疗技术比较，低于 95% 等剂量水平的平均靶体积减少了 15%，靶体积平均剂量提高了 13%，无并发症肿瘤控制概率增加了 15%。Takeshi Nishioka 采用三维适形推量治疗常规放疗后残留的鼻咽癌患者，3 年局部控制率达 70%，认为该方法治疗残留和复发的鼻咽癌是非常有效和安全的。Wolden 采用 3D-CRT 推量技术治疗原发鼻咽癌 68 例，结果 5 年局部控制率 77%，区域控制率 97%，无进展和总生存率分别为 56% 和 58%。目前，3D-CRT 可与常规放疗技术联合治疗鼻咽癌患者，有以下几种方法。

（1）全程 3D-CRT：要满足全部靶区理想剂量分布较困难，尤其对鼻咽肿瘤体积较大、侵犯范围较广泛的患者。但各靶区剂量计算较准确。

（2）常规放疗 + 第二段 3D-CRT：有利于肿瘤靶区的覆盖和亚临床灶的照射。但常规放疗与第二段 3D-CRT 照射剂量叠加计算难以准确，脑干、脊髓和腮腺的照射剂量很难控制在低剂量水平。

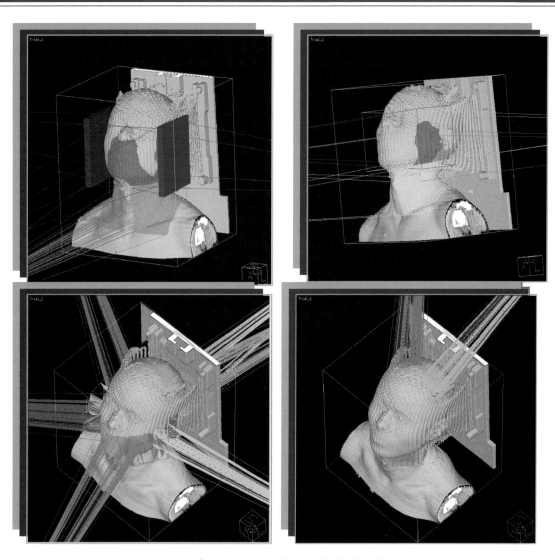

图 4 - 3 - 3　鼻咽癌三维适形放疗计划各段放疗计划示意图

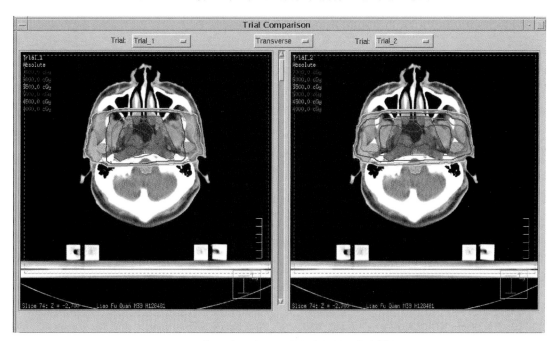

图 4 - 3 - 4　鼻咽癌三维适形放疗计划剂量曲线横断面图

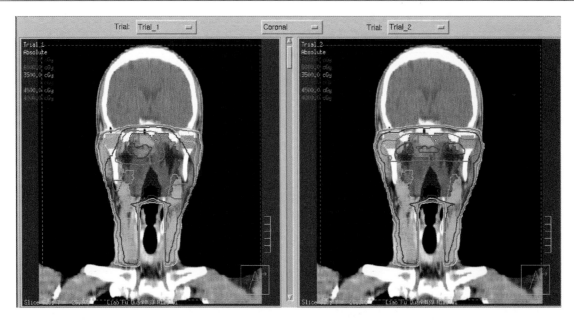

图4-3-5 鼻咽癌三维适形放疗计划剂量曲线冠状位图

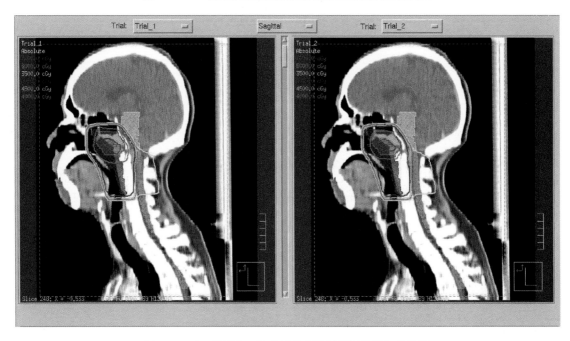

图4-3-6 鼻咽癌三维适形放疗计划剂量曲线矢状位图

（3）常规放疗结束的3D-CRT推量照射：随着常规放疗后肿瘤的退缩，肿瘤体积明显减少，其靶体积也明显缩小，可提高肿瘤的照射剂量，但正常组织器官的照射剂量很难较常规放疗明显降低。

3. 调强适形放射治疗技术 调强适形放疗（intensity modulated radiation therapy，IMRT）技术是三维适形放疗技术的进一步发展，被称为"放射肿瘤学划时代的进展"和"21世纪放疗技术发展的方向"。调强适形放射治疗除了要求在照射野的方向上，照射野的形状必须从三维的方向与肿瘤靶区的形状一致外，还要使靶区内及表面的剂量处处相等，而且要求每一个照射野内诸点的输出剂量率能按要求的方式进行调整。这种照射技术的特点为：

（1）利用CT模拟定位及三维治疗计划系统，通过增强射野边缘的剂量强度从而部分地补偿射线半影的影响，使靶体积的勾画和照射更为准确。

（2）采用同期加速推量放疗（simultaneous modulated accelerated radiation therapy boost，SMART

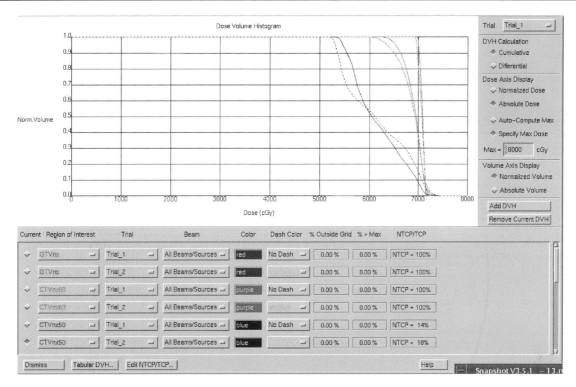

图 4 - 3 - 7　鼻咽癌三维放疗计划剂量体积直方图

boost）方法，在使肿瘤靶区获得高度适形剂量分布的同时，提高了靶体积特别是 GTV 的照射总剂量和分次剂量，从而增加了靶体积的生物效应剂量，既使肿瘤靶体积获得比常规二维放疗更高的照射总剂量和分次剂量，又较好地保护了肿瘤周围正常组织和器官缩短了总疗程时间，减少了肿瘤细胞的加速再增殖。

（3）IMRT 治疗计划系统具有逆向设计功能，即根据预期的治疗结果来决定应使用的治疗方案，可通过计算机自动优化得出最佳方案。

（4）精确的治疗实施和验证措施保证了靶体积能获得所需的可靠照射剂量。从剂量学方面来说，IMRT 是指通过改变靶区内的射线强度，使靶区内的任何一点都能得到理想均匀的剂量。

（5）IMRT 治疗计划为单一的治疗计划，评价和实施相对简单和容易，同时通过放疗设备的控制，使鼻咽癌照射的范围根据肿瘤与周围正常组织的需要分别给予不同的照射剂量，更有利于保护正常组织器官的功能，达到既杀灭肿瘤又保护重要器官的目的，使病人的疗效和生存质量都得到提高，进而提高治疗增益比。

鼻咽癌适形调强放疗剂量分布见图 4 - 3 - 8、图 4 - 3 - 9。

这是目前晚期放射性损伤最轻的一种照射技术。Hunt 也证实鼻咽癌的平均 PTV 剂量从传统二维的 67.9Gy，升到 3D-CRT 的 74.6Gy 和 IMRT 的 77.3Gy。IMRT 对剂量分布的改善主要体现在咽旁间隙、颅底和靠近中线的淋巴结。同时，IMRT 减少了正常组织的照射剂量，脊髓平均最大量从传统二维的 49Gy 降到 3D-CRT 的 44Gy 和 IMRT 的 34.5Gy。下颌骨和颞叶受到 60Gy 以上剂量的照射体积降了 10% ~ 15%，腮腺的平均剂量也明显下降，甚至低到 25 ~ 35Gy 水平。卢泰祥等用适形调强放射治疗技术治疗了 49 例复发鼻咽癌，在 IMRT 计划中不影响肿瘤靶区剂量分布的同时，显示鼻咽邻近正常组织器官的平均剂量全组都低于限定的照射剂量。本组病例中位随访期 9 个月（3 ~ 16 个月），局部无发展生存率 100%。IMRT 结束时有 3 例（6.1%）出现鼻咽局部肿瘤残留。临床按照 RTOG 对急性放射反应评分标准评价病人治疗结束时的口腔黏膜、皮肤急性放射性反应，分别有 29 例、19 例和 1 例病人出现 0 级、1 级和 2 级的急性皮肤放射性反应；有 16 例、10 例、21 例和 2 例病人分别出现 0

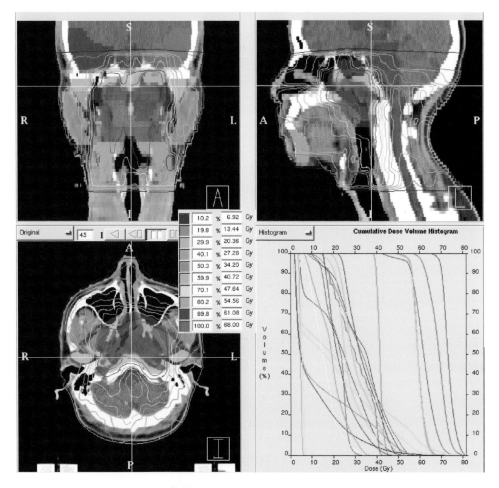

图 4 - 3 - 8   鼻咽癌适形调强放射治疗（IMRT）剂量分布

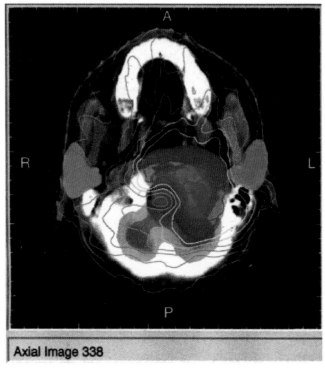

图 4 - 3 - 9   100％剂量曲线包绕 GTV（红色），90％剂量曲线包绕 CTV₁（桃红色），80％
剂量曲线包绕 CTV₂（蓝色），脊髓及双侧腮腺获得较好的低剂量分隔

级、1 级、2 级和 3 级的急性口腔黏膜反应；有 26 例、18 例和 5 例病人在原来首程常规放射治疗后分别出现 1 级、2 级和 3 级口腔干燥的加重。结果显示复发鼻咽癌病人完全可以耐受 IMRT 治疗，而且近期疗效令人满意。然而，IMRT 在物理学、工程学、生物学和临床应用等方面如患者摆位和器官运动不确定性、生物靶区界定等仍存在局限性，有待于肿瘤的精确定位、剂量提升等新技术的发展。同时，确定不同肿瘤的最佳分割剂量、总剂量、时间因素，确定各类正常组织的放射耐受剂量和体积，解决低剂量照射诱导第二原发性恶性肿瘤等问题，仍有待临床研究进一步探讨。

（二）近距离放射治疗

由于 20 世纪 80 年代有了高剂量率（high dose rate，HDR）近距离治疗机，鼻咽癌的腔内后装治疗又得到了重视。目前国内已有很多单位利用外照射 + 后装治疗早期鼻咽癌以及利用后装追加补充剂量治疗局部残留小病灶，临床应用已取得显著效果。据国内多家医院报道，减少外照射剂量后补充后装治疗虽然没有显著提高肿瘤控制率和生存率，但却显著减低了因外照射所致的后期放射性损伤。而且，张口困难的发生率从 47.3% 降到 7.3%。鼻咽黏膜局灶性坏死和软腭穿孔是后装治疗的合并症。目前国内使用的 ^{192}Ir 放射源的大小一般为 $\phi1.1$mm，长 6mm，对于鼻咽的病人仍显体积稍大，但小于 150° 以下的转弯易造成卡源，临床上需要更小体积的放射源。三维 TPS 的应用会使得剂量分布更加合理，计划的设计更加容易，近距离放疗也是一种适形放疗，更准确的剂量分布会使疗效进一步提高，副作用也会进一步减少。粒子射线的中子后装机在临床上也开始应用，但疗效有待进一步观察。

五、鼻咽癌放射治疗的剂量

（一）常规外照射和三维适形放疗的照射剂量

鼻咽部照射剂量与分割方法：根治剂量 66 ~ 70Gy/［（33 ~ 35 次）·（6.5 ~ 7 周）］。
颈部根治剂量与分割方法：根治剂量 60 ~ 70Gy/［（30 ~ 35 次）·（6 ~ 7 周）］。
颈部预防剂量与分割方法：预防剂量 50 ~ 56Gy/［（25 ~ 28 次）·（5 ~ 5.5 周）］。

（二）调强适形放射的剂量

1. 鼻咽原发灶处方剂量
PTV-GTVnx：68 ~ 76Gy。
PTV-CTV$_1$：60 ~ 64Gy。
PTV-CTV$_2$：50 ~ 54Gy。
2. 颈淋巴结的处方剂量
PTV-GTVnd：60 ~ 70Gy。
PTV-CTVnd：50 ~ 54Gy。

总而言之，对不同期别的患者应根据具体情况进行合理的个体化设计，以达到提高肿瘤控制率，减少各种放射所致的并发症，改善生存质量的目的。

（黄　莹　白守民）

参 考 文 献

1. 殷蔚伯，谷铣之. 肿瘤放射治疗学. 北京：中国协和医科大学出版社，2002

2. 崔念基，卢泰祥，邓小武. 实用临床放射肿瘤学. 广州：中山大学出版社，2005

3. 蒋国梁. 现代肿瘤放射治疗学. 上海：上海科学技术出版社，2003

4. 沈瑜，糜福顺. 肿瘤放射生物学. 北京：中国医药科技出版社，2002

5. 张天泽，徐光伟. 肿瘤学. 天津：天津科学技术出版社，1996

6. 高黎，徐国镇. 鼻咽癌. 北京：北京大学医学出版社，2007

7. 张宜勤，魏宝清. 20 年来鼻咽癌放射治疗疗效全面提高的原因分析. 中华放射肿瘤学杂志，1999，8：73～76

8. 罗伟，张恩罴，钱剑扬，等. 改进鼻咽癌外照射技术的前瞻性临床研究. 癌症，2000，19：903～905

9. 张有望，胡超苏，刘泰福，等. ^{60}Co 外照射加 HDR 腔内后装放射治疗鼻咽癌的长期疗效分析. 中国放射肿瘤学，1990，3：140

10. 张万团，钱剑扬，陈昆田，等. Ⅰ期、Ⅱ期鼻咽癌外照射联合高剂量率腔内后装治疗. 中华放射肿瘤学杂志，1996，5：224～227

11. 郎锦义，等. 鼻咽癌外照射联合高剂量后装腔内治疗. 中华放射肿瘤学杂志，1995，4：164～165

12. 高黎，徐国镇，肖光莉，等. 鼻咽癌外照射及近距离治疗的前瞻性随机分组研究. 中华放射肿瘤学杂志，1997，6：206～211

13. 赵充. 鼻咽癌调强适形放疗进展. 实用肿瘤杂志，2004，19：281～284

14. 卢泰祥，赵充，韩非，等. 49 例复发鼻咽癌的调强适形放射治疗. 中华肿瘤杂志，2003，4：386～388

15. Leibel SA, Kutcher GJ, Harrison LB, et al. Improved dose distribution for 3D conformal boost treatments in carcinoma of the nasopharynx. Int J Radiat Oncol Biol Phys, 1991, 20：822～833

16. Wolden SL, Zelefsky MJ, Hunt MA, et al. Failure of a 3D conformal boost to improve radiotherapy for nasopharyngeal carcinoma. Int J Radiat Oncol Biol Phys, 2001, 49：1229～1234

17. Takeshi N, Hiroki S, Kenji K, et al. Three-dimensional small-volume irradiation for residual or recurrent nasopharyngeal carcinoma. Int J Radiat Oncol Biol Phys, 2000, 48：495～500

18. Sultanem K, Shu HK, Xia P, et al. Three-dimensional intensity-modulated radiotherapy in the treatment of nasopharyngeal carcinoma：the University of California-San Francisco experience. Int J Radiat Oncol Biol Phys, 2000, 48：711～722

19. Bogner L, Scherer J, Treutwein M, et al. Verification of IMRT：techniques and problems. Strahlenther Onkol, 2004, 180：340～350

20. Zhang EP, Lian PG, Cai KL, et al. Radiation therapy of nasopharyngeal carcinoma：prognostic factors based on a 10-year follow-up of 1032 patients. Int J Radiat Oncol Biol Phys, 1989, 16：301～305

21. Lee AWM, Law SCK, Chan DKK, et al. Retrospective analysis of nasopharyngeal carcinoma treated during 1976～1985：late complications following megavoltage irradiation. Br J Radiol, 1992, 65：918～928

22. Steel GG. Basical clinical radiobiology. Arnold London, New York, Sydney, Auckland, 1997

23. Coia LR, Myerson RJ, Tepper JE. Late effects of radiation therapy on gastro - intestinal tract. Int J Radiat Oncol Biol Phys, 1995, 31：1213～1236

24. Hanks GE, Hanlon AL, Schultheiss TE, et al. Dose escalation with 3D conformal treatment：five years outcome, treatment optimization, and future directions. Int J Radiat Oncol Biol Phys, 1998, 41：501～510

25. Chao KSC, Low DA, Perez CA, et al. Intensity-modulated radiation therapy in head and neck cancers：the mallinckrodt experience. Int J Cancer, 2000, 90：92～103

26. Ping X, Karen KF, Gorden WW, et al. comparison of treatment plans involving intensity modulated radiotherapy for nasopharyngeal carcinoma. Int J Radiation Oncology Biol Phys, 2000, 48：329～337

27. Hunt MA, Zelefsky MJ, Wolden S, et al. Treatment planning and delivery of intensity-modulated radiation therapy for primary nasopharynx cancer. Int J Radiat Oncol Biol Phys, 2001, 49：623～632

28. Hsiung CY, Yorke ED, Chui CS, et al. Intensity-modulated radio-therapy versus conventional three-dimensional conformal radiotherapy for boost or salvage treatment of nasopharyngeal carcinoma. Int J Radiat Oncol Biol Phys, 2002, 53：638～647

29. Cheng JC, Chao KS, Low D. Comparison of intensity modulated radiation therapy（IMRT）treatment techniques for nasopharyngeal carcinoma. Int J Cancer, 2001, 96：126～131

30. Fady B, Geara, Bonnies. Induction chemotherapy followed by radiotherapy versus radiotherapy alone in patients with advanced nasopharyngeal carcinomaResults of a matched cohort study. Cancer, 1997, 79: 1279~1286

31. International Nasopharynx Cancer Study Group: VUMCAI Trial. Preliminary results of a randomized trial comparing neoadjuvant chemotherapy (cisplatin, epirubicin, bleomycin) plus radiotherapy VS. radiotherapy alone in stage IV ($\geqslant N_2 M_0$) undifferentiated nasopharyngeal carcinoma: a positive effect on progression-free survival. Int J radiat Oncol Biol Phys, 1996, 35: 463~469

32. Al-Sarraf M, LeBlanc M, Shanker Giri PG, et al. Chemoradiotherapy versus radiotherapy in patients with advanced nasopharyngeal cancer. Phase III randomized intergroup study 0099. J Clin Oncol, 1998, 16: 1310~1317

33. Chua DT, Sham JS, Au GK, et al. Concomitant chemoirradiation for stage III IV NPC in Chinese patients-results of a matched cohort analysis. Int J Radiat Oncol Biol Phys, 2002, 53: 334~343

34. YI JL, Huang XD, Gao L, et al. Nasopharyngeal carcinoma treated by radical radiotherapy alone: ten-year experience of a single institution. Int J Radiat Oncol Biol Phys, 2006, 65: 161~168

35. Al-Sarraf M, Reddy MS. Nasopharyngeal carcinoma. Curr Treat Options Oncol, 2002, 3: 21~32

36. Qin DX, Hu YH, Yan JH, et al. Analysis of 1379 patients with nasopharyngeal carcinoma treated by radiation. Cancer, 1988, 61: 1117~1124

37. Lee WM, Sze WM, Au SK, et al. Treatment results for nasopharyngeal carcinoma in the modern era: the Hongkong experience. Int J Radiat Oncol Biol Phys, 2005, 61: 1107~1116

38. Lu T, Luo W, Zhao C, et al. Retrospective analysis of 934 primary nasopharyngeal carcinoma (NPC) patients treated with conventional external beam radiotherapy alone. Int J Radiat Oncol Biol Phys, 2004, 60: 508~509

39. Yeh SA, Tang Y, Lui CC, et al. Treatment outcomes and late complications of 849 patients with nasopharyngeal carcinoma treated with radiotherapy alone. Int J Radiat Oncol Biol Phys, 2005, 62: 672~679

40. ICRU report 62: prescribing, recording and reporting photo beam therapy (supplement to ICRU report 50). Intnatonal Commission on Radiation Units and Measurements, 1999.

41. Purdy JA. Current ICRU definitions of volumes: limitations and future directions. Semin Radiat Oncol, 2004, 14: 27~40

42. Hong TS, Tome WA, Chappell RJ, et al. The impact of daily setup variations on head-and-neck intensity-modulated radiation therapy. Int J Radiat Oncol Biol Phys, 2005, 61: 779~788

43. Kaanders JH, Bussink J, van der Kogel AJ. ARCON: a novel biology-based approach in radiotherapy. Lancet Oncol, 2002, 3: 728~737

44. Chao KS, Bosch WR, Mutic S, et al. A novel approach to overcome hypoxic tumor resistance: Cu-ATSM-guided intensity-modulated radiation therapy. Int J Radiat Oncol Biol Phys, 2001, 49: 1171~1182

45. Ruben JD, Davis S, Evans C, et al. The effect of intensity-modulated radiotherapy on radiation-induced second malignancies. Int J Radiat Oncol Biol Phy, 2008, 70: 1530~1536

46. Puri DR, Chou W, Lee N. Intensity-modulated radiation therapy in head and neck cancers. Dosimetric advantages and update of clinical results. Am J Clin Oncol, 2005, 28: 415~423

47. Yom SS, Morrison WH, Ang KK, et al. Two-field versus three-field irradiation technique in the postoperative treatment of head-and-neck cancer. Int J Radiat Oncol Biol Phys, 2006, 66: 469~476

48. Fu KK, Pajak TF, Trotti A, et al. A Radiation Therapy Oncology Group (RTOG) phase III randomized study to compare hyperfractionation and two variants of accelerated fractionation to standard fractionation radiotherapy for head and neck squamous cell carcinomas: first report of RTOG 9003. Int J Radiat Oncol Biol Phys, 2000, 48: 7~16

49. Bourhis J, Overgaard J, Audry H, et al. Hyperfractionated or accelerated radiotherapy in head and neck cancer: An individual patient data meta-analysis of 15 randomized trials. Lancet, 2006, 368: 843~854

50. Pignon JP, le Maitre A, Bourhis J, et al. Meta-analyses of chemotherapy in head and neck cancer (MACH-NC): an update. Int J Radiat Oncol Biol Phys, 2007, 69: 112~114

51. Horiot JC, Le Fur R, N'Guyen T, et al. Hyperfractionation versus conventional fractionation in oropharyngeal carcinoma: final analysis of a randomized trial of the EORTC cooperative group of radiotherapy. Radiother Oncol, 1992, 25: 231~

241

52. Overgaard J, Hansen HS, Specht L, et al. Five compared with six fractions per week of conventional radiotherapy of squamous-cell carcinoma of head and neck: DAHANCA 6 and 7 randomised controlled trial. Lancet, 2003, 362: 933~940

53. Thames HD, Schul TE, Hendry JH, et al. Can modest escalations of dose be detected as increased tumor control? Int J Radiat Oncol Biol Phys, 1992, 22: 241~246

54. Butler EB, Teh BS, Grant WH, et al. SMART (simultaneous modulated accelerated radiation therapy) boost: a new accelerated fractionation schedule for the treatment of head and neck cancer with intensity modulated radiotherapy. Int J Radtat Oncol Biol Phys, 1999, 45: 21~32

55. Lee N, Xia P, Quivey JM, et al. Intensity-modulated radiotherapy in the treatment of nasopharyngeal carcinoma-an update of the UCSF experience (Califoria-San Francisco). Int J Radiat Oncol Biol Phys, 2002, 53: 12~22

56. Ruben JD, Davis S, Evans C, et al. The effect of intensity-modulated radiotherapy on radiation-induced second malignancies. Int J Radiat Oncol Biol Phys, 2008, 70: 1530~1536

第五章　鼻咽癌的化学治疗

第一节　鼻咽癌化学治疗的概况

鼻咽癌（nasopharyngeal carcinoma）的治疗方案应根据病期、病变范围和患者的一般情况来决定。尽管放射治疗是鼻咽癌首选治疗方法已被公认，Ⅰ期、Ⅱ期单纯放疗即可获得良好的治疗效果，但是一半以上的患者就诊时多为晚期，Ⅲ期和Ⅳ期的病人约占85%，其肿瘤的局部复发和远处转移是晚期鼻咽癌根治性放疗失败的主要原因，5年生存率仅15%～40%。单纯放疗后约50%于5年内死亡，65%于10年内死亡，43%死于局部复发、进展，57%死于远处转移，后者成为鼻咽癌疗效失败的决定因素。Lin报道鼻咽癌远处转移者2年生存率<10%，不治疗者中位生存期为3～6个月，通过化学治疗后其中位生存期为8～12个月。如何改善晚期鼻咽癌病人的预后，已引起广泛的关注。

鼻咽癌的化学治疗用于鼻咽癌的治疗已有近40多年的历史，以往化疗作为一种鼻咽癌的标准疗法，仅限于对复发或转移癌的姑息治疗。近10多年来化疗用于局部晚期鼻咽癌治疗的临床研究在许多中心进行，并取得了长足的进展。虽然目前鼻咽癌化疗对鼻咽癌患者无病生存及总生存率的影响还存在争议，但不可否认化疗已成为鼻咽癌综合治疗的一种重要的手段。

第二节　鼻咽癌的化学治疗模式

目前，对于鼻咽癌化疗多主张进行多药的联合化疗，化疗方式有新辅助化疗（诱导化疗），同期放化疗，辅助化疗和姑息性化疗等。

一、新辅助化疗

（一）新辅助化疗的概念

新辅助化疗（neoadjuvant chemotherapy）又称诱导化疗（inducing chemotherapy），是对局限性肿瘤在根治性手术或放疗前先给予的化疗。目的是期望肿瘤缩小，减少局部治疗带来的损伤，并对可能已转移的其他的微小癌灶予以肃清或控制，改善预后。特别是对化疗敏感的肿瘤，可使肿块明显缩小，为放疗或手术治疗提供更好的条件，提高疗效。目前在膀胱癌、乳腺癌、骨肉瘤及软组织肉瘤等已能获益。

但实际上，新辅助化疗作为一种全身治疗配合局部放射治疗能否进一步提高生存率目前仍有争议。理论上其对有中、高危及已有远处转移的患者可以起到降低远处转移率，增加局部控制率的作用。但在近年来临床研究报道中，对新辅助化疗的效果仍存在一些争议，值得进一步探讨。

同时，诱导化疗亦可能增加了放射治疗的毒副反应，但一般不会影响放射的实施。即使是临床获得完全缓解者，放射的剂量和范围亦不宜降低。目前，中山大学肿瘤医院建议鼻咽癌的诱导化疗的适应证为：① 由于鼻咽癌导致局部症状严重者。② T_3、T_4 患者。③ 区域淋巴结转移为 N_2、N_3 的患者。④ 因各种原因不能及时放疗的患者。

（二）新辅助化疗的循证依据

理论上，新辅助化疗由于无放疗造成的纤维化，肿瘤组织血供良好，药物易达到病灶局部且能有效的杀灭肿瘤细胞，可在短时间内使鼻咽、颈淋巴结肿瘤负荷减少，增加放疗敏感性，抑制或杀灭远处转移的亚临床病灶，使鼻咽部肿瘤退缩，缓解对周围组织、神经压迫，缓解头疼、涕血、耳塞等症状，促进颅神经损伤的修复，同时使鼻咽部肿物坏死脱落，溃疡愈合，这无疑对随后将进行的放疗有益。有文献报道，顺铂（cisplation，DDP）和 5 – 氟脲嘧啶 [5-fluoro-2，4（1H，3H）pyrimidinedione，5-Fu] 主要通过抑制肿瘤细胞的 DNA 合成，对肿瘤细胞有杀伤和抑制作用，这些药物同时可以改变肿瘤细胞的增殖动力学，从而可增加放疗敏感性。

鼻咽癌的新辅助化疗不仅本身对控制鼻咽癌原发灶和颈淋巴结转移灶方面有效，且对随后的放疗有放射增敏作用，可作为放疗敏感性的预试手段。即使无效，诱导化疗后的淋巴结变软且松动，融合、固定的淋巴结可退缩分开，为随后的放疗布野创造有利条件。放疗后残留率低，各种放射性损伤减至最小，其联合放射治疗进一步增加局部病灶的控制，减少转移和复发，改善近期疗效并提高生活质量。目前，已有多项研究表明新辅助化疗可提高无远处转移生存率、无病生存率和总生存率。近年来采用 DDP 为主的联合化疗方案在鼻咽癌患者的治疗中取得了较高的缓解率，其中以 DDP + 5-Fu 的 PF 方案疗效最佳，缓解率可达 50% ~ 80%，完全缓解可超过 50%。Hongs 等则采用 DDP + 5-Fu 诱导化疗联合放疗治疗 137 例鼻咽癌，化疗组 5 年生存率为 63%，单放组为 52%，远处转移分别为 6%、34%，结果有统计学意义。蔡长青等对 94 例 $\geqslant N_2$ 期鼻咽癌进行新辅助化疗加放疗与单独放疗进行比较，5 年生存率分别为 70.8% 和 56.6%，远处转移率分别为 20.8% 和 56.6%，平均转移时间新辅助化疗加放疗组为 19 个月，单独放疗组为 9 个月，两组之间的差异具有显著性（$P < 0.05$）。表明新辅助化疗可提高无远处转移生存率、无瘤生存率和总生存率。但值得注意的是，这些并非大样本随机对照试验。

虽然诱导化疗可取得较高的局部缓解率，并有提高局部晚期鼻咽癌无进展生存率（progression free survival，PFS）和无复发生存率（replase free survival，RFS）的趋势，但在目前绝大多数的随机对照研究中，这种高缓解率并没有转化成生存率的优势。唯一观察到诱导化疗能显著提高局控率及无瘤生存率的报道来自 VUMCA I 试验，入组的 339 例患者 6 年无瘤生存率在放化疗组高于单纯放疗组（41% vs 30%），但总生存率的差异无显著性。AOCOA 的多中心试验纳入了 334 例局部晚期患者，仅淋巴结 >6cm 者，3 年无复发生存率放化疗组有显著提高（63% vs 28%，$P = 0.026$），但 3 年总生存率差异也无显著性。中山大学肿瘤防治中心分析了 457 例患者后亦认为尽管诱导化疗对 $T_3 \sim T_4$ 期鼻咽癌的总生存率无增益，但可显著提高其 5 年局控率（82% vs 74%，$P = 0.04$）。Teo 等行 191 例鼻咽癌淋巴结阳性新辅助化疗（DDP 100mg/m^2，d1，5-Fu 1 000mg/m^2，d1 – 3）与同期 409 例病人单纯放疗相对比，认为通过化疗可增加淋巴结阳性的 T_3 期鼻咽癌的局控率，减少晚期复发率，认为新辅助化疗应成为淋巴结阳性的 T_3 期鼻咽癌综合治疗措施的主要部分。美国 MD Anderson 癌症中心的 Garden 则认为，由于诱导化疗可能有效控制远处微转移灶，可在暂不适宜进行放疗的非常晚期的患者中立即开始使用，诱导化疗的有效率是预测患者预后的有力指标，可据其反应决定下一步的治疗方案。因此尽管未能在大规模的临床随机研究中体现出对生存率的显著优势，但是诱导化疗在鼻咽癌治疗方面的地位仍不容忽视。

然而，对鼻咽癌是否常规给予新辅助化疗，目前仍存在较大争议。由于晚期鼻咽癌周围组织侵犯广泛，而且原发肿瘤异质性大，是产生化疗耐药的主要原因。有学者认为反复化疗后导致机体抵抗力下降，可能延误放射治疗时间，而且幸存下来的肿瘤细胞亚群具有抗药性，并可能产生加速再增殖和远处转移。另外，抗化疗肿瘤细胞亚群常具有抗放射治疗性，在其加速增殖后完全杀灭它们往往需要更大的放射剂量，这样势必产生更大的放射损伤。因此有学者认为对晚期鼻咽癌局部肿瘤较大者，也宜尽早开始放疗。

虽然放疗对晚期鼻咽癌效果肯定，但首次治疗后局部复发及远处转移率仍很高。以 DDP 为主的诱导化疗方案已被临床广泛应用，但临床疗效各有差异。虽对晚期鼻咽癌短期疗效较好，可提高鼻咽癌局部控制率，但对远期疗效仍难以肯定。化疗后难于发现最佳的放射治疗体积，包括大部分患者的微小转移灶未被杀灭，影响放射设计的精确制定，有可能使放疗剂量偏高或遗漏。Hareyama 等前瞻性研究 80 例局部晚期鼻咽癌，随机被分为 2 个周期的新辅助化疗组（DDP + 5-Fu）和单纯放疗组，5 年总生存率分别为 60% 和 48%，无瘤生存率分别为 55%、43%，经统计学处理差异无显著性。虽然无远处转移生存率支持新辅助化疗，但差别仍无显著性，因此对局部晚期鼻咽癌出现远处转移之前经诱导化疗后，肿瘤局控率的提高虽可改善无局部复发生存率，但未能改善总生存率和无病生存率。Chan 等应用 PF 方案（DDP 100mg/m^2 + 5-Fu 1 000mg/m^2）连续 72h，放疗前诱导化疗 2 个疗程治疗 37 例鼻咽癌，2 年总生存率、无瘤生存率与对照组无差别。Chua 等则采用 DDP + Epi 2 ~ 3 个疗程化疗加放射治疗 334 例晚期鼻咽癌，结果显示综合组 3 年总生存率和无瘤生存率分别为 78% 和 48%，对照组分别为 71% 和 42%，两组均无差异性。因此认为对晚期鼻咽癌不宜常规应用新辅助化疗。Cvitkovic 等报道，339 例中晚期鼻咽癌采用更强烈诱导化疗方案，大剂量 DDP、表阿霉素（epirubicin）、博莱霉素（bleomycin，BLM）化疗 3 个疗程，有效率为 98%（CR 为 66%），结果显示总生存率无明显提高，远处转移率未见降低，仅无瘤生存率明显提高。Ma J 等前瞻性评价局部晚期鼻咽癌新辅助化疗的作用（DDP 100mg/m^2，d1；BLM 1 000mg/m^2，d1 - 5；5-Fu 800mg/m^2，d1 - 5）与单纯放疗相比，5 年总生存率分别为 63%、56%；5 年复发率分别为 59%、49%；5 年局部复发率为 79%、75%，结果表明新辅助化疗未能增加局部晚期鼻咽癌的任何生存率。

（三）新辅助化疗的并发症

新辅助化疗在杀死肿瘤细胞的同时也不同程度地对局部或全身器官造成损害，包括骨髓抑制、胃肠道反应、黏膜反应等。如 Hareyama 报道 2 个周期 DDP + 5 - Fu 的新辅助化疗有关的毒性，最常见的消化道反应（恶心、呕吐）：3 度为 25%，4 度为 2.5%；血液毒性发生率为 65.5%：1 度为 35%，2 度为 23%，3 度为 5%。Amr 报道 49 例接受 2 个疗程的 DDP + 5-Fu 新辅助化疗，恶心、呕吐 2 ~ 3 度为 82%，黏膜炎 1 ~ 2 度 18.4%，神经毒性 1 度为 10.2%，血液毒性 3 度为 4.1%。两组资料中均未有病人因化疗毒性而终止放疗的进行，提示新辅助化疗可以安全的配合放疗，以达到根治肿瘤的目的。

（四）鼻咽癌新辅助化疗存在的问题

如前所述，多项研究表明新辅助化疗仅有高度的肿瘤反应率，但无生存率的获益。影响新辅助化疗疗效的原因可能有。

1. 病例的选择　大多数学者认为 I 期、II 期鼻咽癌不需做化疗，Geara 等认为许多研究未能显示化疗对总生存率有益是由于这些研究中入选了 I 期、II 期患者。而在其研究中，绝大多数患者是 IV 期病例，提示新辅助化疗仅对存在高危远处转移因素的病例有获益。

2. 目前头颈部肿瘤新辅助化疗最常应用的药物为 DDP + 5-Fu，其标准剂量及化疗的疗程等尚未统一，以至临床报道疗效差别较大。大多数作者认为新辅助化疗至少 3 个周期，且较低的剂量不足以杀灭微小转移灶，甚至会产生相反的结果。Amr 等研究认为鼻咽癌新辅助化疗至少 3 个周期，低于标准剂量的 2 个周期化疗主要是担心高剂量化疗与放疗协同引起不良反应，而低剂量化疗会引起较低的反应率和较高的局部复发率和远处转移。作者同时认为，对新辅助化疗较差反应率可看作高危病人，应该及早行放疗，然后行巩固化疗，以减少远处转移的机会。

3. 新辅助化疗与放疗间隔时间　放射生物研究表明，初次外照射 2 ~ 4 周后，残留肿瘤克隆会发生加速增殖，化疗会产生类似加速增殖，故诱导化疗后应尽早开始根治性放疗至关重要。缩短化疗与放疗间隙、避免放疗延迟，以免耐药肿瘤细胞发生转移。

二、同期放化疗

同期放化疗（concomitant chemoradiotherapy）是指鼻咽癌在放射治疗的同时使用化疗。同期放化疗是目前治疗局部晚期鼻咽癌常用的综合治疗模式。

其优点在于：① 更有利于化疗对乏氧细胞增敏。② 有利于放疗后 DNA 损伤修复的抑制。③ 诱导肿瘤细胞凋亡和消除肿瘤细胞放疗抗拒性等方面产生协同作用，提高对肿瘤的杀伤作用，同时亦有助于消灭远处的亚临床转移灶。

头颈部肿瘤的前瞻性随机对照研究表明，与单用放射治疗相比较，同期放化疗可以提高晚期头颈癌的局部控制率，而且还可以提高远期生存率。Meta 分析结果表明，单药与放疗同时应用可平均提高 8% 的 5 年生存率，联合化疗则可以提高约 20% 的 5 年生存率。2004 年美国临床肿瘤学会（American Society of Clinical Oncology，ASCO）会议上，Bourhis J 等在以往 Meta 分析的基础上，加上最新的 24 个临床试验，共入组 87 个临床试验，超过16 000个病人，同样得出了类似的结果。German ARO 95 - 06 多中心临床试验将 384 例头颈癌患者随机分为加速超分割放化疗组（C - HART 组）和单纯加速超分割放疗组（HART 组）进行治疗。其治疗方案如下，C - HART 组：丝裂霉素（MMC）$10mg/m^2$，d5，35，5-Fu $600mg/m^2$，civ 120h，持续灌注 120h，d1 - 5，肿瘤侵犯野接受 70.6Gy 的放射剂量。HART 组：肿瘤侵犯野接受 77.6Gy 的放射剂量，低危或高危转移潜能的淋巴引流区分别接受 60Gy 或 50Gy 的放射剂量。中位随访 5 年，结果显示：C - HART 组，HART 组的 5 年无进展生存率（PFS）分别为 29.3% 和 26.6%（$P = 0.009$），总的 5 年生存率（OS）分别为 28.6% 和 23.7%（$P = 0.02$），而治疗相关的急慢性毒副反应无显著差异。其结果证实了 C - HART 治疗局部晚期头颈癌比 HART 更有效，该临床研究结果值得 NPC 的借鉴。

目前常用的化疗药物有 DDP、5-Fu、BLM、MMC 和异环磷酰胺（ifosfamide，IFO）等。较新的化疗药物有吉西他滨（gemcitabine）、紫杉醇（paclitaxel）和多西他赛（docetaxel）等。联合化疗主要以 DDP + 5-Fu/ 或 CF 方案，或含有 DDP 的其他方案。目前多数认为联合化疗的放疗增敏作用较单一药物好，但毒性反应（口腔炎和骨髓抑制等）亦较严重，常需降低放化疗的剂量或改变放疗计划，从而影响治疗效果的进一步提高。因此，放化疗同时进行被认为是头颈癌（包括鼻咽癌）的标准治疗手段。

晚期鼻咽癌化疗效果的增益，以同期放化疗的作用最为明确。DDP 是目前最常应用的药物，在体内外均证明其具有独特的放射增敏作用，而且其常规剂量对骨髓抑制较轻，与放疗毒性不相重叠。DDP 与放射治疗同时应用的最适方法尚未确立。目前有每日低剂量、每周中剂量和 3 个周高剂量等。日本对本国 17 个医疗机构鼻咽癌患者的资料进行分析后认为，对于局部晚期者，含铂类方案同期放化疗的疗效最好，香港和台湾的 Ⅲ 期临床试验发现同期放化疗可显著提高局部晚期者的局控率、无瘤生存率及总生存率，并可明显推迟出现远处转移的时间。中国香港 Chan 等的研究中同期放化疗组 5 年总生存率提高 13%（$P = 0.048$）。在 $T_3 \sim T_4$ 期患者中这一差异更为显著（$P = 0.014$），无瘤生存率亦明显提高，推荐在高发地区使用 DDP 同期放化疗作为局部晚期鼻咽癌的标准治疗方案。中国台湾阳明大学的研究结果显示 5 年无瘤生存率、无局部复发生存率及总生存率同期放化疗较单纯放疗均显著提高，分别为 71.6% vs 53.0%、89.3% vs 72.6%、72.3% vs 54.2%，认为同期放化疗在提高生存率方面的优势确切。中山大学肿瘤防治中心张力等进行的Ⅲ期临床试验亦显示同期放化疗较单纯常规放疗可显著提高局部晚期患者的 2 年总生存率、无复发生存率和无远处转移生存率，两组上述各项结果分别为 100% vs 77%（P = 0.01）、96% vs 83%（P = 0.02）、92% vs 80%（P = 0.02）。王秀清等的研究结果亦显示同期放化疗也优于单纯放疗，3 年无瘤生存率分别为 59.2% vs 38.6%（P < 0.05）；3 年无远处转移生存率为 84.1% vs 66.1%（P < 0.05）。可见尽管最佳化疗方案和用药方式尚未确定，同期放化疗在提高局部晚期鼻咽癌局部控制率、无瘤生存率、无转移生存率等方面显示了其增益作用。然而，其急性毒性反应亦不容忽视，尤其是在已进行诱导化疗后的患者，其黏膜炎、消化道反应及血液学毒性都尤为严重。同时，在如何选择最为有效的化疗药物、与放疗相匹配的化疗疗程、两者结合的时机等方面，都需要进一步探索。

中山大学肿瘤医院张力等为进一步阐明同期化放疗在局部晚期鼻咽癌治疗中的作用而进行了一项关于Ⅲ期随机对照试验的荟萃分析。主要目的是通过比较鼻咽癌病人同期化放疗与单纯放疗的总生存、疾病的局部控制率及远处转移率的差异从而确定同期化放疗在局部晚期鼻咽癌中的作用。同时比较鼻咽癌病人同期化放疗和同期化放疗联合辅助化疗与单纯放疗的生存差别。分析中纳入了 8 个Ⅲ期随机对照临床研究共 1 630 名鼻咽癌（WHO 分型 Ⅰ ~ Ⅲ型）患者随机分组，其中 785 名接受了单纯放疗，845 名接受了联合治疗。8 个研究之中的 4 个研究包括 857 名病人是同期化放疗与单纯放疗进行对比，而其他 4 个研究包括 820 名病人则是同期化放疗联合一定形式的辅助化疗与单纯放疗进行对比。结果显示与单纯放疗相比，同期化放疗组病人的 2 年、3 年和 5 年总生存风险比值分别为 0.54、0.54 和 0.49，而其相应的 2 年、3 年和 5 年绝对生存获益分别为 9%、10% 和 13%。同期化放疗组与单纯放疗组的局部复发率及远处转移率也是可比的，并且同期化放疗组可见到明显的生存获益，其 5 年局部复发率及远处转移率的风险比值分别为 0.49 和 0.59。同期化放疗加辅助化疗与单纯放疗对比的生存获益（包括总生存、局部控制率和远处转移率）比单用同期化放疗与单纯放疗对比的生存获益有所改善，但这种改善差异没有统计学意义。认为同期化放疗是改善鼻咽癌患者总生存最有效的方法。但是辅助化疗的确切作用尚不是非常明确，还需要进行更多的研究明确其作用。

三、辅 助 化 疗

辅助化疗（adjuvant chemotherapy）是指放射治疗后使用的化疗。目前较少单独应用，往往与放化疗同时进行配合应用。其目的是消灭放射区域残留的肿瘤细胞及全身亚临床的转移灶，以达到提高局部控制率，减少远处转移，提高长期生存率的目的。目前放疗后辅助化疗，在鼻咽癌综合治疗中的作用尚未有定论，而且具体方案和剂量的选择，与放疗的间隙时间仍没有统一意见。辅助化疗最大的困难在于患者对治疗的依从性较差，尤其是经历过诱导化疗的患者，往往由于毒副反应重而未能完成 4 ~ 6 周期化疗，辅助化疗并不能提高 5 年总生存率和无病生存率。

关于辅助化疗的研究，较早的一篇是意大利 Rsi 等进行的一项前瞻性随机对照试验，结果显示长春新碱（vincristine，VCR）＋环磷酰胺（cyclophosphamide，CTX）＋阿霉素（adramycin，ADM）辅助化疗组与单纯放疗组总生存率及无复发生存率差异均无显著性，但该试验使用的是非含铂方案。近来台北的 Chi 等使用 PF 进行研究，辅助化疗组和单纯放疗组 5 年生存率及无复发生存率相比仍无统计学意义。

张力等在上述的 Meta 分析中进一步分析了同期化放疗和同期化放疗联合辅助化疗对患者生存的影响，尽管两者较单纯放疗均有明显的生存获益，但结果显示同期化放疗和同期化放疗联合辅助化疗对比对患者生存影响的差异是没有统计学意义的。认为患者生存的获益主要来自与放疗同期进行的化疗，而不是辅助化疗。对于目前作为综合治疗方案之一的辅助化疗的作用仍存在较大争议。

辅助化疗主要用于两类患者，一类是高分期（T_3、T_4、N_2、N_3）的患者，放射治疗后施以 3~4 个周期的联合化疗可明显减少复发和转移的概率；另一类是放疗后已经出现复发和转移的患者，通过实施联合化疗可改善患者的生活质量、延长生存期。常用的标准方案为 DDP + 5-Fu 或 DDP + 5-Fu/CF，含有铂类的联合化疗方案疗效明显优于其他方案，DDP + 5-Fu 方案的完全缓解（complete remission，CR）率达 38.9% 左右。根据 Colevas 的报道，DDP + 5-Fu + docetaxel 方案治疗复发/转移鼻咽癌的部分缓解（partial remission，PR）率高达 93%~100%，CR 率 61%~63%，3 年生存率达 78%，是目前报道最有效的辅助化疗方案，值得进一步研究。

四、姑息性化疗

既往认为复发和（或）转移的鼻咽癌是难以治愈的。化疗的目的是减轻已有症状和延缓新症状的出现，使生存期得以延长。因此把这种化疗称为姑息性化疗。

姑息性化疗是指对复发和（或）转移的鼻咽癌患者进行减轻症状和延长生存期的化疗。有少数病例可长期存活，Lin 报道鼻咽癌远处转移 2 年生存率 <10%，不治疗者中位生存期 3~6 个月，通过化疗治疗中位生存期 8~12 个月。鼻咽癌对化疗敏感，缓解率较高的单药有 DDP、5-Fu、多柔比星（ADM）、氨甲喋呤（MTX）、环磷酰胺（CTX）和 BLM 等。大量的临床试验已证实多药联合化疗优于单一用药，鼻咽癌姑息性化疗模式已由单药治疗过渡到多药联合化疗。临床试验已证实含铂方案相比于不含铂方案有着较高的缓解率。Chan 等总结了巴黎、多伦多和香港 3 个研究中心的 9 篇有关资料，显示含 DDP 方案联合化疗有效率为 50%~91%，而不含 DDP 的方案疗效低于 40%。现在最常使用的联合化疗方案是 PF（DDP + 5-Fu），DDP 加 5-Fu/CF 加多西他奇（docetaxel）等方案，特别是后者值得在鼻咽癌中尝试。有学者报道，该方案有效率为 93%~100%，CR 率为 61%~63%，3 年无病生存率高达 78%。国内彭玉龙对 18 例复发或转移鼻咽癌采用 DPF（docetaxel + DDP + 5-Fu）联合化疗方案治疗，CR 2 例，PR 13 例，CR 加 PR 15 例，总有效率为 83.3%。

现有的姑息性化疗方案虽然能够取得较高的近期有效率，但缓解期短，所以人们仍然在尝试新的联合方案或使用新的药物。分子靶向治疗是目前研究热点，一项 II 期研究报道了铂类治疗失败的鼻咽癌患者，使用卡铂加西妥昔单抗（cetuximab C225）取得了临床获益。

总之，在过去的 20 余年中，对复发及转移鼻咽癌的姑息性化疗已由单药治疗改变为多种药物的联合化疗。疗效也从单药的 20%~30% 的有效率增加至 50% 以上。姑息性化疗有效时常可减轻症状或缓解新症状的出现，还有少数病例可长期存活。

第三节 鼻咽癌放化疗搭配模式的选择

鼻咽癌是一种对放疗和化疗都非常敏感的肿瘤，通常可以采取多种不同的模式将化疗与标准放疗相结合的方式：放疗之前（新辅助化疗），放疗之中（同期化疗）和放疗之后（辅助化疗）。每种结合的模式各有利弊，而且最近几年针对这一问题也进行了广泛的研究。近年来几个已经发表的荟萃分析表明，化疗结合放疗较单纯放疗可以改善鼻咽癌患者的生存。尽管荟萃分析有证据表明化疗和放疗联合治疗模式优于单纯放疗，但是化疗和放疗最理想的结合方式目前尚不清楚。目前研究较多的搭配模式有同期放化疗加辅助化疗、诱导化疗加同期放化疗、诱导化疗加同期放化疗加辅助化疗。

一、同期放化疗加辅助化疗

目前进行得最多的是同期放化疗加辅助化疗的研究。由美国 SWOG、ECOG 和 RTOG 组成的协作组（Intergroup 0099），以前瞻性随机对照的研究方法，比较了同期放化疗加辅助化疗与单用放疗的疗效差别。共收治 147 例鼻咽癌病人，联合治疗组（A 组）78 例，单用放疗组（B 组）69 例。A 组：在放疗的第 1 天、第 22 天、第 43 天加用 DDP 100mg/m²，放疗后再加辅助化疗 3 疗程：DDP 80mg/m²，d1，5-Fu 1 000mg/m²，d1 – 4，每 4 周重复。至少随访 60 个月（5 年），结果，A 组、B 组的 5 年无进展生存率（PFS）分别为 58% 和 29%（$P < 0.001$），总的 5 年生存率（OS）分别为 67% 和 37%（$P = 0.0017$）。该研究是目前报道的鼻咽癌治疗的最大宗病例、观察时间最长的前瞻性随机对照研究，其结果进一步证实了放化疗同期进行在中晚期鼻咽癌治疗中的价值。Intergroup 0099 试验的报道直接导致了美国国家癌症协作网（NCCN）治疗指南将 0099 试验中的同期放、化疗联合辅助化疗方案作为Ⅲ期、Ⅳ期鼻咽癌的标准治疗模式。但因为该试验报道的单纯放疗组生存率明显低于中国香港等鼻咽癌流行地区单纯放疗的生存率，化疗组生存率并不明显好于中国香港等鼻咽癌流行地区单纯放疗的生存率，所以此策略还未被用于所有人群的标准治疗。

2004 年 ASCO 会议上，来自新加坡的 Wee 等亦得出了类似的结果，共有 220 例鼻咽癌患者入组，同期放化疗组（A 组）111 例，单纯放疗组（B 组）109 例，具体剂量、用法同上。结果显示 A 组、B 组的 2 年 PFS 分别是 76%、62%（$P = 0.10$），2 年的远处转移累计发生率分别是 14%、28%（$P = 0.034$），总的 2 年总生存率（overall survival，OS）分别为 85%、77%（$P = 0.02$）。该研究进一步验证了 Intergroup 0099 试验的研究结果。

香港玛丽医院鼻咽癌研究组的 Lee 等的报道中显示了不同的结果。研究中比较了同期放化疗加辅助化疗与单用放疗的疗效及远期毒性差别，共收治 348 例鼻咽癌，联合治疗组（A 组）172 例，单用放疗组（B 组）176 例。具体剂量、用法同 Intergroup 0099 研究，中位随访 25 个月，结果，A 组、B 组的 3 年 PFS 分别为 69% 和 61%（$P = 0.24$），总的 3 年 OS 分别为 78% 和 79%（$P = 0.76$），3 年局部控制率分别为 93% 和 82%（$P = 0.01$），3 年远处转移控制率分别为 75% 和 72%（$P = 0.71$），急性口腔黏膜炎发生率分别 63% 和 46%（$P = 0.01$），远期毒性发生率分别为 23% 和 7%（$P = 0.02$）。该组研究结果显示放化疗能显著改善鼻咽癌患者的局部控制率，但远处转移控制率、PFS 及 OS 无显著性差异，而同期放化疗的急慢性的治疗相关毒性发生率明显高于单纯放疗组，但仍需要更长时间的随访证实这一结果。陈勇等进行了同样的研究，认为鼻咽癌高发区的局部区域晚期鼻咽癌患者使用同期化疗联合辅助化疗对比单纯放疗可提高总生存率、无瘤生存率、无远处转移生存率及无局部区域复发生存率。但是患者的顺应性较差，同期化疗未能完成的主要原因是白细胞的降低，而辅助化疗未能完成的主要原因是患者拒绝化疗。

结合 0099 试验、Wee 等研究、Lee 等同类研究，试验组较对照组 3 度以上骨髓抑制及 3 级以上黏膜炎发生率均有增加，但各有差异。分析造成上述毒性差异的原因可能有：① 同期化疗 DDP 使用的方法不同，分别是 DDP100mg/m²，d1，q3w × 3，DDP 25mg/m²，d1 – 4，q3w × 3，DDP 40mg/m²，qw ×7。② 不同研究中放疗技术有差别。③ 不同研究的支持治疗可能存在差别。

综上所述，随着调强适形放疗（intensity modulated radiation therapy，IMRT，简称调强放疗）的推广普及，有望减轻上述毒副作用，可考虑进行局部区域晚期鼻咽癌患者同期化疗联合辅助化疗的临床研究，以进一步明确同期化疗联合辅助化疗在 IMRT 患者中的价值。

中山大学肿瘤防治中心对 316 例非角化型或未分化型Ⅲ～Ⅳb 局部区域晚期鼻咽癌也进行了同期放化疗联合辅助化疗的前瞻性Ⅲ期临床研究。患者随机分为单纯放疗组（对照组）和同期放、化疗联合辅助化疗组（试验组）。两组病例的主要预后因素包括性别、年龄、活动状态、分期方法及临床分期等，均具有可比性。两组均采用根治性常规分割放疗。试验组患者在放疗期间同时给予 DDP 40 mg/m^2，d1，1 次/周，连续 7 次，放疗结束后 1 个月开始辅助化疗，采用 DDP 80mg/m^2，d1，5-Fu 800mg/m^2，d1 - 5，1 次/4 周，共 3 个疗程。结果显示试验组 68.4% 的患者完成了 7 个疗程同期化疗，84.2% 的患者完成了 6 个疗程以上同期化疗，91.1% 的患者完成了 5 个疗程以上同期化疗，61.4% 的患者完成了 3 个疗程辅助化疗。试验组和对照组 3 级以上急性毒副反应为 62.6% vs 32.3%（$P = 0.000$）。两组 2 年总生存率、无瘤生存率、无远处转移生存率及无局部区域复发生存率分别为 89.8% vs 79.7%（$P = 0.003$），84.6% vs 72.5%（$P = 0.001$），86.5% vs 78.7%（$P = 0.024$）及 98.0% vs 91.9%（$P = 0.007$）。认为在鼻咽癌高发区，同期放、化疗联合辅助化疗可提高局部区域晚期鼻咽癌患者总生存率、无瘤生存率、无远处转移生存率及无局部区域复发生存率。

目前放化疗同时应用的最佳搭配方案还未确定，加上放化疗的毒性反应明显比单用放疗或单用化疗高，因此，在放化疗实施时，应注意以下几点：

（1）选用有效的化疗药物。

（2）选择合适的剂量和给药间隔。

（3）以联合化疗为主。

（4）应有切实的措施减轻毒性反应，并加强支持疗法，保证患者的生活质量不会有明显的下降，一般建议放化疗同时进行应在有较丰富经验的肿瘤中心进行。

二、新辅助化疗加同期放化疗

Abdullah 等对 110 例鼻咽癌患者进行 2 周期新辅助化疗后同期放化疗 II 期临床实验，中位随访时间 37 个月，3 年总生存率 71%，认为新辅助化疗联合同期放化疗治疗局部晚期鼻咽癌安全有效。Oh 等对 27 例鼻咽癌患者进行 3 周期新辅助化疗后同期放化疗 II 期临床实验，中位随访时间 52 个月，5 年生存率 77%，认为新辅助化疗联合同期放化疗治疗鼻咽癌安全有效，效果满意。Founlzilas 等观察 47 例经新辅助化疗联合同期放化疗治疗的鼻咽癌患者，2 年无进展生存率 62%。高剑铭等开展新辅助化疗加同期放化疗与单纯放疗治疗局部晚期鼻咽癌比较，放疗加化疗生存率和无瘤生存率优于单纯放疗。III 期患者组单纯放射治疗者中位生存期和中位无瘤生存期分别为 85.1 个月和 82.9 个月，而化疗加放疗为 94.5 个月和 89.5 个月（$P < 0.05$）。IVa 期患者组单纯放射治疗者中位生存期和中位无瘤生存期分别为 44.4 个月和 40.3 个月，化疗加放疗组为 82.4 个月和 69.6 个月（$P < 0.05$）。

中山大学肿瘤医院胡丹等对一组 III ～ IVa 期鼻咽癌初治患者诱导化疗加放疗与同期放化疗疗效进行了比较。诱导化疗 82 例（诱导组），同期化疗 64 例（同期组）。治疗结束时，诱导组残留率为 11.0%（9/82），同期组残留率为 34.4%（22/64），两组残留率比较差异有显著性（$P = 0.008$）。两组治疗结束后 3 个月肿瘤残留率、1～3 年生存率比较差异无显著性（$P > 0.05$）。诱导化疗加放射治疗可提高中晚期鼻咽癌的即时疗效，但未能提高治疗后 3 个月的肿瘤全消率以及生存率。认为诱导化疗加放射治疗能提高鼻咽癌的即时疗效可能与下列的因素有关：① 诱导化疗使肿瘤缩小加快。放射治疗前肿瘤的血供良好，对化疗药物的敏感性高，临床上常常见到肿瘤在化疗第 3 天左右便开始出现明显缩小，有少数患者 2 个疗程诱导化疗后肿瘤便完全消退。② 诱导化疗加放射治疗的疗程时间较长，使肿瘤有充分的时间退缩。诱导化疗加放射治疗虽然未能提高中晚期鼻咽癌的生存率，但诱导组的急性毒副反应较同期组明显减轻。研究结果显示诱导组患者的体重平均下降（4.64 ±2.18）kg，而同期组的体重平均下降（6.48 ±2.78）kg，两组比较差异有显著性（$P = 0.000$）。主要原因可能是同期放化疗使恶心、呕吐等消化道反应明显加重，影响了患者在治疗期间的进食和休息。研究显示诱导组出现 II 度、III 度恶心和呕吐的患者占 9.8%（8/82），而同期组高达 43.8%（28/64），两组比较差异有显著性（$P = 0.000$）。另外，诱导组外周血白细胞数和中性粒细胞数的下降也比同期组轻。认为诱导化疗加放射治疗可提高中晚期鼻咽癌的即时疗效和减轻治疗的急性毒副反应，但未能改善近期疗效和 3 年生存率。

应该注意的是，上述研究为 Ⅱ 期临床试验及回顾性分析，尚需要进行前瞻性研究加以证实。

三、新辅助化疗加放疗加辅助化疗

香港 Chan 等进行的一项前瞻性随机对照研究将新辅助化疗加放疗加辅助化疗与单纯放疗进行比较，两组的总生存率及无瘤生存率差异无显著性。伍尤华等采用新辅助化疗加放疗加辅助化疗，近期肿瘤消退率单放组为 71.4%，综合组为 90.5%；随访 5 年期间，远处转移率综合组为 23.8%，单放组为 47.6%；出现远处转移的平均时间综合组为 20.4 个月，单放组为 7.9 个月，5 年无瘤生存率综合组高于单放组，差异有显著性（$P < 0.05$），5 年总生存率差异无显著性（$P > 0.05$）。

四、存在问题和发展方向

20 多年来，广泛采用含 DDP + 5-Fu 的化疗方案，以及化疗和放疗联合应用，特别是同期放化疗，使鼻咽癌的治疗效果有了较明显的提高。但仍然存在不少问题急需解决，如放疗后局部复发远处转移的患者，化疗后 CR 率不高，有效维持时间短；放化疗联合应用，远期疗效仍有待提高，更值得重视的是毒性反应较重，影响患者的生存质量等。因此，有必要采用更有效的化疗方案，如 DDP + 5-Fu/CF + Taxane/Gemcitabine 等，或与适形调强放疗结合的前瞻性随机临床研究，以期减少局部的毒性反应，提高局部和全身的肿瘤控制。另外亦可以尝试在放、化疗联合的基础上与分子靶点新药、抗血管生成药物、COX - 2 抑制剂、新型的乏氧细胞放射增敏剂和溶肿瘤病毒 Onyx - 015 联合应用，期望进一步提高鼻咽癌的治疗水平。

2003 年 ECCO 会议上，新加坡的 Chan 等报道了西妥昔单抗（cetuximab，C225）联合卡铂（carboplatin）治疗 DDP 失败的复发或转移的鼻咽癌患者的 Ⅱ 期临床研究，57 例患者可以评价疗效，C225 起始剂量 $400mg/m^2$，随后 $250mg/m^2$，每周 1 次，联合卡铂 AUC5 每 3 周 1 次，临床获益率 64.3%，中位生存期 6.47 个月。主要不良作用为轻度皮疹、恶心、呕吐、虚弱、贫血、血小板减少。该研究结果证实，C225 联合卡铂治疗 DDP 失败的复发或转移的鼻咽癌患者疗效好，毒副反应较轻。

2004 年 ASCO 会议上，Trigo 等对 103 例 DDP 耐药的复发或转移的头颈鳞癌给予 C225 单药治疗，起始剂量 $400mg/m^2$，随后 $250mg/m^2$，每周 1 次至病情进展。初步研究结果显示，总的客观有效率 16.5%，疾病控制率 53.4%，中位疾病进展时间及生存时间分别是 85 天、175 天。该研究结果证实，C225 单药治疗 DDP 失败的复发或转移的头颈鳞癌患者客观有效率高，毒副反应较轻。Nanny Rischin 等人进行了一项替拉扎明（tirapazamine）联合 DDP、放疗治疗晚期头颈癌的一期临床试验，共 16 例患者入选，采用传统放疗联合 DDP $75mg/m^2$、Tirapazamine $290mg/m^2$，第 1、第 4、第 7 周；Tirapazamine $160mg/m^2$ 3 次/周，第 2、第 3、第 5、第 6 周。初步研究结果显示，CR 率 88%，中位随访 2.7 年，3 年无失败生存率 69%，3 年局部无进展生存率 88%，3 年总生存率 69%。剂量限制性毒性主要是粒细胞减少导致的发热，而第 5、第 6 周停用 Tirapazamine 可以减少这一不良反应的发生率，从而，Tirapazamine 联合 DDP、放疗治疗晚期头颈癌具有明显、持续的临床有效率。

近年癌症基因治疗发展迅速，由于外源性的 EBV 只存在于鼻咽癌的癌细胞，这给鼻咽癌的治疗带来了新的希望。鼻咽癌的 EBV 的存在是一种潜在的感染形式，EBV 主要表达的基因有：$EBNA_1$；LMP_1 及 LMP_2；$EBER_1$ 及 $EBER_2$。初步研究结果显示，针对 $EBNA_1$ 转录水平的靶向治疗对鼻咽癌细胞有特异性的细胞毒作用，已有学者开始探索其潜在的治疗价值。

（林显敢）

参 考 文 献

1. 高剑铭，梁颖，胡伟汉，等. 诱导化疗联合同期放化疗对局部晚期鼻咽癌的远期疗效. 癌症，2007，26：885~889

2. 伍尤华，唐三元. 放化疗序贯治疗晚期鼻咽癌的前瞻性研究. 南华大学学报（医学版），2007，35：541~547

3. 蔡长青，廖万清，刘文哲，等. 新辅助化疗后放射治疗≥N₂ 期鼻咽癌的远期临床疗效. 中国医疗前沿，2007：8~9

4. 唐天友，周凤娟，王建设，等. 中晚期鼻咽癌新辅助化疗联合放的临床研究. 肿瘤医学，2006，14：1507~1509

5. 黄慧强. 鼻咽癌化疗的研究进展. 广东医学，2002，23：335~337

6. 彭玉龙，庞伟，陈荣辉，等. 艾素联合化疗方案治疗鼻咽癌的临床观察. 实用临床医学，2006，7：20~21

7. 华贻军，洪明晃，罗东华，等. 406 例鼻咽癌患者预后多因素分析. 中国肿瘤临床，2005，32：435~438

8. 赵充，韩非，卢丽霞，等. 调强适形放射治疗对局部晚期鼻咽癌的临床疗效. 癌症，2004，23：1532~1537

9. 高剑铭，高远红，赵充，等. 诱导化疗对局部晚期鼻咽癌患者长影响期生存率的影响. 中山大学学报（医学科学版），2006，26：77~80

10. 彭培建，赵充，卢丽霞，等. 放射治疗同期合并每周奥沙利铂治疗局部晚期鼻咽癌的随机 II 期临床对照研究. 中国肿瘤临床，2006，36：995~998

11. 陈勇，梁少波，毛燕萍，等. 局部区域晚期鼻咽癌同期放化疗联合辅助化疗的前瞻性 III 期临床研究. 中国临床肿瘤，2008，35：785~789

12. 胡丹，曹卡加，谢国丰，等. 鼻咽癌诱导化疗加放疗与同期放化疗疗效比较. 中国肿瘤，2007，16：263~266

13. 王秀清，李靖松，吴尚，等. 同期放化疗治疗局部晚期鼻咽癌的临床研究. 中华医学杂志，2007，31：292~295

14. 胡巧英，刘鹏，王磊，等. III 期、IV a 期鼻咽癌患者放疗同期化疗加辅助化疗的疗效. 癌症，2007，26：394~397

15. Ma J, Mai HQ, Hong MH, et al. Results of a prospective randomized trial comparing neoadjuvant chemotherapy plus radiotherapy with radiotherapy alone in patients with locoregionally advanced nasopharyngeal carcinoma. J Clin Ocol, 2001, 19：1350~1357

16. Kawashima M, Fuwa N, Myojin M, et al. A multi－institutional survey of the effectiveness of chemotherapy combined with radiotherapy for patients with nasopharyngeal carcinoma. Jpn J Clin Oncol, 2004, 34：569~583

17. Oh JL, Vokes EE, Kies MS, et al. Induction chemotherapy followed by concomitant chemoradiotherapy in the treatment of locoregionally advanced nasopharyngeal cancer. Ann Oncol, 2003, 14：564~569

18. Founlzilas G, Tolis C, Kalogera FA, et al. Induction chemotherapy with cisplatin, epirubicin, and paclitaxel (CEP), followed by concomitant radiotherapy and weekly paclitaxel for the management of locally advanced nasopharyngeal carcinoma. Strahlenther Onkol, 2005, 181：223~230

19. Chua DTT, Shum JST, Wei WI, et al. Control of regional metastasis after induction chemotherapy and radiotherapy for nasopharyngeal carcinoma. Head Neck, 2002, 24：350~360

20. Hareyama M, Sakata K, Shirato H, et al. A prospective randomized trial comparing neoadjuvant chemotheapy with radiotherapy alone in patients with advanced nasopharyngeal carcinoma. Cancer, 2002, 94：2217~2223

21. El－Weshi A, Khafaga Y, Allam A, et al. Neoadjuvant chemotherapy plus conventional radiotherapy or accelerated hyperfractionated in stage III and IV nasopharyngeal carcinoma phase II study. Acta Oncol, 2001, 40：574~581

22. Garden AS. Is there still a role for induction chemotherapy forhead and neck cancer. J Clin Oncol, 2005, 23: 1059 ~ 1060

23. Rsi A, Molinari R, Boracchi P, et al. Adjuvant chemotherapy with vincristine, cycliph phamide and doxorubicin after radiotherapy in local regional nasopharyngeal cancer: results of a 4 - year multicenter randomized study. J Clin Oncol, 1988, 6: 1401 ~ 1410

24. Chi KH, Chang YC, Guo WY, et al. A phase III study of adjuvantchemotherapy in advanced nasopharyngeal carcinoma patients. Int J Radiat Oncol Biol Phys, 2002, 52: 1238 ~ 1244

25. Chan AT, Hsu MM, Goh BC, et al. Multi center phase II study of Cetuximab in combination with carboplatin in patients with recurrent or metastasis nasopharyngeal carcinoma. J Clin oncol, 2005, 23: 3568 ~ 3576

26. Chua DT, Sham JS, Kwong DL, et al. Treatment outcome after radiotherapy alone for patients with stage I – II nasopharyngeal carcinoma. Cancer, 2003, 98: 74 ~ 80

27. Kam MK, Teo PM, Chau RM, et al. Treatment of nasopharyngeal carcinoma with intensity – modulated radiotherapy: the Hong Kong experience. Int J Radiat Oncol Biol Phys, 2004, 60: 1440 ~ 1450

28. Chow E, Payne D, O'Sullivan B, et al. Radiotherapy alone in patients with advanced nasopharyngeal cancer: comparison with an intergroup study. Is combined modality treatment really necessary? Radiother Oncol, 2002, 63: 269 ~ 274

29. Ma J, Liu LZ, Tang LL, et al. Retropharyngeal lymph node metastasis in nasopharyngeal carcinoma: prognostic value and staging categories. Clin Cancer Res, 2007, 13: 1445 ~ 1452

30. Lee AW, Lau WH, Tung SY, et al. Preliminary results of a randomized study on therapeutic gain by concurrent chemotherapy for regionally – advanced nasopharyngeal carcinoma: NPC – 9901 trial by the Hong Kong nasopharyngeal cancer study group. J Clin Oncol, 2005, 23: 6966 ~ 6975

31. Licitra L. Chemoradiation therapy in locally advanced nasopharyngeal cancer: which kind of cooperation? Ann Oncol, 2003, 14: 508 ~ 509

32. Bertrand B, Helene A, Jean B, et al. Chemotherapy in locally advanced nasopharyngeal carcinoma: an individual patient data meta – analysis of eight randomized trials and 1753 patients. Int J Radiat Oncol Biol Phys, 2006, 64: 47 ~ 56

33. Langendijk JA, Leemans CR, Buter J, et al. The additional value of chemotherapy to radiotherapy in locally advanced nasopharyngeal carcinoma: a meta – analysis of the published literature. J Clin Oncol, 2004, 22: 4604 ~ 4612

34. Chan AT, Teo PM, Ngan RK, et al. Concurrent chemotherapy radiotherapy compared with radiotherapy alone in locoregionally advanced nasopharyngeal carcinoma: progression free survival analysis of a phase III randomized trial. J Clin Oncol, 2002, 20: 2038 ~ 2044

35. Chan AT, Leung SF, Ngan RK, et al. Overall survival after concurrent cisplatin – radiotherapy compared with radiotherapy alonein locoregionally advanced nasopharyngeal carcinoma. Natl Cancer Inst, 2005, 97: 536 ~ 539

36. Chua DT, Sham JS, Au GK, et al. Concomitant chemoirradiation for stage III – IV nasopharyngeal carcinoma in Chinese patients: results of a matched cohort analysis. Int J Radiat Oncol Biol Phys, 2002, 53: 334 ~ 343

37. Wee J, Tan EH, Tai BC, et al. Randomized trial of radiotherapy versus concurrent chemoradiotherapy followed by adjuvant chemotherapy in patients with American Joint Committee on Cancer/International Union against cancer stage III and IV nasopharyngeal cancer of the endemic variety. J Clin Oncol, 2005, 23: 6730 ~ 6738

38. Lin JC, Jan JS, Hsu CY, et al. Phase III study of concurrent chemoradiotherapy versus radiotherapy alone for advanced nasopharyngeal carcinoma pitive effect on overall and progression – free survival. J Clin Oncol, 2003, 21: 631 – 637

39. Zhang L, Zhao C, Peng PJ, et al. Phase III study comparing standard radiotherapy with or without weekly oxaliplatin in treatment of locoregionally advanced nasopharyngeal carcinoma preliminary results. J Clin Oncol, 2005, 23: 8461 ~ 8468

40. Lee AW, Tung S, Chua D, et al. Prospective randomized study on therapeutic gain achieved by addition of chemotherapy forT1 – 4N2 – 3M0 nasopharyngeal carcinoma (NPC). Proc Am Soc Clin Oncol, 2004, 23: 487

41. Abdullah AL, Nasser AL, Yasser K, et al. Neoadjuvant chemotherapy followed by concurrent chemo – radiation therapy in locally advanced nasopharyngeal carcinoma. Int J Radiat Oncol Biol Phys, 2005, 62: 508 ~ 513

第六章　鼻咽癌放疗后放射性神经损伤的易患因素

由于放射电离辐射引起的生物效应是一个非常复杂的过程，一定的辐射剂量所产生的生物效应受许多因素影响。鼻咽癌放射治疗后神经损伤程度主要取决于生物学个体差异因素（放射耐受量、放射敏感性、临床 TNM 分期、机体免疫状态及以往疾病等）及物理因素（照射剂量、分割照射的次数、LET、剂量率和照射体积等）。

第一节　生物学个体差异因素的影响

一、放射耐受量

（一）常规标准治疗条件下人体正常组织的放射耐受剂量

常规放射治疗中正常组织的耐受量一般可参见表 4 – 1 – 1。表中 $TD_{5/5}$ 为最小耐受剂量，指在标准治疗条件下，照射治疗后 5 年内≤5%（实际工作中指发生率为 1% ~ 5%）的病例发生放射合并症所对应的放射剂量。$TD_{50/5}$ 为最大耐受剂量，指在标准治疗条件下，照射治疗后 5 年内放射合并症发生率不超过 50%（实际工作中指发生率为 25% ~ 50%）的病例所对应的放射剂量。此处标准治疗条件是指从超高压治疗（1 ~ 6MeV），10Gy/周，每日 1 次，治疗 5 次，休息 2 天。整个治疗根据总剂量在 2 ~ 8 周内完成。

（二）局部照射的正常组织耐受量

1. 照射 10 ~ 20Gy 剂量范围　一些对放射线最敏感的组织受到影响，生殖腺 – 卵巢、睾丸的生殖功能丧失。发育中的乳腺、生长中的骨和软骨有严重的损伤，骨髓功能明显抑制。大于 20Gy 照射剂量时，生长中的骨与软骨完全停止生长，局部骨髓照射后不能再生，晶体浑浊并发生进行性白内障。胎儿受 10Gy 照射将死亡。

2. 照射 20 ~ 45Gy 水平的中等剂量范围　整个消化系统（大部分或全部胃、小肠、结肠）受此剂量范围的照射后基本不发生严重的并发症。双侧肾、全肺照射 25Gy 以上即有一定比例发生放射性肾炎及放射性肺炎。全肝照射 40Gy 以上，发生一定比例的放射性肝炎。全心照射 40Gy 以上会有心肌受损的可能。甲状腺、垂体在一定情况下也受到影响，产生功能低下，生长中的肌肉可以萎缩。淋巴结受此剂量水平的照射后可萎缩。

3. 照射 50 ~ 70Gy 剂量范围　皮肤、口腔黏膜、食管、直肠、唾液腺、胰腺、膀胱有 1% ~ 5% 发生严重并发症。成熟的骨和软骨、中枢神经系统、眼、耳、和肾上腺等器官，如照射较高剂量（75Gy）将有 20% ~ 50% 发生严重损伤。

90

4. 一般性临床高剂量照射　照射75Gy以上不发生严重并发症的有输卵管、子宫、成人乳腺、成人肌肉、血液、胆管、关节软骨及周围神经。肺尖可以耐受60～90Gy的剂量，有些肺尖癌在照射90Gy后得到根治。

（三）脑的放射耐受量

1. 脑放射耐受量的评价指标　1977年Rottenberg用名义标准剂量（nominal standard dose，NSD）来计算脑的耐受量，其阈值为1 700拉德（rad）。1981年Pezner提出使用脑耐受单位（brain tolerance unit，BTU）较NSD更能客观评价和判断放射性脑损伤的发生概率，其阈值为1 050 BTU。1989年Fowler提出晚反应组织生物效应剂量（biologically effective dose，BED）较NSD合理。Lee分别用NSD、BTU和BED来分析鼻咽癌放射性脑损伤的发生，认为用BED预测脑损伤的发生更接近临床观察的结果。有学者认为BED＞140Gy作为判断鼻咽癌放射性脑损伤的概率的标准更客观、准确。

2. 脑放射耐受量的影响因素　脑的放射耐受量受照射体积、时间、剂量、分割次数与剂量率的影响。照射体积越小，同等剂量下所用时间越长，分割次数越多，剂量率越低，其耐受量越高。常规全脑分次照射，成人总剂量50Gy，儿童20～35Gy时，脑坏死极少发生。Lee等报道，1 008例鼻咽癌患者常规分次照射（每次2Gy，总剂量64Gy）治疗后10年，颞叶坏死发生率为5%。Marks等报告139例原发性脑肿瘤常规分次照射，除1例外均超过63Gy，脑坏死的发生率为5%。每天照射1.8～2Gy，总剂量57.6Gy是安全的，而每次＞2.2Gy，脑坏死的发病率增加。

立体定向放射外科治疗时，脑的放射耐受性还与准直器孔径大小、等中心数、剂量等有关。准直器孔径越大，等中心数越多，剂量越高，脑放射耐受性就越低，发生放射损伤的危险性就越大。

3. 正常脑组织的放射耐受量　神经元细胞对辐射的耐受性较高，一般照射100Gy才能使细胞损伤；由于神经细胞不能再分裂，所以神经系统的耐受剂量取决于周围结缔组织的耐受剂量。神经胶质细胞对辐射耐受性不高，经大剂量照射可直接引起细胞变性、坏死及脱髓鞘。成人全脑放疗的耐受剂量为50Gy，儿童全脑放疗的耐受剂量为30～35Gy。

（四）脊髓的放射耐受量

颈髓、胸髓对放射线耐受量有无差异，长期以来存在争论。有人报告胸髓耐受量低于颈髓，认为胸段脊髓较敏感的理由是因为其血管分布有中断现象。而大量资料统计表明，颈、胸段脊髓的放射敏感性无差异。近期，体积效应的研究亦提示颈、胸段脊髓的放射敏感性无差异。一般常规分割照射中，脊髓的耐受量为45Gy（分22～25次），脊髓放射性损伤的发病率＜0.2%。若常规分割照射总剂量57～67Gy，其发病率为5%，若总剂量68～73Gy，发病率为50%。

（五）视神经的放射耐受量

视神经受损可能使患者失明，因此应该尽可能避免。视神经和视交叉的受照剂量不应超过55Gy。

（六）放射耐受量的个体差异

临床上不同的个体放射耐受量存在一定的差异，通常来说男大于女，青年大于老年和儿童，体力劳动者高于脑力劳动者。合并慢性疾病的患者放射耐受量偏低。

二、放射敏感性

放射敏感性的遗传学差异及个体差异是比较容易被忽视的因素。其实放射敏感性在放射性神经损伤中占有相当重要的地位，放射生物学研究认为不同种属间存在明显的放射敏感性差异，同种生物的个体间也存在差异，同一器官的不同组织之间也存在差异。个体间放射敏感性差异是放射性神经损伤的内在因素。在一般人群中，放射敏感性呈正态分布，敏感个体为数很少，非常敏感者更少，他们会在接受很低剂量的照射后就出现严重的损伤。

脊髓对放射线的敏感性是自上而下逐渐降低的。颈髓和上胸髓为放射性脊髓病好发部位，这一方面可能与该部位血液供应较薄弱有关；另一方面可能因为鼻咽癌放疗时，面部照射野与颈部照射野在颈髓部位发生重叠，所以发生在颈髓的放射性脊髓病较多。下胸部和腹部照射病人发生放射性脊髓病者很少，腰骶髓发生放射性脊髓病则更为罕见。

视觉系统中不同部位和不同个体对放射损伤的敏感性存在着差异，如眼对辐射敏感的部分为晶状体，其次为角膜和结膜。对辐射较为耐受的部分为视神经和视网膜。相比较而言，儿童、青少年的视网膜较年长者敏感。

听觉系统对放射损伤的敏感性的差异亦如此。放射损伤可发生在耳蜗或（和）蜗后听觉通路，如放射所致的感音神经性聋可发生在部分患者放疗后的早期，特别是高频性。随放疗后时间延长，听力损害的发生率增加，程度加重。

细胞放射敏感性的不同不仅与照射后产生的 DNA 损伤有关，而且更可能与细胞对放射导致损伤的反应有密切关系，特别是 DNA 的修复过程，若修复基因丢失，那么细胞对射线的敏感性增加。不同的细胞周期放射敏感性存在差异：① 细胞在接近和处于有丝分裂期时最敏感；② 常是在 S 后期放射最抗拒；③ G_2 期常是敏感的。可能和 M 期一样敏感；④ 如 G_1 期有一定长度，则可见在 G_1 期的早期是放射抗拒的，然而 G_1 期的末尾又有一个敏感时期。

三、临床 TNM 分期

临床 TNM 分期是放射性神经损伤的独立影响因素，可能与分期较晚者原发灶照射范围较大，以致被纳入高剂量照射范围有关。

放射治疗前颅神经侵犯或颈淋巴结分期晚者后组颅神经放射性损伤增加，洪金省等随访观察 326 例接受根治性放射治疗的鼻咽癌患者，将可能影响放射性舌下神经损伤的相关因素，通过 Logistic 回归模型进行分析，结果发现颈淋巴结 N 分期与放射性舌下神经损伤有关，颈部 N 分期较晚的患者，特别是上颈部大淋巴结者，为提高局部控制率，放射治疗后期常予局部小野加量照射，从而导致上颈部接受了较高剂量。

脑组织的最小放疗耐受量为 60Gy，但鼻咽癌的根治剂量须达 70Gy 以上，故对二程放疗或晚期尤其是颅底颅内侵犯的病例，若欲达到肿瘤的根治剂量而邻近的脑组织不超过耐受剂量几乎不可能，但并非所有的放射性脑病都是 T_3、T_4 期的患者。有学者报道 16 例鼻咽癌患者中 T_1 期 12 例（其中 1 例二程放疗），T_2 期 4 例，即一程放疗后共 16 例无颅底骨或颅内侵犯的病例首先在颞叶发生了放射性脑病，其共同特点为颞侧对穿野的高剂量照射，鼻咽肿瘤剂量均达到或超过 70Gy，而颞叶病变剂量经核算均超过 73Gy，其中 12 例颞叶病变部位的剂量超过了鼻咽部肿瘤的剂量。

四、其他因素

（一）个体的免疫状态

放疗照射后由于免疫耐受功能的障碍可以使得自稳机制改变，从而引起自身免疫反应而导致放射性神经损伤的发生。

照射后引起自身抗体形成的原因：① 照射后引起大分子结构的改变从而导致组织抗原性的改变；

② 放射损伤后引起未暴露抗原的释放；③ 淋巴细胞的突变导致本身失去自我识别的能力，从而引起自身抗体的大量形成，而损伤自身组织；④ 自稳机制改变，Ts 不足时可引起辅助性 T 细胞、效应性 T 细胞和 B 细胞的调节障碍，从而导致自身抗体的形成，而 Ts 有很高的辐射敏感性很容易受到射线的损伤。

（二）个体的健康状况

个体的健康状况可以影响个体的放射耐受剂量以及对放射损伤的修复能力。如严重的心肺疾病、贫血、高血压以及糖尿病等全身病变，均可使遭受放射损伤的神经局部血运减少，氧供减少，从而影响放射性神经损伤的修复能力。

（三）神经解剖特点

鼻咽癌放射治疗后前、后组颅神经放射性损伤不同，可能与其解剖部位及走向有关。有研究发现单纯动眼神经受损所占比例相对较高，其原因可能是动眼神经的走行受大脑后动脉、眼动脉分支及硬膜下垂体动脉血液供应，其侧支循环不丰富，当出现闭塞时，神经内膜微血管继发性缺血，易导致动眼神经受损。且动眼神经在颅内走行较长，而且纤细，更易受损。

后组颅神经在鼻咽癌放疗后的损伤也极易出现，后组颅神经从颈部经过，任何加重颈部纤维化的因素均可增加后组颅神经损伤。有学者临床常观察到放疗后反复出现面颈部蜂窝织炎，如不及时处理，红肿消退后，颈部明显纤维化变硬后可增加后组颅神经损伤。因此，及时治疗照射野内及邻近组织的炎症，对减少后组颅神经损伤有积极的作用。

管迅行等通过对 128 例鼻咽癌放射性脑病的多元 logistic 回归研究发现放射性脑病病灶多数偏左侧，推测其原因可能与左侧大脑中动脉皮质支的血管腔较对侧狭窄及左侧接受放射总剂量较高有关。

（四）合并化疗

放疗加化疗也会增加放射性神经损伤的发病率。单一化疗药物会引起周围神经损伤，临床已观察到化疗药物可致颅神经损伤，Frustaci 等曾报道 63 例头颈部肿瘤动脉灌注 DDP 数天后，其中 4 例发生颅神经损伤，化疗药物也可以引起或加重正常组织纤维化，因此，放化疗的联合应用会增加神经组织损伤概率。

（五）性别、年龄

临床上由于不同性别和年龄的个体放射耐受量存在一定的差异，通常来说男性大于女性，青年大于老年和儿童。因此，女性、老年和儿童患者容易发生放射性神经损伤。

（六）吸烟

有学者研究发现吸烟会增加放射性神经损伤的发病率，推测其原因可能与吸烟导致患者血管硬化从而影响神经局部血运减少，氧供减少，最终影响放射性神经损伤的修复能力有关。潘建基等则发现吸烟是放射性神经损伤发生的独立危险因素。

第二节　物理因素的影响

一、传能线密度

（一）概念

传能线密度（linear energy transfer，LET）是指次级粒子径迹单位长度上的能量转换，表明物质对具有一定电荷核、一定速度的带电粒子的阻止本领，也就是带电粒子传给其径迹物质上的能量。常用千电子伏特/微米表示（keV/μm）表示，也可用焦耳/米表示。单位换算为：$1keV/\mu m = 1.602 \times 10^{-10}J/m$

（二）传能线密度与放疗后神经损伤的关系

传能线密度与放疗后神经损伤的关系如下：

（1）射线的 LET 值愈大，在相同的吸收剂量下其神经损伤程度愈大。

（2）LET 与电离密度成正比，高 LET 射线的电离密度较大，低 LET 射线的电离密度较小。其中，电离密度是单位长度径迹上形成的离子数。

（3）根据 LET，射线可分为高 LET 射线和低 LET 射线。

低 LET 射线：X 射线、γ 射线、电子线等。

高 LET 射线：中子、质子、α 粒子、碳离子等。

像随机性效应一样，低 LET 辐射引起确定性效应的总剂量随剂量率下降及分次增加而降低，符合线性平方模型，其原因是亚致死损伤的修复和存活细胞的增殖补偿。

二、射线种类

高能射线的使用是放射治疗后神经损伤外在因素。

（1）放射治疗后神经损伤程度随射线 LET 的增大而加大。

（2）重离子、中子、粒子照射后，细胞基本不存在潜在致死损伤的修复。

（3）辐射种类对亚致死损伤修复的影响可以从照射后剂量存活曲线的肩区大小反映出来。X 线照射者肩区最宽，粒子照射没有肩区，中子照射肩区极小。

三、放射剂量效应

放射性神经损伤的独立影响因素为原发灶放射剂量。常规分割剂量外照射脑组织坏死发生频率与分割剂量、照射体积、总照射剂量相关。① 分割剂量界定在 1.8~2.0Gy 范围内，总剂量 <60Gy，放射性脑损伤发生率低；② 分割剂量超过 2.2~2.5Gy，总剂量 >60Gy，放射性脑损伤发生率高。

放射性颅神经损伤的发生率与照射剂量密切相关，鼻咽癌放疗后舌下神经损伤的发生较为得到大家共识的是颈前切线野与耳前野后下角重叠区，导致颈动脉鞘区高剂量，引起该区软组织纤维化、压迫、牵拉引起后组颅神经损伤。用立体定向及三维适形治疗对颈动脉鞘区进行加量时，如分次剂量较大，也会增加舌下神经损伤。杨云利等曾报道 86 例放射性颅神经损伤患者（其中舌下神经损伤占 68.6%）颈部的中位照射剂量为 64Gy。洪金省等随访观察 326 例接受根治性放射治疗的鼻咽癌患者，将可能影响放射性舌下神经损伤的相关因素通过 Logistic 回归模型进行分析，结果发现放射性舌下神经损伤的发生率为 10.4%（34/326），潜伏期为 10～84 个月（中位潜伏期 39 个月），提示上颈部照射剂量与放射性舌下神经损伤有关。

随放射剂量的增加，感音神经性聋的发生率显著增高，放疗前高的年龄和低的听阈水平可明显增加放疗后感音神经性聋的风险。放疗后患者常表现高频听力损害为主，放疗后 5 年听力损害较放疗后 1 个月、1 年和 2 年加重，且部分患者明显影响日常语言交流，表明随放疗后时间延长，听力损害的严重程度增高。再程放疗、鼻咽剂量 >80Gy 是颅神经放射损伤发生的明显上升因素。

四、照射时间 – 剂量 – 分割

放射治疗后神经损伤与照射面积、分割次数和分割剂量、总剂量和全程治疗时间有关，有作者认为总治疗时间也是放射治疗后神经损伤发生的危险因素。Jen 等曾报道加速超分割者有 27% 发生放射治疗后神经损伤，这要求我们在治疗时要控制好总剂量、总时间，注意时间、剂量和分割的关系。

（一）分割照射的次数

多变量生存率分析显示，与放射治疗后神经损伤相关的重要因素是分割次数。通常说来，分割次数越多放射治疗后神经损伤的发生率越低，程度也越轻。

Teo 等报道鼻咽癌后程加速超分割可能是颅神经损伤的促进因素，后程加速超分割总治疗时间明显缩短，治疗强度增加，且每天照射 2 次，分割放射间隔的时间较短，不足以完全修复晚反应组织的损伤。

（二）剂量率

由于慢性放射损伤既取决于累积剂量也取决于剂量率。总剂量一定时，剂量率越低，照射时间越长，神经损伤程度就越轻，但是生物效应也减轻。不同组织接受急性和慢性照射时各种组织损伤的剂量阈值不同，并认为骨髓和睾丸再生能力很强，其效应取决于剂量率而不取决于累积总剂量，所以对慢性和高度分次的照射只给出其剂量阈值而不给出总剂量阈值。

从防护角度来看，这时只要控制了剂量率，不管工作人员将来工作多少年，不管累积多少总剂量，都能防止损伤的发生。假如不是从防护而是从临床角度出发，遇到的不是低剂量而是中等以上剂量的照射，即使其剂量率不是很高，只要该剂量率达到一定水平并能持续一定时间，虽然最初没有出现损伤，但当经过一定时间亦即达到一定总剂量后，骨髓和睾丸损伤终将不可避免。与放射防护不同，医生关心的不是某人将来会在某剂量率下持续工作多少年，而是该患者已经在该剂量率下工作多少年，因此对医生来说剂量率和累积剂量总是联系在一起不能分开。

（三）分割剂量

神经组织为晚反应组织，对分次大剂量照射损伤的敏感性高，增加分次剂量，能显著增加对晚反应组织的放射损伤。放射性神经损伤的发生与放疗总剂量、分割剂量、照射容积等多种因素有关，以前两者最重要，总剂量越高，分割剂量越大，放射性神经损伤发生率越高。

急性放射性脑脊髓损伤与单次剂量关系密切，单次剂量 >3Gy 及照射体积过大均可明显提高急性放射性脑脊髓损伤的发生率。Lee AW 研究表明放射分割剂量越高、总剂量越大，越容易引起严重晚期放射损伤；加大放射剂量会使臂丛神经损伤潜伏期变短，症状更重，预后更差。

鼻咽癌的放疗以常规分割为主,故降低脑部剂量应是降低放射性脑损伤发生率的关键。过高的局部剂量应为放射性脑损伤发生的主因。Lee 等认为,随着剂量的递增,颞叶损伤可明显增加,"分割效应"(总剂量与分割剂量的乘积)是其发生的最主要影响因素,每增加 1Gy 的照射,放射性脑损伤的风险将增加 4.4%($P = 0.002$),>70Gy 者则比 66~70Gy 者增加 2.7 倍的损伤概率,显示根治量之后的推量照射具有较高的放射性脑损伤风险。

据 Teo 等报道超分割放射会增加脑损伤,可能是由于超分割放射时总剂量相对过高,且每日 2 次,分割放射间隔的时间较短,不足以完全修复晚反应组织的损伤。Lee 等报道鼻咽癌放疗后 10 年脑脊髓损伤的发生率,其中单次剂量 4.2Gy 组总剂量 50.4Gy,发生率 18.6%;单次剂量 3.8Gy 组总剂量 45.6Gy,发生率为 4.8%;单次剂量 2.5Gy 组总剂量 60Gy,发生率 4.6%。说明放射性脑损伤的发生率与单次剂量有关,单次剂量越大,发生放射性脑损伤的危险性就越大。

五、照 射 体 积

照射体积又称照射野大小。放射性神经损伤与照射总剂量和照射体积呈正相关关系,总剂量越高,照射体积越大,放射性脑损伤的概率也越高。因此,放射照射区重叠出现是放射治疗后神经损伤外在因素。

由于鼻咽癌常伴有颅底骨质破坏,常规放射治疗需包括颅底线上 1.5~2.5cm,因此不可避免地照射到大脑颞叶下分。面颈联合野、面前野的应用,使脑干亦包括在照射范围内。管迅行等通过对 128 例鼻咽癌放射性脑病的多元 logistic 回归研究发现随着照射野的扩大,可能增加颞叶、脑干的受量,从而增加放射性脑病的发生率。

放射性脑病的发生部位与照射野的设计有关已有共识。放射性脑病的病变一般在照射野内,管迅行等通过对 128 例鼻咽癌放射性脑病的多元 logistic 回归研究观察到 128 例放射性脑病病灶均见于照射野内,表明放射性脑病与射线的直接损害有关。临床工作中鼻咽癌鼻咽腔的放疗剂量一般为 70Gy,一味提高鼻咽放疗剂量,一方面并未能提高局部控制率,另一方面势必提高正常脑组织的照射量。可考虑应用后装腔内放疗、立体定向放疗等方法减少周围正常组织的照射量。

有研究发现颞侧对穿野的高剂量照射导致的颞叶剂量过高是放射性脑损伤发生的主因,可通过合理配比颞侧照射野与辅野如鼻前品字野的剂量比以减少放射性脑损伤的发生率。眶下野和耳后野是鼻咽癌照射中常用的另 2 个辅野,两者均包及颞叶及部分脑干,近似平行对穿野。区别在于前者照射野同侧内前部颞叶剂量偏高,脑干剂量偏低;后者同侧内后部颞叶偏高,脑干剂量偏高。故在无明显茎突后区域受侵时,笔者倾向采用前者以降低脑干剂量。

刘雅洁等认为面颈联合野和耳前野照射主要发生颞叶损伤,主要是由于颞侧的高剂量照射导致了颞叶放射性脑病的发生。那么根治 T_1 期、T_2 期鼻咽癌患者是否一定要颞叶脑组织超过放射耐受量甚至超过肿瘤剂量呢?答案显然是否定的,可通过外照射辅以腔内后装治疗、三维适形放疗或调强放疗等方法,但目前应用最广泛的还是采用非颞侧的辅野如鼻前品字野来降低颞叶受照体积及剂量。但鼻前品字野会增加脑干的剂量,故临床上因顾虑脑干超量而放弃使用者多见。对于 T_1 期、T_2 期患者,此种顾虑随放疗技术发展已属不必,脑干位于斜坡后 0.7~1.0cm 左右,而对于 T_1 期、T_2 期病例照射野包及斜坡后 0.5~1.0cm 即可,多余脑干组织可采用国内目前广泛应用的低熔点铅插板挡野技术或多叶光栅挡去,脑干可以避免照射或仅受边缘剂量照射,故在颞侧主野照射至 55~60Gy 后改用鼻前品字野推量可在不降低肿瘤剂量的同时控制颞叶脑组织不超量。

六、照 射 技 术

放射性神经损伤发生与照射技术有明显的关系。魏宝清研究发现,放射性后组颅神经损伤的发生与照射技术有明显关系，20世纪70年代以来普遍采用耳前野加上颈前切线野照射，使放射性颅神经损伤的发生率从5.8%~6.5%提高到14.9%~20.6%。采用重叠区挡铅的方法，由于射线的散射作用，个野的放射线线束在体内仍有重叠，发生率为10.3%，仍高于不用上颈前切线野者（5.8%~6.5%），故建议停止使用耳前野加上颈前切线野照射。

近10多年来，对多数患者采用面颈联合野照射，少数患者加用鼻前野及耳后野，脑干照射剂量明显增高，脑干放射损伤的病例也较前增多，Ⅲ~Ⅻ对颅神经从脑干发出，故脑干损伤可引起这些颅神经损伤。

由于脑组织的TD 5/5为60Gy、TD 50/5为75Gy（1/3体积），以水平对穿野为主的根治性照射剂量达70Gy，不可避免地会卷入解剖位置低、前的颞叶而造成其损伤。郭文杰等的临床剂量学研究指出高剂量照射是影响放射性脑损伤发生的主要因素，并建议通过合理配比颞侧照射野与辅野的剂量比以减少放射性脑损伤发生。对颈部照射60Gy后仍有残存的肿大淋巴结者应谨慎加量照射，建议采用后装插植或适形放射治疗技术补量照射。

罗伟等进行前瞻性研究，对采用同一体位、综合面颈联合野与常规方案（面颈分野）治疗鼻咽癌进行比较，发现改进方案后不但提高了生存率而且后组颅神经放射损伤（3/62）低于常规方案治疗（10/62）。Tishler等对62例海绵窦内或其邻近区域肿瘤行立体定向治疗，有12例（19%）在治疗后3~31个月出现Ⅱ~Ⅵ期对颅神经放射损伤。笔者认为对海绵窦及颈动脉鞘区等包含神经组织区域用三维适形治疗进行加量时，分次剂量不宜太大，最好用常规分割照射，这样才能达到较高的肿瘤控制率，而不明显增加颅神经损伤，充分显示三维适形治疗的物理学优势。

鼻咽癌放射治疗技术在进入20世纪90年代后有了飞速的发展，头颈部固定设备、低熔点铅插板技术、多叶光栅、三维适形放疗及调强放疗技术渐渐在临床普及。在照射技术上采取相应的措施如外照射辅以后装腔内治疗，低熔点铅挡块技术的应用等，避免颞叶、脑干受量过高。目前国际上正在研究发展的新设备、新技术如多叶光栅、强调适形放疗将能更好地把高剂量照射体积的形状与肿瘤靶区体积的形状完全吻合，从而更有效地降低靶区周围正常组织的剂量。

现代放疗日益强调生存质量，虽目前尚不能完全避免放射性神经损伤的发生，但对T₁期、T₂期患者，通过合理配比颞侧主野与鼻前品字野剂量应能明显降低颅底部剂量及受照体积，进而降低放射性脑损伤的发生率。无茎突后区受侵时采用眶下野较耳后野可更好地保护脑干。

用半束照射方法连接面颈野与下颈锁骨上区切线野，使两野交界处理论上不存在"热点"与"冷点"问题，不仅从根本上消除剂量重叠和不足问题，而且技术员摆位简单、重复性好，从理论上讲会降低后组脑神经放射损伤的发生率。然而，半束照射技术对加速器两对独立准直器的到位精确度要求较高，治疗前需对其进行反复测量，而且须定期检测。半束野照射时鼻咽原发灶的中平面不在射野中心轴上，照射野离轴比增大，有2%~4%的剂量误差，因此要做相关剂量的计算与纠正。而且照射野边缘射线发散角度较大，颞叶脑组织及肺组织照射体积会相对增加。

有学者采用前半程为半束野连接照射，后半程用X线-电子线-X线三野连接照射，使剂量深浅互补且不留间隙，既解决颈部连接野照射剂量的"热点"与"冷点"问题，又能减少因散射角增大引起的颞叶受量增加所致的远期损伤，优化了靶区的剂量分布。设计电子束野与X线野衔接时采用两照射野在皮肤表面共线相交，虽然会出现X射线照射野一侧剂量偏高而电子束野一侧剂量偏低，但从TPS的剂量分布及近期临床观察结果来看还是满意的。

七、照射疗程

多程放疗是影响放射性脑病的重要因素，其可能导致大脑组织的积累损伤增加及发病间隔期缩短。管迅行等通过对128例鼻咽癌放射性脑病的多元logistic回归研究发现鼻咽癌延迟性放射性脑病的潜伏期可在放疗后几个月至数年，多数在 2~3 年发生。从放疗结束至 CT、MRI 检查诊断为放射性脑病的中位间隔时间为：一程放疗者 3 年 10 个月，二程放疗者 2 年 2 个月。表明接受二程放疗后 RE 的发病间隔期明显缩短。

二程放疗是增加颅神经损伤的一个重要因素。有学者报道首程放疗患者颅神经损伤潜伏期为 6 个月至 21 年，中位潜伏期为 4.5 年，以舌下神经损伤最为多见（68.6%）。颅神经损伤潜伏期≤1 年者占 6.7%（5/75），1 年以上至 5 年者占 53.3%（40/75），5 年以上至 10 年者占 24.0%（18/75），>10 年者占 16.0%（12/75）。二程放疗者颅神经损伤潜伏期为 2 个月至 4 年，中位潜伏期为 1.5 年。视神经损伤中位潜伏期为 16 个月，舌下神经损伤中位潜伏期 5 年，迷走神经损伤中位潜伏期 6 年。

第三节　鼻咽癌放疗后放射性神经损伤易患因素的预防

放射性神经损伤给患者带来极大的痛苦，放射性神经损伤的治疗缺乏特异性的手段，到目前为止，还没有一个逆转的方法。由于一旦发生，治疗棘手，且预后不佳，故加强预防放射性神经损伤的发生显得更为重要。

（1）严格把握放疗适应证，对需要放疗的病人，要根据病人具体情况，采用个体化、合理化放射剂量和部位，并且放射野每次放射剂量不应超过 2.5Gy，避免单独使用高能射线。

（2）在放射治疗时，照射剂量不应过大，时间不宜过长，注意控制照射总量及分次剂量，对必须行高剂量照射及二程放疗患者，要与患者及家属讲明并征得他们的同意，以防日后发生医疗纠纷。

（3）设野时要严格保护非放射区组织，应尽量避免照射野重叠，尤其在重要神经走行的生理性狭窄部位，目前已经很少采用耳前野＋全颈前切线野照射技术。

（4）加强健康教育，提高对该病的认识水平。早期就诊，早期诊断，早期治疗。放射治疗后多作神经系统检查以及早发现并治疗。

（5）预防颈部纤维化对减少放射性颅神经损伤有着相当重要的作用。

（刘中霖　杨炼红）

参 考 文 献

1. 于金明，殷蔚伯，李宝生. 肿瘤精确放射治疗学. 济南：山东科学技术出版社，2004

2. 殷蔚伯，谷铣之. 肿瘤放射治疗学. 北京：中国协和医科大学出版社，2002

3. 陈志坚，李德锐. 影响鼻咽癌患者受损颅神经功能恢复的因素. 中华放射肿瘤学杂志，1997，6：167~169

4. 郭鹏，王克为，王子灿. 放射损伤病理学. 北京：人民卫生出版社，1987

5. 杨云利，陆海杰，梁霞，等. 鼻咽癌放射治疗后迟发性脑损伤的临床分析. 中华放射医学与防护杂志，2004，24：563~564

6. 杨云利，陆海杰，刘颖新，等. 鼻咽癌放射治疗后颅神经损伤的临床分析. 实用癌症杂志，2003，18：624~626

7. 段恒英，舒晓雷，刘俐，等. 鼻咽癌放射治疗后放射性脑脊髓损伤的探讨. 重庆医学，2005，34：1073~1074

8. 朱妍，焦德让. 放射性脑损伤的研究. 医学综述，2005，11：361~363

9. 章国芬，许敏，贺蓓娃. 鼻咽癌放射治疗后放射性脑病的临床分析. 临床肿瘤学杂志，2002，7：455~457

10. 唐启信，何钟麟，王奋. 鼻咽癌放射性脑病发病率的有关因素分析. 中华放射肿瘤学杂志，1995，4：156~157

11. 张连波，高庆国，王国君. 放射性臂丛神经损伤的研究进展. 中华手外科杂志，2002，18：172～173

12. 管迅行，刘孟忠，骆福添，等. 128 例鼻咽癌放射性脑病的多元 logistic 回归研究. 癌症，1998，17：290～292

13. 田野，郭志荣，祝梅芳. 中国大陆地区鼻咽癌放疗后放射性脑病的系统评价. 中华肿瘤杂志，2002，24：471～473

14. 骆建华，曾兴炳，常力方. 中枢神经系统的放射损伤及其处理. 国外医学－放射医学核医学分册，1999，23：79～82

15. 洪金省，潘建基，张瑜. 放射性舌下神经损伤的影响因素. 福建医科大学学报，2005，39：201～203

16. 郭运凯，杨新明，谢鼎华，等. 鼻咽癌患者放疗后引起感音神经性聋的临床观察. 中华耳鼻咽喉头颈外科杂志，2005，40：805～809

17. 魏宝清. 从鼻咽癌放疗后颅神经放射损伤探讨当前放疗技术上的问题. 中华放射肿瘤学杂志，1994，3：164～168

18. 孔琳，张有望，吴永如，等. 鼻咽癌放射治疗后颅神经损伤影响因素研究. 中华放射肿瘤学杂志，2005，14：10～14

19. 孔琳，张有望. 鼻咽癌放射治疗神经系统后遗症. 中华放射肿瘤学杂志，1999，8：181～183

20. 孔琳，张有望，吴永如，等. 鼻咽癌放疗后长期生存者晚期副反应研究. 中华放射肿瘤学杂志，2006，15：153～156

21. 胡伟汉，余敏忠，龙时先，等. 放射线治疗鼻咽癌对视诱发电位改变的研究. 中华肿瘤杂志，2002，24：147～150

22. 陈明，曾祥发，赵充，等. 鼻咽癌患者放疗后张口困难及其影响因素. 癌症，2001，20：651～653

23. 赵路军，傅卫华，戴建荣，等. 鼻咽癌半束照射的剂量分布. 中华放射肿瘤学杂志，2003，12：183～187

24. 钟鹤立，夏俊贤，刘剑锋，等. 独立准直器位置精度对半野联合处剂量的影响. 中国医学物理学杂志，2004，21：70～72

25. 吴超权，钟鹤立，李先明，等. 鼻咽癌放射治疗照射野最佳衔接方法的探讨. 中华放射肿瘤学杂志，2002，11：88～90

26. 张宜勤，魏宝清. 20 年来鼻咽癌放射治疗疗效全面提高的原因分析. 中华放射肿瘤学杂志，1999，8：73～76

27. 刘晓清，罗伟，刘孟忠，等. 1093 例初治鼻咽癌的疗效和预后分析. 中华放射肿瘤学杂志，2008，17：81～86

28. 潘建基，张瑜，林少俊，等. 1706 例鼻咽癌放疗远期疗效分析. 中华放射肿瘤学杂志，2008，17：247～251

29. 潘建基，洪金省，张瑜，等. 鼻咽癌常规外照射致后组颅神经损伤的危险因素研究. 中华放射医学与防护杂志，2006，26：490～493

30. 高运生，胡超苏，应红梅，等. 1837 例鼻咽癌疗效的回顾性分析. 中华放射肿瘤学杂志，2008，17：335～339

31. 郭文杰，翟振宇. 鼻咽癌放射性脑病与放射治疗照射野的关系. 中国肿瘤，2006，15：110～112

32. 洪继东，李建璜，涂青松，等. 鼻咽癌放射性脑病多因素分析. 中华放射医学与防护杂志，2004，24：140～141

33. 刘雅洁，蔡伟明. 鼻咽癌放疗后放射性脑损伤的研究进展. 中华放射医学与防护杂志，2001，21：67～68

34. Yan WP, Chen LH, Xu ZX, et al. Etiological analysis of the sequelae of radiotherapy for nasopharyngeal carcinoma：a follow up study of 112 cases. J First Mil Med Univ, 2003, 23：1002～1005

35. Lee AWM, Law SCK, Ng SH, et al. Retrospective analysis of nasopharyngeal carcinoma treated during 1976－1985：late complications following megavoltage irradiation. Br J Radiol, 1992, 65：918～938

36. Lee AWM, Foo W, Chappe R, et al. Effect of time, dose and fractionation on temporal lobe necrosis following radiotherapy for nasopharyngeal carcinoma. Int J Radiat Oncol Biol Phys, 1998, 40：35～42

37. Teo PML, Leung SF, Chan ATC, et al. Final report of a randomized trial on altered－fractionated radiotherapy in nasopharyngeal carcinoma prematurely terminated by significant increase in neurologic complications. Int J Radiat Oncol Biol

Phys, 2000, 48: 1311~1322

38. Lin YS, Jen YM, Lin JC, et al. Radiation-related cranial nerve palsy in patients with nasopharyngeal carcinoma. Cancer, 2002, 95: 404~409

39. Delanian S, Balla Mekias S, Lefaix JL. Striking regression of chronic radiotherapy damage in a clinical trial of combined pentoxifylline and tocopherol. J Clin Oncol, 1999, 17: 3283~3290

40. Trotti A, Byhardt R, Stetz J, et al. Common toxicity criteria: version2.0. An improved reference for grading the acute ef~fects of cancer treatment: impact on radiotherapy. Int J Radiot Oncol Biol Phys, 2000, 47: 13~47

41. Yi J L, Gao L, Huang XD, et al. Nasopharyngeal carcinoma treated by radical radiotherapy alone: ten year experience of a single institution. Int J Radiat Oncol Biol Phys, 2006, 65: 161~168

42. Ou SHI, Zell J A, Ziogas A, et al. Epidemiology of nasopharyngeal carcinoma in the United States: improved survival of Chinese patients within the keratinizing squamous cell carcinoma histology. Annals of Oncology, 2007, 18: 29~35

43. Williams J, Chen Y, Rubin P, et al. The biological basis of a comprehensive grading system for adverse effects of cancer treatment. Semin Radiat Oncol, 2003, 13: 182~188

44. Lee AW, Ng WT, Hung WM, et al. Major late toxicities after conformal radiotherapy for nasopharyngeal carcinoma patient and treatment related risk factors. Int J Radiat Oncol Biol Phys, 2009, 73: 1121~1128

45. Teo PM, Ma BB, Chan AT. Radiotherapy for nasopharyngeal carcinoma-transition from two dimensional to three-dimensional methods. Radiother Oncol, 2004, 73: 163~172

46. Fang FM, Tsai WL, Chen HC, et al. Intensity modulated or conformal radiotherapy improves the quality of life of patients with nasopharyngeal carcinoma: comparisons of four radiotherapy techniques. Cancer, 2007, 109: 313~321

47. Lu HM, Yao M. The current status of intensity modulated radiation therapy in the treatment of nasopharyngeal carcinoma. Cancer Treatment Reviews, 2008, 34: 27~36

48. Lisianyi NI, Liubych LD. Humoral link of autoimmune reactions to neuron-specific enolase in post-radiation encephalopathy patients. Ukr Biokhim Zh, 1998, 70: 76~82

49. Denis F, Garaud P. Late toxicity results of the GORTEC 94-01 randomized trial comparing radiotherapy with concomitant radiochemotherapy for advanced-stage oropharynx carcinoma: comparison of LENT/SOMA, RTOG/EORTC, and NCICTC scoring systems. Int J Radiat Oncol Biol Phys, 2003, 55: 93~98

50. Hoeller U, Tribius S. Increasing the rate of late toxicity by changing the score? A comparison of RTOG/EORTC and LENT/SOMA scores. Int J Radiat Oncol Biol Phys, 2003, 55: 1013~1018

第七章　放射性脑损伤动物模型的制备及评价

放射治疗是头颈部肿瘤常选用的治疗方法。放射性脑损伤则是放疗后最常见的并发症之一，极大地影响了患者的生存质量。然而目前对于其具体的发病机制尚不明确。为了能够更好地对放射性脑损伤进行深入研究，建立一种合理的放射性脑损伤动物实验模型，使实验研究更具有科学性、实用性，以进一步探讨其发病的机制、病理学改变以及寻找积极有效的防治策略，这也是进行放射性脑损伤研究最重要的环节之一。

在颅脑放射治疗后的患者中，可产生记忆功能障碍和需要注意力集中的学习操作功能障碍，这种综合征可进展为痴呆。已经证实颅脑放射治疗可引起儿童的认知功能障碍，近年来的研究提示颅脑放射治疗也常常诱发成年人的智力障碍。目前在动物的放射性脑损伤的研究中，主要的研究也是集中于动物认知功能的变化和病理学改变。

在鼻咽癌的放射治疗中，颞叶，包括海马区域更是不可避免地受到射线的照射，其所导致的认知功能障碍更为明显。但是目前对颅脑放射治疗诱发的认知功能障碍的病理机制了解甚微，因此，建立合适的动物模型显得至关重要。

国内外迄今已有部分的文献报道放射性脑损伤实验动物模型的建立。但是由于各家报道中使用的动物的种属不同，使用的动物年龄阶段不同，使用的照射源不同，使用的照射剂量不同，照射的次数不同以及照射后观察的时间和指标不同，其结果亦有所不同。为此，笔者分析了不同的动物模型的制备，为今后进一步的研究提供一些指导。

第一节　大鼠放射性脑损伤模型

放射性脑损伤的实验过去几乎用到了每一种实验动物。但是迄今为止，研究最多的关于放射性脑损伤的动物模型主要是在大鼠上进行的。这主要是从遗传背景、解剖结构、操作性和经费等因素来考虑，一般认为大鼠是放射性脑损伤研究最为合理的动物之一。

在大鼠的放射性脑损伤的动物模型制作中，亦有诸多的因素影响到动物模型的各项观察指标。

一、年龄因素对动物放射性脑损伤的影响

年龄对于放射性脑损伤的出现和严重程度起着重要的作用，这可能是由于儿童、成人和老年人的神经组织对放射线的耐受剂量不同。目前的多项研究证明，年龄是放疗后脑损伤的易感因子。

Fletcher JM 和 Mulhern RK 等先后研究并总结了在儿童中枢神经系统白血病患者接受颅脑放射性治疗后，可以引起儿童认知功能明显的下降，且他们的智能的改变与不同的照射剂量有关。但是 Asai A 等分析了 91 例接受放射治疗的脑瘤患者，发现在老年人患者中更容易出现放疗后的痴呆症状，他们的研究结果认为脑的老化与神经放射性损伤有关联。

Mickley GA 等曾对新生 1~16 天内的大鼠选择性进行大脑半球总剂量为 13Gy 的 X 线分次照射，

以选择性地损害海马齿状回的粒细胞层。并在鼠龄71～462天内进行了行为学观察。结果发现，新生大鼠经过照射后，其海马齿状回遭到损害后可以出现明显的行为学变化，其研究结果同时提出，年轻动物早期受到射线损害可以明显地影响其行为学功能，但是随着动物年龄的增加，其对射线损伤的敏感性下降。

国内陈齐鸣等采用老年雄性 Wistar 大鼠（16～27 个月龄）进行了研究，老年 Wistar 大鼠接受 1 个疗程的常规全脑照射剂量［30Gy/（10 次·12 天）］，在放射治疗后 7 个月期间，对放射治疗组及对照组的大鼠进行了一系列的行为学测试和研究。结果显示，1 个疗程常规放射治疗可诱发大鼠进行性的学习和记忆功能障碍，在放射治疗前，放射治疗组和对照组大鼠单向逃避测试显示学习和记忆功能正常。放射治疗后，在所有需要学习记忆的测试过程中，例如双向、踏板和水迷宫逃避测试中，放射治疗组与对照组相比，显示操作能力下降。但是他们在对 45 天鼠龄的 Wistar 大鼠进行 1 个疗程的常规颅脑放射治疗［30Gy/（10 次·12 天）］，治疗后 10～13 个月进行上述相同的行为学测试，放射治疗组并没产生学习和记忆功能障碍。他们的结果也认为老年大鼠可以出现更为明显的放射性损伤导致的认知功能障碍。

Lamproghou I 等更在动物模型上探讨了年龄因素对颅脑放射后学习和记忆的影响。他们分别使用 45 天龄、4 月龄和 18 月龄的 Wistar 大鼠，进行全脑照射治疗，总剂量为 30Gy，在 12 天内分成 10 次进行［30Gy/（10 次·12 天）］。并在放疗后 7 个月前后进行评估。他们的研究结果显示，在记忆功能方面，放射治疗可以导致老年大鼠（18 月龄）进行性的、不可逆转的记忆功能障碍。同时尽管在幼年（45 天龄）和成年（4 月龄）大鼠中亦可以出现放疗后的记忆功能障碍，然而这种变化仅仅是部分的并且是可以逆转的。但是在大鼠的学习功能方面，年龄并不是相关的因素。

通过以上这些研究的分析，可以看出，幼龄和老年相对于成年的动物对于射线的敏感性增高，更容易制作出放射性脑损伤的模型。这可能是由于在动物发育的早期阶段，其神经组织结构脆弱，功能尚未完善，故对外界毒性物质包括射线损伤的敏感性增强；而随着动物的老化，脑内神经组织内各种代谢毒物的堆积，各种慢性损伤包括自由基的损伤也逐渐积累，在此基础上，射线的损伤加速了神经组织的坏死或凋亡。

二、急性和慢性放射性脑损伤的动物模型

（一）急性放射性脑损伤的动物模型

急性放射性脑损伤的动物模型对于研究放射线的早期损伤机制较为重要。

笔者曾采用幼年（4 周）雄性 Sprague - Dawley（SD）大鼠建立了放疗后急性认知功能障碍的模型。在此实验研究中，给幼年 SD 大鼠分别施以 10Gy、20Gy、40Gy 剂量单次全脑照射，并在放射后 0 天、7 天、20 天和 60 天对大鼠进行认知功能、血脑屏障的破坏以及脑内含水量的测定。结果显示 10Gy 照射剂量不足以导致大鼠认知功能的改变，20Gy 剂量照射可以使大鼠出现短暂的认知障碍，而这种认知功能的降低在照射后 60 天内会恢复正常。而 40Gy 剂量照射则会引起严重的认知障碍。但是由于在该研究中对于动物观察的时程比较短，这种变化究竟是否短暂的还是持续的，且是否会对迟发型或晚期的放射性脑损伤有影响，还需要在今后的研究中继续探讨。

田野等给成年 SD 大鼠用 4MeV 电子线做 10Gy、20Gy、30Gy 的单次半脑照射，建立了早期放射性脑损伤的实验模型。他们的研究发现全部的 30Gy 和部分的 20Gy 照射的大鼠有照射野内脱毛现象，照射组大鼠在受照后 1～3 个月，体重上升趋势低于未照射组，但无统计学意义。部分 30Gy 照射的大鼠大脑中存在放射性坏死灶，认为该动物模型制作方法简便、可靠，可用于早期放射性脑损伤的实验研究。

王深等建立了在清醒状态下早期放射性脑损伤的模型。他们给成年 SD 大鼠以 2Gy、15Gy、30Gy 剂量单次全脑照射，在照射后 1 个月内观察照射部位毛发及皮肤情况及体重变化，并观察大鼠在照射前、照射后 6h、1 天、1 周和 1 个月时海马 CA_1 区神经细胞的病理形态改变。其结果显示全部 30Gy 和部分 15Gy 照射的大鼠在照射 20 天内出现照射野的脱毛现象，而各组大鼠体重增长趋势差别无显著性意义。并且发现随着照射剂量的增加及观察时间的延长，各组织成分的损伤逐步加重，剂量和时间对病理改变程度有明显的影响。

（二）慢性放射性脑损伤的动物模型

由于在临床上鼻咽癌患者放射性脑损伤以迟发性为主，所以研究动物的迟发性脑损伤可能对于临床的预防和治疗具有较大的意义。事实上，就目前已报道的放射性神经损伤的动物模型来看，主要也是以慢性放射性神经损伤的模型为主。其原因一方面是由于该类模型更接近于临床；另一方面，部分学者在动物放射治疗后的早期观察不到明显的脑组织损伤的变化，而往往在晚期才能够观察到，时间常在射线照射后 7 个月到 1 年以后。

Katsuhiko 等给 6 月龄的 Fischer 344 大鼠行全脑照射（25Gy/单次）。在放疗后 1 年，观察它们的认知功能改变，发现实验组动物的认知功能较对照组明显下降，从而建立了放疗后迟发性认知功能下降的成年大鼠模型。在此研究中他们还发现照射组大鼠的脑损害主要出现在胼胝体及其附近顶叶白质中，表现为伴有或不伴有脑坏死的脱髓鞘改变。这提示放疗所致组织学改变与认知功能障碍之间有一定的关系，进而可以进一步比较放疗所致认知功能障碍与其他类型痴呆病理学上的差别。这也为进一步研究放疗后认知功能降低的发病机制提供了大体框架。

Ioannis 等给 16 ~ 27 月龄的 Wistar 大鼠总剂量为 30Gy，12 天内分 10 次照射 ［30Gy/（10 次·12 天）］，然后对它们进行行为学及病理检测方面的研究。研究发现在照射后 1 个月、3 个月时受照组与对照组在行为学方面没有明显的差别。在照射后 7 个月时行水迷宫实验可以观察到受照组的记忆功能是有所下降，然而光镜下却没有发现明显的病理学变化。

Hodges H 等评估了大鼠放疗后 44 周以内的学习和记忆能力的变化。他们给予大鼠 20Gy 和 25Gy 的脑部单次 X 线照射，在照射后的 29 周以内，照射组和对照组之间的行为学改变没有差异；当在照射后第 35 周时，动物开始出现部分认知功能下降，但是两组不同照射组之间没有明显差异；到照射后第 38 ~ 40 周时，动物的认知功能进一步下降，且动物执行能力的下降在 25Gy 照射组中更加明显；在照射后第 44 周时，25Gy 照射组较 20Gy 照射组出现更为显著的工作记忆能力下降；病理学研究发现，在照射后第 46 周时，25Gy 照射组中可以观察到明显的胼胝体的变性和坏死，但是在照射后第 41 周时，仅仅 1/3 的动物出现上述的病理改变。他们的研究结果认为，大鼠脑部接受单次 20Gy 和 25Gy 的 X 线照射后，可以出现迟发的、慢性的学习和记忆能力下降，且这种改变是与照射剂量成正相关的。

从以上的研究可以看出，尽管在部分放射性脑损伤的动物中没有出现明显的神经组织病理变化，其认知功能也一样会受到缓慢的损害。但是究竟在何种照射条件下制作出急性放射性脑损伤的动物模型，又在何种照射条件下制作出慢性放射性脑损伤的动物模型，目前还没有明确的结论。这可能与接受照射动物的不同年龄、不同照射剂量、照射的次数以及照射的防护等综合因素有关联。

三、放射性脑损伤动物模型病理学改变的研究

多数报道放射性脑损伤动物模型在一定的观察时间内大体病理上是没有任何改变的，即使此时动物早已出现行为学的变化。

如在 1995 年，Lamproglou I 等使用全脑照射的方法，给 16 ~ 27 月龄的老年 Wistar 鼠总剂量为

30Gy 在 12 天内分 10 次的全脑照射［30Gy/（10 次·12 天）］，并在照射后 7 个月时进行行为学和病理学检测。研究结果发现，在照射后的第 1、第 3 个月内，动物的行为学没有发生明显变化，但是在 7 个月时，实验组大鼠的行为学检测出现明显变化，提示其认知功能下降。但是，在光镜下没有发现明显的病理学变化。

同样，Yoneoka Y 等于 1999 年报道了 6 月龄的成年雄性 Fischer 大鼠迟发性放射性脑损伤动物模型的建立。在该研究中，采用平行对照的研究，使用直线加速器将总照射剂量 40Gy 在 24 天内分 8 次［40Gy/（8 次·24 天）］给大鼠进行脑部照射，并分别在照射后 6 个月、9 个月和 12 个月使用水迷宫和被动回避反应检测动物的认知功能。其结果发现，在放射治疗后的 6 个月和 9 个月时，实验组行为学无明显改变；在照射后的第 12 个月，实验组的动物出现了明显的行为学改变，与对照组比较差异具有统计学意义，提示动物的认知功能下降。同样，Yoneoka Y 在光镜下也未发现明显的病理学改变。他们的研究成功地建立了迟发性放射性脑损伤的模型，并提示脑放射性损伤所导致的认知功能下降可以不伴有脑组织病理学的改变。这为进一步探讨放射性脑损伤的病理发生机制提供了成功的动物模型。

但是随着对放射性脑损伤病理研究的进一步深入，其病理学改变也逐渐地被揭示。

笔者在建立的幼年（4 周）雄性 SD 大鼠急性放射性脑损伤的模型中发现，在动物接受放射治疗的早期，尽管在大鼠脑组织在大体病理上没有明确的改变，但是通过 HE 染色还是发现在 40Gy 照射组中，于放疗后 20 天时，即放疗早期就可以出现在脑内靠近顶叶白质处神经元排列较正常组织明显疏松，并伴有血管的变性（图 7-1-1），但是在其他时间未观测到类似的病理变化。同时在放疗后 7 天即开始出现有大鼠的血脑屏障通透性显著增加，以及脑内含水量的增加，提示脑水肿的出现，且这种变化与照射的剂量成正相关，尽管其后随着时间的变化，血脑屏障的通透性以及脑内含水量的增加随着照射后时间延长逐渐下降，但仍然一直持续到观察结束时。结论提示血脑屏障通透性的变化可以作为观察早期放射性脑损伤的指标。

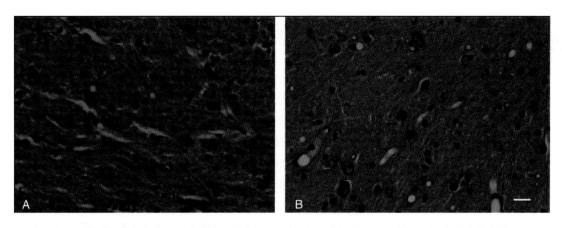

A. 正常对照组；B. 照射组可见顶叶皮质附近神经元排列不规则、疏松，并出现血管变性

图 7-1-1 4 周龄大鼠接受 1 次全脑 40Gy 照射后第 20 天时的 HE 染色。

Akiyama K 等对放射性脑损伤的病理学改变作了进一步的探讨，他们使用了 6 月龄成年 Fischer 344 大鼠，并给全脑单次 25Gy 照射，在放疗后 1 年进行认知功能的行为学检测和病理学改变的研究。研究结果发现，动物接受照射 1 年后，实验组动物的认知功能较对照组出现了明显下降。更为重要的是，他们采用了髓鞘碱性蛋白（myelin basic protein，MBP）、神经胶质纤维酸性蛋白（glial fibrillary acidic protein，GFAP）和神经微丝（neurofilament，NF）抗体进行了免疫组化的研究。结果发现，在动物接受放疗后，可以出现胼胝体体部和胼胝体附近顶叶白质处的脱髓鞘改变，可以伴或不伴有脑组织的坏死。免疫组化研究发现，MBP 阳性纤维在照射损伤部位明显减少，NF 阳性纤维中等程度的减少且不规则分散在受损脑区，与此同时，GFAP 阳性纤维的表达增加，提示出现胶质增生的改变。这些病理学改变在一定程度上与一些年龄老化相关的神经系统疾病如阿尔茨海默病（Alzheimer's disease）、Binswanger 病（Binswanger's disease）和多发性硬化（multiple sclerosis）等病理改变类似。

同样，Tian 等分别给成年 SD 大鼠 2Gy、10Gy、30Gy 剂量的单次全脑照射，发现在 10Gy、30Gy 剂量照射 1 个月时，MBP 的 mRNA 的表达呈现一短暂而显著的降低，在受照 3 个月时其会恢复到基线水平。而其 mRNA 的表达在受照 1 个月时仅仅降低 70%～75%，在 30Gy 剂量照射时其 mRNA 的表达水平在 2～3 个月会继续降低，同时也可以发现脱髓鞘的改变。Chiang 等的研究中给予大鼠 30Gy 或 45Gy 剂量行全脑照射时，在受照后 120 天就可以观察到弥散性脱髓鞘的改变。

四、放射性脑损伤动物模型中的细胞凋亡

目前的研究亦逐渐发现动物放射性脑损伤中可以早期就出现细胞凋亡。

Kurita 等报道放射会诱发成年大鼠的少突胶质细胞凋亡，他们用 ^{60}Co 为放射源分别以 10Gy、20Gy 剂量照射大鼠。发现细胞凋亡率在照射后 1h 就开始增加，其凋亡率的高峰时间是 4～8h，在 24h 恢复到基线水平，并且剂量大小对细胞的凋亡也有很大影响。采用 20Gy 照射剂量时的细胞凋亡率显著高于采用 10Gy 时。采用 20Gy 照射时细胞的最大凋亡率发生在照射后 4h，而采用 10Gy 照射时的细胞凋亡发生在照射后 8h。除此之外，不同区域细胞对照射的敏感性也不同。外囊区的细胞凋亡率最高，而内囊及小脑的细胞凋亡率最低。他们还发现照射后胶质细胞的密度较对照组显著降低。采用免疫组化分析显示凋亡的细胞是少突胶质细胞而非星形胶质细胞。通过实验可以得出一次成年大鼠全脑照射会诱发白质中胶质细胞广泛丢失的结论。其组织化学改变是剂量、时间依赖性的，而且在外囊部的胶质细胞对射线最敏感。放射诱发胶质细胞丢失是通过凋亡实现的，而且受累的细胞主要是少突胶质细胞。

Toshiyuki A 等给 6 周龄的大鼠以小剂量单次照射，观察到与对照组相比照射组小鼠的体重没有明显变化，而它们的脑重量增加比率却明显减低。尽管脑重量有所减轻，但是在形态学上却没有发现异常改变。在照射后 6h 观察到室管膜下区域细胞数量的显著降低，并且这种降低是可以逆转的。在照射 1 周内会慢慢回到基线水平，并且在以后的 60 天内其数量都没有再发生明显变化。而凋亡细胞数量却与上述细胞数量的变化相反。巢蛋白阳性细胞的数量在照射后 6h 明显减少，在第 14 天时其又会达到最大数量，然后在 30 天内回到基线水平，并且在以后的 60 天内没有明显变化。通过实验揭示出，单次小剂量照射会可逆性影响室管膜下区域干细胞及前体细胞的数量变化。

Katsuhiro 等亦对放射性脑损伤后胶质细胞的凋亡进行研究，给出生的大鼠以一次性半脑 15Gy 的照射剂量。在照射后 3h，可以在皮层下及室周白质发现凋亡细胞，6h 后在内囊也可以发现，并且发现在皮层下及脑室周围白质的凋亡细胞数目增加。在照射后 1 天脑室周围白质中的凋亡细胞数减少，在照射后 3 天，在脑白质中观察不到凋亡细胞。Bellinzona 等给成年幼鼠单次照射剂量 5～30Gy，发现凋亡主要发生在室管膜部位，也出现在胼胝体。其数目在照射后 6h 达到高峰，在照射后 48h 就不能观察到凋亡细胞核。

对细胞凋亡，尤其是脑白质中少突胶质细胞凋亡在放射性脑损伤中出现的机制，以及其在放射性脑损伤中的地位和意义仍有待进一步的探讨。

第二节　其他放射性脑损伤动物模型

放射性脑损伤的动物实验虽然主要是使用大鼠的放射性损伤模型，但是多种动物模型也被使用

到。以下进行简要介绍。

使用兔进行放射性脑损伤模型的研究也有报道。如国内官键等选用 40 只新西兰兔作为动物实验模型，随机分为 10Gy、15Gy、20Gy 和 30Gy 组。分别在 CT 定位下建立三维重建图像资料，应用三维适形放射治疗系统精确设计治疗计划、优化照射靶区剂量分布，照射体积约 1cm × 1cm × 1cm，6MeV X 线单次大剂量照射。研究结果显示，使用三维适形放射治疗，动物受照区域剂量分布均匀，95% 的等剂量曲线包绕 100% 靶区体积。认为该动物模型受照区域产生剂量均匀、准确，可用于研究放射性脑损伤。

Spiegelmann 和 Buatti 分别建立了以猫右侧内囊前肢为照射靶点的模型，各模型中 X 射线、γ 射线与其他方式照射的脑损伤相比只有程度和范围的不同，并无质的区别。如 Buatti 使用直线加速器结合动物立体定向放疗装置对猫进行了立体定向放疗的照射，其接受的剂量为 125Gy，照射后对动物进行神经系统的检查，同时部分动物在照射前使用拉扎碱类（lazaroid）类物质 U74389G 进行预处理。结果发现动物无一例外出现了神经功能缺损。在照射 6 个月后，使用 MRI 进行增强扫描，发现动物脑内出现明显的病灶，伊文氏蓝染色发现病灶区中央出现凝固坏死和局灶性出血，而使用 U74389G 进行预处理的动物，伊文氏蓝染色并未发现上述变化，提示 U74389G 可以起到预防放射性脑损伤的作用。

匹兹堡大学医院曾以头部 γ 刀 8mm 限光筒对狒狒进行 150Gy 的照射，42 周后尸检显示为典型的受照区域脑水肿和星形细胞增生，证实了放射性脑损伤模型的建立。加利福尼亚大学旧金山分校的学者们对 Beagle 狗以 ^{125}I 源置于右侧额叶脑白质中照射 40 ~ 44h，点剂量为 20Gy。分别建立了组织间照射模型。Miot 则曾经对猪使用 β 线照射后进行 MRI 和病理组织学检查的研究。

由此可见，放射性脑损伤在不同的动物种属上皆可以出现，在今后的研究中可以根据研究目的以及实际情况来选用不同的动物类型。

（刘 军 赵仲艳 张 蓓）

参 考 文 献

1. 陈齐鸣，温伟，Joannis Lamproglou，等. 放射治疗诱发老年大鼠认知功能障碍的研究. 安徽医学，2009，30：104 ~ 108

2. 田野，包仕尧，张志琳，等. 早期放射性脑损伤实验模型的建立. 苏州大学学报（医学版），1999，19：1259 ~ 1260，1267

3. 官键，陈龙华，李志勇，等. 放射性脑损伤实验兔模型的建立. 肿瘤防治研究，2007，34：477 ~ 479

4. Fletcher JM, Copeland DR. Neurobehavioural effects of central nervous system prophylactic treatment of cancer in children. J Clin Exp Neuropsychol, 1988, 10：495 ~ 538

5. Mulhern RK, Fairclough D, Ochs J. A prospective comparison of neuropsychologic performance of children surviving leukaemia who received 18-Gy, 24-Gy, or on cranial irradiation. J Clin Oncol, 1991, 8：1348 ~ 1356

6. Yoneoka Y, Satoh M, Akiyama K, et al. An experimental study of radiation – induced cognitive dysfunction in an adult rat model. Br J Radiol, 1999, 72：1196 ~ 1201

7. Asai A, Matsutani M, Kohno T, et al. Subacute brain atrophy after radiation therapy for malignant brain tumor. Cancer, 1989, 63：1962 ~ 1974

8. Asai A, Matsutani M, Takakura K. Subacute brain atrophy induced by radiation therapy of malignant brain tumors. Gan No Rinsho, 1987, 33：753 ~ 761

9. Lamproglou I, Chen QM, Boisserie G, et al. Radiation – induced cognitive dysfunction：an experimental model in the old rat. Int J Radiat Oncol Biol Phys, 1995, 31：65 ~ 70

10. Lamproglou I，Baillet F，Boisserie，et al. The influence of age on radiation – induced cognitive deficit：experimental studies on brain irradiation of 30 gy in 10 sessions and 12 hours in the Wistar rat at $1\frac{1}{2}$，4 and 18 months age. Can J Physiol Pharmacol，2002，80：679～685

11. Chak LY，Zatz LM，Wasserstein P，et al. Neurologic dysfunction in patients treated for small cell carcinoma of the lung：A clinical and radiological study. Int J Radiat Oncol Biol Phys，1986，12：385～389

12. Johnson BE，Becker B，Goff WB，et al. Neurologic neuropsychologic and computed cranial tomography scan abnormalities in 2-to-10-year survivors of small-cell lung cancer. J Clin Oncol，1985，3：1659～1667

13. Akiyama K，Tanaka R，Sato M，et al. Cognitive dysfunction and histological findings in adult rats one year after whole brain irradiation. Neurol Med Chir，2001，41：590～598

14. Hodges H，Katzung N，Sowinski P，et al. Late behavioural and neuropathological effects of local brain irradiation in the rat. Behav Brain Res，1998，91：99～114

15. Chen QM，Lamproglou I，Poisson M，et al. Long – term effects of cranial irradiation in the rat：A behavioural study. J Neurol，1992，239：116

16. Mickley GA，Ferguson JL，Mulvihill MA，et al. Progressive behavioral changes during the maturation of rats with early radiation – induced hypoplasia of fascia dentata granule cells. Neurotoxicol Teratol，1989，11：385～393

17. Jito J，Fukami T，Nakasu S，et al. The measurement of fractional anisotropy values at the corpus callosum in an irradiated – rat model by 7T-MRI：comparison with quantitative histological evaluation. No Shinkei Geka，2009，37：147～155

18. Tian Y，Shi Z，Yang S，et al. Changes in myelin basic protein and demyelination in the rat brain within 3 months of single 2-，10-，or 30-Gy whole – brain radiation treatments. J Neurosurg，2008，109：881～888

19. Shi L，Linville MC，Iversen E，et al. Maintenance of white matter integrity in a rat model of radiation – induced cognitive impairment Maintenance of white matter integrity in a rat model of radiation – induced cognitive impairment. J Neurol Sci，2009，285：178～184

20. Ma ZM，Jiang B，Ma JR. Alterations of glial fibrillary acidic protein in rat brain after gamma knife irradiation. Hunan Yi Ke Da Xue Xue Bao，2001，26：309～312

21. Brown WR，Thore CR，Moody DM，et al. Vascular damage after fractionated whole – brain irradiation in rats. Radiat Res，2005，164：662～668

22. Huang Z，Liu J，Cheung PY. Long-term cognitive impairment and myelination deficiency in a rat model of perinatal hypoxic – ischemic brain injury. Brain Res，2009，1301：100～109

23. Liu Y，Xiao S，Liu J，et al. An experimental study of acute radiation – induced cognitive dysfunction in a young rat model. AJNR Am J Neuroradiol，2010，31：383～387

24. Buatti JM，Friedman WA，Theele DP，et al. The lazaroid U74389G protects normal brain from stereotactic radiosurgery – induced radiation injury. Int J Radiat Oncol Biol Phys，1996，34：591～597

25. Spiegelmann R，Friedman WA，Bova FJ，et al. LINAC radiosurgery：an animal model. J Neurosurg，1993，78：638～644

26. Bernstein M，Ginsberg H，Glen J，et al. Protection of iodine-125brachytherapy brain Injury in the rat with the 21-aminosteroid U-74389F. Neurosurgery，1992，31：923～927

27. Fike JR，Gobbel GT，Chou D，et al. Cellular proliferation and infiltration following interstitial irradiation of normal dog brain is altered by an inhibitor of polyamine synthesis. Int J Radiat Oncol Biol Phys，1995，32：1035～1045

28. Coderre JA，Gavin PR，Capala J，et al. Tolerance of the normal canine brain to epithermal neutron irradiation in the presence of p-boronophenylalanine. J Neurooncol，2000，48：27～40

29. Gavin PR，Huiskamp R，Wheeler FJ，et al. Large animal normal tissue tolerance using an epithermal neutron beam and borocaptate sodium. Strahlenther Onkol，1993，169：48～56

30. Brown WR，Thore CR，Moody DM，et al. Vascular damage after fractionated whole – brain irradiation in rats. Radiat Res，2005，164：662～668

第八章　鼻咽癌放疗后放射性神经损伤的分子生物学机制研究进展

由辐射引发神经系统损伤的作用机制尚不十分明了，但随着分子生物学技术的不断应用，其损伤应答机制在分子水平也逐渐得到一定的解释。

如在辐射后的早期，神经系统产生部分应激反应，表现为基因表型的改变。放射 15min 后改变的基因主要参与蛋白质传输、生物合成、凋亡、新陈代谢以及 DNA 修复。放射 24h 后改变的基因则主要参与信号转导、新陈代谢、细胞分裂及转录。但是，国内外目前关于放射性神经损伤的分子生物学机制的研究仍然较为缺乏。本章将就一些可能的放射性神经损伤的分子生物学机制进行探讨，以求今后进一步的深入研究提供一定的帮助。

第一节　p53 基因与放疗后神经细胞凋亡

放射线可引起神经系统内多种细胞，如神经元、少突胶质细胞、内皮细胞、室管膜下细胞，以及海马齿状回的神经前体细胞等，在短期内即可发生凋亡。其中，多数细胞的凋亡如少突胶质细胞与室管膜下细胞的凋亡已证实是 p53 基因依赖型的，在体外培养的少突胶质细胞经 IL-2 二聚体处理后，可发生由 p53 基因介导的凋亡，目前 p53 基因介导的细胞凋亡机制在放射性神经损伤中的地位也越来越受到重视。

一、p53 基因的结构与功能

自从 1979 年 Lane 等在研究猿猴病毒 40（simian virus，SV_{40}）转化细胞时发现了 p53 蛋白，经过近 30 年的研究发现其可以参与多种调节机制，而研究最多的则是其在肿瘤发生与凋亡中的作用。p53 基因在机体组织细胞的生长、发育与分化等过程中起重要作用，当被细胞刺激因素激活后，作为一种序列特异性的转移因子，p53 可以介导 DNA 修复、细胞周期阻滞、抑制血管生成、诱导细胞凋亡、抑制肿瘤转移等。

（一）p53 基因的结构

p53 基因是迄今发现与人类肿瘤相关性最高的基因，野生型 p53 基因，即正常 p53 基因位于人 17p13.1 染色体，全长 16～20kb。在进化程度迥异的动物中，p53 有异常相似的基因结构，约 20kb 长，都由 11 个外显子和 10 个内含子组成，第 1 个外显子不编码，外显子 2、4、5、7、8 分别编码 5 个进化上高度保守的结构域，p53 基因 5 个高度保守区即第 13～19、117～142、171～192、236～258、270～286 编码区。p53 基因转录成 2.5kb mRNA，编码 393 个氨基酸蛋白，分子量为 53kD，p53 基因的表达至少受转录及转录后二种水平的调控。

（二）p53 基因产物与功能

p53 基因转录的 mRNA 长度为 2.5kb，编码产物为 393 个氨基酸，相对分子量为 53kD 的核磷酸蛋白。现已认识到，引起肿瘤形成或细胞转化的 p53 蛋白是 p53 基因突变的产物，是一种肿瘤促进因子，它可以消除正常 p53 的功能，而野生型 p53 基因是一种抑癌基因，它的失活对肿瘤形成起重要作用。

p53 蛋白包括 4 个功能调节区域：带电荷的酸性 N - 端的活化区（transactivation domain，TAD），通过与转录因子 TF Ⅱ D（multi-subunit transcription factor Ⅱ D）结合而发挥转录激活功能；DNA 结合区（DNA-binding domain，DBD）特异性地结合靶基因中的顺势作用元件，调节靶基因的转录活性；C-端的复调节区域（C-terminal regulatory domain，CTD），在 DNA 损伤时，招募其他蛋白到损伤部位，提供 DNA 损伤信号。此外研究表明 p53 蛋白结合位点的对称结构——4 个 $5'-$（A/T）GPyPyPy-$3'$ 相对取向，提示 p53 蛋白以四聚体形式结合于 p53 蛋白的结合位点，现已证实 p53 蛋白以四聚体的形式结合靶 DNA，其 323~355 位氨基酸与四聚体的形成有关。

p53 蛋白与细胞周期分裂有关，其表达几乎见于各种有核细胞，但是处于较低水平。正常细胞的 p53 mRNA 和蛋白水平很低，其中以脾和胸腺较高。p53 的半衰期长 20~30min。快速生长分裂的 mRNA 水平要比静止细胞高几倍。血清激活的淋巴细胞于晚 G_1 期和早 S 期的 mRNA 和蛋白水平高 5 倍。

二、p53 蛋白调节放疗后细胞凋亡的机制

放射治疗可以诱导肿瘤细胞发生凋亡，并加速细胞凋亡过程，使更多的肿瘤细胞丢失，从而使肿瘤发生消退。尽管 p53 蛋白不是所有凋亡所必备物质，但它在放射损伤和其他 DNA 损伤诱导的神经细胞凋亡中有重要意义。

Chow 在其研究中观察到，p53 基因过表达的转基因小鼠在照射后 24h 内，其脊髓中能观察到凋亡的胶质细胞；在成年小鼠脑内，在照射后 24h 内可看到室管膜下细胞的凋亡。而 p53 基因沉默的转基因小鼠的脊髓和室管膜下区却没有观察到相似的由射线引发的凋亡现象，由此提示是 p53 基因在放射性损伤中，介导了少突胶质细胞与室管膜下细胞的凋亡过程。另有资料显示，放疗后，在新生小鼠及成年小鼠的脑内，包括受照射后的脊髓内，尤其是神经胶质细胞和室管膜下细胞观察到 p53 的增量表达，聚集。聚集后 p53 蛋白发生移位，由胞质移至细胞核内，进而转录激活其下游的前凋亡基因，如胰岛素样生长因子结合蛋白 - 3 和 bax，启动凋亡程序；p53 还能够介导射线，造成 DNA 链断裂，以及促氧自由基产生。

（一）p53 蛋白调控细胞周期

体内和体外实验都证实，射线照射使细胞内 p53 蛋白增加。p53 蛋白增加的同时，并未见 mRNA 的相应增加，提示 DNA 损伤后 p53 蛋白的增加是通过转录后机制，延长了 p53 蛋白的半衰期。p53 基因突变或缺失的细胞和毛细血管扩张性共济失调症（ataxia - telangiectasia，AT）患者的细胞，经射线照射不出现 p53 蛋白的堆积，也无 G_1 停滞。

有研究显示，射线照射后，$p53^{+/+}$ 细胞停滞在 G_1 和 G_2 期，它们分别有利于细胞在 DNA 复制前和染色体分离前修复损伤的 DNA，$p53^{-/-}$ 细胞只出现 G_2 期停滞；射线照射后几小时内，p53 蛋白即有增加；大分子合成抑制物可以抑制 G_1 停滞。上述结果说明，p53 蛋白主要调控 G_1 停滞，而且是一个主动的过程。AT 患者对射线高度敏感和失去 G_1 期停滞，就与其 p53 基因异常有关。WAF_1/CIP_1（wtp53 - activated fragment/CDK - interacting protein）基因的发现揭示了 p53 调控细胞周期的机制。该基因与检测的各种细胞周期素依赖的蛋白激酶（cyclin dependent kinase，CDK）复合物均相关。进一

步的研究确认，WAF_1/CIP_1 的产物 p21 蛋白定位于含有 p53 蛋白且处于 G_1 停滞的细胞的细胞核。目前已勾勒出 p53 蛋白与凋亡，特别是以射线为代表的 DNA 损伤剂诱发凋亡之间的关系：DNA 损伤 － p53蛋白 － p21 蛋白产生，并同 CDK 的合成和细胞分裂的作用导致细胞出现 G_1 停滞，进行 DNA 修复，未修复者则发生凋亡。相反的实验证实，细胞的 G_1 停滞并不是 p53 蛋白诱导凋亡的必要条件，只是处于 G_1 或 G_1/S 边界的细胞更易发生 p53 蛋白诱导的凋亡。

（二）p53 蛋白促进 DNA 损伤的修复

DNA 是射线损伤的目标之一。p53 可通过 p21 直接或间接地终止 DNA 合成，提供 DNA 修复所需要的时间；或通过 GADD45 基因（growth arrest and DNA damage – inducible genes）和 p53 自身激活修复机制。p21 抑制增殖细胞核抗原（proliferating cell nuclear antigen，PCNA）对 DNA 复制所需的 DNA 多聚酶 δ 的激活。PCNA 是多功能 cyclin – CDK 复合物的组分，与病毒和细胞的复制起点有关，它是与 DNA 修复有关的 DNA 多聚酶 δ 的 ε 的辅助因子。核酶剪切修复亦需要 PCNA。射线损伤后，PCNA 的分布从 DNA 复制处转移至 DNA 损伤处。p53 蛋白结合在 CADD45 基因的第 3 个内含子，以增强子的身份在转录水平调节 GADD45 的表达。射线照射引起 DNA 损伤后所致的 p53 蛋白堆积，诱导 GADD45 基因的 mRNA 和蛋白质增加，该增加同细胞 G_1 期停滞的能力相对应。GADD45 的降低使细胞的 DNA 修复和细胞存活下降。GADD45 蛋白的作用机制不同于 p21 蛋白，它不与 CDK 复合物结合，也不抑制其活性。GADD45 抑制 DNA 合成，阻止细胞进入 S 期；同时 GADD45 又是 MEKK4（MAPKKK4，蛋白激酶家族成员）的直接激活剂，可通过 MEKK4 依赖的方式激活 JNK（c – Jun 氨基末端激酶）和 p38，而诱导细胞凋亡发生，反过来 JNK 和 p38 的激活又可以诱导 p53 磷酸化和活化。

（三）参与调控其他凋亡基因表达

除了上述的方式外，p53 基因还可以通过调节其他凋亡调控基因表达。p53 蛋白可通过 Bcl-2 家族调控凋亡。电离辐射激活的 p53 蛋白发挥转录因子的作用，从而激活众多靶基因中的 Bax，使 Bax 的 mRNA 和蛋白表达均升高，形成 Bax-Bax 同源二聚体，诱导具有凋亡倾向的细胞死亡。Bcl-xs、Bax、Bcl-2 三者和 Bcl-xl、Bax、Bad 三者分别形成两个凋亡调控系统。Bcl-2、Bcl-xl 通过与 Bax 形成异源二聚体抑制凋亡，Bcl-xs、Bad 通过与 Bcl-2、Bcl-xl 结合置换 Bax，使 Bax 游离，形成同源二聚体启动凋亡。因此，Bcl-2/Bax、Bcl-x l/Bax 的比例决定细胞是否进入凋亡。p53 基因失活可引起 Bcl-2 家族基因调控失衡。Zhan 等在研究电离辐射引起细胞 Bcl-xl 表达变化过程中发现，p53 基因失活的细胞株 Bcl-xl 基线水平高于 p53 基因功能正常的细胞株 Bcl-xl 基线水平，且高基线水平不易诱发细胞凋亡而低基线水平可发生细胞凋亡。Sheard 等实验还证明，Fas（一种属于肿瘤坏死因子受体的细胞表面蛋白）也参与细胞凋亡的 p53 调控途径。p53 基因反应成分已在 Fas 基因中被证实。DNA 损伤后，可以通过 p53 基因依赖的方式诱导 Fas 及其配体 FasL（CD95L 或 CD128）表达，并促进 Fas 从高尔基体转运到细胞膜，激活 Fas 通过 DD 和 FADD 细胞凋亡的 DR 调控途径。

第二节　GSK-3β 基因与放疗后神经细胞损伤

除了 p53 在放疗后神经损伤中的意义已逐渐受到重视外，最近的报道糖原合成酶激酶-3（glycogen synthase kinase-3，GSK-3），尤其是 GSK-3β 在放疗后神经损伤中也起到重要的作用。

一、GSK-3 基因结构与分布

（一）GSK-3 的简介

糖原合成酶激酶-3（glycogen synthase kinase-3，GSK-3）是一种高度保守的多功能的丝氨酸/苏氨酸蛋白激酶，它在 1980 年被发现，因最早发现它可以使糖原合成酶磷酸化并且失活而被命名为糖原合成酶激酶，其广泛的分布于真核生物细胞中。最初研究发现 GSK-3 是参与糖代谢的主要限速酶之一，但在近 20 年研究表明，其除参加糖代谢外，它还能使多种内源性底物磷酸化，包括代谢及信号转导途径中的蛋白、细胞结构蛋白和转录因子等，因而在细胞的生长和发育、肿瘤的发生等过程中发挥着重要的调节作用。GSK－3 通过参与多条细胞通路来调节细胞的功能，主要包括调节糖原合成与代谢、参与细胞的分化与增殖、维持细胞的存活等。在某些疾病，如 2 型糖尿病、阿尔茨海默病、双向情感障碍和其他神经退行性疾病等的发生及发展中 GSK-3 的活性异常升高。

（二）GSK-3 基因的结构与分型

GSK-3 拥有一个较小的 N 端区域和一个较大的 C 端区域。N 端区域由一个 α 螺旋和 7 个反平行的 β 折叠构成，这 7 个 β 折叠形成一个桶装结构。C 端区域主要由 α 螺旋构成。ATP 结合口袋位于 N 端区域和 C 端区域的结合部。ATP 口袋中含有两个 Mg^{2+}。底物结合口袋与 ATP 结合口袋相邻，同样位于 N 端区域和 C 端区域的结合部。在进行底物磷酸化时，ATP 和底物分别结合到 GSK-3 上相应的结合口袋中。在 GSK-3 的催化下，ATP 的 γ-磷酸根被转移到底物的丝氨酸或苏氨酸上。GSK-3 的活性区域即 T-环区缺少一个磷酸化的苏氨酸/丝氨酸残基，当其发挥生物学效应时，此位点由底物预磷酸化的苏氨酸/丝氨酸来替代，由此决定了 GSK-3 与底物特殊的作用方式。

Woodgett 等将 GSK-3 从骨骼肌中分离纯化得到单一的蛋白质成分，并通过分子克隆得到两种亚型，分别是 GSK-3α 和 GSK-3β，分子量分别为 51kD 和 47kD。二者有不同的基因编码，有类似的结构和底物但是功能不同。这两个亚型的氨基酸序列有 85% 的一致性，并且在催化区它们有高达 98% 的同源性；但在蛋白的两端差异较大，仅有约 36% 的同源性，其中在 GSK-3α 的 N 端有一个富含甘氨酸的序列。而在 GSK-3β 中却没有此序列。在大脑中尽管 GSK-3α mRNA 的水平较 GSK-3β mRNA 高，而 GSK-3β 蛋白水平却相对高一些（图 8－2－1）。

目前 GSK-3β 的完整结构已经确定，它包括一小段主要有 β 片层组成的 N 端和一大段主要由 α 螺旋组成的 C 端，这两端之间形成与 ATP 结合的囊袋。GSK-3β 的另外一个异构体是 $GSK-3β_2$，它包含一个插入激酶激活区域的 13-氨基酸残基。它的生理功能还不是很清楚，但是研究发现 $GSK-3β_2$ 主要存在于神经元胞体中而非神经元突起中，这一点与 GSK-3β 是不同的（GSK-3β 在两者中都存在）。研究还发现 $GSK-3β_2$ 是通过 ι 蛋白降低生物活性的。

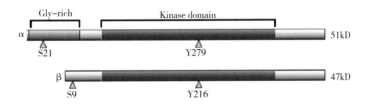

图 8－2－1　GSK-3α 和 GSK-3β 的结构示意图

（三）GSK-3 基因的分布

目前研究较彻底的为 GSK-3β 在脑组织中高表达，广泛分布，皮层锥体细胞层、海马锥体细胞层、齿状回颗粒层、纹状体及丘脑等区域分布较为密集。GSK-3β 主要定位于细胞体和突起中。GSK-3β 主要存在于细胞浆中，但是在细胞核及线粒体中也有分布，并且在细胞核及线粒体中 GSK-3β 的活性更高。

二、GSK-3 基因的调控机制

迄今已报道的可被 GSK-3 磷酸化的蛋白质多达 40 余种，其中包括十几种转录因子。如此广泛的作用底物说明 GSK-3 可以潜在影响多种细胞功能，并且提示 GSK-3 的活性在体内必定受到精细的调节，才能保证各个调节通路之间互不影响。虽然 GSK-3 的调节机制还没有完全被理解，而 GSK-3 的磷酸化、亚细胞定位以及 GSK-3 结合蛋白之间的相互作用是 3 个研究较彻底的调节机制，三者联合使 GSK-3 处于精确的调控之下。

（一）磷酸化调节

GSK-3 磷酸化是研究最多的调节方式。首先，GSK-3β 的正调节因子是第 216 位酪氨酸残基，该位点的磷酸化是 GSK-3β 活性的基础，该残基高度磷酸化导致 GSK-3β 在静止细胞的激活。此外 GSK-3β 的负调节因子是第 8 位苏氨酸，该位点磷酸化可导致 GSK-3β 失活。其机制是丝氨酸残基的磷酸化使 GSK-3 的 N 端自身变成假底物，从而占据其为真正底物的起始磷酸盐保留的结合位点。Akt（protein kinase B，蛋白激酶 B，又称 Akt）、蛋白激酶 A（protein kinase A，PKA）、蛋白激酶 C（protein kinase C，PKC）及 p90 Rsk 等多条信号途径的激酶均可磷酸化此位点。然而需特别注意的是，由于 GSK-3 及调节性激酶的亚细胞分布，每个激酶可能只影响细胞内的部分 GSK-3。反之，第 9 位苏氨酸被丝氨酸/苏氨酸蛋白质磷酸酶如蛋白质磷酸酶-1 和蛋白质磷酸酶-2A 或者钙依赖磷酸酶去磷酸化后，可导致 GSK-3β 激活（GSK-3α 受第 279 位酪氨酸和第 21 位苏氨酸磷酸化调控）。在哺乳动物细胞内，这一过程似乎是 GSK-3 分子内组成的自身磷酸化以获得稳定及组成性激活。此外，底物的磷酸化状态也可调节 GSK-3 的作用。GSK-3 的多数底物需先被其他的蛋白激酶磷酸化某个丝氨酸或苏氨酸位点。此磷酸化的丝氨酸或苏氨酸残基称为起始磷酸盐，位于底物蛋白羧基端距 GSK-3 磷酸化位点 4 个残基处，它可与 GSK-3 结合以便使后者发挥作用。而被 GSK-3 磷酸化的残基又可成为下一个 GSK-3 磷酸化位点的起动点，如此便产生了所谓的"多位点磷酸化域"（multisite phosphorylation doains）。由上可见，上述两条信号通路共同参与调节 GSK-3 的作用：在 GSK-3 的上游，一些激酶接受信号系统传导的调节信息后，直接磷酸化 GSK-3 以控制其活性；在 GSK-3 的下游，另一套信号系统可传导信息使 GSK-3 的底物预先磷酸化形成起始磷酸盐，从而借底物的磷酸化状态以调节 GSK-3 的作用。此外 Goni-Oliver 等报道了一种新的 GSK-3β 调控方式，即通过钙蛋白酶剪切 GSK-3 包括第 9 位和第 21 位丝氨酸残基在内的 N 端部分区域，从而激活 GSK-3。

（二）细胞内定位调节

磷酸化可调节 GSK-3 的活性，而改变其细胞内的分布则能调控 GSK-3 与底物的结合。尽管传统上认为 GSK-3 是一种胞浆蛋白，实际上核内和线粒体内也有 GSK-3 的表达，且其活性比胞浆内 GSK-3 更高。核内 GSK-3 尤其有趣，因为它可通过调节核内的转录因子影响多种信号途径从而调节多种基因的表达。核内 GSK-3 水平并非一成不变，而是根据细胞内信号呈现动态变化。研究发现细胞周期中核内 GSK-3 水平在 S 期最高，这可能有利于促进 GSK-3 对核 cyclin D1 的磷酸化。在凋亡早期，核内

GSK-3 水平迅速升高，并能通过影响转录因子来调节基因的表达。Zmijewski 等发现 GSK-3 在衰老细胞的核内积聚且与 p53 的核内积聚密切相关。

（三）结合蛋白的调节

GSK-3 蛋白复合物的组装与解聚也是调节 GSK-3 作用的一个重要机制。蛋白复合物调控涉及两条重要的传导通路：Wnt 通路和 PI3K/Akt 通路。Wnt 通路为：在没有刺激因子的作用下，骨架蛋白（scaffold protein）axin 与 GSK-3、酪蛋白激酶Ⅰ（casein kinase Ⅰ，CK Ⅰ）、β-连锁蛋白（β-catenin）及 APC（adenomatous polyposis coli）等其他蛋白结合形成复合物，这使得 CK Ⅰ能磷酸化 β-catenin 的 Ser^{45}，从而为 GSK-3 产生一个起动位点，接下来 GSK-3 磷酸化 β-catenin 的 Thr^{41}、Ser^{37} 和 Ser^{33}，最后导致 β-catenin 的降解。当有 wnt 信号刺激因子作用的情况下，disheveled（dvl）被活化并与 GSK-3 结合蛋白 Frat 相结合，促使 axin-GSK-3β-catenin 复合物的解聚，这种分离妨碍 GSK-3 有效地磷酸化 β-catenin，从而导致 β-catenin 的积聚与活化。而 PI3K/Akt 通路主要通过脑源性神经营养因子（brain-derived neurotrophic factor，BDNF）等因子启动，BDNF 是脑的神经营养物质，其表达减少被认为与抑郁的发生关系密切。BDNF 激活 TrkB 受体，通过一系列信号传递，最终激活 Akt，使 GSK-3β 磷酸化，抑制 GSK-3β 活性。

（四）GSK-3 参与的信号通路

GSK-3 参加多条信号传导通路，研究最多的是其在 Wnt 信号通路以及 Hedgehog 信号通路中的作用。

1. Wnt 信号通路　Wnt 基因是从小鼠乳腺癌中克隆出的一种原癌基因，最早称为 int，随后的研究发现它与果蝇的无翅基因（wingless，wg）有高度同源性，因而将二者合称为 Wnt。Wnt 是一个分泌型，半胱氨酸丰富，具有糖基化配体的蛋白家族，在细胞生长发育分化和迁移凋亡等过程中起到重要作用，从水蛭到哺乳动物都有分布。Wnt 信号通路最终导致由 T 细胞因子/淋巴增强因子（TCF/LEF）家族引起的基因转录。Wnt 信号途径能引起胞内 β-连锁蛋白（β-catenin）积累。β-catenin（在果蝇中叫做犰狳蛋白 armadillo）是一种多功能的蛋白质，在细胞连接处它与钙黏素相互作用，参与形成黏合带，而游离的 β-catenin 可进入细胞核，调节基因表达。Wnt 信号在动物发育中起重要作用，其异常表达或激活能引起肿瘤。

Wnt 的受体是卷曲蛋白（frizzled，Frz），为 7 次跨膜蛋白，结构类似于 G 蛋白偶联型受体，Frz 胞外 N 端具有富含半胱氨酸的结构域（cysteine rich domain，CRD），能与 Wnt 结合。Frz 作用于胞质内的 Dishevelled，Dishevelled 能切断 β-catenin 的降解途径，从而使 β-catenin 在细胞质中积累，并进入细胞核，与 T 细胞因子（T cell factor/lymphoid enhancer factor，TCF/LEF）相互作用，调节靶基因的表达。TCF/LEF 是一类具有双向调节功能的转录因子，它与 Groucho 结合抑制基因转录，而结合 β-catenin 则促进基因转录。Wnt 还需要另外一个受体（co-receptor），即 LRP5/6，属于低密度脂蛋白受体相关蛋白（LDL-receptor-related proteins，LRPs），但至今还不清楚它如何与 Frz 一起活化 Dishevelled。GSK-3β 在没有 Wnt 信号时，GSK-3β 能将磷酸基团加到 β-catenin 氨基端的丝氨酸/苏氨酸残基上，磷酸化的 β-catenin 再结合到 β-TRCP 蛋白上，受泛素的共价修饰，被蛋白酶体（proteasome）降解。β-catenin 中被 GSK-3 磷酸化的氨基酸序列称为破坏盒（destruction box），此序列发生变异可能引起某些癌症。

2. Hedgehog 信号途径　Hedgehog 是一种共价结合胆固醇的分泌性蛋白，在动物发育中起重要作用。果蝇的该基因突变导致幼虫体表出现许多刺突，形似刺猬，故名 Hedgehog。两个跨膜蛋白 patched（Ptc）和 smoothened（Smo）介导 Hedgehog 信号向胞内传递。Ptc 是 12 次跨膜蛋白，能与 Hedgehog 结合；Smo 为 7 次跨膜蛋白，与 G 蛋白偶联型受体同源。在无 Hedgehog 的情况下，Ptc 抑制

Smo。当 Hedgehog 与 Ptc 结合时，则解除了 Ptc 对 Smo 的抑制作用，引发下游事件。

Hedgehog 信号途径的转录因子是 Ci（cubitus interruptus，在脊椎动物中为 Gli），具有锌指结构，分子量 155kD。在胞质中 Ci 与其他蛋白形成复合体，这些蛋白包括：Fu（Fused，一种丝氨酸/苏氨酸激酶）、Cos（Costal，一种能将复合体锚定在微管上的蛋白）和 Su（suppressor of fused，适配蛋白）。在没有 Hedgehog 信号时，Ci 被水解为 75kD 的片段，进入细胞核，抑制 Hedgehog 信号响应基因。当 Hedgehog 与 Ptc 结合时，Ci 的降解被抑制，从复合体中释放出来，全长的 Ci 进入细胞核中，启动相关基因表达，这些基因包括 Wnt 和 Ptc。Ptc 的表达，又会抑制 Smo，从而抑制 Hedgehog 信号，是一种反馈调节。

三、GSK-3β 在放射性神经损伤中的作用

目前的研究发现在 GSK-3 家族中和放射性神经损伤关系较为密切的是 GSK-3β。Thotala 等研究发现对 HT22 细胞进行放射处理后 p53 的水平明显的提高，这提示在这些细胞中存有依赖 p53 的放射诱发的凋亡机制。若对 HT22 神经元细胞在放射处理前提前给以 GSK-3β 抑制剂，将会抑制 GSK-3β 的活性，从而阻滞放射诱发的 p53 稳定性及细胞保护作用。Watcharasit 等研究发现 DNA 损伤后可以引发 GSK-3β 与 p53 之间的相互作用，而且 GSK-3β 的激活促进包括提高 p21 水平及增加 caspase-3 活性在内的 p53 的反应。

放射治疗导致的神经功能缺损的病理生理研究认为，放疗后记忆及空间定向受损部分原因为海马区域细胞的凋亡所致。Dinesh K 等研究发现抑制 GSK-3β 可以降低颅脑照射治疗后引发的神经认知功能障碍的发生，他们通过实验证实了 GSK-3β 是放疗致海马区神经细胞凋亡及继发的认知功能降低的重要影响因素。如果在放疗前用小分子（SB216763 或 SB415286）或激酶失效 GSK-3β 的异位表达都可以减少放疗诱发所致的海马区神经细胞的凋亡。并且细胞保护的分子机制研究发现放疗并没有显著改变海马区神经元 GSK-3β 的活性，而它仅是间接的参与了放疗所致的细胞凋亡。GSK-3β 主要存在于细胞浆中，而细胞核及线粒体中也有分布，且其活性比胞浆内 GSK-3 更高。核内 GSK-3 可通过调节核内的转录因子影响多种信号途径从而调节多种基因的表达。核内 GSK-3 水平并非一成不变，而是根据细胞内信号呈现动态变化。研究发现细胞周期中核内 GSK-3 水平在 S 期最高，这可能有利于促进 GSK-3 对核 cyclin D1 的磷酸化，cyclin D1 在 G_1 期可以整合细胞外信息，调节 DNA 复制及分裂。用 SB415286 处理后可以阻止放射所致 cyclin D1 的退化。采用小分子抑制剂抑制 GSK-3β 有助于稳定 β-连锁蛋白及 cyclin D1。这一神经保护 GSK-3β 依赖性机制也许会调节海马区神经元对射线的反应，从而降低射线对神经元的破坏。

第三节 细胞因子在放射性神经损伤中的作用

目前的许多资料显示，神经系统在受照射后出现多种细胞因子表达增多，如肿瘤坏死因子-α（tumor necrosis factor，TNF-α）、白细胞介素（interleukin-1β，IL-1β）、细胞间黏附因子-1（intercellular adhesion molecule-1，ICAM-1）、血管内皮生长因子（vascular endothelial growth factor，VEGF）、碱性成纤维细胞生长因子（basic fibroblast growth factor，bFGF）及基因转录因子表达增多，如核因子-κB（nuclear factor，NF-κB）。有研究显示，NF-κB 介导的信号系统能够直接激活多种致炎细胞因子，启动并放大免疫应答，进而导致中枢神经系统的脱髓鞘改变。而 TNF-α 在改变血-脑屏障（blood brain barrier，BBB）通透性、白细胞黏附性、微血管直径及星形胶质细胞激活等病理过程中起着重要

作用，并且是一个关键调节因子。

Gaber 的研究显示，无论是单次剂量照射或分次照射，小鼠脑内都可以检测到 ICAM-1 与 TNF-α mRNA 水平及 ICAM-1 蛋白显著增加。ICAM-1 与 BBB 的受损有关，它可能通过其所介导的白细胞黏附、细胞支架重新排列以及紧密连接的信号改变，并通过 VEGF 作用，造成 BBB 损伤。

在放射性中枢神经系统损伤中，微血管通透性增加和 BBB 的破坏是非常重要的病理变化，这其中 VEGF 对于血管通透性起着决定性作用。已有研究证实，VEGF 能够增加真皮组织及脑肿瘤周围组织血管内皮细胞的通透性，而且可以导致正常脑组织发生水肿。有资料显示，在放疗后，VEGF 的表达是增加的，而这些 VEGF 表达阳性的细胞主要是星形胶质细胞。在这一过程中，缺氧及其相关基因，如缺氧诱导因子（hypoxia-inducible factor-1α，HIF-1α）起着重要的促进作用。HIF-1α 是 HIF-1 的异源二聚体，在缺氧环境中非常稳定，但正常氧环境下很快被泛素 – 蛋白体系统降解。HIF1α 作为一种核蛋白复合物，能够结合一段共有序列，进而启动和促进某些靶基因的表达，如编码 VEGF、葡萄糖载体-1（glucose transporter-1，Glut-1）、促红细胞生成素、血红素加氧酶 1（haem oxygenase-1，HO-1）和部分糖降解酶包括乳酸脱氢酶的基因，这些基因转录产物大都与中枢神经系统损伤反应相关。HO-1 是氧化应激的一个标志，并且能够调节与内皮细胞活动有关的前炎性因子的表达，在实验中观察到，其过度表达往往伴随着神经坏死；Nordal 的研究结果显示，胸腰段脊髓放疗后，VEGF 基因过度表达的转基因小鼠及野生型小鼠在较短时间内即出现后肢的虚弱和瘫痪，VEGF 基因沉默的转基因小鼠则在经历一段较长的中位时间后才出现类似症状。

由此提示出，在放射线作用于神经系统时，微环境的改变，如局部血管的受损、闭塞，造成缺血和缺氧，诱导多种细胞因子的增量表达，进而引发细胞间相互作用及多种病理生理过程，造成微血管的通透性增加及 BBB 的损伤。而 BBB 的损伤引起的血管性水肿、局部缺血以及缺氧，引起了 VEGF 和 HIF1α 再次表达的增加，再一次引起了级联损伤，表现为：血管通透性继续增加，水肿加重，缺氧更重，应激反应加剧，氧自由基增多，以及随后的脱髓鞘和组织损伤。

第四节　其他机制在放射性神经损伤中的作用

尽管多数放射性神经损伤是细胞凋亡主要是由 p53 蛋白介导的，但是目前发现由射线引发的内皮细胞的凋亡属于剂量依赖性的，且与 p53 无关，它是通过酸性神经鞘磷脂酶（acid sphingomyelinase，ASMase）途径发生的。Li 等观察到，单次剂量 50Gy 照射 ASMase 过表达的小鼠，在 24h 内其颈髓内的内皮细胞密度较未照射的对照组下降了 47.7%，但在 ASMase 表达阴性的小鼠却没有观察到这些现象。进而提示，放疗后内皮细胞的凋亡与 ASMase 密切相关，是通过后者介导的细胞信号转导通路实现的。无论体外还是在体内，ASMase 激活脂质第二信使神经酰胺（ceramide），由后者介导放射性所引发的内皮细胞凋亡。

神经酰胺是一种脂质信号分子，参与调节细胞分化、增殖及凋亡。在放射线的作用下，线粒体产生的活性氧簇，与细胞色素 C、细胞凋亡诱导因子及天冬氨酸特异性半胱氨酸蛋白水解酶 9（caspase-9）协同作用，激活 caspase-3，进而刺激 ASMase 作用于神经鞘磷脂（sphingomyelin），生成神经酰胺，后者进一步影响其下游的靶点，如神经酰胺激活性蛋白激酶（ceramide-actived protein kinase，CAPK）。CAPK 是 RAS 的激酶抑制物（KSR），对于不同的细胞类型其生物学特性不同，既可以是促凋亡，亦可以为抑制凋亡。对于上皮细胞，它表现为促细胞增殖；而对于内皮细胞，CAPK 则发挥促凋亡的生物学作用。由此，可以看到放射线致内皮细胞凋亡是通过 ASMase 通路实现，受到神经酰胺的调节，活性氧簇起着启动及促进作用。

（刘 军 贺 峰 赵仲艳）

参 考 文 献

1. 杨继飞，张建，景秀京，等. 糖原合酶激酶-3β 在大鼠脑老化及神经退行性变中的表达与分布改变. 第三军医大学学报，2007，19：1873~1876

2. Lane DP, Grawford LV. T antigen in bound to a host protein in SV40- transformed cells. Nature，1979，278：261~263

3. Levine AJ, Momand J. Tumor suppressor genes: the p53 and retinoblastoma sensitivity genes and gene products. Biochim Biophys Acta，1990，1032：119~136

4. Raycroft L, Wu HY, Lozano G. Transcriptional activation by wild-type but not transforming mutants of the p53 antioncogene. Science，1990，249：1049~1051

5. Vogelstein B, Kinzler KW. p53 function and dysfunction . Cell，1992，70：523~526

6. Prives C, Manfredi JJ. The p53 tumor suppressor protein: meeting review. Genes Dev，1993，7：529~534

7. Kastan MB, Onyekwere O, Sidransky D, et al. Participation of p53 protein in the cellular response to DNA damage. Cancer Res，1991，51：6304~6311

8. Kastan MB , Zhan Q, El-Deiry WS, et al. A mammalian cel cycle checkpoint pathwyay utilizing p53 and GADD45is defective inataxia-telangiectasia. Cell，1992，71：587~597

9. Yonish-Rouach E, Resnizky D, Lotem J, et al. Wild-type p53 induced apoptosis of myeloid leukaemic cells that is inhibited by interleukin-6. Nature，1991，352：345~347

10. Smith ML, Chen IT, Zhan Q, et al. interaction of the p53-regulated protein Gadd45with proliferating cell nuclear antigen. Science，1994，266：1376~1380.

11. Yang E, Korsmeyer SJ. Molecular thanatopsis: a discourse on the BCL2 family and cell death. Blood，1996，88：386~401

12. Kastan MB, Onyekwere O, Sidransky D, et al. Participation of p53 protein in the cellular response to DNA damage. Cancer Res，1991，51：6304~6311

13. Giannoudis A, Herrington CS. Differential expression of p53and p21 in low grade cervical squamous intraepithelial lesions infected with low, intermediated, and high risk human papillomaviruses. Cancer，2000，89：1300~1307

14. Harris CC. Structure and function of the p53 tumor suppressor gene: clues for rational cancer therapeutic strategies. J NatI Cancer Inst，1996，88：1442~1455

15. Toledo F, WahI GM. Regulating the p53 pathway: in vitro hypotheses, in vivo veritas. Nat Rev Cancer，2006，6：909~923

16. Boggs K, Reisman D. C /EBP beta participates in regulating transcription of the p53 gene in response to mitogen stimulation. J Biol Chem，2007，282 ：7982~7990

17. Schuler M, Green DR. Mechanisms of p53-dependent apoptosis. Biochem Soc Trans，2001，29 ：684~688

18. She QB, Chen N, Dong Z. ERKs and p38 kinase phosphorylate p53 protein at serine 15in response to UV radiation. J Biol Chem，2000，275：20444~20449

19. Zhan Q, Alamo I, Yu K, et al. The apoptosis-associated gamma~ray response of BCL~X（L）depends on normal p53 function. Oncogene，1996，13：2287~2293

20. Sheard MA, Uldrijan S, Vojtesek B. Role of p53 in regulating constitutive and X-radiation-inducible CD95 expression and function in carcinoma cells. Cancer Res，2003，63：7176~7184

21. Watcharasit P, Bijur GN, Song L, et al. Glycogen synthase kinase-3 beta（GSK3beta）binds to and promotes the actions of p53. J Biol Chem，2003，278：48872~48879

22. Thotala DK, Hallahan DE, Yazlovitskaya EM. Inhibition of glycogen synthase kinase 3 beta attenuates neurocognitive dysfunction resulting from cranial irradiation. Cancer Res, 2008, 68：5859～5868

23. Cohen P, Yellowlees D, Aitken A, et al. Separation and characterisation of glycogen synthase kinase-3, glycogen synthase kinase4 and glycogen synthase kinase 5from rabbit skeletal muscle. Eur J Biochem, 1982, 124：21～35

24. Kockeritz L, Doble B, Patel S, et al. Glycogen synthase Kinase-3, an overview of an over-achieving protein kinase. Curr Drug Targets, 2006, 7：1377～1388

25. Woodgett JR. cDNA cloning and properties of glycogen synthase kinase-3. Methods Enzymol, 1991, 200：564～577

26. Noble ME, Endicott JA, Johnson LN, et al. Protein kinase inhibitors：insights into drug design from structure. Science, 2004, 303：1800～1805

27. Embi N, Rylatt DB, Cohen P. Glycogen synthase kinase-3 from rabbit skeletal muscle, separation from cyclic-AMP-dependent protein kinase and phosphorylase kinase. Eur J Biochem, 1980, 107：519～527

28. Hoeflich KP, Luo J, Rubie EA, et al. Requirement for glycogen synthase kinase-3 beta in cell survival and NF-kappaB activation. Nature, 2000, 406：86～90

29. Zhang N, Jiang Y, Zou J, et al. Insight into unbinding mechanisms upon two mutations investigated by molecular dynamics study of GSK3beta-axin complex：role of packing hydrophobic residues. Proteins, 2007, 67：941～949

30. Frame S, Cohen P. GSK3 takes centre stage more than 20 years after its discovery. Biochem J, 2001, 359：1～16

31. Grimes CA, Jope RS. The multifaceted roles of glycogen synthase kinase 3 in cellular signaling. Prog Neurobiol, 2001, 65：391～426

32. Woodgett J R. Judging a protein by more than its name：GSK-3. Sci STKE, 2001, 12

33. Woodgett J R. Molecular cloning and expression of glycogen synthase kinase-3/factor A. EMBO J, 1990, 9：2431～2438

34. Cross D A, Culbert AA, Chalmers KA, et al. Selective Small-molecule inhibitors of glycogen synthase kinase-3 activity protect primary neurones from death. J Neurochem, 2001, 77：94～102

35. Hetman M, Cavanaugh JE, Kimelman D, et al. Role of glycogen synthase kinase-3beta in neuronal apoptosis induced by trophic withdrawal. J Neurosci, 2000, 20：2567～2574

36. Liao R, Force T. Not all hypertrophy is created equa. Circ Res, 2007, 101：1069～1072

37. Zhang N, Jiang Y, Zou J, te al. 3D QSAR for GSK-3beta inhibition by indirubin analogues. Eur J Med Chem, 2006, 41：373～378

38. Mukai F, Ishiguro K, Sano Y, et al. Alternative splicing isoform of tau protein kinase 1/glycogen synthase kinase 3beta. J Neurochem, 2002, 81：1073～1083

39. Mi K, Dolan PJ, Johnson GV. The low density lipoprotein receptor-related protein 6 interacts with glycogen synthase kinase 3 and attenuates activity. J Biol Chem, 2006, 281：4787～4794

40. Bijur GN, Jope RS. Glycogen synthase kinase-3β is highly activated in nuclei and mitochondria. Neuro Rep, 2003, 14：2415～2419

41. Diehl JA, Cheng M, Roussel MF, et al. Glycogen synthase kinase-3β regulates cyclinD1 proteolysis and subcellular localization. Genes Dev, 1998, 12：3499～3511

42. Zmijewski JW, Jope RS. Nuclear accumulation of glycogen synthase kinase-3 during replicative senescence of human fibroblasts. Aging Cell, 2004, 3：309～317

43. Cadigan KM, Liu YI. Wnt signaling：complexity at the surface. J Cell Sci, 2006, 119：395～402

44. Hanada M, Feng J, Hemmings BA. Structure, regulation and function of PKB /AKT-a major therapeutic target. Biochim Biophys Acta, 2004, 1697：3～16.

45. Nusse R, Brown A, Papkoff J, et al. A new nomenclature for int-1 and related genes：the wnt gene family. Cell, 1991, 64：231～232

46. Hooper C, Markevich V, Plattner F, et al. Glycogen synthase kinase-3 inhibition is integral to long-term potentiation. Eur J Neurosci, 2007, 25：81～86

47. Jope RS, Johnson GV. The glamour and gloom of glycogen synthase kinase-3. Trends Biochem Sci, 2004, 29：

95 ~ 102

48. Kaytor MD, Orr HT. The GSK-3β signaling cascade and neurodegenerative disease. Curr Opin Neurobiol, 2002, 12: 275 ~ 278

49. Dajani R, Fraser E, Roe SM, et al. Structural basis for recruitment of glycogen synthase kinase-3β to the axin-APC scaffold complex. EMBO J, 2003, 22: 494 ~ 501

50. Rayasam GV, Tulasi VK, Sodhi R, et al. Glycogen synthase kinase-3: more than a namesake. Br J Pharmacol, 2009, 156: 885 ~ 898

51. Bijur GN, De Sarno P, Jope RS. Glycogen synthase kinase-3 beta facilitates staurosporine- and heat shock-induced apoptosis protection by lithium. J Biol Chem, 2000, 275: 7583 ~ 7590

52. Doble BW, Woodgett JR. GSK-3: tricks of the trade for a multi-tasking kinase. J Cell sci, 2003, 116: 1175 ~ 1186

53. Doble BW, Patel S, Wood GA, et al. Functional redundancy of GSK-3alpha and GSK-3beta in Wnt/beta-catenin signaling shown by using an allelic of embryonic stem cell lines. Dev Cell, 2007, 12: 957 ~ 971

54. Amit S, Hatzubai A, Birman Y, et al. Axin-mediated CKI phosphorylation of beta-catenin at Ser 45: a molecular switch for the Wnt Pathway. Genes Dev, 2002, 16: 1066 ~ 1076

55. Ikeda S, Kishida S, Yamamoto H, et al. Axin, a negative regulator of the Wnt signaling pathway, forms a complex with GSK-3beta and bet-catenin and promotes GSK-3 beta-dependent phosphorylation of beta-catenin. EMBO J, 1998, 17: 1371 ~ 1384

56. Hughes K, Nikolakaki E, Plyte SE, et al. Modulation of the glycogen synthase kinase-3 family by tyrosine phosphorylation. EMBO J, 1993, 12: 803 ~ 808

第九章　鼻咽癌放疗后放射性神经系统损伤

第一节　概　　述

尽管目前放射治疗技术越来越得到不断提高，鼻咽癌的放射治疗仍不可避免地会出现照射区域及邻近重要器官的急、慢性放射反应，甚至是放射性损伤。人体组织经放射线照射后产生变化的现象统称为放射反应。若严格区分则可分为能够修复的放射反应和因受影响较重不能修复的放射损伤。放射反应（radiation reaction）是指在射线作用下出现的暂时性且可恢复的全身或局部反应；放射损伤（radiation injury）则是指射线的作用引起组织器官不可逆的永久性损伤。

根据放射反应和放射损伤出现的时间和表现分为急性放射反应与损伤（从放疗开始至1个月内）、早期迟发放射反应与损伤（放疗后1~6个月）和慢性放射反应与损伤（放疗后6个月之后）。然而，这3个放射反应期没有严格的界限，临床上通常难以区分。

一般来讲，在放疗过程中出现放射反应是允许的，也常常是不可避免的。放射反应对患者的功能影响不大，也不危及患者生命。尽管放射损伤在大多数情况下是不允许发生的，但是放射损伤仍是难以避免的。如放射性脑损伤导致的脑水肿、颅内高压、放射性脊髓损伤所致的截瘫等，这些并发症不仅给患者带来极大的痛苦，重者甚至危及患者生命。

鼻咽癌放射治疗的5年生存率达50%以上。然而随着患者生存期的延长及其对生活质量要求的提高，如何减少其放疗后并发症尤其是晚期并发症显得尤为重要。

鼻咽癌放疗后的放射反应与放射损伤包括全身的放射反应以及局部的放射性反应与损伤，如局部脑组织、颅神经、高颈段脊髓、血管、口腔牙齿、骨、腺体、照射野内的皮肤、黏膜、肌肉等各种组织的急性和慢性损伤。本章将重点阐述鼻咽癌放疗后的放射性神经系统的损伤，其余组织的损伤将于另外章节阐述。有关放射性神经损伤的治疗方法亦将由专门章节论述，本章不再赘述。

第二节　放射性脑损伤

放射性脑损伤，又称为放射性脑病（radiation encephalopathy，RE），是鼻咽癌放疗后最常见也是最严重的并发症之一。自从1930年Fishcher和Holfelder第一次报道放射诱发的大脑局限性坏死后，由放射导致的急性、亚急性以及迟发性的脑损伤逐渐引起人们的注意。放射性脑损伤各家的报道不同，大致为0.9%~4%，这种损伤往往是不可逆转的，病情严重者极大地影响患者的生活质量和生存期。根据脑放射反应及损伤症状出现的时间将其分为急性放射性脑损伤（从放疗开始至1个月内）、早期迟发性放射性脑损伤（放疗后1~6个月）和晚期放射性脑损伤（放疗后6个月之后）。急性放射性脑损伤是罕见的，早期迟发性放射性脑损伤亦较少见且大多症状较轻，可自行缓解。临床上所观察到的多为晚期放射性脑损伤，本节重点是介绍放疗后的晚期放射性脑损伤。

一、发 病 机 制

放射性脑损伤的发病机制仍不十分明确，目前大多数学者认为主要有以下几种机制共同参与的结果。

（一）放射线直接损伤

放射线对脑组织直接损伤，以及胶质细胞损伤从而引起白质脱髓鞘和白质软化、萎缩。其中少突胶质细胞是脑损伤的主要靶细胞。少突胶质细胞增殖缓慢，起着形成和维持神经鞘的作用，由于放射损伤，使之缺失，造成神经细胞脱髓鞘，继之引起神经细胞的坏死。有学者认为放射性脑损伤的典型病理改变主要是脱髓鞘，与多发性硬化等非特异性变化极其相似，学说的着眼点主要是少突胶质细胞。但大量事实说明其他原因引起脱髓鞘的病理改变中，裸露神经元的退变并不常见，说明仅仅少突胶质细胞的丢失不足以引起神经细胞的坏死。

（二）血管损伤

早期的学者认为放射性脑损伤基于血管损伤学说的基础上，放射线造成脑组织的中、小血管管壁增厚，淀粉样变性、透明变性和纤维素样坏死，内皮增生，血栓形成，最后可导致血管腔闭塞。另外，照射导致血脑屏障通透性增加，血管周围水肿和血管萎缩，微循环障碍影响血流和能量供应，从而导致缺血或代谢障碍，脑组织缺血和不可逆坏死。有学者认为血管损伤是脑晚期坏死的首要原因，但是亦有研究表明放射性脑坏死可以在没有血管异常的情况下发生，也就是指放射性脑坏死并非绝对依赖于血管损伤。

（三）免疫反应

受损的神经胶质细胞释放抗原物质，发生过敏反应，导致血管损伤和闭塞，白质脱髓鞘改变。

近年来先后报告了小鼠中脑或全身在受到照射后，脑组织内肿瘤坏死因子-α（tumor necrosis factor-α，TNF-α）和白介素1β（interleukin-1β，IL-1β）mRNA 的水平快速增加，4~8h 时达到高峰，1天后消退，在照射后2~3个月时再次升高，6个月时仍高于正常。通过 TNF 受体基因剔除小鼠（缺乏 TNFRp75）的实验证明了 TNF 信号途径在放射性脑损伤发生中的重要作用。Kyrkanides 等的实验也表明大鼠大脑受照射后数小时内就可以发生细胞因子（TNF-α、IL-1β）和黏附分子的高表达，通过胶质细胞的参与可导致脑内急性免疫性炎症反应的发生，而这些反应与继发的血脑屏障通透性改变和白质坏死有明显的相关性。

（四）自由基损伤

放射线使组织内部分酶活性发生改变，如细胞膜的裂解、磷脂水解、阳离子内流、兴奋性氨基酸释放、特异基因表达等，使其处于功能不全状态。自由基损伤和免疫反应的参与，可引起缓慢、持久、进行性的病理变化。研究表明，2%~5%的氧通过线粒体电子转运而转变成为超氧化物和其他活性氧，而中枢神经系统进行无氧酵解的能力有限，乏氧状态下线粒体能产生更多的活性氧，进一步加重放射性损伤。而这可能是放射性脑损伤潜伏期时间长的原因。

但是任何单一因素均不能完全解释放射性脑损伤的全部变化，因此多数学者认为，放射性脑损伤的发病机制是多因素综合作用的结果。

二、影响因素

（一）照射时间和剂量

照射时间、剂量对放射性脑损伤的发生有重要的影响。Lee 等曾报道了放射治疗后 10 年脑损伤的发生率，其中若总剂量 50.4Gy，单次剂量 4.2Gy，发生率 18.6%；总剂量 45.6Gy，单次剂量 3.8Gy，发生率 4.8%；总剂量 60Gy，单次剂量 2.5Gy，发生率 4.6%。说明放射性脑损伤的发生与单次剂量有关，单次剂量越大，发生放射性脑损伤的概率就越大。除了单次剂量，总剂量的增加、总的治疗时间的缩短和每天照射次数的增加也会增加放射性脑损伤的发生率。

放射时程的长短也对大脑有不同的影响。唐启信等报道单程放射治疗的发生率为 1.3%，而再程放射治疗则高达 7% 以上。

（二）个体敏感性

Tang 等研究发现，高放射敏感性个体放射性脑损伤的潜伏期比低放射性敏感性的个体要短。因此，从个体对放射线敏感性可以预测放射性脑损伤是否发生及其严重程度。

（三）照射方式与照射体积

精确放射治疗与常规放射治疗相比，可以减少脑组织的受量，减少并发症。照射体积越大，放射性脑损伤的概率也越高。香港 Chau 等报道高 T 分期的患者束流调强放射治疗（intensity modulated radiation therapy，IMRT，简称调强放疗）比 2 维放射治疗（2-dimensional radiation therapy，2D-RT）提高局部控制率，减少正常组织的受照体积和计量。2D-RT 和 IMRT 对右侧颞叶来说，受照体积均为 46.9 cc，最大受照剂量分别为 66.6Gy 和 69.1Gy，50% 的受照体积的平均剂量分别为 26.8Gy 和 36.4Gy，但 10% 的受照体积（4.6cc）的平均剂量由 63.8Gy 减少为 55.4Gy，并发症的发生率由 11.7% 减少到 3.4%。

（四）脑组织的耐受量

脑的放射耐受量受照射体积、时间、剂量、分割次数与剂量率的影响。照射体积越小，同等剂量下所用时间越长，分割次数越多，剂量率越低，其耐受量越高。Marks 等报告 139 例原发性脑肿瘤常规分次照射，除 1 例外均超过 63Gy，脑坏死的发生率为 5%。每天照射 1.8～2Gy，总剂量 57.6Gy 是安全的，而每次 >2.2Gy，脑坏死的发病率增加。

神经元细胞对辐射的耐受性较高，一般照射 100Gy 才能使细胞损伤。由于神经细胞不能再分裂，所以神经系统的耐受剂量取决于周围结缔组织的耐受剂量。神经胶质细胞对辐射耐受性不高，经大剂量照射可直接引起细胞变性、坏死及脱髓鞘。此外常规全脑分次照射，成人脑组织对照射的耐受量高于儿童和老年人。如成人全脑放疗的耐受剂量为 50Gy，儿童全脑放疗的耐受剂量为 30～35Gy。

（五）其他因素

高龄、高血压、糖尿病、动脉硬化、颈部皮肤纤维化等均会降低脑组织的对射线的耐受量，增加放射性脑损伤的发病率。

三、病 理 改 变

急性放射性脑损伤、早期迟发性放射性脑损伤和晚期放射性脑损伤的病理改变不同。

（一）急性和早期迟发性放射性脑损伤

急性放射性脑损伤主要是由于血脑屏障受到损害，通透性增加而导致脑水肿、颅内高压和一过性神经功能受损所致。早期迟发性放射性脑病主要是少突胶质细胞的脱髓鞘病变伴轴索水肿。急性期及早期迟发性放射性脑病的病理学改变几乎是一致的，都表现为血管内皮肿胀、小血管壁增厚、血管壁通透性增加、血脑屏障功能受损、组织游离水增加、血管源性水肿等。

（二）晚期放射性脑损伤

晚期放射性脑损伤其临床症状和病理变化取决于照射部位、照射剂量和体积。根据治疗性照射的体积范围，可以分为两类：局限性放射性脑损伤和弥散性放射性脑坏死。

1. 局限性放射性脑损伤　主要表现为神经细胞凝固性坏死、溶解或消失、空洞形成伴反应性胶质细胞增生，白质较灰质严重；局部血管壁增厚，呈玻璃样变性、管腔闭塞；受损小动脉支配区脑白质脱髓鞘，以脑室旁白质及中央半卵圆区为显著，甚至邻近脑组织广泛水肿及成片脑组织坏死，偶伴有出血。

2. 弥散性放射性脑坏死　主要表现为血管内皮损害、毛细血管通透性增加、血管源性水肿、脑白质广泛脱髓鞘、反应性胶质增生、神经元变性、坏死甚至可融合成大片坏死区。

除此之外晚期放射性脑损伤还可以见到如下的病理改变：

（1）大动脉损伤：常见脑内小型及中型动脉，甚至大动脉（如颈内动脉）的粥样硬化，伴血管狭窄及闭塞。

（2）钙化性微血管病：长期放疗病人尸检可发现钙化性微血管病，多见于豆状核及基底节皮层穿支血管之间的边缘带，少数可见皮层钙化。

（3）脑萎缩：大部分放疗后病例可发生不同程度的脑萎缩，表现为脑沟增宽以及脑室扩张。

四、临床表现

（一）潜伏期

关于鼻咽癌放疗后晚期放射性脑损伤症状出现的潜伏期的时间各家报道不一。Chandler 等报道自最后一次放疗至发病的时间间隔为 1 个月至 16 年。Lee 等报道放射性脑损伤的潜伏期为 1.5～13 年，中位潜伏期为 5 年。笔者将近年来收集的鼻咽癌放射治疗后出现放射性脑病的 123 例患者的临床特点分析发现，其潜伏期自放疗结束至发病的时间间隔为 0～32 年（中位潜伏期为 6.0 年，95% 的可信区间为 4.89～12.1 年）。与以前的文献报道中的发病中位潜伏期大体一致。其中放疗后第 3 年的发病人数最多，为 18 例（14.63%），这也与以前的文献也是相符的。

（二）临床分期与分型

根据放疗后发病的时间可以分为以下 3 种类型：

1. 急性放射性脑损伤　从放疗开始至 1 个月内，急性放射脑损伤一般较轻微。临床表现为头痛、恶心、呕吐和体温升高，甚至出现急性发作的精神意识改变、局部神经学症状的恶化或癫痫。这些反应一般是可恢复的。

2. 早期迟发性放射性脑损伤　放疗后 1～6 个月患者在全脑或局部照射后可以出现一过性、自限性的疲劳感，或局部神经学症状的加重，如有部分病人出现声嘶、吞咽困难等后组颅神经症状，在此之后可以继发出现总体神经学症状的加重。但经过治疗后一般可以逐步恢复正常。

3. 晚期放射性脑损伤（放疗后6个月之后）　晚期放射性脑病根据患者脑损伤的部位以及临床表现，可以大致分为以下几种类型：

（1）大脑半球型：临床上最多见，主要以颞叶损伤为主。其又可以分为以下几个亚型。

① 无症状型：患者没有临床症状，仅在影像学检查中发现。

② 轻症状型：以轻微的头痛、轻度的记忆力下降为主。

③ 典型颞叶损害型：记忆力下降、智力下降、反应迟钝、呆滞、定向力障碍、幻觉、典型颞叶癫痫、情绪异常等。

④ 颅内压增高型：头痛、呕吐、视力障碍，甚至视乳头水肿、抽搐、昏迷。

（2）脑干型：表现为头晕、复视、视物旋转、言语不清、吞咽困难、行走不稳、交叉性瘫痪、出现共济失调及锥体束征等。

由于大多数颅神经由脑干发出，因此脑干型中包括颅神经型，主要是指放射治疗后颅神经麻痹的症状。常见的临床表现为吞咽困难、饮水呛咳、复视、声音嘶哑、耸肩无力、舌肌萎缩、面部感觉异常等。

（3）小脑型：病变位于小脑，产生共济失调、构音障碍、眼球震颤等症状。

（4）混合型：为以上两种及其以上的组合。

笔者收集的鼻咽癌放射治疗后出现放射性脑病123例患者的临床特点分析结果显示患者的主要临床表现如下：大脑半球症状包括记忆力下降18例（14.63%），性格改变12例（9.76%），认知障碍4例（3.25%），失眠4例（3.25%），反应迟钝3例（2.44%），幻觉3例（2.44%），幻嗅3例（2.44%），臆想3例（2.44%），烦躁2例（1.63%），思维混乱2例（1.63%），胡言乱语、计算力下降、命名不能、情感障碍、嗜睡、注意力下降各1例（0.81%）；颅内高压症状包括头痛58例（47.15%），呕吐10例（8.13%），抽搐4例（3.25%），恶心3例（2.44%），神志不清2例（1.63%），昏迷1例（0.81%）；发作性癫痫10例（8.13%），晕厥10例（8.13%）；肢体无力20例（16.26%）；脑干包括颅神经症状占89例（72.34%）；小脑症状包括行走不稳13例（10.57%），构音障碍5例（4.07%），眼震4例（3.25%）。结果分析显示本组病例中以大脑半球型及脑干型损伤的患者居多。

（三）临床分级

中华人民共和国卫生部颁布的并于2009年12月1日正式实施的职业卫生标准之放射性神经系统疾病诊断标准中将放射性脑损伤严重程度分为Ⅰ～Ⅳ度，见表9-2-1。

表9-2-1　放射性脑损伤分度标准

项　目	Ⅰ度	Ⅱ度	Ⅲ度	Ⅳ度
主观指标				
头痛，嗜睡	偶尔出现	间歇出现	持续出现	剧烈，可有昏迷
记忆功能	思维判断力稍受损，近记忆减退	思维判断力中度受损，远记忆力下降，近记忆力丧失	思维判断力严重受损，远记忆力、近记忆力均丧失	思维判断力完全丧失
智能障碍	复杂工作有不便，能工作和正常活动	不能做复杂工作，影响工作和正常活动	不能做简单工作，生活需适当帮助	完全定向力障碍，妨碍日常生活，生活不能自理

续表

项 目	I 度	II 度	III 度	IV 度
客观指标				
神经损伤	少有神经体征	有明显神经体征	有固定体征影响语言、视力等	偏瘫、偏侧感觉障碍，失明，失语等，有昏迷
认知障碍	思维判断力记忆力稍受损，能正常活动	思维判断力记忆力中度受损，影响正常活动	严重智力损害，日常活动受影响	记忆丧失，需护理
癫痫发作	局限发作无意识障碍	局限发作伴意识障碍	广泛发作，有强直表现	难以控制，意识丧失≥10min
改良 Rankin 评分量表	≤1 分	2 分	3 分	≥4 分

此外，在 20 世纪 90 年代，国际 LENT 协会（the Late Effects of Normal Tissues Conference）正式提出 LENT/SOMA 评分量表，旨在取代之前常用的由欧洲肿瘤放射治疗组织（EORTC）和北美放射肿瘤协作组（RTOG）联合推出的国际通用放射损伤分级标准 RTOG/EORTC（the Radiation Therapy Oncology Group/European Organization for Research and Treatment of Cancer）评分量表和 NCI-CTC（National Cancer Institute）评分量表。LENT/SOMA 评分量表的评分分为 4 个等级，分别是"偶然性发生"（每月或＞每周），"间歇性发生"（每周），"经常性发生"（每日），"持续性发生"（持续存在）。SOMA 代表评分系统 4 个主体部分的简写，分别是客观（subjective）、主观（objective）、诊疗（management）、实验室与影像学检查（即 analytic 分析）。研究显示，LENT/SOMA 和 RTOG/EORTC 的灵敏度较 NCI-CTC 更加理想，而且 LENT/SOMA 的准确度最高。放射性脑损伤的 LENT/SOMA 分级标准见表 9-2-2。

表 9-2-2　放射性脑损伤 LENT/SOMA 分级标准

项 目	I 级	II 级	III 级	IV 级
主观指标				
头痛	偶尔且轻微	间中且中度	持续且剧烈	难治疗的和难忍受
嗜睡	偶尔，不影响正常工作生活	间中，影响工作和生活	持续，需要某种程度的护理	难治疗的，无正常活动，昏迷
智力障碍	逻辑判断方面轻微异常	逻辑判断方面中度异常	逻辑和判断方面明显异常	完全丧失逻辑和判断
功能性能力	可完成复杂任务，可能伴轻度异常	不能完成复杂任务	不能完成简单任务	生活不能自理，昏迷
记忆力	短时记忆下降，学习困难	长时记忆下降，短时记忆丧失	丧失长时和短时记忆	定向力完全丧失
客观指标				
神经功能障碍	功能正常，几乎不易察觉的神经功能症状体征	能轻易发现的功能异常，正常活动受影响	局部运动障碍、言语功能异常、视力异常等；影响日常活动	偏瘫、偏身感觉障碍、失语、失明等；需要持续护理，昏迷

续表

项　目	Ⅰ级	Ⅱ级	Ⅲ级	Ⅳ级
认知功能	记忆、逻辑和（或）判断能力轻微异常	记忆、逻辑和判断能力中度丧失	记忆、逻辑和判断能力明显丧失	完全记忆丧失或无随意思维
人格变化	偶尔且轻微	间中且轻微	持续且轻微	完全性人格缺陷
癫痫	部分性，无意识障碍	部分性，有意识障碍	全面性，强直－阵挛、失神发作	发作＞10min，伴意识障碍
治疗				
头痛及嗜睡	偶然的非麻醉类药品	持续的非麻醉类药品，间中低剂量激素	间中高剂量激素	持续高剂量激素，甘露醇或手术
癫痫	行为调节	偶然的口服抗癫痫药	持续口服抗癫痫药	静脉抗癫痫药
认知、记忆	轻度适应	心理治疗及教育	物理康复治疗	需看护人护理
分析				
神经心理学	记忆，IQ 或注意力轻度异常	IQ 下降 10～19 分	IQ 下降 20～29 分	IQ 下降＞30 分，但能执行简单任务
MRI/CT（水肿、萎缩的程度），MRS（化学物波谱评估），PET（代谢活性评估），CSF（总蛋白和髓鞘蛋白水平）	白质局部病灶，脑组织萎缩钙化	白质病灶限于一个脑叶，局限性病灶周围坏死	大片病灶伴局部坏死	白质病变明显，可能需手术干预

但是由于鼻咽癌放疗后出现的放射性脑损伤同颅内肿瘤的全脑放射损伤的临床表现仍然是有较大的区别。以上的评估量表对于鼻咽癌放疗后出现的放射性脑损伤的严重程度的划分仅供参考。

五、辅 助 检 查

各种辅助检查中尤以头颅影像学最为重要，常作为诊断鼻咽癌放疗后脑损伤的依据，并可根据影像学的表现与其他相似疾病，尤其是肿瘤的转移与复发进行鉴别。

（一）脑电图的检查

脑电图可以用来检查多种神经系统的疾病，张峰采用其观察 56 例放射性脑病，发现脑电图异常占 43％。李泳梅对 45 例鼻咽癌放射性脑损伤患者，采用脑电图检查，25 例表现异常。由此可以认为脑电图检查放射性脑损伤缺乏特异性，诊断价值不高。

（二）头颅 CT

早期无阳性改变，典型者表现为单侧或双侧颞叶内"指状"分布的低密度灶，代表脑水肿，病灶较大者可出现占位效应。晚期损伤可见脑室扩大，囊性病变伴中心液化坏死。CT 增强扫描无强化或呈轻微的周边不规则强化。见图 9－2－1、图 9－2－2 和图 9－2－3。

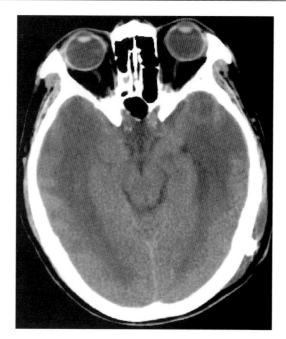
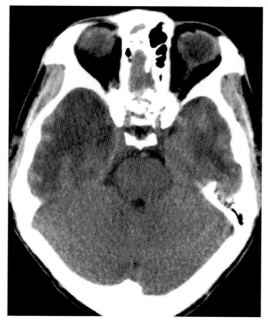

图 9 - 2 - 1　男，54 岁。鼻咽癌放疗后 6 年余，CT 平扫双侧颞叶低密度影

图 9 - 2 - 2　男，38 岁。鼻咽癌放疗后 4 年余，CT 平扫双侧颞叶低密度影

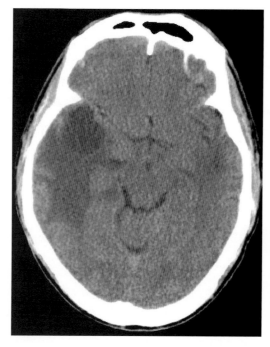
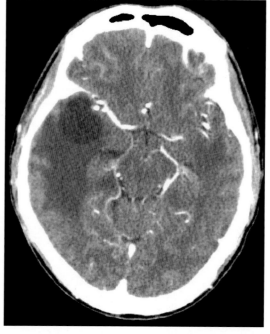

图 9 - 2 - 3　男，59 岁。鼻咽癌放疗后 10 余年，CT 平扫，右侧颞叶放疗后囊变坏死，周围水肿。增强后病灶未见强化

（三）头颅磁共振

头颅磁共振（magnetic resonance imaging，MRI）在作为诊断鼻咽癌放疗后放射性脑病的依据，并与肿瘤的转移与复发进行鉴别中尤为重要。鼻咽癌放疗后脑病的典型 MRI 表现主要如下。

1. 指状水肿并局灶性脑坏死　病灶可累及双侧或单侧颞叶，病灶较大但多数仍局限于颞叶。T_1WI 表现为大片不规则指状低信号，少数为等信号或无明显异常表现（但在 T_2WI 上均有异常信号）。T_2WI 多为高信号，少数为高信号和等信号的混杂信号。$T_1WI + Gd - DTPA$ 增强扫描后多数可见

位于颞叶底部的脑回状或不规则环状强化，周围可见大片水肿，少数病变范围较大者可有占位效应（图9-2-4）。部分病变范围较小的可以无强化，且无占位效应。

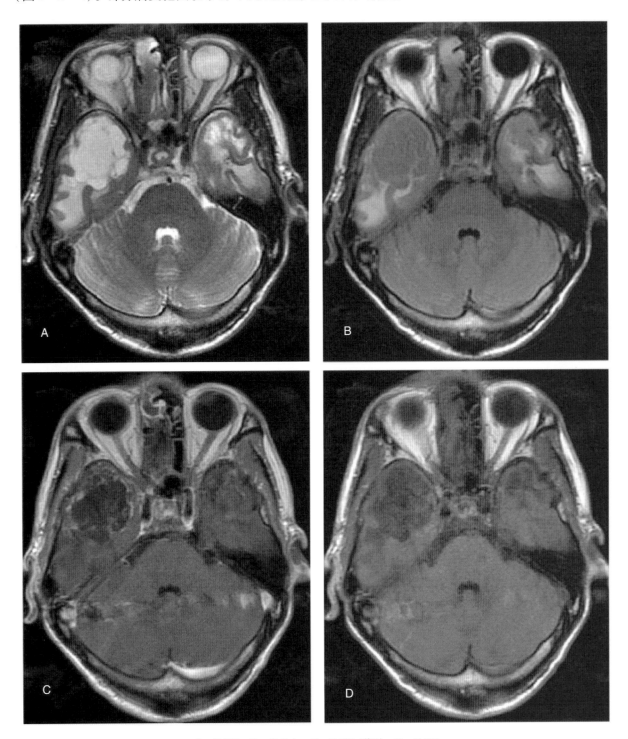

A. T_2WI；B. T_2flair；C. T_1W1增强；D. T_1W1

图9-2-4 男，59岁。鼻咽癌放疗后10年。双侧颞叶可见不规则片状信号影，T_1WI呈低信号，T_2WI呈高信号，中心坏死囊变在T_2Flair呈低信号，边界清楚，增强扫描可见环样强化

2. 囊性液化（脑软化）　病灶亦可累及双侧或单侧颞叶。T_1WI表现为类圆形边界清楚的如脑脊液样低信号，T_2WI为水样高信号，增扫描常无强化或囊壁有浅淡强化，且无占位效应。脑干受损者主要累及脑桥，病灶较小，一般<1.5cm，T_1WI为低信号或等信号，T_2WI为高信号，$T_1WI + Gd -$

DTPA 增强扫描可见点状或不规则环状强化，周围水肿轻（图 9-2-5）。

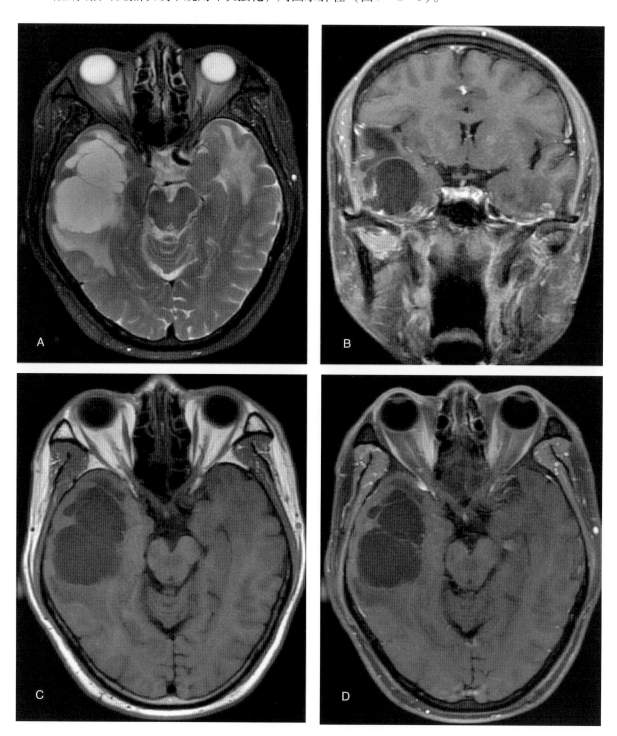

A. T_2WI；B. T_1 冠状位；C. T_1WI；D. T_1WI 压脂增强

图 9-2-5　男，55 岁。鼻咽癌放疗后 8 年，抽搐 5 年。右侧颞叶可见一囊状信号影，T_1WI 呈低信号，T_2WI 呈高信号，边界清楚，增强扫描后囊壁呈线样强化，周围可见片状影，T_1WI 呈低信号，T_2WI 呈高信号，增强后未见强化。左侧颞叶可见指状水肿，T_1WI 呈低信号，T_2WI 呈高信号，增强后未见强化

（四）磁共振波谱

磁共振波谱（magnetic resonance spectrum，MRS）可检测代谢物 N-乙酰天门冬氨酸（N-acetyl aspartate，NAA）、肌酸（creatine，Cr）和胆碱（choline，Cho）含量和比值，在放射性脑坏死中，NAA/Cr 和 NAA/Cho 均降低，而 Cho/Cr 明显升高，NAA 进行性下降则提示脑损伤的程度愈严重（详见第十三章　鼻咽癌放疗后放射性神经损伤的影像学诊断）。

（五）单光子发射型计算机断层显像

使用单光子发射型计算机断层显像即 SPECT（single photon emission computed tomography，SPECT）进行脑血流灌注显像，如使用 ^{99m}Tc-HMPAO、^{99m}Tc-ECD、^{131}I-IMP 和 ^{133}Xe 等不同示踪剂进行的研究，可以在病变尚未出现形态变化之前，利用功能变化形成图像，以达到早期诊断的目的。临床上可以用于鉴别放疗后的病灶局部表现是放疗反应、疤痕或肿瘤复发（详见第十四章　鼻咽癌放疗后放射性神经损伤的核素显像诊断）。

（六）正电子发射体层显像术

正电子发射体层显像术即 PET（positron emission tomography，PET），是采用 ^{18}F-脱氧葡萄糖（^{18}F-FDG）作 PET 脑显像技术，是较先进的检查手段，实用性强，根据 ^{18}F-FDG 代谢情况可进行诊断和鉴别诊断。^{18}F-FDG 摄取率在坏死区较低，而在肿瘤复发区较高，故对放射性脑病同肿瘤复发具有鉴别诊断价值。而使用 ^{82}Rb-PET，能够反映血脑屏障（blood brain barrier，BBB）的完整性，从而用来估计 BBB 的有无遭受放射性损害及其破坏程度（详见第十四章　鼻咽癌放疗后放射性神经损伤的核素显像诊断）。

六、诊断与鉴别诊断

鼻咽癌放疗后放射性脑损伤主要是同鼻咽癌的复发和颅内转移进行鉴别，鼻咽癌的复发和转移主要是通过侵蚀颅底进入颅内。影像学上多见颅底骨质的破坏，颅底上下肿瘤的连续，复发灶周围少见水肿，而放射性脑损伤早期即可出现明显的脑水肿。此外，如前所述，MRS，SPECT 和 PET 等检查也有助于鉴别诊断。

放射性脑损伤是鼻咽癌放射治疗后的严重并发症之一。其临床症状缺乏特异性，给临床诊断带来困难。目前诊断主要是根据鼻咽癌病史且接受过放射治疗，放射治疗后一段时间后出现的相应的脑损害的临床症状，通过头颅 CT、MRI 或 MRS 以及核素显像检查，排除肿瘤转移和复发。由于目前其具体的发病机制尚不清，预后不良，缺乏特效治疗。故应以预防为主，注重早期诊断、早期治疗。

（刘　军　赵仲艳　康　庄）

第三节　放射性脊髓损伤

放射性脊髓损伤，亦称放射性脊髓病（radiation myelopathy），是由于脊髓组织受到放射线照射，并在多种因素的联合作用下使神经元发生变性、坏死而引发的疾病，由 Ahlbom 于 1941 年首次描述此病。Stevenson 和 Eckhardt 于 1945 年报道了第 1 例放射性脊髓病的尸检结果，1948 年 Boden 和 Stark 进一步对其临床表现和病理变化等做了详细的描述。放射性脊髓病多见于鼻咽癌、食管癌、甲状腺癌、纵隔肿瘤、脊椎肿瘤放疗后。由于鼻咽癌放射野除了包括颞叶下极、脑干外，亦难以完全避开颈段脊髓，随着病人生存时间的延长，其脊髓的晚期并发症逐渐出现，放射性脊髓损伤亦为鼻咽癌放疗后严重的并发症之一。

一、发病机制与病理改变

（一）发病机制

关于放射性脊髓损伤的发生机制迄今亦仍无定论，其主要发病机制同放射性脑损伤类似，主要包括如下。

（1）由放射线对脊髓组织的直接损伤。有观点认为，晚期的脊髓损伤不是由于对神经细胞的直接作用，其最可能的靶细胞群损伤是胶质细胞群和内皮细胞群，胶质细胞群受损而直接损伤神经胶质细胞，导致 DNA 断裂，有丝分裂期细胞死亡，从而造成白质破坏。

（2）放射线造成血管高通透性，内皮细胞水肿、坏死，管壁增厚，管腔狭窄，闭塞或血栓形成，导致神经细胞缺血、缺氧、坏死。有认为血管的改变是原发的，脊髓的软化是继发于血管损害所引起的缺血性改变。

（3）免疫机制学说，即放射线作用于神经组织，使细胞蛋白或类脂质发生改变，具有新的抗原性，产生自身免疫反应引起水肿，脱髓鞘或坏死。

目前认为血管损伤特别是合并白质脱髓鞘及坏死是人类及灵长类脊髓放射损伤特征性病理改变。其损伤可分为 3 度：Ⅰ度损伤是白质损伤和（或）轻微血管损伤，这种血管损伤不足以引起症状；Ⅱ度损伤是由血管引起，白质损伤为继发性；Ⅲ度损伤分别位于血管及白质，即两者损伤均不续发于另一者。Ⅰ度及Ⅲ度损伤潜伏期短，为 3~24 月，平均高峰为 11.2 月。Ⅱ度损伤潜伏期长，为 12 个月以后，平均高峰为 32.4 月，为低剂量照射的晚期反应。

（二）病理改变

放射性脊髓损伤主要累及白质，依不同阶段及损伤程度不同表现有所差异。在病理学上早期肉眼改变为脊髓充血、水肿、脱髓鞘以及神经细胞变性等；晚期主要是脊髓坏死、液化、囊变以及继发萎缩等。切面蝴蝶形结构消失或呈淡黄色，质地较硬。光镜下观察放射性脊髓损伤的病理变化特点主要如下。

（1）脊髓有广泛的出血软化灶，呈筛状软化，灰质和白质均有受累，以白质为重，两侧常不对称。

（2）神经细胞减少或呈多种变性。

（3）有广泛的髓鞘脱失现象。

（4）血管壁增厚，管壁有纤维物样物质沉着，管腔变小，血管内可有血栓形成，血管周围可有淋巴细胞浸润。

（5）胶质反应及炎症反应不明显。上述病变常呈多灶性、间断性病灶。

其中来自 Komachi H 等报道的病灶以血管损坏为主，而 Lengyel Z 等的研究资料显示，只有很少的血管出现损伤，神经胶质细胞减少并呈多种变性，白质中局部有钙沉积以及脂质巨噬细胞和肿胀的星形胶质细胞。

脊髓对放射线的敏感性是自上而下逐渐降低的。颈髓和上胸髓为放射线脊髓损伤的好发部位，一方面可能与该部位血液供应较薄弱有关；另一方面可能因为在鼻咽癌放疗时，其面部照射野与颈部照射野在颈髓部位发生重叠，所以发生在颈髓的放射性脊髓病较多。

二、影响因素

多种因素可以影响放射性脊髓损伤的发病，如照射剂量、治疗时间、分割次数及照射野的大小与发病率均有密切的关系，并且随着肿瘤病人治疗后存活时间的延长，发病率也相应增高。Baumann 等提出每日给予 2Gy，总剂量为 50 ~ 55Gy 放射治疗的病人，治疗 2 年后放射性脊髓病的发生率为 1%；而放疗总剂量 55 ~ 60Gy 的病人，放射性脊髓病的发生率高达 5%。所以正常脊髓组织的耐受量为 40 ~ 50Gy/4 ~ 5 周，超过此限值就有可能导致放射性脊髓病。国外资料证明常规分割照射 45Gy、57 ~ 61Gy、68 ~ 73Gy 时放射性脊髓病发病率分别为 0.12%、5% 和 50%。国内周明臣报告累积照射剂量低于 50Gy，高于 50Gy 时脊髓损伤率为 4.26% 和 38.42%。20 世纪 70 年代，胸段脊髓放射 10 次，40Gy 总剂量的放射性脊髓损伤发生率为 5% ~ 15%；而颈段脊髓放射 25 次，50Gy 总剂量的放射性脊髓损伤发生率不超过 0.5%。

除此之外，个体对放射线的敏感性、个体自身免疫功能状态也有一定的关系。

三、临床表现

（一）潜伏期

放射性脊髓损伤的潜伏期长短不一，最短者在放疗后期就已出现，最长者在 20 年后才发病。有报道放射性脊髓损伤平均潜伏期为 25.1 个月，大多数为放疗后 1 ~ 2 年出现。

（二）临床分期与分型

根据放射治疗结束到脊髓出现损害症状的间隔时间可分为急性放射性脊髓损伤（1 个月内）、早期迟发性放射性脊髓损伤（放疗后 1 ~ 6 个月）和慢性放射性脊髓损伤（6 个月以上），以后者更为多见。

放射性脊髓损伤的临床症状亦是多种多样，早期以感觉障碍多见，包括受损脊髓节段的各种感觉异常；部分病人出现 Lhermitte 征，即屈颈时出现从颈部沿着背部脊椎向下肢或四肢远端传播的放射性电击样麻痛，反复数次后症状明显减轻，该症状属于放射性脊髓损伤的早期反应，也是放射性脊髓损伤诊断的重要依据；后期可出现运动障碍和自主神经受损症状（括约肌功能障碍），表现为不同脊髓节段受损后的各种肢体瘫痪症状及大小便潴留、失禁或性功能减退。依临床症状、病理变化、病程及预后等特点，本病又可分为以下类型。

1. 早期短暂型　多在放射治疗大约 3 个月后出现，早在 1964 年 Jones 就对此型作了详细的描述，表现为主观的感觉症状和很轻微的客观感觉障碍以及典型的 Lhermitte 征，此种并发症出现于放疗后的 6 周至 6 个月，绝大多数在随后的 2 ~ 9 个月内恢复，尽管在极少数的病人会永久带有某些症状。此型一般出现在颈髓或胸髓接受放射治疗的患者，潜伏期为 3 ~ 4 个月，持续 3 个月左右可逐渐消退。其中早期迟发型脊髓病的可能的病理生理变化为短暂的脱髓鞘改变，及放疗后小胶质细胞丢失。对此型损伤没有特殊的治疗，并且是不必须的，因为此型绝大多数可以自行恢复，且早期迟发型脊髓病没有发展为更严重的脊髓病的预测前兆。

2. 下运动神经元损害型　可能与脊髓前角细胞选择性损伤有关，表现为肢体无力、肌肉萎缩、腱反射减弱或消失。本型极少见。

3. 急性截瘫或四肢瘫型　可能由于血管病变导致脊髓坏死，在放射治疗后经一定时间的潜伏期，急性发病，出现截瘫或四肢瘫，症状在数小时至数天内发展到高峰，以后病情稳定。本型亦极少见。

4. 慢性进展性放射性脊髓损伤型　最为常见，潜伏期 3 个月至 5 年，平均 18 个月，发生率为 0.6%~12.5%。通常为隐袭发病，但亦可在潜伏期后急性发病。最早的症状以感觉异常最常见，如手足麻木或虫爬、蚁走或针刺感，以及 Lhermitte 征；颈项与肩部可有疼痛；随后出现一个或多个肢体的无力或瘫痪；进展性的感觉丧失约 1 年后可出现大小便功能障碍。查体可示脊髓部分性损害、半切综合征或横贯性损害。神经病理检查可见脱髓鞘改变、局灶性坏死及轴索脱失。并且还会伴有包括毛细血管扩张、内皮细胞肿胀、透明性变、血管壁的增厚、纤维化坏死及一些血管炎症改变。

5. 静止型放射性脊髓病　此型少见。急性起病，常在几小时至几天内发展为截瘫或四肢瘫，以后病情处于静止状态。推测是脊髓血管因放射性反应而发生脊髓梗死所致。无论是慢性进行性还是静止型的脊髓损害，多表现为上运动神经元损害的特征。

早期放射性脊髓损伤病人有可能在数月至 1 年左右完全缓解，感觉功能的恢复要明显好于运动功能的恢复。而晚期病人虽经积极治疗死亡率仍高达 32.9%，在死亡的病人中，从出现神经症状起，其生存时间最短几周，最长者几年，平均存活 2 年左右。

（三）临床分级

中国卫生部颁布的并于 2009 年 12 月 1 日正式实施的职业卫生标准之放射性神经系统疾病诊断标准中放射性脊髓损伤的分度标准见表 9-3-1，国际上采用的放射性脊髓损伤的 LENT/SOMA 分级标准见表 9-3-2，可供参考。

表 9-3-1　放射性脊髓损伤的分度标准

临床表现	Ⅰ度	Ⅱ度	Ⅲ度	Ⅳ度
感觉异常（刺感、刺激痛）Lhermitte 征	偶尔出现间歇发作，能忍受，感觉轻微异常	持续发作，严重，轻微单侧感觉缺失，部分功能障碍	难以控制，剧痛，部分单侧感觉丧失，生活不能完全自理	感觉完全丧失，有自伤危险
运动	无力	轻度无力，正常活动能力受影响	持续无力，基本活动受限	麻痹
括约肌控制	偶尔失控	间歇性失控	不能完全控制	完全失控

表 9-3-2　放射性脊髓损伤 LENT/SOMA 分级标准

项　目	Ⅰ级	Ⅱ级	Ⅲ级	Ⅳ级
主观指标				
感觉异常（刺感、刺激痛、Lhermitte 征）	偶尔出现间歇发作，能忍受，感觉（麻木）轻微异常	持续发作，严重，轻微单侧感觉缺失，部分功能障碍	难以控制，剧痛，部分单侧感觉丧失，生活不能完全自理	感觉完全丧失，有自伤危险
运动	无力	轻度无力，正常活动能力受影响	持续无力，基本活动受限	麻痹
括约肌控制	偶尔失控	间歇性失控	不能完全控制	完全失控
神经学评价	一侧感觉、运动减弱，无功能障碍	较明显的感觉、运动减弱，影响功能	Brown-sequard 综合征，括约肌失控功能障碍	截瘫，失去生活自理能力

续表

项　目	Ⅰ级	Ⅱ级	Ⅲ级	Ⅳ级
治　　疗	偶尔疼痛，使用非麻醉性镇痛药	间歇使用小剂量激素	间歇使用大剂量激素	持续使用大剂量激素
	神经功能异常，可继续工作	有时需要照料，经常需要照料	需要护理和（或）生活不能自理	
大小便护理	轻度异常	偶尔使用垫子	经常使用垫子	持续使用垫子
分析项目				
神经心理，MRI/CT（水肿、萎缩的程度），MRS（化学物波谱评估），PET（代谢活性评估），CSF（总蛋白和髓鞘蛋白水平）	水肿	局限性脱髓鞘	广泛性脱髓鞘	坏死

此外临床上亦常通过疼痛、运动及感觉和膀胱功能的改变而评定脊髓损伤程度，常用的分类如下。

1. 疼痛　①无痛；②轻度疼痛，偶需止痛药；③中度疼痛，需非类固醇类消炎药；④重度疼痛，需麻醉性止痛药。

2. 神经功能（Frnakel 分级）　①损伤平面以下完全性运动和感觉功能丧失；②损伤平面以下无运动功能，仅存部分感觉功能；③损伤平面以下仅存部分无用的运动功能；④损伤平面以下存在有用的运动功能；⑤所有运动、感觉及括约肌功能完全恢复，但可能有异常反射。

3. 膀胱功能　通过是否需导尿来评定。

四、辅助检查

1. 脑脊液检查椎管通畅，可有蛋白轻度增高。

2. 其他血液检查包括肝功能、肾功能、血糖、血沉常规检查、风湿系列免疫球蛋白电泳等与自身免疫有关的血清学检查。有鉴别诊断意义。

3. 放射性脊髓损伤的检查主要是通过影像学检查来判断。MRI 表现主要有如下特点。

（1）相应椎体 T_1WI 信号增强，正常与异常椎体之间出现"分界线"。

（2）MRI 的改变呈连续性多节段，仅轻重程度不同。

（3）横断位和（或）矢状位 T_1WI 早期显示为脊髓增粗（以脊髓前后径改变为主），边缘不整齐，T_1WI 呈低信号，T_2WI 呈条状或斑片状高信号，边界不清，信号较均匀；慢性期脊髓大小正常或变细萎缩，亦可表现为髓内不规则的软化灶，蛛网膜下腔明显增宽，仍以 T_1WI 低信号，T_2WI 为等或高信号为主，但不均匀。

（4）增强 MRI 显示斑点状或环状强化，若脊髓水肿、液化或囊变则不强化。

五、诊断与鉴别诊断

（一）诊断

放射性脊髓病临床预后不良，早期诊断、早期治疗极为重要。MRI 可直接显示放射性脊髓病的形态，范围和信号改变，为临床诊断和治疗提供准确依据。所以，临床疑有放射性脊髓损伤时应首选 MRI 检查。

以下几点有助于放射性脊髓损伤的诊断：

（1）有原发肿瘤放射治疗史，且脊髓受照射剂量往往 >40Gy。

（2）病灶在放疗野内，脊髓出现的受损症状和特征与放疗部位相符。

（3）急性期 MRI 表现的在照射部位出现的大片状边缘模糊的略长 T_1、长 T_2 异常信号，增强时呈大片状明显强化是放射性脊髓病的特征性表现。

（4）慢性期和晚期 MRI 表现为脊髓内不规则的软化灶和脊髓萎缩，其内可见斑片状略低 T_1，等或高 T_2 异常信号或小囊状长 T_1、长 T_2 异常信号，增强时呈斑点状强化或不强化。

（5）排除肿瘤复发和转移。

（6）排除其他脊髓本身的病变如急性脊髓炎、多发性硬化、脊髓空洞症等。

（二）鉴别诊断

其主要的疾病鉴别诊断如下。

1. 急性脊髓炎 急性脊髓炎系指由于感染或变态反应所引起的脊髓炎症。急性起病，多有前驱感染史，临床上发病突然，症状较重，病程短，可迅速出现的脊髓横贯性损害。其好发部位以胸段最为多见。根据病前上呼吸道感染史，迅速出现脊髓横贯性损害，腰穿脑脊液压力正常，椎管无阻塞，常规、生化正常，或蛋白质、细胞数轻度增高。结合有无放射治疗的病史，MRI 等影像学的特点不难诊断。

2. 多发性硬化 临床上根据有无放射治疗的病史；具有明显缓解和复发的病程；临床表现症状多发，且部分临床表现具有特征性，如核间性眼肌麻痹、旋转性眼球震颤；腰穿脑脊液压力多正常，蛋白含量增高，以球蛋白为主，IgG 指数增高；脑电图可异常；视、听神经诱发电位异常。并结合影像学特点来进行鉴别。

3. 脊髓转移瘤 可有相应脊椎的局部疼痛和神经根刺激性疼痛，常十分剧烈，一般病情发展快，可迅速出现瘫痪。MRI 显示脊髓甚至椎体、硬脊膜、蛛网膜多发瘤灶，呈结节状或片状强化，且病变部位和放射区不一致，鉴别并不困难。

（贺　峰　肖颂华　闫振文）

第四节　放射性周围神经损伤

周围神经包括颅神经、臂丛神经、交感神经干或神经节、腰骶丛神经等，这些神经的放射损伤是肿瘤放射治疗后最严重的后遗症之一，对患者的生存质量影响很大，甚至导致死亡。但临床上常将其误诊为是肿瘤患者的终末期消耗型状态、肿瘤局部未得到控制或复发、转移，而未得到正确认识和治疗。

放射性周围神经损伤（radiation-induced peripheral neuropathy），又称为放射性周围神经病。鼻咽癌患者在放疗后出现的周围神经损伤主要是以颅神经损伤为主，尤其是后组颅神经损伤在鼻咽癌患者放疗后神经损伤中极为常见，是鼻咽癌患者放射治疗后较为常见的并发症之一，它严重影响患者的生存质量，日益受到人们的关注。除了颅神经受损外，其他周围神经如喉返神经、臂丛神经、颈部交感神经干或神经节亦可能受到损伤。

鼻咽癌患者在放疗后出现的放射性周围神经损伤主要与照射剂量、照射技术、患者生存时间有关。可发生于放疗后数年，甚至数十年。随访时间的长短，也会影响发生率计算。根据文献报道鼻咽癌放射治疗后颅神经损伤发生率为5%～20%。据孔琳等报道放射性颅神经损伤的5年累积发生率为10.3%，10年累积发生率为25.4%，累积发生率曲线呈上升的趋势，说明随着生存时间的延长，放射性颅神经损伤的发生率会逐渐增加。关于鼻咽癌放疗后引起的其他周围神经如臂丛的损伤发生率较低。

一、发病机制与病理改变

（一）发病机制

目前多数学者认为，辐射通过如下2种机制引起周围神经损伤。

（1）射线对髓鞘、雪旺细胞、神经微血管和神经纤维蛋白的直接作用，一些学者观察到症状很轻微，而神经组织变化广泛而明显。剂量越大细胞损伤的程度越严重，特别是对神经细胞核的损害，核染色质、线粒体是主要的受损部位。

（2）射线所引起的神经周围组织纤维化对神经的挤压和牵拉、神经周围血管损伤所致的神经缺血、缺氧及慢性放射性炎症等，导致神经发生继发性损伤。

有学者观察到其损伤过程分为两个步骤，第一步为电生理和组织化学方面的改变；第二步是神经周围组织发生纤维变性，环绕神经根，妨碍血液循环导致神经局部缺血、细胞生理功能障碍和脱髓鞘。

（二）病理改变

放射性周围神经损伤根据其发生的时间亦可分为急性放射性损伤、早期迟发性放射性损伤和晚期放射性损伤，尤以晚期放射性损伤最为常见。其不同损伤阶段的病理改变不同：急性放射性损伤可观察到神经生物电的改变、酶学改变，和照射后短期内出现的血管通透性改变；早期迟发性放射损伤可观察到神经的脱髓鞘和轴突的缺失；晚期放射性损伤表现为神经鞘纤维化、纤维束取代了神经纤维和脱髓鞘改变，血管内皮的损伤如小动脉间质的坏死、透明样变性及血栓形成等，有时还可以看到神经内、外膜的纤维化，同时还有轴突和髓鞘的减少。

二、临床表现

（一）放射性颅神经损伤

放射性颅神经损伤（radiation-induced cranial neuropathy，RICN）具有迟发性特点，其损伤多发生于放射治疗后3～5年以上的病人。临床表现为缓慢的、进行性加重的相应的颅神经支配区功能丧失等。据报道鼻咽癌初诊时有 13% ~ 25% 的患者伴有颅神经侵犯，以三叉神经和外展神经最为多见，Ⅸ ~ Ⅻ 颅神经侵犯相对少见。

对于放射性颅神经损伤，由于鼻咽癌的放疗部位的特点，决定不同颅神经的放射性损伤的发生率不同。放射性颅神经损伤发生与照射技术有明显的关系，较为得到大家共识的是颈前切线野与耳前野后下角重叠区，导致颈动脉鞘区高剂量，引起该区软组织纤维化、压迫、牵拉引起后组颅神经损伤。据魏宝清报道普遍采用耳前野加上颈前切线野照射，使放射性颅神经损伤的发生率从 5.8% ~ 6.5% 提高到 14.9% ~ 20.6%。采用重叠区挡铅的方法，由于射线的散射作用，2 个野线束在体内仍有重叠，发生率为 10.3%，仍高于不用上颈前切线野的 5.8% ~ 6.5%，故建议停止使用耳前野加上颈前切线野照射。近 10 多年来多数患者采用面颈联合野照射，少数患者加用鼻前野及耳后野，脑干照射剂量明显增高，脑干放射损伤的病例也较前增多，Ⅲ ~ Ⅻ 颅神经从脑干发出，故脑干损伤可引起这些神经损伤。

近年来由于立体定向及三维适形治疗的广泛应用，不少医院采用此方法对局部晚期鼻咽癌进行加量，值得注意的是海绵窦区及周围包含 Ⅱ ~ Ⅵ 颅神经，颈动脉鞘区有 Ⅸ ~ Ⅻ 颅神经通过，如果对这些区域采用较高的单次剂量照射，必然会增加这些区域颅神经损伤。

有报道舌下神经损伤发生率最高，迷走神经损伤次之，更多的报道显示鼻咽癌放射性颅神经损伤则以 Ⅸ ~ Ⅻ 等后组颅神经损伤最为多见，且放射性颅神经损伤可以发生于放疗后任何时间，但以 3 ~ 7 年为多见。各支颅神经损害潜伏期有所差异，视神经损伤潜伏期最短，中位潜伏期为 1 ~ 2 年，Ⅸ ~ Ⅻ 颅神经较长，为 5 ~ 6 年。

笔者对收集的鼻咽癌放射治疗后出现放射性脑损伤的 123 例患者的临床特点分析结果显示，第 Ⅸ 对颅神经舌咽神经损伤为 67 例（54.47%），第 Ⅹ 对颅神经迷走神经损伤为 67 例（54.47%），第 Ⅴ 对颅神经三叉神经损伤亦为 45 例（36.59%），第 Ⅻ 对颅神经舌下神经损伤为 38 例（30.89%），同时第 Ⅱ 对颅神经视神经损伤的发生率也较高，为 32 例（26.02%）。总之，在笔者的临床资料显示鼻咽癌放疗后几乎所有的颅神经皆可以出现放射性损伤，但是尤以后组颅神经最为多见，前组颅神经受损的相对较少。这可能由于后组颅神经尤其是舌下神经和舌咽、迷走神经共同经过的颈动脉鞘区包括在放疗的临床靶区，故较易引起后组颅神经放射性损伤。且后组颅神经因为解剖关系密切，往往可同时损伤。

颅神经的放射性损伤的主要临床表现如下：

（1）嗅神经受损，造成嗅觉改变。患者也许会表现为可逆性嗅觉的改变，这是由于射线直接刺激嗅黏膜的结果。但是由于嗅神经是体内唯一有再生能力的中枢神经系统神经元，对放射线较敏感，但由于嗅觉检查的灵敏度及特异性均不高，因此，嗅神经损伤的临床报告其实并不多。

（2）视神经受损可出现视力下降、视野缺失、偏盲、甚至失明，眼底检查可表现为视盘水肿、毛细血管扩张。放射性视神经损伤可分为前部充血性和球后部视神经损伤两种类型。前部充血性视神经损伤是由于血管损伤影响了视神经前部，检查可见视神经盘水肿，伴有三角形的火焰状出血；球后部视神经损是由于视神经轴组织的放射性损伤造成的，它没有视神经盘水肿或出血的表现，眼底检查可无异常发现。胡伟汉等研究认为放射线对视觉神经系统所造成的延迟性损伤存在着性别的差异，女性较男性具有更高的敏感性和更长的延迟性，这还有待于今后的临床研究来证实（详见本章第五节）。

（3）动眼、滑车及外展神经受损可出现眼睑下垂，眼球活动障碍，复视或斜视。

（4）三叉神经损伤时可引起面部感觉异常、缺失以及咀嚼肌无力。

（5）面神经损伤时可以引起面部表情肌的麻痹、味觉减退或缺失。面神经的损伤除了放射线对面神经的损伤外，茎乳孔外口临近的软组织放射性纤维化亦可累及面神经，可引起面瘫。

（6）位听神经受损可引起耳鸣、听力下降，甚至耳聋，部分病人可以出现内耳积液。由于鼻咽癌放疗后出现听力下降临床上很常见，但引起的原因较多，可分为神经性耳聋、传导性耳聋及混合性耳聋，但有时很难判断究竟是由神经损伤引起，还是由其他原因所致，故鼻咽癌放疗后听神经损伤临床报道也不多。

（7）舌咽神经、迷走神经、副神经受损，可出现声音嘶哑、吞咽障碍，饮水、进食呛咳，耸肩不能，有时可伴有慢性手臂疼痛。

（8）舌下神经受损时的早期表现为患侧舌肌松弛、无力，患侧舌面反而高于健侧，体积也大于健侧，继而出现舌肌萎缩、瘫痪，舌活动障碍，影响言语、咀嚼和吞咽活动。鼻咽癌颈部淋巴结转移率较高，对上颈部及下颌区有肿物患者，常用电子线小野局部加量，使局部接受较高的剂量，而舌下神经从这些区域通过，这可能是舌下神经损伤发生率较高的一个原因。

中华人民共和国卫生部颁布的并于2009年12月1日正式实施的职业卫生标准之放射性神经系统疾病诊断标准中放射性颅神经损伤的分度标准（视神经除外）见表9-4-1。国际上采用的放射性颅神经损伤的LENT/SOMA分级见表9-4-2，可供参考。

表9-4-1 放射性颅神经（视神经除外）损伤分度标准

临床表现	Ⅰ度	Ⅱ度	Ⅲ度	Ⅳ度
症状				
疼痛、乏力	偶有	间歇性出现、偶有	持续存在	顽固性、瘫痪
感觉	偶有感觉异常与感觉迟钝	间歇性	持续存在	麻痹
体征				
运动性瘫痪	偶有	运动能力减少<50%	减少≥50%	瘫痪
运动障碍	减少<20%	减少20%~30%	减少30%~50%	减少>50%
感觉障碍	感觉异常	感觉轻度减低	感觉重度减低	麻痹
反射	深反射减退	深反射缺失		

表9-4-2 放射性颅神经损伤 LENT/SOMA 分级

项目	Ⅰ级	Ⅱ级	Ⅲ级	Ⅳ级
症状				
疼痛、乏力	偶有	间歇性出现、偶有	持续存在	顽固性、瘫痪
感觉	偶有感觉异常与感觉迟钝	间歇性	持续存在	麻痹
运动性瘫痪	偶有	运动能力减少<50%	减少≥50%	瘫痪
体征				
运动障碍	减少<20%	减少20%~30%	减少30%~50%	减少>50%
感觉障碍	感觉异常	感觉轻度减低	感觉重度减低	麻痹
反射	深反射减退	深反射缺失		
临床处置				
疼痛	偶用非麻醉性镇痛药	常用非麻醉性镇痛药	常用麻醉性镇痛药	外科治疗
运动障碍			内科或理疗	外科治疗
感觉障碍			内科或理疗	外科治疗
临床检查				
MRI	判断所支配的肌肉的萎缩和神经信号强度的变化			
神经传导检查	判断电脉冲传导的速度			

（二）放射性颈交感神经节、神经干损伤

可出现典型的霍纳综合征，患侧眼裂缩小、瞳孔缩小、眼球内陷、面部无汗等征象。

（三）放射性臂丛神经损伤

突出的症状是进行性加重的患侧肩部、椎旁及上肢疼痛，感觉和运动异常则与臂丛损伤的节段有关。臂丛神经包括上、中、下三个部分。上部损伤累及 $C_5 \sim C_6$ 神经根，中部损伤累及 C_7 神经根，下部损伤主要累及 C_8、T_1 神经根。在接受放疗的鼻咽患者中，其臂丛神经损伤的主要部位是臂丛的上部，表现为上肢下垂、前臂内收、不能外展、外旋。前臂内收伸直、不能旋前、旋后或弯曲，手与手指的运动尚能保存。肩胛、上臂及前臂外侧有一较长的感觉障碍区域。

（四）放射性周围神经瘤

表现为原放疗部位（以臂、腰、骶神经丛处多见）出现肿块，可有疼痛及进行性神经损害。

三、辅助检查

主要是靠神经系统的体格检查以及影像学的资料如 CT 或 MRI。CT 因受颅骨亨氏暗区的影响，对脑干较小的放射损伤病灶难以显示出来。MRI 较 CT 更能显示小的隐匿性病灶，因此，疑为脑干损伤所致颅神经损伤亦应首选 MRI。

神经电生理检查可以帮助确定神经损伤程度、部位，并对预后估计有一定价值。有研究显示，PET 在诊断神经损伤是肿瘤复发、转移所致，还是放疗损伤所致有极高诊断价值，尤其是在其他影像学检查阴性时。

四、诊断与鉴别诊断

放射性颅神经损伤诊断最为关键的是需要与肿瘤复发相鉴别。放射性颅神经损伤的诊断标准为：放疗后肿瘤完全消退，又出现新的颅神经麻痹症状；经重复检查及至少随诊 2 年无肿瘤复发。表 9 - 4 - 3 为放射性颅神经损伤与肿瘤复发引起脑神经麻痹的鉴别诊断要点。

其他放射性周围神经损伤的诊断根据患者接受放疗的病史，临床表现，神经系统检查发现的体征，结合影像学的改变较易诊断。

表 9 - 4 - 3　放射性颅神经损伤与肿瘤复发引起脑神经麻痹的鉴别诊断

放射性颅神经损伤	肿瘤复发
头不痛或疼痛较轻	头痛较重或剧烈
以后组脑神经损害为主	以前组脑神经损害为主
在较长时间内病情稳定或发展缓慢	病情进行性发展
CT 检查无新的病灶出现或新的骨质破坏	CT 检查见新的部位出现新的肿块或骨质破坏
常伴有其他放射性损伤，如放射性脑病、颅骨坏死	较少伴有其他放射性损伤
视力改变但未见眼球后或视神经占位病变，视盘萎缩	视力改变，但球后或视神经有占位性改变
局部穿刺活检，无存活癌细胞	活检可查见癌细胞

RICN 一旦发生，难以治愈，最终多因恶病质或并发肺炎而死亡。RICN 缺乏有效的治疗手段，对

必须行高剂量照射及再程放疗的患者，要对患者及家属讲明征得他们的同意。对放疗后患者采用终生随访制度，指导他们进行康复治疗及功能锻炼，及时治疗各种并发症，提高患者的生存质量。

（贺　峰　刘　军　肖颂华）

第五节　放射性视神经损伤

放射治疗，单独或辅助手术切除是治疗颅内、颅骨及副鼻窦肿瘤的组成部分。尽管放疗的目的是以最大剂量照射病变组织并使周围组织接受到的放射剂量最小，但是治疗所需的放射剂量时常超过正常组织的耐受性。放射性视神经损伤（radioative optic nerve injury），又称放射诱导的视神经病变（radiation-induced optic neuropathy，RION），或放射性视神经病变（radiation optic neuropathy，RON）是因放疗引起的一种可致盲的晚期并发症，常常导致严重的不可逆转的视力丧失。尽管已在放射性颅神经损伤中提到放射性的视神经损伤，但由于视神经的特殊性，以及其重要性，其损伤往往是灾难性的，且其同其他放射性颅神经损伤程度的分度不同，故在此节中单独进行论述。

一、发病机制

RION 的发病原因还未完全清楚，目前认为是中枢神经系统的迟发性放射性损伤，尤其是白质的紊乱。这一损伤是因为自由基的产生使正常的组织受损。受到损伤的组织包括血管内皮细胞和神经胶质细胞前体，但细胞损伤的原始部位到底是哪种还存在争论。对大鼠中枢神经系统进行放射，血脑屏障受到破坏后的内皮细胞呈现时间依赖和剂量依赖的病理反应。放疗后血管内皮细胞的减少同样在人的视神经损伤后表现出来。对放射性脑损伤的活体病人行核磁共振光谱分析也提示最先受损的细胞为非胶质细胞。

通过离子放射所诱导的胶质细胞发生的体细胞突变被认为是导致细胞失去功能并使代谢缺失的主要因素。随着时间的推移，这类突变的细胞逐渐增加，产生脱髓鞘和神经元的变性。因为胶质细胞和血管内皮细胞恢复频率缓慢，这一模式也就与所观察到的较长潜伏期后的迟发性放射性损伤相符合。RION 视神经的病理表现为缺血性脱髓鞘，反应性星形胶质细胞增生，血管内皮细胞增殖，闭塞性动脉内膜炎以及纤维素样坏死和轻微的慢性炎症浸润等一系列改变。

二、影响因素

各种高危因素在 RION 的发病中非常重要，包括患者自身的特点，放疗剂量和治疗方式。

（一）病人的特点

RION 有可能在低于常规危险放射剂量的患者出现。这些高危因素包括高龄、合并糖尿病、联合化疗。化疗药物本身也可对视神经产生毒性，如长春新碱、氮芥和顺铂等均可引起化学性迟发性神经组织损伤。而先前存在视神经和视交叉压迫的患者也更容易受到放射性损伤。研究表明，垂体瘤患者在放射剂量低于 45～50Gy（分割剂量为 1.67～2Gy）时可发生 RION，而其他患者则不可能产生RION。肢端肥大症患者因颅骨的气窦扩大，放射线衰减减少，如治疗设计不当可引起照射剂量过度，从而导致 RION。例如，在额窦 0~3cm 的气体将可使接受到的放射剂量提高 7%。也有一些作者推测肢端肥大症患者视觉系统对放射敏感是由于其激素的变化所引起。

（二）治疗剂量和模式

近 10 年来放疗软件和发射系统取得了很大的进展，了解新的放疗方式和肿瘤的定位有助于理解不同放射剂量引起的 RION。不同于传统的放射治疗，其射线仅仅是沿着单一的治疗弧线进行，适型放射治疗作为一种重要的发射方式，其射线在不同角度的多个弧线进行，目的在于最大限度地照射肿瘤组织并减少对周围正常组织的影响。瞄准器同样根据射线的形状形成一椭圆形与治疗剂量相对应。调强放疗相当于三维适型放射治疗，只是使用了先进的逆转平面软件以及多叶瞄准器，可产生两种形状的射线并可改变每条射线的强度以发射最适的剂量。因此，放射强度可根据治疗范围而有所不同。这就使得放射剂量可根据不同的结构如视神经和视交叉而不同，增加靶目标的剂量有可能增加对正常组织的损伤。

传统和适型放射治疗（包括调强放疗）都是以分割方式进行，即将总剂量分为较小剂量，从而使健康组织得到修复以耐受较高总剂量的治疗。现认为分割放疗引起 RION 的风险低于强度弱分割（单次或较高强度）的放疗。超分割放疗是给予低剂量，每天超过一次的治疗，而总的治疗时间是相同的。加速放疗是在较短时间给予总的治疗剂量。

立体定向放射手术是在单个时域内发出高剂量的放疗。分割立体放射手术用于不能耐受高剂量的重要结构附近的病变。伽马刀是将 ^{60}Co 放射源与病变部位构成一个立体结构的框架。然而，由于立体放射发射装置固有的局限性，适型可能会影响放射剂量的均匀性（这将影响到肿瘤的控制率）。而且，由于治疗剂量的不均匀和剂量衰减幅度较小使得治疗病变的大小受到限制，这些都增加了 RION 的风险。射波刀（cyberknife）是一种相当于适型到调强放疗的一种新的技术，但不像伽马刀需要侵入性立体定位。希望这种技术可以使病变组织得到需要的放射剂量而不影响周围的组织。

同样评价前段视觉系统对放射剂量的耐受性也非常重要，这有助于计算对这些组织放射的实际剂量。最早有关耐受剂量的数据来源于之前基于三维 CT 虚拟刺激的临床研究，缺乏精确的体积毒性的资料。因此，对视神经和视交叉所能接受的准确剂量仅凭经验判断难免产生错误。此外，有关报道大多数病人前段视路所能接受的最大剂量的资料仅仅来源于 CT 影像计算所生成的等剂量曲线。虽然设备和神经影像学的发展提高了计算放射剂量的准确性，MRI 也提高了剂量评价和释放的精度，但是，RION 也有可能发生在被认为是安全治疗剂量的患者。

虽然多数资料表明放射总剂量和每天分割放射的大小对引起 RION 非常重要，其他因素如受到放射的视神经长度和时间，每次放疗的间隔，总的治疗时间以及被照射组织的体积等都有可能会引起 RION。

（三）放射剂量

一般情况下，如放射总的累计剂量超过 50Gy 可能会引起 RION。多数调查表明，最大总剂量为 50Gy 产生 RION 的风险很低。某些发生在低的累计剂量的 RION，其产生的放射毒性可能是因为联合使用化疗药物，或之前存在因素如视神经受压提高了患者的敏感性。然而，随着放射剂量超过 50Gy，RION 的风险也增加。在 219 例副鼻窦和鼻腔肿瘤放疗的回顾性分析中，剂量低于 50Gy 者，没有一例产生 RION。然而，在 10 年精确风险评估中，剂量为 50~60Gy 发生 RION 风险为 5%，剂量为 61~78Gy 则 RION 风险达到 30%。随着适型放疗和调强放疗的出现，更好的适型放疗剂量将使视器得到保护。

（四）超分割放疗

虽然一些研究表明放射总剂量不当可引起 RION，但很少有资料描述 RION 与时间分割剂量参数的关系。总剂量超过 50Gy，单次分割剂量超过 2Gy 提示为 RION 的风险因素。尤其是当放射剂量超过 60Gy，分割放射的剂量对引起 RION 更为重要。15 年 RION 风险评估表明，分割剂量低于 1.9Gy，其发生 RION 风险为 11%；超过 1.9Gy，则 RION 风险为 47%。此外，前段视路的敏感性还与是否先前存在肿瘤有关。加速分割放疗对于局部进展的鼻腔和副鼻窦肿瘤，释放 70Gy 对肿瘤，其中仅 50Gy 到前段视路，因而产生的眼部并发症较少。超分割放疗与每日 1 次放疗相比，产生 RION 的风险较低。每日 2 次分割放疗与每日 1 次放疗相比，产生 RION 的风险较低。

（五）放射手术

立体定向放疗是在单个时段发射高剂量的射线。分割立体定向放疗，将总剂量进行多次分割，并使用一个可重置的框架，用于保护在病变部位附近有重要结构不能耐受高剂量放疗的患者。通常情况下，单次剂量为 8Gy 对前段视路是安全的。在一组大样本研究中，患者的一小段视神经即使接受到达 12Gy 的放射也是安全的，除非它们之前或同时接受到外放射治疗。Leber 等回顾性分析 1992～1994 年 50 例因颅底肿瘤接受放疗的患者，他们的视神经和视交叉接受 4.5Gy 或更高的射线，结果接受最大放射剂量低于 10Gy 的患者其 RION 风险概率为 0。那些 10～15Gy 甚至于超过 15Gy 的患者，RION 在平均治疗 40 个月后的风险分别为 26.7% 和 77.8%。但是由于该组患者没有依据 CT 或者 MRI 来制定治疗计划，所以对决定放射剂量产生影响。而且，视神经接受的最大治疗剂量来源于二维等剂量曲线也对结果判断产生影响。尽管这样，视神经的耐受水平似乎与其他颅神经是一致的。通过立体定向放疗（伽马刀或直线加速器系统）治疗三叉神经痛，射线在后半月板区直接照射三叉神经，放射剂量通常限制在 12Gy 以减少可诱发的最小损伤。这一剂量被认为是三叉神经的耐受剂量，许多报道均表明只有很少的病例发生面部麻木。

虽然没有足够的证据得到先前接受外放射治疗的患者，其视神经所能接受的最大剂量的资料，但认为之前或同时进行外放射治疗发生 RION 的风险因素为 13% 和 0.5%。建议使用多个瞄准器并调整伽马线的角度平行于视神经，这样可减少 RION 的风险。这种方法对治疗激素诱导的垂体腺瘤尤为重要，因这种肿瘤的放射剂量往往需要超过 20Gy，以使其内分泌达到正常。

三、临床表现

RION 典型的表现为突发性、无痛性单眼视力下降，另一侧眼可紧跟或在几个月内起病。视力下降常常发生在接受放疗后 3 个月到甚至 8 年以后起病，多数患者在完成放疗后 3 年出现症状，发病高峰在放疗后 1 年到 1 年半的时间。文献报道，放射剂量与发病的潜伏期存在一定的关系，剂量越大，发病的潜伏期越短。

也可表现为在突发性视力下降的前几周出现短暂的单眼或双眼的视力下降。特征性表现为在突发起病后，视力在数周内持续下降。视力变化的范围较大，严重的表现为无光感（占 45%），其他约 85% 最终视力低于 0.1。如果为单侧视力下降可观察到相对传入性瞳孔阻滞。视野可表现为任何形式的视神经或视交叉的缺损，包括单侧中心暗点，双颞侧偏盲或视神经病变的交界综合征以及对侧的颞侧偏盲。视觉诱发电位（visual evoked potenlial，VEP）振幅降低、潜伏期延长甚至呈熄灭型。上述表现与缺血性视神经病变极其相似。

RION 常常表现为球后病变，因此在急性期眼底镜下视乳头表现正常。如果在筛板前出现缺血损伤，可表现为视乳头水肿，这通常发生在眼眶或眼内病变接受放疗后同时具有放射性视网膜病变的病例。无论视乳头水肿与否，在随后的 6～8 周将出现视神经萎缩、变白。视乳头水肿患者的眼底荧光血管造影显示视乳头充盈缺损，而视乳头正常患者眼底荧光血管造影则表现正常。

中华人民共和国卫生部颁布的并于 2009 年 12 月 1 日正式实施的职业卫生标准之放射性神经系统

疾病诊断标准中放射性视神经损伤的分度标准见表 9 – 5 – 1。

表 9 – 5 – 1　放射性视神经损伤分度标准

临床表现	Ⅰ度	Ⅱ度	Ⅲ度	Ⅳ度
症状（视力）	辨色力下降	视力模糊，辨色力丧失	视力严重减退，视野缺损伴中心视力下降，影响日常活动	失明，日常活动障碍
体征（视神经）	传入性瞳孔对光反射减弱或双眼不对称的色彩辨别力降低	视神经苍白 $\leq \frac{1}{4}$，无症状的视野缺损	视神经苍白 $> \frac{1}{4}$ 或中央盲点	完全失明，严重视神经萎缩

四、诊　断

RION 的诊断为在接受放疗后一段时间出现，排除其他原因的不可逆性的视神经病变或视交叉功能损害，表现为视力下降、视野缺损等视功能损伤。

RION 具有特征性的神经影像学改变。CT 表现正常，MRI T_1WI 和 T_2WI 也无异常。而顺磁增强剂二亚乙基三胺五酸钆（gadolinium diethylenetriamine penta-acetic acis，Gd-DTPA）缩短了组织的 T_1 弛豫，增强其信号强度，提高对肿瘤的分辨力，结果显示视神经和视交叉的 T_1WI 出现增强并持续几个月。Gd-DTPA 不能通过完整的血脑屏障，在血脑屏障破坏或血管结构异常的区域内射频信号增强，从而大大地有助于排除肿瘤的复发，检测和确诊 RION。然而，视神经的放射学改变是非特异性的，必须与特发性视神经炎、结节性视神经病变、视神经胶质瘤或其他侵入性视神经病变相鉴别。在临床中，有时只能推测为放射性视神经病变。

Lovato 等利用超声波数字转换器测量放疗前后视神经球后段面积，发现急性 RION 患者球后视神经影像面积增大，这有助于进一步证实 RION 的诊断。

视觉电生理检查可以发现早期的放射性视路损害，显示信号幅度的降低及神经传导的延迟。在前部视觉通路出现放射损伤的患者，视诱发电位将在视力下降出现的几个月前表现异常。

五、鉴　别　诊　断

主要的鉴别诊断为肿瘤的复发。在接受初始照射后出现典型的双颞侧偏盲，应首先考虑肿瘤复发，再考虑侵及视交叉的 RION。相对于 RION，肿瘤复发往往表现为缓慢的视力下降。其他不常见的鉴别包括放射诱导的肿瘤，蛛网膜与视交叉粘连或放射性视网膜病变。与放疗无关的其他原因引起的严重视力下降也作为鉴别。例如，超过 60 岁的患者突发性严重视力下降应考虑巨细胞动脉炎。另外，还需与以下疾病鉴别。

1. 球后视神经炎　球后视神经炎常伴有眼球压痛和眼球转动痛，视野改变以连接注视点与生理盲点的哑铃形暗点为常见，借此可在球后视神经炎与 RION 之间作出鉴别。

2. 急性后部缺血性视神经病变　急性后部缺血性视神经病变患者多伴有高血压、糖尿病、高血脂、胶原疾病、偏头痛、红细胞增多症或严重贫血，因而在患者身上常可查到与上述疾病相关联的症状。必要时，可作颈动脉造影、视网膜动脉压测定。

3. 癔病　癔病患者虽有视力减退，但眼部检查未见异常。早期既无瞳孔的改变，长期患病后，视神经乳头也不表现萎缩。这些都是与 RION 的不同点，可供鉴别诊断时参考。

4. 继发性空蝶鞍综合征　蝶鞍区肿瘤经放射治疗或手术后，可能因放射治疗致血管炎性梗阻，或因手术粘连、瘢痕牵拉致鞍膈外脑膜粘连，鞍内发生粘连。此时，也可引起双眼视力逐渐下降并伴有双颞侧视野缺损。视交叉池的 CT（特别是脑池造影）和 MRI 可见鞍内为一空腔，这点有助于继发性空蝶鞍综合征的诊断。

5. 放射所致的蝶鞍旁肿瘤　最常见是垂体肉瘤。肿瘤的形成往往在放疗后 3～20 年，CT 和 MRI 有助于鉴别。

六、治　疗

目前还不能逆转迟发性视路放射性损伤及视力下降。全身使用皮质类固醇可对抗放射损伤所激发产生的自由基，具有抗氧化的效应。虽然，全身皮质类固醇可成功治疗颅内中枢神经系统的放射损伤，但用于治疗 RION 结果不能令人满意。其神经损伤的一般治疗详见第十五章，其他可能有效的治疗包括高压氧治疗、高压氧加光量子照射自血回输治疗以及中药治疗等。

高压氧治疗理论上有效。其常常被用于治疗放射性骨坏死，口腔和颌面手术后放疗引起的伤口愈合不良，因高压氧治疗可增加被放射组织的成纤维细胞、胶原合成以及新生血管的形成。但治疗 RION 效果仍有待进一步证实。有报道在视力下降 72h 内立即行高压氧治疗可使视力恢复，但是超过 2 周后无效。治疗方法为 14 天，每天 2h，2.8 个大气压。并发症包括气压伤、近视等，后者可持续几个月。少见的并发症包括抽搐和肺毒性。由于高压氧的有效性取决于初始治疗的时间，因此对于可疑病人，即使肿瘤复发不能排除，在视力一下降时应尽可能早地进行治疗。如果放射的部位在视神经和视交叉附近，考虑放射的剂量有可能引起 RION，建议在放疗后高风险的 0～20 个月内进行增强 MRI 来判断。由于两眼是一致的，通常一眼发生放射性视神经病变，另一眼也应行相似的检查。如果 MRI 提示 RION，可行高压氧预防性治疗。

那些预后较好的病例往往是在视力下降 72h 内得到治疗的患者，任何延误都将减少视力恢复的可能性。Borruatt 等比较了视力恢复的 3 组资料：没有接受治疗，接受 2.0 个大气压的治疗，接受 2.4 个或更高大气压的治疗，结果提示较高的大气压可得到更好的视力恢复。

抗凝治疗似乎可延缓脑放射性损伤，但是对于 RION 的治疗效果还不清楚。推测肝素和华法令等抗凝剂可促进放射组织的血流。理论上，肝素还可抑制某些损伤介质的产生。但目前对于抗凝剂治疗放射性视路损伤成功的病例有限，而且这仅仅是发生在具有心血管疾病接受抗凝治疗的 RION 患者。

张德秀等采用高压氧加光量子照射自血回输治疗（ultraviolet blood Irradiat ion，UBI）治疗 RION，取得了一定的疗效。UBI 的治疗方法是：在无菌条件下采患者自体静脉血 150～200mL 经体外抗凝、特定波长紫外线光照充氧、磁化，然后再从静脉回输患者体内。每周 2 次，6～10 次为 1 个疗程。高压氧加 UBI 的方法使高压氧可以增加视神经的含氧量，从而使视神经的功能得到改善。病史较久视神经组织已有不可逆损害者，高压氧的效果大多不理想。经紫外线照射后回输的血液，凝血活性受到抑制，血液黏度下降，血中游离内生肝素含量增加，可使已发生阻塞的血管再通。通过 UBI 治疗，可提高患者氧化血红蛋白的含量，改善视神经病变区域的血氧供应，加强缺血组织对氧的利用，增强葡萄糖和乳酸的氧化还原作用，减轻神经细胞的损害过程。此外，UBI 还可提高血中超氧化物歧化酶（SOD）的活性，减少自由基的产生，从而保护视神经免遭进一步损害，它有助于视神经的恢复和 RON 的治疗。

宋琛等应用复方樟柳碱治疗快中子辐射性视网膜损伤的实验研究证明，复方樟柳碱有清除视网膜氧自由基的功能，其治疗辐射性损伤的效果与超氧化物歧化酶等同。而快中子对组织的辐射性损伤力远较 X 射线为大，仅 0.0125Gy 的快中子就可产生血液和视网膜的生化改变。X 射线需 1Gy 的剂量才发生 DNA 链断裂或双链断裂。此研究为应用复方樟柳碱治疗 RION 提供了动物实验依据。复方樟柳碱对缺血性眼病的治疗效果已被临床证实。该药可以通过自主神经反射性调整脉络膜血管运动功能，改善眼的血液供应及清除视网膜氧自由基的功能，可保护视神经和视网膜，减轻辐射的继发性损害，为放射性眼部损伤的治疗提供一条新的有效的途径。

七、小　　结

　　一小部分接近视神经、视交叉和外侧膝状体等视路的肿瘤在接受放疗后可能会因 RION 出现灾难性的视觉并发症。除了电磁波不会对临近正常组织产生损害外，医务工作者必须严格判断放疗后高危因素。利用三维适型和调强技术以及制定空间定位治疗计划，能靶向放疗并有效地控制对重要组织的放疗剂量。了解前段视路的耐受剂量可使临床医生恰当地控制放疗剂量并告之病人潜在的风险和益处。同时，了解放射性视神经损伤的临床表现、诊断和治疗在发生 RION 后也非常重要。如在早期出现视力下降，适宜选择高压氧治疗等。

（蓝育青）

参 考 文 献

1. 李泳梅，何鸿超，等. 鼻咽癌放疗后迟发性颞叶脑坏死. 中国放射肿瘤学，1988，2：6

2. 魏宝清. 从鼻咽癌放疗后颅神经损伤探讨当前放疗技术上的问题. 中华放射肿瘤学杂志，1994，3：164～168

3. 张峰，徐奕渊，朱蒸，等. 鼻咽癌放射治疗脑功能损伤探讨. 中国放射肿瘤学，1987，1：30～35

4. 杨云利，陆海杰，刘颖新，等. 鼻咽癌放射治疗后颅神经损伤的临床分析. 实用癌症杂志，2003，18：624～626

5. 胡伟汉，余敏忠，龙时先，等. 放射线治疗鼻咽癌对视诱发电位改变的研究. 中华肿瘤杂志，2002，24：147～150

6. 唐启信，何钟麟，王奋. 鼻咽癌放射性脑病发生率的有关因素分析. 中华放射肿瘤学杂志，1995，4：156～157

7. 刘雅洁，易俊林，欧阳汉，等. 鼻咽癌放射治疗后放射性脑病的 MRI 表现. 中华放射肿瘤学杂志，2000，9：225～228

8. 王学建，魏渝清，曹建初，等. 放射性脑脊髓坏死的 MRI 诊断. 中华放射学杂志，1999，33：754～757

9. 肖建平，蔡伟明，徐国镇，等. 16 例鼻咽癌放射治疗后脑损伤分析. 中华放射肿瘤学杂志，1997，6：162～166

10. 胡从良. 鼻咽癌放射性脑病10例分析. 肿瘤防治研究，1984，11：85～86

11. 张雪林，阎卫平，邹常敬，等. 鼻咽癌放疗后放射性脑病的临床表现与 MRI 对照分析. 中风与神经疾病杂志，1995，12：271～273

12. 申文江，王绿化. 放射治疗损伤. 北京：中国医药出版社，2001

13. 曾广绥，罗柏宁. 放射性脑病的发病机制和 MR 表现. 影像诊断与介入放射学，2002，11：57～58

14. 石卫民. 周围神经放射性反应与损伤. 见：侯友贤. 肿瘤放疗并发症防治. 北京：人民军医出版社，2008

15. 孔琳，张有望，吴永如，等. 鼻咽癌放射治疗后颅神经损伤影响因素研究. 中华放射肿瘤学杂志，2005，14：10～14

16. 盛天金，魏世辉，宋琛. 迟发性放射性视神经病变. 国外医学眼科学分册，1993，17：288～290

17. 张得秀，张林，李明众. 放射性视神经病变. 中国实用眼科杂志，1997，15：610～612

18. 崔荣，昊德正，陈志仁，等. 视觉诱发电位对鼻咽癌放疗患者视觉功能监测的临床研究. 临床眼科杂志，1998，6：236～239

19. Lin YS, Jen YM, Lin JC, et al. Radiation-related cranial nerve palsy in patients with nasopharyngeal carcinoma. Cancer, 2002, 95：404～409

20. Fischer AW, Holfelder H. Lokales amyloid in gehirn. Dtsch Z Chir, 1930, 227: 475~483

21. Lyman RS, Kupalov PS, Scholz W. Effect of roentgen rays on the central nervous system. Arch Neurol Psychiatr, 1933, 29: 56~87

22. Zeman W. Disturbances of nucleic acid metablism preceding delayed radionecrosis of nervous tissue. Proc Natl Acad Sci USA, 1963: 626~630

23. Lee AW, Law SC, Chan DK, et al. Retrospective analysis of nasopharyngeal carcinoma treated during 1976~1985: late complications following megavoltage irradiation. Br J Radiol, 1992, 65: 918~928

24. Zeman W, Samorajski T. Effects of irradiation on the nervous system. In: Berdjis CC, Pathology of Irradiation. Baltimore: Williams and Wilkins. 1971, 213~277

25. Crossen JR, Garwood D, Glatstein E, et al. Neurobehavioral sequelae of cranial irradiation in adults: a review of radiation-induced encephalopathy. J Clin Oncol, 1994, 12: 627~642

26. Schultheiss TE, Kun LE, Ang KK, et al. Radiation response of the central nervous system. Int J Radiat Oncol Biol Phys, 1995, 31: 1093~1112

27. Lampert P, Tom MI, Rider WD. Disseminated demyelination of the brain following Co60 (gamma) radiation. Arch Pathol, 1959, 68: 322~330

28. Lee AW, Foo W, Chappell R, et al. Effect of time, dose and fractionation on temporal lobe necrosis following radiotherapy for nasopharyngeal carcinoma. Int J Radiat Oncol Biol Phys, 1998, 40: 35~42

29. Lee AW, KWong DL, Leung SF, et al. Factors affecting risk of symptomatic temporal lobe necrosis: significance of fractional dose and treatment time. Int J Radiat Oncol Biol Phys, 2002, 53: 75~85

30. Chau RM, Teo PM, Kam MK, et al. Dosimetric comparison between 2-dimensional radiation therapy and intensity modulated radiation therapy in treatment of advanced T-stage nasopharyngeal carcinoma: to treat less or more in the planning organ at risk volume of thebrainstem and spinal cord. Med Dosim, 2007, 32: 263~270

31. Pezner RD, Archambeau JO. Brain tolerance unit: a method to estimate risk of radiation brain injury for various dose schedules. Int J Radiat Oncol Biol Phys, 1981, 7: 397~402

32. Fowler JF. The linear-quadratic formula and progress in fractionated radiotherapy. Br J Radiol, 1989, 62: 679~694

33. Chandler A, Tucker FC, Herzberger EE. Late radiation necrosis of the brain. Wis Med J, 1964, 63: 297~300

34. Wenz F, Fuss M, Scholdei R, et al. Blood volume changes after radiotherapy of the central nervous system. Strahlenther Onkol, 1996, 172: 559~566

35. Rottenberg DA, Chernik NL, Deck MD, et al. Cerebral necrosis following radiotherapy of extracranial neoplasms. Ann Neurol, 1977, 1: 339~357

36. Brennan KM, Ross MS, Budinger TF, et al. A study of radiation necrosis and edema in the canine brain using positron emission tomography and magnetic resonance imaging. Radiat Res, 1993, 134: 43~53

37. Schultheiss TE, Kun LE, Ang KK, et al. Radiation response of the central nervous system. Int J Radiat Oncol Biol Phys, 1995, 31: 1093~1112

38. Johansson S, Svensson H, Larsson LG, et al. Brachial plexopathy after post- operative radiotherapy of breast cancer patients a long-term followup. Acta Oncol, 2000, 39: 373~382

39. Olsen NK, Pfeiffer P, Johannsen L, et al. Radiation induced brachial plexopathy: neurological follow up in 161 recurrence free breast cancer patients. Int J Radiat Oncol Biol Phys, 1993, 26: 43~49

40. Lin YS, Jen YM, Lin JC. Radiation related cranial nerve palsy in patients with nasopharyngeal carcinoma. Cancer, 2002, 95: 404~409

41. Britan C, Bowen A, Verma, et al. Radiation-inducedbrachial plexopathy: MR and clinical findings. American Society of Neuroradiology, 1996, 17: 1932~1936

42. Ahmad A, Barrington S, Maisey M, et al. Use of positron emission tomgraphy in evaluation of brachial plexopathyin breast cancer patients. British Journal of Cancer, 1999, 79: 478~482

43. Chong VFH, Fan YF, Khoo JBK. Nasopharyngeal carcinoma with intracranial spread: CT and MR characteristics. J

Compu Tomogr, 1996, 20: 563

44. Glantz MJ, Burger PC, Friedman AH, et al. Treatment of radiation induced nervous system injury with heparin and warfarin. Neurology, 1994, 44: 2020~2027

45. Mendes DG, Nawalkar RR, Eldar S. Postirradiation femoral neuropathy. J Bone Joint Surg, 1991, 73: 137~140

46. Schultheiss TE, Stephens LC, Jiang GL, et al. Radiation myelopathy in primate. Int J Radiat Oncol Biol Phys, 1990, 19: 935~940

47. Chiang CS, Mason KA, Withers HR, et al. Aleration in myelin-associated proteins following spinal cord irradiation in guinea pigs. Int J Radiat Oncology Biol Phys, 1992, 24: 929~933

48. Lo YC, Mobride WH, Withers HR. Effect of single does of radiation on mouse spinal cord. Radiat Oncology Biol Phys, 1992, 22: 57~63

49. Masoryk TJ. Neoplastic disease of the spine. Radiol Clin America, 1997, 35: 659~662

50. New P. Radiation injury to the nervous system. Curr Opin Neurol, 2001, 14: 725~734

51. Baumann M, Budach V, Appold S. Radiation tolerance of the human spinal cord. St rahlenther Onkol, 1994, 170: 131~139

52. Schultheiss TE. Spinal cord radiation tolerance. Int J Radiat Oncol Biol Phys, 1994, 30: 735~736

53. Esik O, Csere T, Stefanifs K, et al. A review on radiogenic Lhermitteps sign. Pathol Oncol Res, 2003, 9: 115~120

54. Li YQ, Jay V, Wong CS. Oligodendrocytes in the adult rat spinal cord undergo radiation-induced apoptosis. Cancer Res, 1996, 56: 5417~5422

55. Pan CC, Hayman JA. Recent advances in radiation oncology. J Neuroophthalmol, 2004, 24: 251~258

56. Van den Bergh ACM, Schoorl MA, Dullaart RPF, et al. Lack of radiation optic neuropathy in 72 patients treated for pituitary adenoma. J Neuroophthalmol, 2004, 24: 200~205

57. Mock U, Georg D, Bogner J, et al. Treatment planning comparison of conventional, 3D conformal, and intensity-modulated photon (IMRT) and proton therapy for paranasal sinus carcinoma. Int J Radiat Oncol Biol Phys, 2004, 58: 147~154

58. Kam MK, Chau RM, Suen J, et al. Intensity-modulated radiotherapy in nasopharyngeal carcinoma: Dosimetric advantage over conventional plans and feasibility of dose escalation. Int J Radiat Oncol Biol Phys, 2003, 56: 145~157

59. Claus F, De Gersem W, De Wagter C, et al. An implementation strategy for IMRT of ethmoid sinus cancer with bilateral sparing of the optic pathways. Int J Radiat Oncol Biol Phys, 2001, 51: 318~331

60. Bhandare N, Monroe AT, Morris CG, et al. Does altered fractionation influence the risk of radiation-induced optic neuropathy? Int J Radiat Oncol Biol Phys, 2005, 62: 1070~1077

61. Weber DC, Chana AW, Lessell S, et al. Visual outcome of accelerated fractionated radiation for advanced sinonasal malignancies employing photons/protons. Radiother Oncol, 2006, 81: 243~249

62. Stafford SL, Pollock BE, Leavitt JA, et al. A study of the radiation tolerance of the optic nerves and chiasm after stereotactic radiosurgery. Int J Radiat Oncol Biol Phys, 2003, 55: 1177~1181

63. Cheuk AV. Gamma knife surgery for trigeminal neuralgia: outcome, imaging and brainstem correlates. Int J Radiat Oncol Biol Phys, 2004, 60: 537~541

64. Danesh-Mayer HV, Savino PJ, Sergott RC. Visual loss despite anticoagulation in radiation-induced optic neuropathy. Clin Experiment Ophthalmol, 2004, 32: 333~335

65. Danesh-Meyer HV. Radiation-induced optic neuropathy. J of Clin Neurosci, 2008, 15: 95~100

66. Parsons JT. Radistion toxicity to the visual system. J Neuro-Ophthalmol, 2004, 24: 193~194

67. Lessell S. Friendly fire: neurogenic visual loss from radiation therapy. J Neuro-ophthalmol, 2004, 24: 243~250

68. Girkin CA, Comey CH, Lunsford LD, et al. Radiation optic neuropathy after stereotactic radiosurgery. Ophthalmology, 1997, 104: 1634~1643

第十章　鼻咽癌放疗后放射反应与放射性肌肉、口腔、耳损伤

第一节　鼻咽癌放射治疗的放射反应

鼻咽癌患者在接受放疗时在射线作用下可出现暂时性且可恢复的全身或局部反应。

一、全身反应

尽管鼻咽癌的单纯放射治疗主要以局部反应为主，但由于部分脑干和大脑颞叶亦会受到照射，同时加上肿瘤本身及放射治疗对情绪及心理的影响，而进一步引起自主神经功能紊乱。因此，部分鼻咽癌患者在放疗过程中可以出现全身性的反应。主要表现为失眠、头晕、乏力、恶心、呕吐、胃纳减退、味觉异常、白细胞减低等，其反应程度可因人而异。一般全身反应较为轻微，为一过性，无需特殊处理。对个别反应较重者可给予对症处理，不需要中断放疗。

二、局部反应

局部放射反应为某些组织及器官被照射后引起的细胞学和功能上的改变。鼻咽癌患者在放疗过程中出现的局部反应主要表现为皮肤、黏膜和腮腺的急性反应，其反应的程度与分割照射方法、照射部位以及照射面积有关。

（一）放射性皮肤急性反应

主要是指在放疗过程中出现的放射野区域的急性放射性皮炎。临床按其出现的时间和表现分为三级。

1. 放射性干性皮炎（Ⅰ度）　　常在放疗后 3~4 周出现，表现为皮肤红斑、瘙痒、灼热感、色素沉着、毛囊扩张、脱毛等。

2. 放射性湿性皮炎（Ⅱ度）　　常在放疗后 5~6 周出现，表现为表皮起水泡、血清渗出、脱皮。

3. 放射性溃疡性皮炎（Ⅲ度）　　通常在Ⅱ度湿性皮炎未愈和皮肤损伤进一步加重的情况下形成，皮肤溃破后合并感染形成的溃疡深达真皮层时常难愈合。因此，在照射野内的皮肤忌用碘酒、红汞、胶布等，以免加重皮肤的放射性损伤。放射性皮肤晚期反应往往是不可逆的，药物仅为减轻患者的症状。最好的治疗方法是避免损伤的发生。

（二）口腔、口咽黏膜急性反应

详见本章第三节。

（三）腮腺急性反应

详见本章第三节。

（贺　峰　周海红）

第二节　鼻咽癌放射治疗后放射性肌肉损伤

肌肉组织对电离辐射的耐受性较高，因而过去有关肌肉组织放射性损伤的报道较少。但随着新的放疗技术的临床应用，放疗疗效不断提高，患者生存期得以延长。人们对于肌肉组织放射性损伤的认识程度也在不断加深，所积累的相关经验也越来越多。鼻咽癌患者放疗时双侧颈部以及颌面部肌肉组织亦不可避免地接受照射，其所导致的肌肉损害也严重影响患者的生存质量。

一、发病机制与病理

骨骼肌受到大剂量的照射是发生放射性反应与损伤的根本原因，其损伤程度与受照射的剂量、体积大小关系密切。实验研究和临床观察表明，肌肉放射反应的 α/β 值为 4Gy，说明治疗时单次剂量的高低对肌肉的影响更大一些，因此对于术中放疗和高剂量近距离治疗更易发生。据报道，多种动物接受单次大剂量照射后 10 个月，可以观察到肌肉的变性、坏死、纤维化并且伴有血管的改变。由于骨骼肌细胞对辐射具有较强的抵抗性，因此目前多数人认为，其晚期损伤与放射性血管损伤和细胞间质改变、成纤维细胞代谢能力持续异常，以及其支配神经放射性损伤有关。骨骼肌失去其神经支配及营养作用，丧失收缩功能，逐渐萎缩，体积变小，同时出现蛋白质分解代谢增加，肌纤维截面积下降，继而发生骨骼肌的坏死、纤维化，最后丧失功能。

Hsu 等的动物实验研究使用直线加速器对大鼠的肌肉组织予以总共 80Gy 剂量的分次照射后（2Gy×40次），从照射后的第 1 天直至照射后的第 12 个月之间对大鼠动物的肌肉组织进行活检。研究结果显示，从接收照射的最初阶段开始即可发现肌肉组织进行性的结构改变，光镜下可以观察到肌肉组织的出血、淋巴细胞浸润以及血管的损害，且直到放疗后的 12 个月时仍可以观察到肌纤维之间的胶原增生。使用透射电镜观察，可以发现肌细胞内的线粒体在数量、尺寸以及结构方面均发生了变化。上述的各种变化在放疗后的 12 个月内没有任何的恢复。

二、临床表现

肌肉组织发生放射性损伤常出现在放射治疗后的数月至数年，属于晚期放射性损伤。其主要临床表现为经过长短不一的间歇期后出现照射范围内的肌肉萎缩、疼痛、水肿，一系列纤维化表现，如肌肉伸缩程度下降，所支配的肢体活动范围减少，触摸时手感僵硬等。

来自 Stinson 的有关 145 例肢体软组织肉瘤患者的报道显示，这些患者采用保留肢体的手术加放疗方法，经回顾性分析，晚期并发症表现为：20% 的患者有肢体的挛缩，70% 有疼痛，19% 有软组织水肿，32% 出现活动范围减少，20% 出现中度至重度的肌肉力量的降低。

鼻咽癌患者放疗后在不同时间长短的潜伏期后，可以出现颈部肌群、咀嚼肌的僵硬以及纤维化改变。病人表现为颈部活动和张口受限，体检时可以触及局部肌肉极为僵硬。

　　国际上使用的有关肌肉或软组织放射性损伤的 LENT（SOMA）标准分级（表 10 - 2 - 1）对骨骼肌的损伤从主观症状、客观体征、临床处置和检查分析 4 个方面进行分级描述。

表 10 - 2 - 1　肌肉或软组织放射性损伤的 LENT/SOMA 分级

项　　目	Ⅰ 级	Ⅱ 级	Ⅲ 级	Ⅳ 级
主观指标				
疼痛	偶有	间歇性出现	持续存在	顽固性
客观体征				
水肿	存在，无症状	有症状	影响功能	局部功能丧失
运动与肢体功能异常	存在，无症状	有症状	影响功能	不能运动，呈"冻结状"
纤维化	可发现	>10% ~20%	> 20% ~50% 的肌肉受影响	> 50% 的肌肉受影响
萎缩	≤10%	>10% ~20%	>20% ~50%	>50%
挛缩		直线范围≤10%	>10% ~30%	>30%
临床处理				
疼痛	偶用非麻醉性止痛药	常用非麻醉性止痛药	常用麻醉性止痛药	外科治疗
水肿	加压	内科治疗	外科治疗	
运动和肢体功能		理疗	理疗或内科治疗	外科治疗
纤维化		理疗		外科治疗
萎缩		理疗		外科治疗
临床检查				
MRI				是/否

三、诊断与鉴别诊断

　　放射性肌肉损伤，根据病史和临床表现不难诊断。在鉴别诊断方面，需要排除能够引起肌肉萎缩、疼痛、水肿，中度至重度的肌力下降等表现的其他疾病，如肌肉拉伤、神经损伤造成的肌肉萎缩以及由于骨骼肌废用造成的萎缩和肌力下降。

四、预防与治疗

　　放射性肌肉损伤一旦发生，很难逆转，且临床上难以避免。放疗中做好局部的防护，放疗后及时补充维生素，以及早期进行一些物理治疗的干预，可以适当延缓肌肉病变的发生和进展。一旦颈部肌肉和咀嚼肌肌肉组织发生僵硬、纤维化改变，此时常规的药物治疗效果欠佳，主要以物理治疗为主。常用和有效的物理方法是牵伸，已经证实，反复的牵伸可以改善运动功能。应教会患者做颈部和下颌的自我牵伸，并尽可能多练习。对于早期咀嚼肌张力增高和痉挛引起的张口困难，亦可考虑局部予以肉毒毒素注射治疗。具体方法为触诊确定张力增高和痉挛的咀嚼肌位置，通常分 4~6 点注射，每点约 5IU。但不适用于咀嚼肌已明显僵硬和纤维化的患者。

（贺　峰　周海红　徐祥喷）

第三节　鼻咽癌放射治疗后放射性口腔损伤

一、放射性口腔黏膜炎

放射性口腔黏膜炎（radiation mucositis）又称放射性口炎（radiation stomatitis），是因放射线电离辐射引起的口腔黏膜损伤。口咽黏膜为复层扁平上皮，更新速度较快，对放射具有较高的敏感性。在鼻咽癌放疗过程中，几乎所有患者都可能发生不同程度放射性口咽黏膜损伤。根据病情和病程不同，可分为急性损害（急性放射性口炎）和慢性损害（慢性放射性口炎）。损害程度的轻重与放射剂量、放射源类型、照射方法、时间、照射野范围以及个体差异有关。可发生溃疡，黏膜充血、干燥，灶性白膜等。放射性口腔黏膜炎已成为目前鼻咽癌放疗中严重的并发症，其发生率几乎是 100%，有的病例组中 3 级损伤甚至达到 50% 以上。

（一）急性损伤

口咽黏膜为复层扁平上皮，更新速度较快，对放射具有较高的敏感性。正常口腔黏膜的修复是由黏膜基底层干细胞生长成熟并向黏膜层迁移而完成。急性黏膜损伤正是由于放疗导致黏膜基底层细胞有丝分裂性死亡而发生。因为基底层细胞的成熟大约需要 2 周的时间，因此黏膜急性反应一般于放疗 2~3 周开始出现，一般在 10Gy 剂量照射后有黏膜发红水肿；20Gy 照射后黏膜充血更加明显，并有黄白色假膜覆盖，易出血，触痛剧烈；30~40Gy 时开始出现斑片状黏膜炎，被覆假膜更加明显，灼热疼痛感明显。以后随着放疗的继续进行，斑片状黏膜炎可相互融合。50~70Gy 以上时，则会出现唾液腺萎缩，舌乳头萎缩，口腔干燥，舌体疼痛，黏膜疼痛，味觉障碍，这些症状常常不可逆转。如果分次剂量增加，放疗对细胞的致死效应超过了正常细胞增生的速度，黏膜炎的程度将明显加重。

急性损害病理学表现为组织水肿，毛细血管扩张，黏膜上皮细胞坏死、皲裂，纤维素渗出，白细胞渗出。

软腭、口唇、颊黏膜对放射线比较敏感，反应较重，常常在炎症基础上并发溃疡。严重的病人可出现剧烈疼痛，发热，吞咽困难等，临床检查可见口腔软腭、腭弓、咽后壁一带充血、糜烂、假膜形成，常因血小板减少而引起牙龈出血、鼻出血、咯血、白细胞减少等，并会导致继发感染和出血坏死性口腔溃疡。

放射性口腔黏膜炎的发生与下列因素有关。

（1）放射线损伤基底细胞，使黏膜细胞的分裂补偿机制受到影响，黏膜的厚度降低，脆性增加，进食的微小机械刺激让黏膜受损的概率增大。

（2）放疗使唾液腺受影响，唾液流量及质量均大大降低，口腔自洁及免疫功能受限，导致口腔卫生不良，酸度增加，pH 下降，菌群平衡失调，引起黏膜发炎、破溃。

（3）鼻咽癌患者治疗时间长，心理压力大，自身抵抗力及组织修复能力都较差。中医认为放射性损伤的病因主要为"热毒过盛"，病机为热毒蕴结阴分，肝脾肾阴损及阳，气血两伤，治法多为清热解毒，健脾益肾，活血化瘀等。

按照美国肿瘤放射治疗协作组织（RTOG）急性放射性口咽黏膜损伤分级标准分级：0 级为无变化；1 级为充血/可有轻度疼痛，无需镇痛药；2 级为片状黏膜炎，或有炎性血清血液分泌物/或有中度疼痛，需镇痛药；3 级为融合的纤维性黏膜炎/可伴重度疼痛，需麻醉药；4 级为溃疡，出血，坏死。

急性放射性口咽黏膜损伤可以引起患者口咽疼痛，进食困难，甚至引起系统性感染，严重降低患者的生活质量，同时还会导致治疗中断。放疗疗程延长会因肿瘤的加速再增殖而降低肿瘤控制率，从而影响治疗效果。因此，防治口咽黏膜的放射反应不仅能提高患者的生活质量，而且对提高肿瘤控制率有重要意义。

（二）慢性损伤

以唾液腺萎缩、口腔干燥为主要症状。舌背因舌乳头萎缩而光滑发红，有些病例伴有白色念珠菌感染，出现白色雪花状斑块，或并发牙龈出血、牙周炎等口腔症状，可有口腔异味。患者常常有食欲不振、头痛失眠、全身乏力等症状。病理学上可见上皮连续性破坏，炎症细胞浸润，毛细血管扩张。还可见到黏膜下萎缩的小唾液腺和黏膜上皮萎缩变薄等表现。

放射性口腔黏膜炎在临床上以对症治疗为主。轻者可使用薄荷润喉片等药物含片治疗，重者可用药物雾化吸入治疗等对症支持治疗。黏膜充血糜烂可用生理盐水加肾上腺素含漱，有减轻充血作用。复方硼砂液（多贝尔液）、复方氯己定等漱口液有助于消炎，疼痛剧烈可酌情加入普鲁卡因或利多卡因。注意口腔卫生，采用高蛋白饮食、维生素等支持疗法，待放疗停止后，症状可逐渐减轻或消失。少数病人因种种原因反应特别严重，应减量放疗或暂停放疗。预防上应对患者严格掌握放疗剂量；在放疗期间要密切注意口腔黏膜变化情况，及时采取对症措施。

二、放射性腮腺损伤

口腔涎腺包括腮腺、颌下腺、舌下腺和众多的小唾液腺，具有分泌功能的是浆液性和黏液性两种细胞。唾液的 99% 为水分，余下的为各种无机盐、消化性和免疫性蛋白，起着消化、润滑、冲洗、保护和免疫等多重作用。浆液性细胞（腮腺为主）对放疗高度敏感，在接受 $1.0 \sim 4.0$ Gy 的剂量照射后 $2 \sim 6$ h 内即会出现腺体的急性反应，随后腺泡变性，血管通透性增高，当达 10Gy 时腺泡会坏死，完全破坏，而黏液性腺泡相对不敏感。

鼻咽癌患者在放疗时不可避免双侧腮腺受照射，多数患者的腮腺损伤为不可逆性的，尤其是鼻咽癌的常规放疗中，双侧腮腺及颌下腺均位于射野中。由于腮腺受辐射线照射后局部急性充血、水肿，引起腮腺导管阻塞等原因，病人在首次接受放疗 $1 \sim 2$ 天后即可出现腮腺区肿胀、疼痛、局部压痛，甚至张口困难。腮腺腺体血管壁有渗出，腺泡细胞变性。此种情况临床一般无须特殊处理，持续数天可自行缓解。随着放疗照射体积和剂量的增加，涎腺分泌功能大幅下降，其分泌量有的只达到放疗前的 $10\% \sim 30\%$，由于浆液性腺泡无亚致死损伤的修复能力，涎腺功能放疗后 1 年才会有轻度恢复。唾液的生化成分也有所变化，无机盐及蛋白成分升高，pH 下降，唾液淀粉酶大幅下降。临床上出现口干症状，唾液减少。放疗后 1 周唾液分泌量明显减少，可减少 50% 甚至更多，随着放疗的进行，唾液黏稠度增加，pH 降低，患者表现出口腔干燥症的明显症状，这些症状可以持续数周、数月、数年乃至终生。

腮腺放射线损伤长期发展下去，可见腮腺腺体萎缩，出现纤维变性或脂肪变性。由于腮腺分泌的唾液量减少，质量降低，直接影响或改变牙齿、口腔黏膜的状态，导致龋齿、牙龈炎、口腔黏膜炎、口腔干燥症的发生或发展，此外还有吞咽和言语功能下降，味觉减退和异常。腺体功能能否恢复、口干的程度能否减轻或恢复取决于放疗的剂量、放射源类型、照射方法、范围、时间以及患者个体差异等有关因素。

对于放射性腮腺损伤目前临床上仍然没有有效的治疗方法，临床一般无须特殊处理，待 3 ~ 4 天后症状可自行消失。常规使用漱口液含漱，保持口腔卫生清洁，控制牙龈、口腔黏膜炎症的发生发展。严重合并感染者可以伴有全身畏寒发热，白细胞增高等，可给予抗炎治疗。若症状持续，口内检查见腮腺导管口红肿溢脓，则应注意预防化脓性腮腺炎的发生可能，必要时停止放疗。损害严重的患者进食时需要使用人工唾液或水，无糖性糖果或口胶，刺激唾液分泌。

三、放射性颌骨坏死及骨髓炎

鼻咽癌患者在放疗后，由于高能放射线对肿瘤组织和正常组织的杀伤作用，常会发生颌骨及其周围软组织的继发性放射性损伤，使得局部组织修复能力低下或丧失，从而导致颌骨及其周围软组织出现慢性不愈的创伤，引起放射性颌骨坏死（radionecrosis of jaws），如果出现进一步的继发感染，则会形成放射性颌骨骨髓炎（radioactive osteomyelitis of jaws）。患者在放疗前有龋齿而没有作洁牙处理或下颌骨的过量照射，可导致骨髓炎或骨坏死的发生，将会严重的影响病人的生存质量。

放射性颌骨骨坏死及放射性骨髓炎的病因，常归结为创伤和感染、放射线的种类和剂量及解剖因素三方面。由于颌骨组织尤其是下颌骨主要为密质骨，含有大量的钙及矿物质，容易吸收较多的放射线能量，易造成颌骨实质组织受损，同时颌骨内血管也因辐射发生形态及功能上的变化，常由于血管内膜肿胀导致血供减少，其后由于血管狭窄或闭塞，颌骨内血液循环障碍导致血供不足，从而引致颌骨局部营养障碍，骨髓及骨膜血管栓塞。一般认为成人骨由于骨组织再生能力低下，容易发生无菌性坏死。近年有研究证实，颌骨放射性骨坏死主要是放射线对骨细胞的直接损伤。现代病因学则推崇低细胞活性、低血管密度和低氧含量的"三低"学说。

在病理学上，表现为血栓形成、内皮坏死和玻璃样变性，同时出现骨膜纤维化，骨细胞坏死和骨髓腔纤维化。在发病过程中，成骨细胞要先于破骨细胞死亡，因而成骨细胞再生能力低下，其产生新的骨组织的正常代谢活动受到严重干扰，破骨细胞则继续活动而形成颌骨组织的多孔状损害。

临床方面，放射性颌骨骨坏死病程发展缓慢，往往在放射治疗后数月乃至数年才出现症状。发病初期呈现持续性针刺样剧痛，皮肤红肿，黏膜或皮肤破溃，牙齿松动，牙槽突、颌骨骨面外露，呈黑褐色；继发感染后在露出骨面的部位溢脓，导致瘘道形成，长期不愈。可表现为局部红、肿、热、痛和压痛，口腔异味和发热，张口困难，严重者将出现伤口长期不愈合以及全身感染症状，部分下颌骨病变还会导致牙关紧闭。X 线照片可见下颌骨破坏甚至坏死。由于成骨细胞再生能力低下，致使死骨的分离速度很慢，常常表现为死骨与正常骨界限不清。由于软组织破溃，局部血液循环障碍导致供血不足，因此很容易出现局部感染、组织坏死、黏膜皮肤溃疡，或洞穿性缺损。由于病程时间长，进行性发展，常会出现病人慢性进行性消耗，出现贫血和消瘦。

在治疗上，要综合考虑全身治疗和局部治疗相结合。全身治疗应用抗菌药物控制感染，增加营养，必要时输血并高压氧治疗，以待死骨分离。目前高压氧加死骨摘除术是近年来十分提倡的治疗方法。针对"低细胞活性、低血管密度、低氧含量"的三低状态，高压氧能够有效增加氧压，促进局部血液循环和血管再生，能促进纤维细胞增生、纤维蛋白合成和毛细血管生成，并能够抑制厌氧菌繁殖，控制炎症。但是高压氧并不能够使遭受放射性损害的组织和死骨完全恢复正常和再生，因此其并不能作为独立的治疗手段，必须和外科手术相结合。外科手术必须将已分离的死骨摘除，但同时还必须将健康侧骨端残留病灶或疑似受感染区彻底清除干净，防止病变再复发。在放射性骨坏死或骨髓炎的死骨未分离前，为控制感染，每天应使用低浓度过氧化氢或抗生素冲洗。对已露出的死骨，可用骨钳分次逐步咬出，以减轻对局部软组织的刺激。如果已经确定为放射性骨髓炎，可不用等待死骨完全分离，应尽快在健康骨质范围内进行扩大的死骨切除术，以预防病变再复发或扩大。对于口腔黏膜和皮肤的受累部分，为避免术后创口不愈合，一般建议手术一并切除。遗留疤痕或组织缺损，可选择日后二期整复或即刻组织瓣整复。

放射性骨坏死和放射性骨髓炎预防的关键在于放疗计划的正确、周密制定，包括放射剂量、照射方式及方案等。同时，放疗前尽可能将口腔内病灶牙齿拔除，消除感染灶，放疗后2年内避免拔牙等口腔损伤以及预防龋齿发生。基本的原则是放疗前对病灶牙进行处理远胜于术后出现牙源性问题时的再处理。因此，放疗前常规进行牙周洁治，治疗龋坏牙、牙周炎，拆除或取出带有金属的假牙。放疗中出现溃疡时，可局部涂敷抗生素软膏并加强口腔护理，局部应用氟化物有预防放射后继发龋的效果。放疗后应避免或减少一切颌骨创伤和感染，包括拔牙。但2年时间只是一个相对概念，根据相关资料，合适的抗生素治疗和全身支持治疗才是预防的关键。

四、放射性龋齿

牙齿损伤属于鼻咽癌放疗迟发反应之一，它的发生率可在98%以上，随生存时间的延长而逐渐加重，严重影响放疗后病人的生存质量，并可引起牙周炎甚至全身反应。由于鼻咽癌放疗后唾液腺的损伤是终身性的，其总量降至原来的10%~30%，使得它的唾液量分泌减少、质变黏稠、冲刷能力下降。食物及细菌残留量增加，有机成分增多呈淡黄色胶状物，易附着于牙面上，为细菌的黏附生长创造条件；口腔酸度增加，便于细菌繁殖，口内菌种失调导致患龋菌的概率大增；唾液黏稠，润滑能力的降低，使牙齿在运动中阻力大增，增加了牙齿本身的损坏；pH下降唾液缓冲相对减少增加了酸对牙齿的破坏；病人本身的免疫力自身修复能力下降，加上射线对齿槽骨及供血血管的直接损伤。以上因素导致放疗后病人的口腔细菌、食物、牙齿之间的平衡关系被打破，使患龋的概率呈几何级增加，临床上称之为放射性龋齿。

放射性龋齿属于临床上一种特殊类型的龋齿，根据其表现也常称为猛性龋。常见于放射治疗后的患者，发生进展迅速，在1年时间内可新增加几个或十几个龋齿损害。患者在较短时间内，口腔内多个牙，多个位置包括牙面、牙尖、根颈部，甚至在正常状态下很少出现龋坏的下前牙均有龋齿表现。临床上检查发现，患龋部位与常规点隙沟窝龋不一样，好发于牙颈部，前牙切缘和后牙的牙尖处，常出现牙颈部损害，牙面广泛性损害，牙冠变色等症状。放疗3个月后发生釉质脱钙牙齿过敏，在1年内可出现龋坏，发展较为迅速，损坏部位呈黑褐色，龋洞内牙本质地偏软，可触及软性龋坏（湿性龋），很容易用挖器大片块状挖出；颈部呈环状破坏，牙面变脆，易崩裂，釉质表面常见有多处弥散性白垩色病变。最后患牙在咬力作用下断裂，经常在牙冠根交界处断裂，导致形成全口牙体尖利、参差不齐的黑色残冠根。有时3~4年全口龋坏成残根，影响病人的咀嚼营养的摄取，对患者的放疗后恢复影响较大。由于牙髓组织来不及形成修复性牙本质或形成较少，假若未获得及时治疗，牙髓容易受到感染而产生牙髓病变。

放射性龋齿根据临床检查和放射治疗史不难诊断，治疗原则按照龋病的治疗原则进行，目的在于终止病变发展，保护牙体牙髓，恢复牙体的形状、功能及美观。同时对于放射性龋坏的牙齿，应尽可能保留，避免拔牙，特别是在放疗后2年内，应尽量避免拔牙，以防止放射性骨髓炎的产生。放疗后指导患者晨起、进餐后及时用含氟牙膏刷牙，多漱口，少进甜食或进食甜食后及时漱口；指导患者坚持用正确的方法刷牙，每次刷牙应持续3min以上；嘱患者放疗后定期到口腔科检查口腔。上述方法的应用能有效减少放疗后龋齿的发生，提高患者的生活质量。

（张新春）

第四节　鼻咽癌放射治疗后放射性耳损伤

由于鼻咽癌放射治疗时的放射区域包括外耳、中耳、内耳，因此由放疗所造成的耳部损伤如听力下降、皮肤溃疡、软骨炎等成为鼻咽癌放疗后的常见并发症。

一、发生机制与病理

放射线治疗鼻咽癌采用面颈联合野、颞侧耳前野，尤其采用耳前耳后野照射时，其外耳道、中耳受量高达 50Gy 以上，因此出现放射性损伤比较常见。对于外耳而言，其放射性损伤以皮肤及软骨损害为主，如出现急性放射性皮炎、耵聍腺受损、耳廓软骨变硬增厚等。放射性中耳损伤则主要表现为分泌性中耳炎和中耳积液，其主要受损部位为鼓膜、鼓室黏膜、咽鼓管。病理表现为毛细血管充血，管壁通透性增加，耳道黏膜发生浆液性渗出、水肿等。其主要原因可能与下列因素有关：① 电离辐射损伤中耳血管及淋巴管内皮，导致组织液渗出增加及淋巴回流障碍。② 电离辐射损伤咽鼓管软骨，咽鼓管的弹性变差，功能障碍而导致中耳压力的不平衡。③ 中耳负压增高，增加了组织液的渗出、漏出。

有关放射线引起内耳耳蜗和听神经损伤的文献报道大多数来自动物实验、回顾性研究和个案报道，尚无明确的结论。对其原因目前有两种认识，一是辐射直接作用于耳蜗毛细胞，引起膜结构如细胞膜、线粒体膜、溶酶体膜等发生脂质过氧化，及造成细胞核中 DNA 损伤，导致毛细胞变性、坏死、功能异常；二是可能引起血管纹及其中微小血管的损伤，引起微循环障碍，进而造成缺氧、代谢异常。

二、临床表现

放射性耳损伤的表现轻重不一，程度不一致，因此临床表现也就差异较大。大多数的中耳炎患者在早期可出现耳胀闷、耳重感、耳痛、耳鸣、听力下降，类似于卡他性中耳炎的表现。物理学检查时，主要表现为传导性听力减退，部分放射性耳蜗损害的患者可表现为感觉性听力下降、听力障碍等症状。放射性中耳咽鼓管损害高峰发生在放疗后半年，并且很多病例可持续终身。

部分中耳积液、合并有感染而出现急性化脓性中耳炎的患者可同时引发鼓膜穿孔、外耳道流脓、平衡障碍、对噪声异常敏感等。亦有部分患者症状严重时还可合并有头痛、发热甚至并发乳突炎等。另外耳部亦可出现皮肤溃疡或软骨坏死等表现。

后期即放疗数月后至数年，随着血管、结缔组织的进行性变性和纤维化，可导致鼓膜穿孔、耳道粘连闭锁，耳蜗毛细胞逐渐坏死，听小骨硬化或坏死，临床出现传导性，感音性耳聋或混合性耳聋表现。

美国放射治疗肿瘤组（RTOG）/欧洲癌症治疗组织机构（EORTC）制定的急性放射并发症评价标准中有关耳的部分见表 10 - 4 - 1。

表 10 - 4 - 1　放射性耳损伤的 RTOG/EORTC 分级

项　目	0 级	Ⅰ 级	Ⅱ 级	Ⅲ 级	Ⅳ 级
耳	无变化	轻度外耳道炎伴红斑，瘙痒，干性脱皮，不需要用药物治疗，听力图无变化	中度外耳道炎，需要局部药物治疗/浆液性中耳炎/仅在测试中发现听力迟钝	重度外耳道炎，伴分泌物或湿性脱皮/症状性听力下降/非药物性耳聋	

国际上采用的放射性颅神经损伤的 LENT/SOMA 分级中有关耳的部分的内容见表 10 - 4 - 2。

表 10 - 4 - 2　放射性耳损伤的 LENT/SOMA 分级

项　目	Ⅰ 级	Ⅱ 级	Ⅲ 级	Ⅳ 级
主观症状				
疼痛	偶发且症状轻微	间断，可忍受	持续且症状明显	难以忍受且难以控制
眩晕	偶发	间断出现	持续存在	难以忍受
听力	轻度降低，对日常生活无影响	对较弱的话语听之困难	对大声话语听之困难	听力完全丧失
客观体征				
皮肤	干性皮肤反应	外耳道炎	浅表溃疡	深层溃疡、坏死，骨软骨炎
听力	一次或多次检查听力降低 <10dB	一次或多次检查听力降低 10~15dB	一次或多次检查听力降低 >10dB	一次或多次检查听力降低 >20dB

三、诊断与鉴别诊断

　　根据鼻咽癌患者放疗中或放疗后出现耳痛、耳鸣、耳道渗液、听力下降，或出现鼓膜穿孔、耳道粘连闭锁等临床表现，结合相应的听力检查，可基本确诊。但有时需要与原发性听力下降相鉴别。

四、预防与治疗

　　迄今为止临床上尚无有效的治疗方法，寻求放射治疗中对中耳鼓室及咽鼓管更好的保护仍是放射治疗医师面临的责任。国内王胜资等通过比较鼓室腔及骨性段咽鼓管剂量分布与放疗后分泌性中耳炎的发生率，评价在鼻咽癌 3D 计划放射治疗中中耳功能保护的可能性。其研究结果显示在鼻咽癌 3D 放射治疗中，如将鼓室腔及骨性段咽鼓管剂量控制在 47Gy 以下，则可明显减少延迟性放射性中耳炎的发生率，对中耳鼓室腔及骨性段的保护随着肿瘤体积的增大可能性减少。放射性中耳功能损伤发病高峰在 1 年内，在放疗前具有正常听觉功能者，放疗 1 年后有更多的机会从放射损伤中恢复。

　　放射性耳损伤后治疗上可以使用氯霉素甘油或双氧水滴耳，防治中耳炎。部分中耳积液、合并有感染而出现急性化脓性中耳炎的患者一旦诊断确立，给予适当抗生素治疗，同时可行鼓膜穿刺抽液。但是由于部分患者可出现反复的鼓室积液，此时可以考虑行鼓膜置管术，即在鼓膜上放置一个小通气管，以后通过此管可以让积液流出，使得中耳的传音功能恢复正常，缓解症状。

（贺　峰　周海红　李　梅）

参 考 文 献

1. 邱蔚六. 口腔颌面外科学. 北京：人民卫生出版社，2008

2. 陈谦明. 口腔黏膜病学. 北京：人民卫生出版社，2008

3. 樊明文. 龋病学. 北京：人民卫生出版社，2003

4. 闵华庆. 鼻咽癌研究. 广州：广东科技出版社，1998

5. 温玉明. 口腔颌面部肿瘤学：现代理论与临床实践. 北京：人民卫生出版社，2004

6. 潘小波. 鼻咽癌放疗的口腔损伤. 中国医学文摘老年医学，2005，14：246～247

7. Beer KT, Zehnder D, Lussi A, et al. Sparing of contralateral major salivary glands has a significant effect on oral health in patients treated with radical radiotherapy of head and neck tumors. Strahlenther Onkol, 2002, 178：722～726

8. Komachi H, Tsuchiya K, Ikeda M, et al. Radiation myelopathy：aclinico- pathological study with special reference to correlation between MRI findings and neuropathology. J Neuriol Sci, 1995, 132：228～231

9. Lengyel Z, Reko G, Majtenyi K, et al. Autopsy verifies de myelination and lack of vascular damage in partially reversible radiation myelopathy. Spinal Cord, 2003, 41：577～585

10. Okada S, Okeda R. Pathology of radiation myelopathy. Neuropathology, 2001, 21：247～265

11. Koehler PJ, Verbiest H, Jager J, et al. Delayed radiation myelopathy：serial MR imaging and pathology. Clin Neurol Neurosurg, 1996, 98：197～201

12. Wang PY, Shen WC, Jan JS. MR imaging in radiaton myelopathy. Am J Neuroradiol, 1998, 18：1049～1455

13. Beaker M, Sochroth G, Zharen P, et al. Long-term changes induced by high does irradiation of the head and neck regi：imaging findings. Radiographics, 1997, 17：5～9

14. Zweig G, Russel EJ. Radiation myelopathy of the cervical spinal cord：MR fingdings. Am J Neuroradiol, 1990, 11：1188～1190.

15. Hsu HY, Chai CY, Lee MS. Radiation-induced muscle damage in rats after fractionated high-dose irradiation. Radiat Res, 1998, 149：482～486.

16. Rampling R, Symonds P. Radiation myelopathy. Curr Opin Neurol, 1998, 11：627～632

17. Lengyel Z, Reko G, Majtenyi K, et al. Autopsy verifies demyelination and lack of vascular damage in partially reversible radiation myelopathy. Spinal Cord, 2003, 41：577～585

18. Brizel DM, Albers ME, Fisher SR, et al. Hyperfractionated irradiation with or without concurrent chemotherapy for locally advanced head and neck cancer. N Engl J Med, 1998, 338：1798

第十一章 鼻咽癌放疗后放射性血管损伤

肿瘤的放射治疗已有百年历史，发展至今已成为治疗恶性肿瘤的三大手段之一。近年恶性肿瘤尤其是实体瘤多趋于综合治疗，故放疗在现阶段乃至将来相当长的一段时间内仍是恶性实体肿瘤治疗中的重要内容，据统计有60%~70%的恶性肿瘤患者需要放疗。然而，放射疗法同其他治疗方法一样，放疗也有并发症，对人体尤其是放射野内的重要组织有巨大损伤。

尽管鼻咽癌放疗后神经损伤的机制中包括了放射线对脑组织的微小血管的损伤，且有认为微血管损伤是脑组织晚期坏死的首要原因。但是，随着研究的深入，发现大动脉同样可出现放射性损伤，这在以往的大动脉内所观察到的病变较微小动脉甚为少见。且在以往的常规放射治疗中，血管的放射损伤往往混淆于组织的早期和晚期放射反应之中。鼻咽癌放疗的照射野包括颈部血管、颅底 Willis 环，颈部和颅内的大血管亦不可避免地受到照射，近年来随着立体定向适形强调放射治疗等手段的应用，放射治疗的剂量也随之有很大程度的提高，血管的辐射损伤尤其是颈部大血管的放射损伤的发生率日益增加，其所产生的损害日益受到重视。

1959 年，Thomas 等率先报道了动脉的放射性损伤，他们发现主动脉壁增厚以及附壁血栓形成，可成为远端栓塞的原因。他们的结果符合血管放射性损伤的临床观察。长时期来，放疗后大动脉血栓形成和动脉粥样硬化性闭塞，一直为临床关注，且有小系列的临床报道。随着患者存活时间延长，病人人数的增多，对这种长时间才导致的副作用的治疗，亦越来越具有临床意义。

本章在阐明放射性血管损伤，尤其是大血管损伤的发病机制、分子机制、临床特点、诊断与治疗的基础上，重点描述鼻咽癌放疗后颈动脉和脑血管的放射性损伤以及其所引起的脑血流的变化。

第一节 放射性血管损伤的机制

一、放射性血管损伤的危险因素

（一）照射剂量

目前有认为，放疗损伤程度与放疗总剂量呈正相关，与分割次数和照射时间呈负相关。但是，关于放射性血管损伤的致病剂量目前还没有一致性的看法。有研究者认为当放疗剂量在30Gy以下者很少出现临床症状。一些研究者对放射性血管损伤和照射剂量之间的关系进行动物实验研究，对兔的心脏进行照射可诱发心包和心肌病变，但通常并不发生动脉粥样硬化，然而如果兔接受分次25Gy的照射并且饲以高胆固醇饮食，则可以发生冠状动脉粥样硬化。另一项研究对狗的大动脉进行照射，照射总剂量为30~55Gy，发现随着逐步提高照射剂量并没有导致更严重的迟发病变，而初级血管的异常率增高。但人类的研究并未证实与累积剂量的相关性。在临床研究方面，也没法确定照射累积剂量与经超声确诊的颈动脉硬化严重程度之间的关系。

（二）潜伏期

关于放射性治疗后到血管损伤出现的潜伏期目前也没有达成一致性的意见。早期的临床研究发现在放疗结束后 2 年，在超声下可发现动脉内膜增厚，但动脉的峰值流速、最低流速、硬化斑的回声等这些临床观察指标并没有变化。而在接受放疗后 5 年，约 22% 出现了较严重的颈动脉狭窄（≥70%）。但是，近期有研究发现约四分之一的患者出现明显的颈动脉硬化时距离放疗的时限远远超过 5 年。

二、放射性血管损伤的病理改变

血管的放射性损伤改变包括血管的急性放射反应以及血管的迟发性放射反应。

（一）急性放射性血管反应

关于电离辐射对血管的急性作用（数分钟到数小时）有相当多的报道，但大都是在实验室条件下进行的。Fajarko LF 等观察到心脏血管（包括二级动脉）的异嗜细胞（兔的白细胞）的急性分泌，这种分泌出现在兔的心脏受到单次 20Gy 照射之后的 12h 之内，并且在 48h 以内消失，不遗留任何持久性病变。这种短期的血管炎是否造成永久性损伤如内膜增生至今还未可知。

（二）迟发性放射性血管反应

除了急性反应外，血管放射性反应都归结于迟发性反应。放射诱发的血管损伤是非特异性的，并且在许多组织以很多种形式表现出来，而且这种损伤可以出现于血管树的各个阶段。

1. 放射性微小血管损伤　人类和其他哺乳动物很容易并且经常被电离辐射所损伤的是微血管，特别是毛细血管和窦血管。离体和在体的观察都显示，内皮细胞是最为敏感的细胞，因此主要由内皮细胞所构成的微血管管壁是最易受损伤的部位。电镜下观察毛细血管和窦血管的内皮细胞改变，起初为胞质变性空泡形成，并伴有朝向管腔的胞质不规则投射和细胞器的重新分布。早期可以出现毛细血管的通透性增加，还可以出现相对较为严重的细胞内水肿，内皮细胞肿胀可以导致血管闭塞。随后发生血小板和纤维栓塞，内皮细胞与基膜分离，随着内皮细胞的坏死，血管壁破裂，以致这段微血管的功能永久丧失。相对较轻的损伤通常造成永久性毛细血管扩张，并可能出现代偿性内皮细胞增生，这种增生可以对微血管进行重建。

小动脉的病变亦常见。最常见的改变是内膜增生，这种增生起源于中膜平滑肌细胞，它移行通过内弹力板并在内膜内增生，因此可以称之为肌型内膜增生。这种增生可以是向心的，也可以是离心的，病变程度从轻到重变化迥异，甚至可以造成血管管腔狭窄以致闭塞。在增生过程中可以出现泡沫细胞，它是由组织细胞吞噬脂质形成的，这些细胞可以于内膜有不同程度的堆积，同时也可在中膜出现，如果这些泡沫细胞斑块发生在中、大型血管，则和与辐射无关的粥样硬化斑块相似而不易区分；而发生在很少见到动脉硬化病变的直径 100μm 以下的小动脉时，虽然这种动脉的动脉硬化样病变没有什么特点，但由于这类动脉很少见到动脉硬化病变，因此还是容易被识别出来，并且成为辐射损伤的标志。纤维成分可以在受过照射动脉的中膜或内膜堆积，有时可以替代坏死的中膜（纤维坏死）。中膜也可被大量无核的胶原组织所替代，形成均匀的玻璃样改变（透明变性）。小动脉和大动脉中附壁的或阻塞性的血栓由血小板和纤维成分组成，其可以发生在照射后血管树的各个阶段，但是发生率尚未可知。辐射相关的动脉粥样斑块内的血小板分布至今尚不清楚。

2. 放射性大血管损伤　既往认为放射性治疗仅影响微血管、中小型动脉，但是随着研究的深入，发现大动脉同样可出现放射性损伤。在外径大于 100μm 的动脉所观察到的病变较小动脉少见。这些病变包括脂质的堆积（粥样硬化）和纤维化，这和通常的动脉粥样硬化的过程不易区分。

放射性动脉损伤通常有几种机制：

（1）导致动脉粥样硬化样改变以及动脉横断面管径减小。

（2）成纤维细胞增多，血管内膜胶原物质异常增加，导致管腔狭窄。

（3）作为放疗损伤修补反应的纤维变性，或继发于血管滋养管放疗损伤的纤维变性可致动脉狭窄。这些慢性改变损伤了血管滋养管、血管中层和内皮细胞再积聚，导致在一定程度的管腔狭窄、闭塞或动脉破裂的放射性动脉损伤。这提示放疗所致的动脉损伤，是一个动脉的损伤及长期的慢性修复过程。

栓塞有时可见于这些血管，同时也可见到血管破裂的发生。起初这种灾难性的血管破裂穿孔曾被认为是由除放射以外的其他有创的治疗方法造成的，如颈部手术所造成的动脉暴露和干燥、消化酶的渗漏（如唾液）。但是，以^{192}Ir和^{125}I照射犬颈动脉的动物实验出现了很高的动脉破裂发生率，由此提出这种大动脉破裂可能是由放射造成的。大动脉穿孔在颈动脉的发生率较高，但同样也可出现在股动脉、肺动脉和主动脉。

大静脉的放射损伤非常少见。放射损伤静脉的实验很少，并且都是针对小血管的。但是，某些器官如肝和小肠中小静脉的损伤非常常见，这实际上是肝脏亚急性损伤的主要发生机制。肝脏的静脉栓塞性疾病是以中央静脉病变为主要特征，但也可累及叶间静脉，累计门静脉少见。病变构成胶原纤维网阻塞血管的流出道，肝实质严重充血并导致肝小叶坏死。这些典型的肝脏病变并不是辐射所特有的，其在肿瘤化疗中亦非常常见。

Fajardo LF总结了电离辐射导致血管损伤的形态和病理改变：电离辐射主要导致内皮细胞致死性和亚致死性损伤，造成微血管（毛细血管和血管窦）的破裂及血栓形成；中等直径的血管主要表现为新内膜增生、纤维素样坏死、血栓形成以及急性动脉炎；涉及对大血管的损伤比较少见，主要有新内膜增生、动脉瘤、血栓形成以及管壁破裂。

三、放射性血管损伤的分子机制研究现状

血管的最初形成是由内皮细胞（vescular endothelial cell，VEC）的激活、迁徙以及增殖来完成的。正常的VEC和毛细血管的特点在许多病理状态下都发生了明显的变化。Mao定量研究了电离辐射对VEC和毛细血管网形成的作用。通过体外试验模型，他评估了VEC在不同的照射剂量下（2～6Gy）功能和动力学方面的变化。与对照组相比，在受照24h后VEC出现了呈时间和剂量依赖的丢失；高剂量时血管的生成明显受阻；受照的VEC群停留在G_1期的细胞比例增加；一个呈剂量依赖的DNA链损伤亦出现。这些结果表明，辐射诱导的VEC损伤破坏了血管的结构，而凋亡增加可能是VEC损伤的分子机制。

（一）电离辐射对内皮细胞凋亡的影响

治疗性照射被广泛地应用于肿瘤治疗，放射治疗的成功不仅取决于肿瘤细胞的放射敏感性，同时也取决于肿瘤组织血管内皮细胞的放射敏感性。Kumar P等发现，p38MAPK介导辐射引起的VEC的凋亡，而血管内皮生长因子（vascular endothelial growth factor，VEGF）通过磷酸肌醇-3激酶（PI3K）-Akt-Bcl-2途径来保护VEC。抑癌基因p53主要调控DNA损伤后细胞的生长抑制和凋亡程序。Scott S等研究发现p53在辐射致血管平滑肌细胞（vascular smooth muscle cells，VSMCs）DNA损伤时具有活性，而在其他原因如血管球囊扩张术等引起的VSMCs的损伤中没有活性。进一步的研究发现在上述两种损伤中p53表达是一致的，但对两类损伤却产生了完全不同的生物效应：只在受照后的VSMCs中导致了细胞生长抑制和凋亡增加，同时在受照后的VSMCs中由于DNA损伤而引起的细胞周期

蛋白 D 降解增加。因此他们认为，可能是周期蛋白 D 这一关键生长介质降解的增加反作用于 p53。

（二）电离辐射对内皮细胞增殖的影响

在一定辐射剂量条件下，辐射对 VSMCs 增殖的抑制更大，对 VEC 抑制较小。Henning E 等研究了[188]Re 所释放的 β 和 γ 线对于人血管壁细胞增殖抑制的剂量特点，照射对 VEC 和人主动脉平滑肌细胞（human aortic smooth muscle cell，haSMC）的生长和克隆形成能力均有明显的抑制，而且呈剂量依赖关系：受照 8Gy 时 haSMC 的生长被完全抑制，而 VEC 在受照 16Gy 时仍有部分增殖能力。Scott NA 等观察了低压 X 射线对 VSMCs 和外膜细胞的抑制作用：和 γ 射线一样，低压射线对这两种细胞的增殖也产生了明显的剂量依赖的抑制作用，与对照组相比受照射后 24～96h 内，停留在细胞周期 S 期的细胞上升了 65%，同时 p53 和 p21（细胞周期抑制因子）的表达明显增加。因此，他们认为持续低剂量照射能有效抑制 VSMCs 和外膜细胞的增殖。这种抑制作用主要是对细胞分裂周期阻滞的结果，其分子机制是照射导致了细胞分裂周期抑制因子的表达增加。

（三）电离辐射对内皮细胞与白细胞黏附的影响

辐射导致血管通透性增加，产生血管周围水肿和血管萎缩，微循环障碍影响血流和能量供给，从而导致缺血和代谢障碍、区域内结构的破坏。研究表明，电离辐射在体内外均可引起白细胞与受照 VEC 的黏附增加，而这正是上述病理改变的分子基础，细胞间黏附分子 - 1（intercellular adhesion molecule，ICAM - 1）及 e-选择素（e-selectin）等表达的上调可能是其重要机制。

白细胞与 VEC 的黏附是炎症及免疫反应的早期改变，主要表现为白细胞在 VEC 表面的滚动、附着及脱落等过程，Wood 等发现大脑暴露于高剂量射线后在大脑内的小血管白细胞黏附与附壁能力增强。他们用 100Gy 单次聚焦的 γ 射线照射小鼠，然后通过在不同时间段的显微镜检，研究被照射的大脑血管内皮组织中白细胞和血小板的黏附模式。结果发现，白细胞黏附反应在前 4h 的定量分析中形成以稳定增长的钟形曲线，接下来形成一高的平台期并维持 24h。血小板的黏附反应并没有形成任何特殊的与白细胞相似的模式。

近年来研究证实，黏附分子（adhesion molecule，AM）是引起白细胞与 VEC 黏附的重要机制。黏附分子是一类介导细胞与细胞、细胞与细胞外基质间黏附作用的膜表面糖蛋白，目前主要分五大类：选择素家族、免疫球蛋白超家族、整合素家族、黏蛋白样家族、钙离子依赖的细胞黏附素家族。目前研究表明，与照射后白细胞和受照 VEC 细胞之间黏附增加有关的黏附分子有三大类：选择素家族、免疫球蛋白超家族和整合素家族。转录因子 NF-B 可调节这些黏附分子的表达，正常情况下 NF-κB 与拮抗剂 κB（I-κB）皆可滞留在细胞质中，在电离辐射或其他炎症介质的刺激下，I-κB 磷酸化而失活，允许 NF-κB 进入细胞核而发挥转录活性，造成照射区域强烈的炎症反应。最近的研究表明 NF-κB 的激活提高了细胞存活以及对抗外部刺激（如电离辐射）的能力。

四、放射性血管损伤的特点与诊断

（一）放射性血管损伤的临床特点

1. 放射性血管损伤的临床表现　放射性血管损伤极难同非放射性损伤的动脉粥样化病变相区别，主要表现为血管狭窄、闭塞，并引起病人缺血的相应的临床症状。其临床症状主要为在放射野内出现不明原因的疼痛、功能活动受限等改变，多为慢性缺血性表现，少数为出血性改变。

2. 放射性血管损伤的主要辅助检查　放射性血管损伤的主要辅助检查有血管彩色多普勒血流显像（color doppler flow imaging，CDFI）、MRA、CTA、DSA。

血管超声是一种无创的检查方式，常用于血管病变的筛查，如果发现血管狭窄程度＞50%，则需要进一步的检查。

CTA 或 MRA 也是无创检查，除了检查血管情况还可同时检查邻近器官和软组织的情况。DSA 是目前发现血管病变最准确的检查手段，但它是一种有创的检查，存在一定的危险性。

3. 放射性血管损伤的特点 放疗所致血管性病变的改变可以为血管狭窄、闭塞及动脉瘤，尽管有三种表现形式，但主要以血管狭窄为主。这些病变均位于照射野内，照射野外未做放疗的血管均显示正常。这种血管损伤的动脉狭窄无明显的特异性改变，多为向心性狭窄，且血管的轮廓光整。放射野内同一血管可出现多处狭窄，若是多发病变狭窄，血管的轮廓表现欠光整。病变的长度多为 2cm 或小于 2cm，一般病变的长度不大于 5cm。血管闭塞性病变的近端呈杵状，或阻塞的两端即近端、远端边缘欠光整。见图 11-1-1 至图 11-1-4。

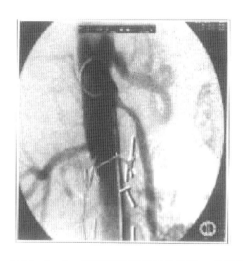

图 11-1-1 因腹部淋巴瘤而作腹部、盆腔放射治疗 2 年后，腹主动脉数字减影血管影（侧位）显示肠系膜上动脉起始段向心性狭窄

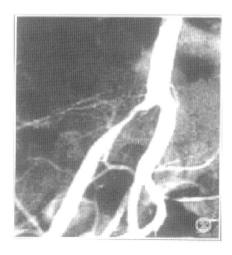

图 11-1-2 盆腔恶性肿瘤放射治疗 10 年后，右髂总动脉数字减影血管造影示右髂外动脉向心性狭窄

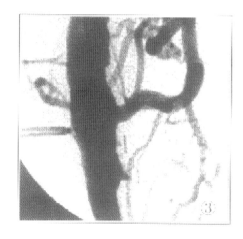

图 11-1-3 因 Wilms 瘤而作两肾切除和腹部、盆腔放射治疗 12 年后。腹主动脉数字减影血管造影（侧位）显示肠系膜上动脉完全闭塞呈杵状，腹腔动脉增粗，肠系膜上动脉由胰十二指肠提供血供

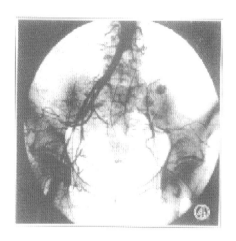

图 11-1-4 盆腔恶性肿瘤放射治疗 3 年 5 个月后，因左髂总动脉狭窄、闭塞放置内支架术后，腹主动脉血管造影见左髂总动脉完全闭塞，示左髂总动脉及血管内支架内血栓形成

（二）放射性血管损伤的诊断

放射性血管损伤和非放射性血管性疾病的主要区别在于，放射性血管损伤在放疗野内，大小动脉俱受损害，且侧支循环常较差，放疗野外的血管正常。另有一个重要的不同是，在放疗区域内病变血管周围的组织严重损害。

曾接受较大剂量放疗或系统放疗的患者，在照射野内出现了不明原因的疼痛，应考虑有血管病变的可能。如果患者有明确的放疗病史，血管性病变又发生在照射野内，非照射野内的血管显示正常，同时又没有其他各种动脉粥样硬化性疾病的依据，那么放射性动脉损伤的诊断可以确立。

放射性血管损伤病变的明确需要依赖于血管形态学的各种辅助检查，尤其是血管造影术。放疗性动脉损伤的血管造影可无特异性，诊断有一定的难度，但以下几点可作为诊断的依据。

1. 放疗病史和发病部位　放射性动脉损伤有明确的放射治疗的病史，血管性病变位于放射治疗的照射野内，而照射野外的血管基本正常。放疗野内的大、小血管均受累，侧支循环极差。

2. 血管狭窄的形态特点　这种血管狭窄尚无明显的特异性改变，多为轮廓光整向心性狭窄，若是多发病变狭窄，血管的轮廓表现欠光整。病变的长度多为2cm或小于2cm。

3. 血管闭塞性病变的形态特点　血管闭塞性病变的两端即近端、远端边缘欠光整。

4. 血管周围软组织改变　在放疗野内血管周围的软组织也有损伤。

放疗后放射性血管损伤可发生在接受放疗后数月至10多年，应认为此为该并发症的主要特点。放疗后放射性血管损伤未能被认识的原因主要有2点：

（1）肿瘤病人治疗后，疗效好，存活期延长是一个基本条件。

（2）在影像设备落后的情况下，不易发现血管损伤的改变。随着影像设备的普及和医学的发展，放疗后患者的存活年限增长，放射性血管损伤的检出率会逐渐增多。

对放射损伤防护的概念源于核武器的损伤防护，而从人们认识放疗的副作用起，就开始了减轻放疗反应的研究。截至目前先后提出了立体定向照射的概念，三维非共面照射以及调强技术的使用。总之，预防放射性血管损伤的原则在于精确定位、减少血管的受照体积和剂量，以及慎重选择或避开对血管毒性较大的化疗药物。同时，目前正致力于保护正常组织，提高正常组织放疗耐受的研究。随着科学技术的发展，各种生物制剂的出现，基因治疗的临床应用，相信肿瘤的放射治疗将会更加安全，更加合理，肿瘤患者的远期生存和生活质量将会不断得到改善。

五、放射性血管损伤的治疗与预防

放射性血管损伤和非放射性血管性疾病主要区别在于：放射性血管损伤，照射野内大小动脉均受损害，且侧支循环常较差，而照射野外的血管正常。有一个重要的特点是，放射性血管损伤的同时，在放疗区域内其周围的软组织也出现严重的损害，因此，放射性血管损伤的治疗是相当困难的，同时并发症也明显多于普通的血管狭窄的治疗。

目前，放射性血管损伤的药物治疗主要是抗血小板、降脂、激素等。因放射性血管损伤的机制不甚明确，其药物治疗的疗效也不甚确切。除药物治疗外，目前有比较确切疗效的治疗方法主要有外科手术和介入治疗方法。

（一）外科治疗

放射性血管损伤的病变范围常较大，且同血管壁粘连较紧，此外在病变区血管壁多较脆弱，因而需要一个有效的、损伤小的治疗方法。外科治疗放疗所致的动脉粥样硬化性疾病，在病变切除同时插入移植物的手术要在曾经放疗过的区域内完成，其皮肤愈合极差，且有吻合口瘘的危险。随后，一些外科技术主张在健康皮肤（非放疗区）的部位，作旁路移植吻合。然而，手术的难题在于吻合口处的危险及放疗区皮肤愈合极差。而同血管内的治疗方法相比，外科治疗且有更大侵害性及技术操作复杂性，同时病人需要较长的恢复时间。

（二）介入治疗

1. 狭窄性血管病变

（1）经皮腔血管成形术（percutaneous transluminal angioplasty，PTA）：血管成形术是一种比较成熟的血管再通技术，主要通过充盈球囊对狭窄段血管由内向外挤压，使血管壁发生断裂损伤而达到扩张目的。该技术已广泛应用于全身各处的血管病变，如肾动脉、髂动脉、冠状动脉等。PTA 用于治疗血管性病变，疗效极佳，但对于放射性血管性病变的血管扩张，治疗的难度远较非放射性血管性疾病大。因为放疗所致的血管损伤，其管壁很脆弱，为了避免介入治疗中血管的损伤，血管成形术中要采取逐渐扩张的方法，尽量先用小球囊导管扩张，然后用相应的球囊导管作血管成形术。这样可避免因球囊导管成形时，血管内压力陡然增大，而致血管内膜的撕裂。近年法国有一项临床观察研究，对14 例放射治疗后不同的动脉损伤进行血管成形术和内支架植入术治疗，这组病例中，动脉损伤主要累及髂动脉（6 例），锁骨下动脉（3 例），肠系膜上动脉（3 例），肾动脉（2 例）。14 例患者中，有10 例为血管狭窄，6 例仅作了血管成形术，即恢复了血管的正常形态，临床症状消失。这说明尽管放射性血管狭窄治疗难度大，但对于单纯的血管狭窄，血管成形术仍是首选的方法（图 11 - 1 - 5）。

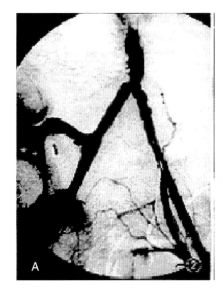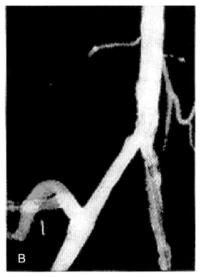

A. 血管造影示腹主动脉远端、两髂总动脉多处狭窄；B. 血管成形术和内支架置入后，
腹主动脉 - 两髂总动脉处残存的狭窄 <20%，狭窄的临床症状完全解除

图 11 - 1 - 5　腹主动脉血管成形术前后影像

（2）经皮腔血管成形术并支架植入（percutaneous transluminal angioplasty and stenting，PTAS）：PTA 治疗血管狭窄虽然取得了一定的效果，但仍存在术中内膜撕裂、术后血管弹性回缩及再狭窄等问题。为巩固 PTA 的效果，引进了血管支架。近年，内支架置入较为广泛应用，其适应证为首次血管成形术后效果欠佳，狭窄复发的再次行血管成形术治疗。尽管动脉内置入内支架用于治疗某些血管成形术的并发症，或者极难扩张的狭窄血管，然而这些技术罕见于放疗所致的动脉损伤。

法国在上述的研究中，复查血管造影见 4 例有残存狭窄，其在某种程度上极似动脉粥样硬化性疾病的改变。他们不仅给这 4 例作了另一次血管成形术，同时置入了 1 个内支架，用以保持血管处于正常的持续的扩张状态。内支架的应用可有效地维持血管成形术的作用，使狭窄的血管呈持续的扩张状态。选择内支架的直径以大于靶血管直径 10% ~ 15% 为宜，以防止内支架移动。这组患者随访 8 个月至 5 年，临床治疗效果较好，认为与内支架的应用有关。

2. 动脉闭塞性病变　动脉闭塞性病变通常是由血凝块，或者是由局部血栓形成或栓子所致。动脉完全闭塞为血管成形术的禁忌证，是因为有可能致靶血管远端栓塞，或者动脉粥样物质或粥样斑块移动，而致对侧栓塞。对于闭塞性病变，传统采用外科移植分流术。而对于复杂的血管损伤，如血管闭塞、血管成形术后的血管狭窄仅作血管成形术显然疗效欠佳。近来，球囊血管成形术的几种辅助技术，如溶栓治疗、血管内血栓抽吸术及内支架的置入等极大地拓宽了血管成形术在血管性疾病的治疗范围。然而这些技术罕见于放疗所致的动脉损伤。

对于治疗放疗性闭塞性病变，仅作血管成形术和内支架相结合的方法是不行的。因为闭塞性病变的根本原因未消除，治疗后还会继续发生血管闭塞。应针对闭塞的原因治疗，如有血栓形成，应作血栓溶解治疗；而有栓子则应作血管内血栓切除术。在置入内支架前，要做溶栓治疗、血栓抽吸术，消除可能引起血栓形成的原因。这可能为血管闭塞性病变治疗的关键（图 11 - 1 - 6）。

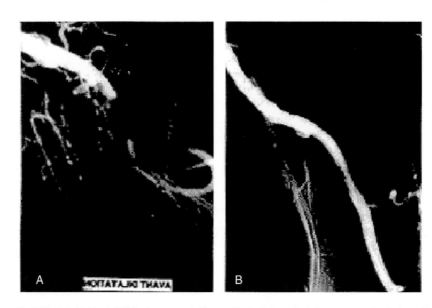

A. 血管造影示右锁骨下动脉闭塞；B. 溶栓、血管成形术和内支架置入后，闭塞段血管病变基本消失，临床症状完全解除

图 11 - 1 - 6　锁骨下动脉成形术前后影像

放射性血管损伤，在血管成形术后的残存狭窄，易致晚期再狭窄。再狭窄多由于内支架管腔内组织堆积和肌内膜增生，此多涉及内支架的近段、中段部分，内支架管腔内再狭窄可用常规球囊血管成形术治疗。狭窄的复发与血管直径大小有关，血管直径越小，越易致再狭窄发生，另外狭窄的复发与小直径血管的过度弯曲有关。有报道肠系膜上动脉内支架置入后的复发狭窄与内支架遮盖不全有关，这也是再狭窄发生的另一个原因。另有文献报道，内支架置入术后复发狭窄和闭塞率为 9%。

笔者认为多技术综合应用，包括血管成形术、内支架置入术、血管内血栓切除术以及溶栓治疗是放射性血管损伤的安全、有效、可靠的治疗方法，应考虑为首选治疗方法。

第二节　鼻咽癌放疗后颈动脉和脑血管的放射损伤

近年来，随着头颈部肿瘤放疗后放射性损伤研究的深入，人们逐渐开始关注大脑血管和血液循环在放疗后的变化。既往认为放射性治疗仅影响微血管、中小型动脉，但是后来的研究发现大动脉同样可出现放射性损伤。头颈部肿瘤的照射野包括颈部血管在内，鼻咽癌的照射野更包括了颈部血管、颅底 Willis 环，它们所受到的照射剂量与肿瘤靶区（鼻咽/颅底区和上颈部）基本相同，同样可出现放射性的血管损伤。

一、鼻咽癌放疗后颈动脉损伤

在 20 世纪 70 年代，开始出现放疗后颈部血管出现类似动脉硬化的病例报告，现已证实放疗与颈动脉内膜增厚相关。随着影像技术和超声技术的发展，人们开始对大脑血管和血液循环在放疗后的变化进行了较多的研究。多项研究证实在颈部放疗区域内的颈动脉壁明显增厚和相应节段管腔狭窄，这种放疗性颈动脉硬化的发生率为 30% ~50%，而且较非放疗性的颈动脉硬化发展迅速。

Lam 等分析了 71 例放疗后 4 ~20 年的患者和 51 例新诊断为鼻咽癌未作任何治疗的患者，经彩超发现，在放疗后的患者中 78.9% 发生了颈动脉狭窄，在未放疗组中狭窄仅有 21.6%（$P < 0.01$）。放疗组 71 例中有 2/3 的患者颈动脉狭窄程度逐渐发展超过了 50%，而未放疗组中无 1 例颈动脉的狭窄超过 50%。Chung 报道鼻咽癌患者放疗后 67% 会发生颈动脉缩小 70% 以上的狭窄。这些结果均表明，鼻咽癌放射治疗后血管损伤是其较为常见且严重的并发症。

鼻咽癌放疗后的颈动脉狭窄，多见于颈总和颈内动脉。倘若患者由于病情需要，照射面积的扩大，甚至可以影响到更低的位置，包括颈总动脉胸段。

二、鼻咽癌放疗后颅内血管损伤

鼻咽癌病人放射治疗后颅内血管，包括大脑中动脉和基底动脉等的异常也时有报道。

Chung 等用 MRI 在头颈部肿瘤放疗后的患者中观察到，各主要大脑动脉，包括颈内动脉（internal carotid artery，ICA）在放疗后发生狭窄者有 56%。香港 Wales 亲王医院的 Lam 等用彩色超声多普勒对 71 例 NPC 患者进行来检查，与 51 例放疗前患者的资料相比，放疗后 NPC 患者发生血管异常性改变的比例有显著性增加，其中 ICA/颈总、颈外和椎动脉管腔狭窄程度大于 50% 者分别达 30%、15%、6%。国内有研究者采用 TCD 对 38 例患者在放疗前和放疗后 3 ~5 年中连续监测了 ICA、MCA 和 BA 的血流速度，发现 MCA 和 BA 在放疗后总体呈上升趋势，在刚结束放疗时和放疗后 3 ~5 年时均有明显的流速增快现象，而 ICA 在整个过程中无明显变化。

Bitzer M 等的报道显示通过血管造影，发现脑底周围、Wills 环远端有异常网样血管（ANV），血管呈节段性狭窄或闭塞，最常受累的是 ICA 及其分支大脑中动脉（middle cerebral artery，MCA）和基底动脉（basilar artery，BA），而大脑后动脉（posterior cerebral artery，PCA）很少受累。幼儿及青少年容易发生 ANV 和跨硬脑膜吻合（TDA）。这种脑血管异常与原发的 Moyamoya 综合征很相似，仅根据放射影像学所见，两者很难鉴别。ANV 和 TDA 常见于年轻人，表明正在发育的血管易受放疗等外在有害因素的影响。

三、鼻咽癌放疗后颅内外血管损伤的潜伏期和临床表现

多数文献提出头颈部肿瘤，包括鼻咽癌患者接受放疗 5 年后颈动脉狭窄高发，这与全身其他血管放射性损伤的潜伏期是一致的，体现了颈动脉损伤为后期放射性损伤的模式。

有文献资料显示，颈动脉狭窄的直接后果为动脉缺血所引起的脑缺血的临床表现。So 等在对 24 名放疗后患者的实验中发现，9 例出现了短暂性脑缺血症状，一过性黑矇或是卒中。Dorresteijin 等在

对头颈部肿瘤患者放疗后的动脉缺血的研究中发现，与正常人群相比较年龄小于 60 岁的放疗后患者发生动脉缺血的危险性相当高。

Bitzer M 等报道了 1 例头颅放疗后诱发出现进行性脑血管闭塞病例，并总结了 40 例放射治疗诱发脑血管闭塞病，结果表明，85% 病例于放疗后 8 年内出现首发症状，可有头痛、意识障碍、眩晕、言语障碍和癫痫发作。

Dorresteijn 2002 年首次指出了头颈部肿瘤放疗后的患者发生缺血性脑卒中的高风险性，在接受放疗超过 10 年后发生缺血性脑卒中的相对危险性为 10.1%，15 年的累积危险性达到 12.0%，进行放疗开始到出现脑卒中的潜伏期跨度很大，但在放疗 5 年后发生脑卒中的风险显著提高。放疗超过 10 年后发生缺血性卒中的危险性是呈指数增高（每 1 000 例患者中就有 14 例会发生卒中）。也就是说，虽然放疗后颈动脉损伤早期不会有什么明显的症状，但随着时间的延长，颈动脉狭窄将导致各种严重临床相关事件发生的可能性会显著增加，影响患者的生存和生活质量。相关文献进行回顾综合分析后得出，有放射性颈动脉硬化的患者患脑卒中的风险增高，而且高血压、糖尿病、肥胖和吸烟可进一步增大风险。

另外，最近报道了 1 例因三叉神经痛行局部放疗的患者，在复发行再程放疗后 26 天突发出血性脑卒中。这显示了放射性脑动脉损伤除了可以导致缺血性脑血管病以外还可以引起出血性脑血管病，但这种因放射性血管异常而致的脑出血是相当罕见的。

四、影响鼻咽癌放疗后颅内外血管损伤发生发展的因素

鼻咽癌放疗后造成的血管闭塞主要与放疗的范围及剂量有关。在一项研究中将接受放疗 4 年以上的头颈部肿瘤患者作为研究对象（颈部放疗剂量均在 45Gy 以上），他们发现较低剂量的放疗一般不会引起颈部动脉的狭窄，例如淋巴瘤患者放疗后颈动脉损伤的发生率很低。早期的一些研究工作发现，当放疗剂量从 30～55Gy 逐步递增时，血管损伤的发生率也随之上升。也就是说颈动脉狭窄多发生在颈部高剂量放疗后的患者。但目前仍然没有实验明确说明累积剂量对颈动脉损伤的临界值。

放射性动脉损伤的机制不仅是上面提及的直接作用，如内膜增生、纤维化、血管壁坏死等，或者对小血管的间接影响以外，还可以加重了动脉粥样硬化进程，而这又将会进一步导致一系列的动脉多种病变，如动脉血栓形成，或动脉破裂。

目前认为，除与放疗剂量相关外，其他影响颈动脉损伤发生和发展的因素包括：性别、年龄、吸烟史、血脂、血糖、心血管病等因素。然而，这些因素是否造成或进一步加重颈动脉损伤的发生和发展存在着争议。尽管对于影响放疗后颈动脉狭窄因素的报道有很多，但是至今没有一个统一的说法。

五、鼻咽癌放疗后颅内外血管损伤的检测方法

目前监测颈动脉损伤的方法包括：直接观察接受放疗后患者颈动脉内径和颈动脉的内膜厚度；观察放疗后患者脑储备功能以及发生脑卒中的危险指数。

（一）血管管腔和内膜的检测

直接观察颈动脉内径和颈动脉的内膜厚度的方法有无创性的 MRA/CTA、彩色多普勒超声（图 11-2-1）和有创的 DSA。具体如前述。

（二）脑内血流灌注的检测

放疗后颈动脉的狭窄将会引起脑内的低灌注，因此也可通过对脑储备功能的监测来反映颅内外动

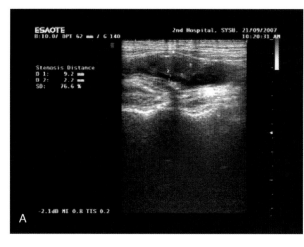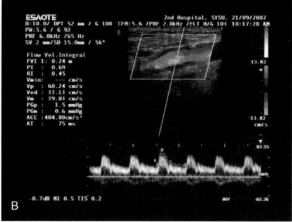

A. 在彩超显像下，颈动脉内膜增厚，动脉硬化斑块形成，呈中回声，相应管腔狭窄；B. 斑块所在管腔内血流速度增快

图 11 - 2 - 1　颈动脉狭窄彩色多普勒表现

脉狭窄及由它所造成不良临床情况出现的可能性。目前脑储备功能检测的几个主要指标分别是：脑血容量（CBV）、平均通过时间（MTT）及脑血流量（CBF）。测定这些脑灌注参数的方法较多，如 PET、SPECT、灌注 CT、灌注 MRI 等。PET 能测定灌注参数的绝对值，同时可提供结构和功能方面的信息，但是价格昂贵限制了其在临床上的应用；SPECT 可半定量测定灌注参数，但分辨率低且有放射性，临床应用并不多；灌注 CT 也是半定量测定技术，可同时获得血管信息但仅能获得有限脑组织（2cm 厚度）的信息；磁共振灌注成像禁用于已安装起搏器、体内由金属物或患有幽闭综合征的患者，其优势是无辐射、分辨率高以及可同时反映脑组织和血管的形态结构，且通过动态敏感对比成像法或动脉自旋标记法也可获得 CBF、CBV 和 MTT 等灌注参数及其相应的曲线和图像，因此目前在临床中逐渐受到重视。

六、鼻咽癌放疗后颅内外血管损伤的诊治

目前对于颈动脉以及颅内动脉狭窄到何种程度才具有临床意义各单位报道不一致。尽管 Martin 等和 Stephen 等的研究分别以颈动脉狭窄超过 60% 和 70% 为标准，但多数学者建议以狭窄超过 50% 更具有临床意义。

虽然目前放射性血管损伤的放射耐受量尚未明确，但血管内皮损伤是具有时间、剂量依赖性的，因此在针对肿瘤组织进行放疗的同时还要注意防护，避免过量照射而引起血管损伤。在颈动脉狭窄预防方面尚无特异性方法，提倡头颈部放射治疗合理应用。

治疗方面，抑制素治疗可能有助于动脉内斑块的退化以及抑制颈动脉狭窄的进一步发展。血管紧张素转换酶抑制剂能够降低颈动脉的内中膜厚度并且能减轻颈动脉狭窄的病人发生中风的危险性。对于由颈动脉狭窄引起的临床症状比较明显的病人以及经彩色多普勒超声检查后发现颈动脉狭窄较严重的病人来说，可能就需要外科的治疗或介入性治疗。

第三节　鼻咽癌放疗后放射性脑损伤的脑血流变化

鼻咽癌患者放射治疗后放射性脑损伤的病理组织学研究已经证明放射性血管损伤和直接的神经系

统损伤在放射性脑损伤的发病机制中有着同样重要的作用，循环系统的变化可早于神经系统的损伤，但发现可靠的血管系统损伤的征象则是近年来现代化的影像学手段不断发展的结果。

CT、MRI（MRA）、DSA、SPECT/PET 和超声检查均有助于大脑血管系统疾病和大脑血液循环改变的观察（图 11 - 3 - 1）。梁碧玲等对 62 例放射性脑损伤的 MRI 显像的研究中发现，在放射性脑患者中损伤的血脑屏障被破坏区域，脑血容量（CBV）和血流量（CBF）是正常的，而平均通过时间（MTT）和达峰时间（TTP）延长；在水肿带中 rCBF 和 rCBV 下降，MTT 和 TTP 延长；在坏死区域没有血流灌注，显示了放射性脑损伤的血流灌注障碍。香港 Chan 等的研究进一步显示了在放射脑损伤中，CBV、CBF 和 MTT 被扰乱与放射损伤的严重程度以及放射剂量相关。在放射性脑损伤患者中，

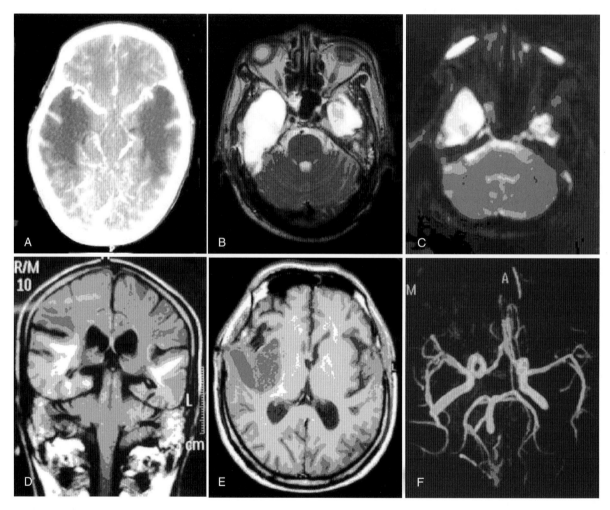

A. CT 示双侧颞叶低密度灶；B. MRI 示双颞叶长 T_2 信号；C. DWI 示双颞高信号；D. FLAIR 示颞叶高信号；
E. MRI 示双颞叶短 T_1 信号，右颞叶颞极处钝三角形囊性变；F. MRA 示右 MCA 起始段狭窄

图 11 - 3 - 1　大脑血管系统的影像学检查表现

由于存在同样的放射损伤易感性，出现放射性血管损伤较其他放疗后患者更为多见。在一项进一步的影像学研究中，利用 MRI PWI 磁共振成像技术用于观察鼻咽癌放疗后靶区正常脑组织的脑血流灌注表现，结果发现，鼻咽癌放疗后正常颞叶局部脑血流量（CBF）降低，平均通过时间（MTT）延长，表明放疗后脑 MRI 阴性的颞叶脑组织也存在着脑微循环的障碍，研究者推测其原因可能为射线导致局部微循环小血管内皮水肿，小动脉、细动脉内皮细胞增殖，内膜增厚，小血管内腔直径变窄，导致脑微循环灌注不足，这也支持放疗后可能存在"正常表现脑白质的微观病变"。揭示脑微血管的放射性损伤在迟发性放射性脑损伤的发生中有着较重要的作用，放射性脑损伤中可能在患者临床症状出现

之前，颞叶白质就出现了微观病变而影响了脑血流灌注，MTT 延长及 CBF 降低可能是反应早期放射性脑损伤的敏感性指标。这为在临床工作中更早及时诊断放射性脑损伤提供了可能。

目前，关于放射性脑损伤患者的脑血管和脑血流变化的研究很少，但是头颈部肿瘤/鼻咽癌病人放射治疗后放射性脑损伤伴发脑血管损伤的报道时有报道。黄一宁曾报道 1 例垂体放疗 13 年后出现放射性脑损伤，可见双侧颞叶大片病灶。4 年后又发现右侧颞叶大片病灶内有占位病变，切除术后病理显示为血管畸形并出血。DSA 发现左侧颈内动脉末端闭塞，眼动脉增粗，右侧 MCA 中部变细，远端增粗，双侧都有新生血管网形成，呈 Moyamoya 样改变。在笔者所在医院就诊的放射性脑损伤患者的临床资料中，部分病例的 MRA 和 DSA 检查显示 MCA 起始段狭窄，也显示了放射性脑损伤的病例的确可以发生大脑中动脉的狭窄。这种脑血管的放射性损伤可继而引起脑血流的变化，而这种脑血流的变化与放射性脑损伤的发生发展可能相关。

第四节　鼻咽癌放疗后血管放射损伤典型病例分析

笔者回顾分析了鼻咽癌放射治疗后远期的放射性血管损伤，并将部分病例汇报如下。

病例 1

主诉及现病史：患者李某某，男，67 岁。因反复发作性左侧肢体乏力半年收入本科。患者于 2009 年始出现左侧肢体乏力，数分钟至数小时可以缓解，尚能自行步行，数天后上述症状加重，不能缓解，于 2009 年 6 月到外院治疗。症状未见好转出院，且呈进行性加重，左侧肢体完全不能活动，影响生活自理能力，后转入笔者所在医院住院治疗。患者起病以来，无肢体抽搐、痉挛，无胸闷、心悸、气促，无头晕、头痛，无耳鸣、耳聋、视物模糊，无饮水呛咳、吞咽困难。

既往史：患者 20 年前发现鼻咽癌并做双侧颈部放疗术，有高血压病史 10 余年，规范服用药物，自诉血压控制尚可，否认糖尿病、冠心病等病史。

神经系统检查：神志清楚，对答切题，记忆力、定向力、计算力可。双侧瞳孔等大等圆，对光反射灵敏。双眼球运动正常，无眼震，双侧耳听力正常。双侧额纹、鼻唇沟对称，伸舌偏左。右侧肢体肌力、肌张力正常；左侧肌张力呈折刀式增高。左上肢近端肌力 2 级，远端肌力 0 级；左下肢近端肌力 3 级，远端 0 级。左侧腱反射（＋＋＋），左侧掌颏反射（＋），左侧 Babinski 征（＋）。躯干及上下肢感觉正常。脑膜刺激征（－），Romberg 征不能完成。

辅助检查：

（1）双侧颈动脉彩色多普勒检查：双侧颈总、颈内、颈外动脉内膜粗糙，内壁不规则明显增厚。并见较多强、弱不均回声斑块，其中右颈总动脉最大斑块大小为 2.6mm×7.2mm。右颈外动脉起始段最大弱回声斑块大小为 3.4mm×8.4mm，致局部直径狭窄率约 69%。右颈内动脉内充满弱回声光点，管腔闭塞。左颈总动脉起始段最大等回声斑块大小为 4.1mm×12mm，致局部直径狭窄率约 42%。左颈内动脉内充满弱回声光点，管腔闭塞；左颈外动脉直径狭窄率约 53%。上述斑块形态不规整。于上述斑块处可见血流充盈缺损区，狭窄处见高速五彩血流，双侧颈内动脉未见血流充盈。PW：右颈总动脉峰值流速减慢，右颈外动脉狭窄处血流速度明显加快，双侧颈总、颈外动脉阻力指数未见明显异常。双侧椎动脉显示模糊，管径未见变窄，内壁毛糙，管内未见明显强回声斑块，血流充盈尚好，未见五彩血流（图 11 - 4 - 1）。

（2）头颅 MRI 及 MRA 检查：右侧大脑中动脉近端未见显影，未见 Willis 环代偿，而远端皮质支部分显影，考虑为软脑膜支代偿。右基底节区、放射冠区梗死（图 11 - 4 - 2）。

诊断：鼻咽癌放疗后放射性血管损伤；脑梗死（右基底节区、放射冠）。

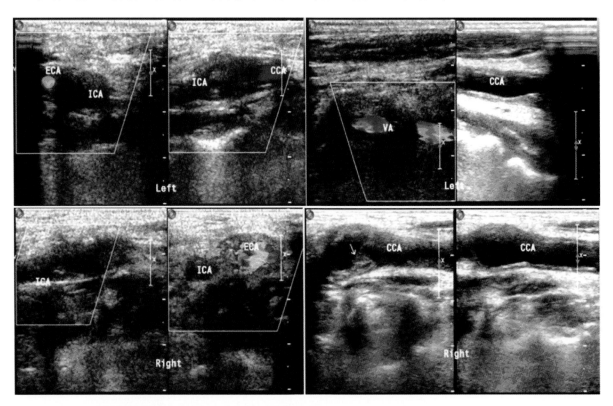

图 11－4－1　双侧颈动脉彩色多普勒。右侧颈动脉彩超检查示左颈总动脉 IMT 1.0－1.4mm；左颈总动脉起始段最大等回声斑块大小为 4.1mm×12mm，致局部直径狭窄率约 42％；左颈内动脉内充满弱回声光点，管腔闭塞；左颈外动脉直径狭窄率约 53％。右侧颈动脉彩超检查示右颈总动脉 IMT 1.4mm，其中右颈总动脉最大斑块大小为 2.6mm×7.2mm，右颈内动脉内充满弱回声光点，管腔闭塞；颈总、颈内、颈外动脉内膜粗糙，内壁不规则明显增厚，并见较多强、弱不均回声斑块

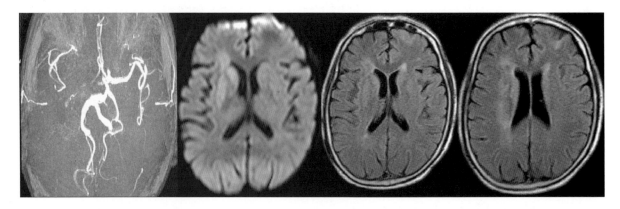

图 11－4－2　头颅 MRI 及 MRA 检查。MRI 示梗死灶位于右基底节区、放射冠区。MRA 检查示双侧颈动脉闭塞，基底动脉较粗，后交通开放。左侧大脑中动脉显影，右侧大脑中动脉近端未见显影，未见 Willis 环代偿，而远端皮质支部分显影，考虑为软脑膜支代偿

病例 2

主诉及现病史：患者李某某，男，51 岁。因右侧肢体乏力 1 天余入院。患者入院前 1 天晨起时觉右侧肢体乏力，右下肢沉重感，起步较平日困难，走路间有拖步，仍可上下楼梯，但易感疲劳；上肢可抬起、持物，但动作较平日欠灵活，伴有言语稍欠流利，头重脚轻感，经休息后肢体乏力可逐渐

缓解。但次日清晨起时患者再次出现右侧肢体乏力，性质、程度大致同前，无伴头痛，无意识不清，无视物模糊，无吞咽困难、饮水呛咳，无四肢麻木、抽搐。

既往史：既往有高血压病史 20 年，糖尿病史 5 年，未曾规律服药。18 年前曾行鼻咽癌放疗。

神经系统检查：神清，言语欠清晰，双侧瞳孔等大等圆，D：3mm，对光反射灵敏。无眼震，伸舌稍偏右，双侧鼻唇沟对称，余颅神经（–），四肢肌张力正常，右侧肢体肌力 5¯级，左侧肢体肌力 5 级，感觉系统（–），双腱反射（＋＋）；双侧病理征未引出。脑膜刺激征（–）。

辅助检查：

（1）双侧颈动脉彩色多普勒检查：双侧颈总、颈内、颈外动脉内膜粗糙，内壁部分增厚。右颈总动脉分叉处内壁见不均质回声斑块，大小为 2mm×14mm，2.3mm×19mm。右颈外动脉起始段内壁见高回声斑块，大小为 1.7mm×16mm。右颈内动脉起始段内壁见强及弱回声斑块，大小分别为 1.7mm×9.3mm，1.9mm×2.6mm，致局部直径狭窄率 70%。左颈总动脉分叉处内壁见不均质回声斑块，大小为 1.9mm×2.1mm，1.5mm×2.7mm，致中段直径狭窄率 40%。左颈内动脉起始段内壁见不均质回声斑块，大小为 1.2mm×1.3mm，致局部直径狭窄率 80%。左颈外动脉起始段内壁见不均质回声斑块，大小为 1.3mm×5.3mm，致局部直径狭窄率 22%。上述斑块部分扁平状、部分形态不规整、表面不平整。上述斑块处可见血流充盈缺损区，其余充盈良好，未见高速五彩血流。颈动脉狭窄处峰值流速加快，双侧颈动脉阻力指数未见明显异常。双侧椎动脉显示左侧管径变窄，内壁未见明显增厚，管内未见强回声斑块。双侧椎动脉血流充盈良好，未见充盈缺损区及五彩血流。左侧椎动脉峰值流速减慢，舒张期血流消失，右侧椎动脉峰值流速增高，阻力指数未见明显异常（图 11 – 4 – 3）。

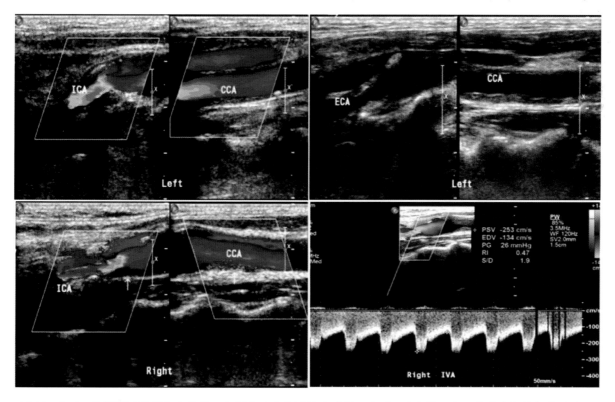

图 11 – 4 – 3　双侧颈动脉彩色多普勒。左颈总动脉分叉处内壁见不均质回声斑块，左颈内动脉起始段内壁见不均质回声斑块，大小为 1.2mm×1.3mm，致局部直径狭窄率 80%；左颈外动脉起始段内壁见不均质回声斑块，大小为 1.3mm×5.3mm，致局部直径狭窄率 22%。上述斑块部分扁平状、部分形态不规整、表面不平整。右颈总动脉分叉处内壁见不均质回声斑块，大小为 2mm×14mm，2.3mm×19mm；右颈外动脉起始段内壁见高回声斑块，大小为 1.7mm×16mm；右颈内动脉起始段内壁见强及弱回声斑块，大小分别为 1.7mm×9.3mm，1.9mm×2.6mm，致局部直径狭窄率 70%

（2）双侧颈动脉 CTA 检查：双侧颈动脉狭窄（图 11 - 4 - 4）。

诊断：鼻咽癌放疗后放射性颈动脉损伤；脑梗死。

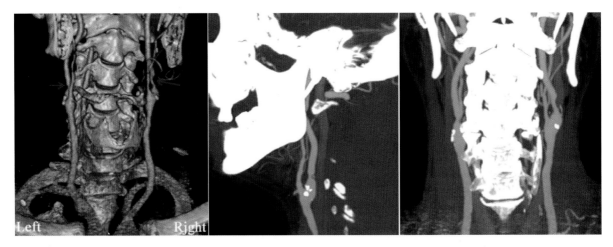

图 11 - 4 - 4　双侧颈动脉 CTA 检查，显示双侧颈动脉狭窄

鼻咽癌放射治疗后颈部动脉损伤是其较多见且严重的并发症。对于影响放疗后颈动脉损伤发生发展的一些相关因素的研究也比较多，而对其远期血管损伤的研究目前仍较少，仍没有一个明确的结果，仍然存在着争议，这其中可能有多种原因，例如研究方法设计的差异，病例选择的误差等。由于目前该方面的研究只处于起步阶段，所研究的病例数也较少，但是从中发现的一些特点，有助于进一步深入研究。

上述 2 例患者均为男性，颈部血管的改变发生在放疗后 18～20 年。颈动脉彩超、CTA/MRI 等证实病人可出现颈动脉中度狭窄和闭塞。从上述 2 例患者的颈动脉彩超及 CTA/MRI 检查可以看出，放疗侧常见颈动脉狭窄，狭窄多见于颈总和颈内动脉。且鼻咽癌放射治疗后造成的远期血管损伤与动脉粥样硬化不同，未见明显的粥样斑块及钙化，主要表现为内膜损伤，颈动脉内 - 中膜厚度（intima-media thickness，IMT）改变。斑块主要表现为扁平斑块，未见明显的溃疡斑块，狭窄的部位较为局限，多表现为缩窄，病变近远端的血管相对较为正常，未见明显的偏心性表现。这些特点有助于对放射性血管损伤发病机制的研究。

鼻咽癌放射治疗后出现的远期血管损伤，特别是血管闭塞，与放疗的剂量和放疗的部位和范围有关，上述 2 例患者均在放疗 10 多年，甚至 20 年后才出现中风的临床表现，表明放疗停止后，放疗位的血管损伤仍在继续，呈进行性发展。因此，对此类患者应定期进行血管方面的跟踪，以免在血管出现较严重的病变，造成较严重的临床表现后，才进行诊治，从而给治疗带来一定的困难。

（叶剑虹　杨志华）

参 考 文 献

1. 胡滨，胡兵. 评价颅外颈动脉狭窄的影响学比较研究. 上海医学影像，2006，15：27～29

2. 姜炜. 血管的辐射损伤. 国外医学 - 放射医学核医学分册，2005，29：37～40

3. 赵秋枫，耿道颖. 脑肿瘤复发与放射性坏死的影像学鉴别. 中国神经肿瘤杂志，2005，3：183，191

4. 范秋虹，刘春风，田野. 经颅超声多普勒对鼻咽癌患者放疗后脑血流变化的监测. 癌症，2003，22：1081～1083

5. 黄一宁，高山. 反复发作的迟发性放射脑病和脑血管病 1 例报告. 北京医学，1997，19：54

6. Thomas E, Forbus WD. Irradiation injury injury to the aorta and the lung. Arch Pathol，1959，67：256～263

7. Stewart JR, Fajardo LF. Radiation-induced heart disease: an update. Prog Cardiovasc Dis, 1984, 27: 173~194

8. Lindsay S, Kohn H, Dakin RL, et al. Aortic arteriosclerosis in the dog after localized aortic x-irradiation. Circ Res, 1962, 10: 51~59

9. Scott R, Matthew J, Philip S, et al. Focused high-risk population screening for carotid arterial stenosis after radiation therapy for head and neck cancer. The American Journal of Surgery, 2004, 184: 594~598.

10. Muzaffar K, Collins SL, Labropoulos N, et al. A prospective study of the effects of irradiation on the carotid artery. Laryngoscope, 2000, 110: 1811~1814

11. Cheng SWK, Wu LLH, Ting ACW, et al. Irradiation-induced extracranial carotid stenosis in patients with head and neck malignancies. Am J Surg, 1999, 178: 323~328

12. Fajardo LF, Prionas SD, Kaluza CL, et al. Acute vasculitis after endo vascular brachy therapy. Int J Radiat Oncol Biol Phys, 2002, 53: 714~719

13. Svensson H, Moller TR. Developments in radiotherapy. Acta Oncol, 2003, 42: 430~442

14. Becker GJ. Intervascular stents: general principles and status of lower-extremity arterial applications. Circulation, 1991, 83 (1Suppl): 122~136

15. Veyssier-Belot C, Sapoval M. Angioplastie des lesions arterielles induites parla radiotherapie. Sang Thrombose Vaisseaux, 1995, 7: 691~696

16. Piedbois P, Becquemin JP, Pierquin B, et al. Arterial stenosis after radiotherapy. Bull Cancer Radiother, 1990, 77: 3~13

17. Leseche G, Castier Y, Chataigner O, et al. Carotid artery revascularization through a radiated field. J Vasc Surg, 2003, 38: 244~250

18. Fajardo LF. The pathology of ionizing radiation as defined by morphologic patterns. Acta Oncol, 2005, 44: 13~22

19. Mao XW. A quantitative study of the effects of ionizing radiation on edkothelial cells and capillary-like network formation. Technol cancer Res Treat, 2005, 5: 127~134

20. Kumar P, Miller AI, Polverini PJ. p38MAPK mediates gamma-irradiation-induced endothelial cell apoptosis, and vascular endothelial growth factor protects endothelial cells through the phosphoinositide 3-kinase-Akt-Bcl-2 pathway. J Biol Chem, 2004, 279: 43352~43360

21. Scott S, O'Sullivan M, Hafizi S, et al. Human wascular smooth muscle cells from restenosis or in-stent stenosis sites demonstrate enhanced responses to p53: implications for brachytherapy and drug treatment for restenosis. Circ Res, 2002, 90: 398~404

22. Henning E, Dittmann H, Wiskirchen J, et al. Dose dependent effects of the combined beta-gamma-emitter [188]Rhenium on the growth of human vessel wall cells. Rofo, 2004, 176: 404~408

23. Scott NA, Crocker IR, Yin Q, et al. Inhibition of vascular cell growth by X-ray irradiation: comparison with gamma radiation and mechanism of action. Int J Radiat Oncol Biol Phys, 2001, 50: 485~493

24. Wood K, Jawahar A, Smelley C, et al. Exposure of brain to high-dose, focused gamma rays irradiation produces increase in leukocytes-adhesion and pavementing in small intracerebral blood vessels. Neurosurgery, 2005, 57: 1282~1288

25. Zhang SY, Park KW. NF-kappa B decoy potentiates the effects of radiation on vascular smooth myscle cells by enhancing apoptosis. Exp Mol Med, 2005, 37: 18~26

26. Becquemin JP, Gasparino LF, Etienne G. Carotido-brachial artery bypass for radiation induced injury of the subclavian artery, the value of a lateral mid-arm approach. J Cardiovasc Surg, 1994, 35: 321~324

27. McBride KD, Beard JD, Gaines PA. Percutaneous intervention for radiation damage to axillary arteries. Clin Radiol, 1994, 49: 630~633

28. Duprat G Jr, Wright KC, Charnsangavej C, et al. Self-expanding metallic stents for small vessels: an experimental evaluation. Radiology, 1987, 162: 469~472

29. Strecker EP, Boos IB, Hagen B. Flexible tantalum stents for the treatment of iliac artery lesions: long-term patency, complications, and risk factors. Radiology, 1996, 199: 641~647

30. Abayomi OK. Neck irradiation, carotid injury and its consequences. Oral Oncol, 2004, 40: 872~878

31. Lam WW, Leung S, So NM, et al. Incidence of carotid stenosis in nasopharyngeal carcinoma patients after radiotherapy. Cancer, 2001: 2357~2363

32. Perez CA, Brady LW, Roti JL, et al. Practice and principle of Radiation. Oncology, 4th. 2005: 361~365

33. Kallfass E, Kramling HJ, Schultz-Hector S. Early inflammatory reaction of the rabbit celiac artery wall after combined intraoperative (IORT) and external (ERT) irradiation. Radiother Oncol, 1996, 39: 167~178

34. O'Connor MM, Mayberg MR. Effects of radiation on cerebral vasculature. Neurosurgery, 2000, 46: 138~151

35. Dorresteijn LD, Kappelle AC, Boogerd W, et al. Increased risk of ischemic stroke after radiotherapy on the neck in patients younger than 60 years. Clin Oncol, 2002, 20: 282~288

36. Stary HC, Chandler AB, Glagtor S, et al. A definition of initial fatty steak, and intermediate lesions of atherosclerosis: a report from the committee on vascular lesions of the council on arteriosclerosis. American Heart Association. Circulation, 1994, 89: 2462~2678

37. Szeifert GT, Salmon I, Lorenzoni J, et al. Pathlological findings following trigeminal neuralgia radiosurgery. Prog Neurol Surg, 2007, 20: 244~248

38. Rogers LR. Cerebrovascular complications in cancer patients. Neurol Clin, 2003, 21: 167~192

39. Martin JD, Buckley AR, Graeb D, et al. Carotid artery stenosis in asymptomatic patients who have received unilateral head-and-neck irradiation. Int J Radiat Oncol Biol Phys, 2005, 63: 1197~1205

40. Lam WW, Leung SF, So NM, et al. Incidence of carotid stenosis in nasopharyngeal carcinoma patients after radiotherapy. Cancer, 2001, 92: 2357~2363

41. Cheng SW, Ting AC, Lam LK, et al. Carotid stenosis after radiotherapy for nasopharyngeal carcinoma. Arch Otolaryngol Head Neck Surg, 2000, 126: 517~521

42. Chung TS, Yousem DM, Lexa FJ, et al. MRI of carotid angiopathy after therapeutic radiation. J Comput Assist Tomogr, 1994, 18: 533~538

43. Bitzer M, Topka H. Progressive cerebral occlusive disease after radiation therapy. Stroke, 1995, 26: 131~136

44. Zhao JQ, Liang BL, Shen J, et al. Magnetic resonance perfusion weighted imaging manifestation of late radiation-induced encephalopathy at temporal lobe. Ai Zheng, 2005, 24: 1102~1105

45. Chan YL, Yeung DK, Leung SF, et al. Dynamic susceptibility contrast-enhanced perfusion MR imaging in late radiation-induced injury of the brain. Acta Neurochir Suppl, 2005, 95: 173~175

46. Meeske KA, Nelson MB. The role of the long-term follow up clinic in discovering new emerging late effects in adult survivors of childhood cancer. J Pediatr Oncol Nurs, 2008, 25: 213~219

47. Jagsi R, Griffith KA, Koelling T, et al. Stroke rates and risk factors in patients treated with radiation therapy for early stage breast cancer. J Clin Oncol, 2006, 24: 2779~2785

48. Martin JD, Buckley AR, Graeb D, et al. Carotid artery stenosis in asymptomatic patients who have received unilateral head and neck irradiation. Int J Radiat Oncol Biol Phys, 2005, 63: 1197~1205

49. Steele SR, Martin MJ, Mullenix PS, et al. Focused high risk population screening for carotid arterial stenosis after radiation therapy for head and neck cancer. Am J Surg, 2004, 187: 594~598

50. Dorresteijn LD, Kappelle AC, Scholz NM, et al. Increased carotid wall thickening after radiotherapy on the neck. Eur J Cancer, 2005, 41: 1026~1030

第十二章　鼻咽癌放疗后伴发的认知与精神障碍

认知障碍（cognitive disorder）是心理障碍之一，表现为认知缺陷或异常。认知是指人脑接受外界信息，经过加工处理，转换成内在的心理活动，从而获取知识或应用知识的过程。它包括记忆、语言、视空间、执行、计算和理解判断等方面。认知障碍是指上述几项认知功能中的一项或多项受损。精神障碍（mental disorder）指的是大脑功能活动发生紊乱，导致认知、情感、行为和意志等精神活动不同程度障碍的总称。

颅内肿瘤包括鼻咽癌患者放射治疗后的各种并发症中尤以放射性脑损伤最为常见。在颅脑放射治疗后数月至数年过程中，大多数为 1 年之内，在肿瘤没有复发的部分患者中，可产生记忆功能障碍和需要注意力集中的学习操作功能障碍，这种综合征可进展为痴呆。已经证实颅脑放射治疗可引起儿童的认知功能障碍，近年来研究提示颅脑放射治疗也常常诱发成年人的智力障碍，如 10% ~60% 小细胞肺癌患者经过颅脑放射和化疗联合治疗以后，可产生迟发性的认知功能障。50 岁以上的脑肿瘤患者，经颅脑放射治疗以后，20% ~50% 的长期生存者可产生颅脑放射治疗诱发的痴呆。

Asai A 等分析了 91 例接受放射治疗的脑瘤患者，CT 结果显示其中 51 例患者出现脑萎缩，23 例患者出现痴呆表现，且这些表现出现在老年人以及接受全脑放射的患者中。他们的结论是放射诱导的脑萎缩伴发的痴呆出现在放疗后的 2~3 个月内，应该是一种亚急性的放射损伤效应。

其后，Asai A 等又报道了数例脑瘤患者接受放疗后的精神和神经功能缺损，这些患者经过放疗后脑内已无残存和复发病灶，所有这些患者都出现了进行性的智能和精神障碍，同时伴有缄默和不自主震颤。他们的头颅 CT 显示明显的脑室扩大，伴中等程度的脑回增宽，且白质内散在低密度影。脑组织活检结果显示，所有病人脑白质内髓鞘肿胀或脱失，部分病人出现反应性星形胶质细胞增生。但是没有观察到在皮质和基底节有明显的神经元的丧失和白质的轴突缺失。脑皮层和白质的血管基本正常，这些病理改变提示脑内出现了继发于射线的直接神经毒性的脱髓鞘改变。

而鼻咽癌患者放射治疗后由于损伤的部位主要包括颞叶和脑干，因此临床上除了脑干、颅神经损害等症状外，在其所致的急性、迟发性或慢性放射性脑损伤中，常常伴发有认知功能障碍以及精神障碍。甚至部分患者有时瘫痪及感觉障碍并不突出，而以认知障碍和精神症状为主要表现，严重时会出现精神病性症状（指妄想、幻觉、言语紊乱，明显的行为紊乱或紧张行为），常需要精神科干预。

本章将重点探讨鼻咽癌放疗后所伴发的认知功能障碍和各种精神症状。

第一节　病理生理机制

一、神经解剖学基础

急性放射损伤期出现严重的认知功能障碍和精神症状少见。迟发性放射损伤阶段往往会出现急起的或逐渐加重的认知功能下降,伴发精神异常。放射损伤对脑结构完整性的破坏是影响正常精神功能的决定性因素,如鼻咽癌放疗损伤主要损伤部位在颞叶和脑干,其所产生的精神症状和上述部位的损伤有密切联系。也有部分病人放射野比较大,可能损伤额叶及小脑,而出现相应部位的症状和体征。

颞叶受损时,可表现为相应部位的发作性症状(颞叶癫痫),和(或)缺损症状,如视野缺损、听觉障碍及认知功能受损。在颞上回的41区、42区及颞横回为听觉皮质区。颞上回的后部在优势半球为听觉言语中枢,称为Wernicke区,此区还包括颞中回后部及顶叶的缘上回及角回,也称为言语区。海马回是记忆活动的重要结构,颞叶的前部为新皮质,称为精神皮质,颞叶与眶额皮质是人类的情绪和精神活动的物质基础,因此上述颞叶相关部位受损,有可能引起智能记忆障碍、精神和情绪异常、听觉和语言功能障碍、生物节律紊乱、颞叶癫痫等症状。放射野较大时,损伤了额叶,病人可能出现淡漠、意志减退、人格改变等精神异常症状。Cheung M等研究发现,鼻咽癌放疗急性期对患者的认知功能仅有轻微的影响。但是当病人发生颞叶坏死后,尽管他们的综合智能可能相对完整,但是记忆、语言、运动功能、执行功能明显受损害,说明迟发性损伤对中枢神经系统的损害更明显。

二、神经受体基础

中枢神经系统神经受体的功能活动改变往往是产生异常精神症状的基础。中枢多巴胺系统功能与精神活动关系密切,当中脑边缘系统多巴胺功能亢进或边缘系统5-羟色胺功能亢进时,可出现幻觉、妄想等精神症状。用多巴胺受体抑制剂可消除或缓解症状,说明放射性脑损伤所致的精神障碍与神经受体基础可能有关。

三、社会心理因素

社会心理因素在精神异常的病因中也可能起一定作用。部分患者得知患病后,对于疾病存在一定程度的恐惧或忧虑心理。另外,担心医药负担及对家族造成的经济和照料负担也可能导致患者产生一定程度的心理应激。

第二节 临床特征

一、临床症状

鼻咽癌放射治疗所伴发的精神障碍可发生于急性放射损伤期,也可见于迟发性放射损伤阶段。急性放射损伤期,对认知功能仅有轻微影响,精神症状大多表现为神经衰弱综合征或轻抑郁状态。病人在迟发性放射损伤阶段,发生颞叶等部位坏死后,尽管他们的综合智能可能相对完整,但是记忆、语言、执行功能会明显损害,部分患者可能出现明显的精神病性症状。

(一)智能、记忆损伤

智能和记忆能力的损害是放射性脑损伤中最常见的症状之一。一般为慢性起病,逐渐进行性加重,发展为痴呆综合征,经数月或数年发展到高峰。根据放射损伤的范围和辐射量不同,损害程度轻重不一。

由于鼻咽癌放射治疗通常易损伤颞叶，损害了颞叶近中线部分的结构，导致记忆功能紊乱。早期可表现为轻度的学习和记忆能力下降，之后严重程度逐渐加重。可由于优势半球颞叶受损产生部分性感觉性失语或混合性失语；分析判断和理解能力、计算力下降，严重时不能完成简单的计算，如 100减 7、再减 7 的连续运算；思维迟缓、思考问题困难。

远近记忆均可能受损。远记忆的损害可表现为对以往的生活工作经历不能回忆，严重时不能回忆亲属的名字；近记忆的损害可表现为不能回忆近期发生的事件，经常失落物品，忘记重要的约会及已经许诺的事，记不起新同事的姓名；有时出现错构和虚构。

Linda C 等采用韦氏记忆测验评估了不同阶段的放射性脑损伤患者的记忆功能。他发现放疗后患者的智能损害同其所接受的照射剂量呈正相关，放射量越大，所损伤的颞叶皮质面积越大，语义记忆受损更重。另外，认知功能损害也可以发生于没有病灶的病人，无论患者头颅 MRI 是否显示有颞叶的坏死病灶，其操作记忆（working memory）和情节记忆（episodic memory）均明显受损。随着病情的延长，视觉记忆继续下降，而语言记忆能力继续保持稳定。

（二）语言功能障碍

放射治疗后，患者常表现有语言功能下降。有些患者可表现明显的失语，部分病人出现轻微的语言功能受损。言语测试成绩不好表明语言功能受损。这些功能损害可能反映出潜在的语义记忆能力损害，这和颞叶皮质功能损害有关，部分与额叶损伤有关。

（三）注意障碍

患者表现为注意力难以集中，学习困难。

（四）人格及情绪改变

早期人格相对完整，随着病情的发展，可出现情绪不稳、易激惹、幼稚、多疑。可伴发焦虑、抑郁情绪。如果额叶严重受损，可出现情感迟钝或欣快，也可能表现为极度淡漠，有时表现为行为放纵或退缩，不修边幅，当众小便，思维贫乏，语量少而简单。有部分病人表现为器质性紧张性木僵。

（五）感知觉障碍

最突出的感知觉障碍是幻觉。患者可在意识清晰的情况下，持续性地反复出现幻觉，以幻听多见，出现幻视的可能性小。症状有可能突然出现。幻听体验可以非常具体、生动，也可能朦胧模糊，但是多会给患者的思维、行为带来显著影响，患者可能对幻觉产生妄想性解释，会在幻觉的支配下做出违背本性、不合常理的举动。患者本人可能对症状有认识，也可能无认识。由于患者常伴有严重的语言功能及记忆力下降，有时患者仅表现为怪异行为，其幻听症状很难被检查者获知。如一名 45 岁迟发性放射性脑损伤男性患者突然到门外看，之后又忘记刚才的幻觉内容或很难表达。

（六）思维内容异常

患者可能出现荒谬的妄想，其内容可继发于幻听，以被害妄想多见。一般具有非系统性、片段性的特点，这方面和功能性精神疾病，如精神分裂症不同。

（七）自知力

患者常对自己的病态精神异常行为缺乏自知力。

（八）癫痫发作

颞叶受到损害时，起源于颞叶的癫痫常表现为复杂部分性发作，可表现出发作性意识障碍、言语错乱、精神运动性兴奋、幻觉、错觉、认知障碍等；也可表现为自动症，发作时，其活动不受意识支配，可有毁物、伤人、冲动、自伤、惊恐、发怒等精神运动性兴奋表现，或出现反复咀嚼、吞咽、噘嘴、摸索、无目的走动；也可表现为复杂部分性发作泛化为全面发作。

（九）其他

患者可出现严重的睡眠节律紊乱，如失眠，甚至整夜不能入睡。

二、诊断和鉴别诊断

在脑部放射性损伤的基础上出现的精神症状，其幻觉和（或）妄想多为发作性、非系统性或短暂性、片断性。症状在时间上和严重程度上都与放射损伤的时间、部位、范围等有关，病前无幻觉、妄想的病史。患者常伴有人格改变、情绪改变、认知改变。

依据有放疗病史，逐渐进展的脑干、颅神经受损的症状和体征；智能、记忆功能下降、出现精神症状等颞叶损伤的依据，加上头颅 CT 或 MRI 的检查，一般诊断不难。

但是，当病人智能损害不明显，仅以精神症状为主要表现时，需要与分裂症等功能性疾病鉴别。如当放射性脑损伤患者以幻觉、妄想为主要表现时，需要与偏执型分裂症鉴别。后者没有放射性治疗病史，认知功能相对较好，幻觉以幻听更多见，妄想的内容常常比前者更系统，甚至如果不经过调查还可能对患者的妄想内容信以为真。影像学没有相应的特征性改变。如果患者以淡漠少语为主要表现，则需要与单纯型分裂症鉴别。

三、治疗与转归

（一）治疗措施

当患者出现精神行为异常时，应积极进行神经营养治疗，如有脑水肿，可适当予以脱水。放射性脑损伤的治疗经常使用激素，但是应注意防止激素本身可能导致的精神异常。

认真细致地分析精神症状的类型，当患者出现精神病性症状时，抗精神病药，如奥氮平、氯氮平、氟哌啶醇等可以起到改善症状的作用；以焦虑抑郁情绪为表现时，地西泮、5-HT 再摄取抑制剂如氟西汀、帕罗西汀等可改善症状；如果精神症状呈发作性，伴有意识障碍，结合脑电图考虑存在颞叶癫痫发作，可根据发作的形式予以抗癫痫药治疗。

（二）转归

病情经过数年的进展，可进入稳定期，智能及记忆功能不再加重，但是精神症状可能仍然存在，需要长期的抗精神病药维持治疗。

第三节　鼻咽癌放疗后伴发精神障碍典型病例分析

病例1

主诉和现病史：张某某，男性，36岁。因急起兴奋、冲动、言语夸大、失眠3天入院。患者于3

天前出现失眠，整晚不能入睡，但次日精力充沛；并出现兴奋、话多，喜欢与人交谈，不顺其意则大发雷霆；言语夸大，称自己很有本事，能力出众；乱语，称自己的妻子不是自己的妻子，称自己的表姐是自己的妻子。多次殴打妻子。无发热、抽搐。

既往史：于1年前诊断为鼻咽癌，之后进行了2个月系统的放疗后，完成了化疗。

体查：意识清；双瞳孔等大等圆，对光反射无异常。动眼各向充分。张口居中，发现轻度左侧中枢性面瘫。伸舌居中。双耳听力下降，其中右耳听力下降更严重。四肢肌力肌张力正常，共济正常。无感觉障碍。病理征阴性。颈无抵抗，Kernig征（-），Brudzinski征（-）。

智力及记忆力：计算能力下降，100减7的递减有两次错误，并且运算速度慢；理解力下降；近记忆及瞬时记忆稍有下降。

精神检查：引出幻听，凭空听到表姐在病房门外说话，因此经常向门外张望。有攻击行为，见到妻子即要殴打，称妻子不是自己的妻子，称自己的表姐是自己的妻子。

辅助检查：常规脑电图显示轻度异常脑电活动。血常规、肝肾功能等生化检查无异常。头颅MRI暂未发现异常，鼻咽癌无复发。

诊断：放射性脑损伤伴发精神障碍。

治疗：经过奥氮平（10mg/d）治疗2周后，精神症状得以控制。

病例2

主诉及现病史：周某某，男性，64岁。因渐起言语错乱半年，失眠，烦躁不安，乱跑1个月入院。患者于半年前出现精神疲乏，之后家属发现患者经常言词错乱，表达困难，并且很难理解家属的话，呈加重趋势。经常呆滞，有时无故哭泣。近1个月夜间常失眠，烦躁不安，常无故在外面乱跑。易怒，如果有人阻止他，则骂人或攻击人。

既往史：于10年前被诊断为鼻咽癌，后经系统放疗后痊愈，定期复查未复发。

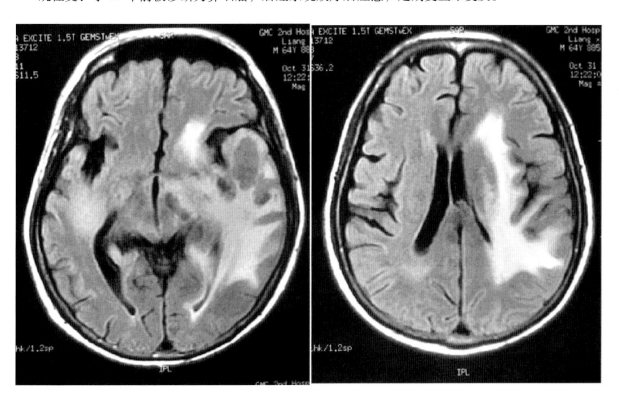

图12-3-1 左侧颞、顶叶大片病灶，邻近脑沟变浅，侧脑室及三脑室受压右移，中线轻度右移

神经系统及精神体查：意识清，双瞳孔等大等圆，对光反射无异常。动眼各向充分。张口居中，左侧轻度中枢性面瘫及舌瘫。左耳听力下降。左侧偏身肌力 V⁻ 级，左侧 Babinski 征阳性；右侧偏身肌力正常。颈无抵抗，Kernig 征（-），Brudzinski 征（-）。患者存在 Wernicke 失语，易怒，情绪不稳，对于检查和治疗不能配合。经常无故要往外张望，言语中表达出外面有人呼唤他，有时突然要往外跑，难以阻止。

辅助检查：常规脑电图示轻度异常。头颅 MRI：右颞叶，左颞顶叶见大片状 T_1 低、T_2 高信号病灶，病灶信号欠均匀，内见多个囊变区，左侧病灶累及岛叶及同侧基底节区。邻近脑沟变浅，侧脑室及三脑室受压右移，中线轻度右移（图 12 - 3 - 1，本文截取其中 FLAIR 相）。

诊断：放射性脑损伤伴发精神障碍。

治疗：经过奥氮平（15mg/d）治疗 2 周后，精神症状得以控制。

（郑　东　刘　军　肖颂华）

参 考 文 献

1. Cheung M, Agnes SC, Stephen C, et al. Cognitive function of patients with nasopharyngeal carcinoma with and without temporal lobe radionecrosis. Arch Neurol, 2000, 57：1347～1352

2. Lam LC, Leung SF, Chan YL. Progress of memory function after radiation therapy in patients with nasopharyngeal carcinoma. J Neuropsychiatry Clin Neurosci, 2003, 15：90～97

3. Lee PW, Hung BK, Woo EK, et al. Effects of radiation therapy on neuropsychological functioning in patients with nasopharyngeal carcinoma. J Neurol Neurosurg Psychiatry, 1989, 52：488～492

4. Cheung M, Chan AS, Law SC, et al. Cognitive function of patients with nasopharyngeal carcinoma with and without temporal lobe radionecrosis. Arch Neurol, 2000, 57：1347～1352

5. Parkin AJ, Hunkin NM. Memory loss following radiotherapy for nasal pharyngeal carcinoma - an unusual presentation of amnesia. Br J Clin Psychol, 1991, 30：349～357

6. Takeda N, Tanaka R, Ibuchi Y, et al. Progressive mental deterioration after radiotherapy in adult patients with brain tumors. Gan No Rinsho, 1989, 35：1330～1338

7. Asai A, Matsutani M, Kohno T, et al. Subacute brain atrophy after radiation therapy for malignant brain tumor. Cancer, 1989, 63：1962～1974

8. Asai A, Matsutani M, Takakura K. Subacute brain atrophy induced by radiation therapy of malignant brain tumors. Gan No Rinsho, 1987, 33：753～761

9. Douw L, Klein M, Fagel SS, et al. Cognitive and radiological effects of radiotherapy in patients with low - grade glioma：long - term follow - up. Lancet Neurol, 2009, 8：810～818

第十三章　鼻咽癌放疗后放射性神经损伤的影像学诊断

1895 年德国的物理学家伦琴发现了 X 线，不久即被用于人体的疾病检查，并由此形成了放射诊断学，促进了医学科学和临床医学的发展。近 30 年来，传统的放射技术与计算机结合，产生了包括 CT、MRI、DSA、PET 等在内的一系列新设备，使放射诊断治疗技术进入了体层成像、数字化、三维仿真重建阶段，可以检测出传统 X 线技术难以发现的微小密度变化，还具备图像产生、处理、显示、记录、存储和传输等功能。

目前医学影像学的发展已由大体形态学为主向生理、功能、代谢和基因成像过渡；对比增强由一般性向组织或疾病特异性方向发展；图像分析由"定性"向"定量"发展；影像学诊断已从单一依靠形态变化进行诊断发展成为集形态、功能、代谢改变为一体的综合诊断体系。

影像学检查的各种方法在对脑、颅神经、脊髓以及周围神经损伤的临床诊断以及鉴别诊断中具有重要的地位。尤其是在判断鼻咽癌患者放疗后产生的各种神经损伤的性质、部位、损伤程度以及和邻近组织的关系极为重要，同时有助于鉴别肿瘤的转移或复发，从而具有指导临床诊治的重要意义。本章将重点阐述鼻咽癌患者放疗后各种神经损伤的影像学方面的检查手段以及表现，同时介绍了最新的关于放射性神经损伤的影像学研究进展。

第一节　放射性脑损伤

放射性脑损伤又称为放射性脑病（radiation encephalopathy，REP）是脑肿瘤或鼻咽癌等头颈部肿瘤放射治疗后引起的一种严重的并发症，随着肿瘤发病率的增高及放射性治疗的应用，放射性脑损伤的发病率近年来有上升趋势。放射性脑损伤的发生与放疗总剂量、分割剂量、个体放射敏感性、照射容积等多种因素有关，以前两者最为重要，总剂量越高，分割剂量越大，放射性脑损伤发生率越高。

放射性脑损伤的确切发病机制还并不十分清楚，放射性脑损伤的急性期及早期迟发性反应期病理改变为血管内皮肿胀、小血管壁增厚、血管壁通透性增加、组织游离水增加、脑组织血管源性水肿等。晚期迟发性反应期病理改变多样，常见的有局限性放射性坏死、弥散性脑白质损伤、大动脉放射损伤、钙化性微血管病及不同程度的脑萎缩。

如前所述，根据脑放射反应症状出现的时间将其分为急性放射性脑损伤、早期迟发性放射性脑损伤和晚期放射性脑损伤。急性放射性脑损伤是罕见的，早期迟发性放射性脑损伤亦较少见且大多症状较轻，可自行缓解，临床上所观察到的多为晚期放射性脑病。

急性放射性脑损伤的临床表现包括头痛、恶心与呕吐、嗜睡以及神经体征的恶化。迟发性及晚期损伤阶段由于损伤的脑组织结构消失，出现囊性变及胶质增生，根据病变的范围及部位不同，此阶段的临床表现各异。放射性脑损伤的诊断除了临床表现外，影像学检查至关重要。

一、放射性脑损伤的影像学检查手段

放射性脑损伤的临床表现多种多样，影像学检查在放射性脑损伤的诊断及评价病变的转归方面具有重要价值。

（一）X 线

常规 X 线头颅平片对放射性脑损伤的诊断基本无价值。数字减影血管造影（digital subtraction angiography，DSA），通过数字减影技术，能够清晰显示血管病变、血管狭窄的部位并能进行准确测量，可用于观察放射性损伤造成的血管狭窄等改变。

（二）CT

CT（computed tomography，电子计算机体层成像）可直接显示脑组织，是常用的影像学检查手段。CT 成像对于脑组织的成像，仍然具有一些缺点，如颞叶及脑干受周围颅骨的骨性伪影影响，这些部位的病变显示受到干扰，此外 CT 对于白质和灰质的分辨尚不理想。近年来多排探测器螺旋 CT、双源多排探测器螺旋 CT 的出现，大大提高了 CT 成像的分辨率及扫描速度，不仅能够对脑组织的 CT 图像进行三维多平面重建加以立体显示外，还可对脑组织的图像进行多平面观察，注射对比剂后，可进行 CT 血管造影（computed tomographic angiography，CTA），在一次成像的基础上，可直接显示脑部血管的情况，观察放射性脑损伤中血管的异常变化情况，其成像效果与 DSA 的相近，但较 DSA 又具有无创伤性的优点。近年来，随着多排探测器螺旋 CT 的 Z 轴覆盖范围的增宽，已实现全脑范围的 CT 灌注成像（CT perfusion imaging）。CT 灌注成像通过静脉内快速"团注"碘对比剂 50mL（注射速率 5～7mL/s）后 30～46s 内进行连续动态扫描，图像经过灌注分析软件处理可获得一系列反映脑组织灌注的功能性信息，如脑血流量（cerebral blood flow，CBF）、脑血容量（cerebral blood volume，CBV）、平均通过时间（average transit time，MTT）以及峰值时间（time to peak，TTP），脑灌注的时间－密度曲线（time density curves，TDC）等，这些定量指标可直接用来分析脑组织损伤，尤其是早期脑损伤的血流灌注情况。

（三）磁共振成像

磁共振成像（magnetic resonance imaging，MRI）由于具有较高的软组织分辨能力，不受颅底骨性伪影的影响，其具有多参数成像能力，在神经系统疾病方面价值较 CT 优越。与 CT 相比，MRI 对放射性脑损伤的检出率明显提高，尤其是额叶底部、双颞叶下回、脑干等部位的病变明显优于 CT。

随着 MRI 技术的发展，功能性成像技术如磁共振波谱（magnetic resonance spectroscopy，MRS）、灌注成像（perfusion-weighted imaging，PWI）及弥散加权量成像（diffusion-weighted imaging，DWI），弥散张量成像（diffusion tensor imaging，DTI）已逐渐应用于放射性脑损伤的早期检测中，它们可提供活体组织在功能、代谢等方面的重要生理生化信息，是常规 MRI 的重要补充。很多常规 MRI 检查阴性的病变如超急性期脑梗死、多发性硬化等，功能性成像往往能早期显示病变。

1. 磁共振弥散加权成像（diffusion weighted imaging，DWI）　水分子弥散是人体内一个重要的生物物理现象，体内水分子弥散的异常变化反映某些病理生理状态。磁共振 DWI 可以进行活体水分子弥散成像，DWI 在常规 SE 脉冲序列的 180°脉冲前后施加弥散梯度场，在有弥散存在的情况下，质子沿磁场梯度随机移动，以不同频率自旋，在信号采集时，因质子相位分散不能完全重聚，导致信号下降。弥散是分子的不规则随机运动，单位为 mm^2/s，分子弥散程度用弥散系数（D）表示。D 值越大，表示弥散速率越大，反之则越小。人体内水分子均以水溶液或结合水的形式存在，生理条件下水分子向三维空间（各个方向）弥散的速率不同，所以 DWI 必须至少在 3 个相互垂直的方向上获得。弥散加权成像的程度用 b 值表示，b 值越高，弥散加权的程度越高；b 值过小，易受 T_2 加权的影响，产生所谓 T_2 透射效应（T_2 shine through effect），通常 b 值为 1 000s/mm^2 即可获得足够的弥散强度。在 DWI 上，分子弥散受许多因素影响（如血流、脑脊液流动和细胞膜等），通常采用综合了上述因素的应用表观弥散系数（apparent diffusion coefficient，ADC）来代替 D 值描述组织弥散运动改变，前者常大于后者。使用 3 个 b 值（0，500s/mm^2，1 000s/mm^2），沿 3 个正交梯度测量弥散均值，成像时间短，所得到的 ADCav（ADC 均值）图，消除了各向异性的影响，其信号强度与方向无关，ADCav 值反映组织的弥散更为准确。

2. 磁共振弥散张量成像（diffusion tensor imaging，DTI）　普通的弥散加权序列（DWI）不能准确体现弥散的各向异性，磁共振弥散张量成像（DTI）是在多个方向上施加弥散梯度，并分别进行采集，从而对弥散的各向异性做出检测。与常规弥散成像 DWI 比较，还能提供水分子弥散的方向信息，更全面地反映了组织中水分子的弥散特性。DWI/DTI 使磁共振成像对人体的研究深入到了更微观的水平，反映着人体组织的空间组成信息及病理生理状态下各组织成分之间水分子交换的功能状况。DTI 能够获得各向同性扩散图（ADC isotropic，ADCiso）和各向异性图，后者包括 RA 图（relative anisotropy，RA）、FA 图（fractional anisotropy，FA）及 1－容积比（1 minus volume ratio，1－VA）图。DTI 中最常用的有 ADCiso 值及各向异性分数 FA，前者反映水分子各向同性弥散速度，后者反映水分子各向异性弥散速度的指数。FA 值的范围为 0～1，0 代表最大各向同性的弥散，1 代表假想状况下最大各向异性的弥散。比起常规 T_2WI 和 DWI 来，DTI 在脑白质病变的检测中更敏感。在 FA 图中，正常脑白质各向异性最高，表现为高信号；相反，各向异性最低的脑脊液则表现为低信号。

3. 磁共振灌注成像（perfusion weighted imaging，PWI）　磁共振灌注成像（PWI）属于 MRI 功能成像的一种，反映的主要是组织中微观血流动力学信息。PWI 常采用对比剂首次通过法，动脉自旋标记（arterial spin lableing，ASL）法。利用对比剂首次通过脑组织造成的磁敏感性效应，导致脑组织信号下降，其下降的幅度及其恢复程度与局部脑组织的血流动力学密切相关，因此 PWI 反映了脑组织血流动力学的改变。PWI 的理论依据来源于 SPECT 和 PET 关于血流灌注的定量或半定量测量，但比起 SPECT 和 ECT 又有不可比拟的优势，如没有放射性损伤、图像的信噪比大大提高以及可以结合形态学改变进行综合诊断等。PWI 原始数据经计算可获得相对脑血流容积（relative cerebral blood volume，rCBV）、相对脑血流量（relative cerebral blood flow，rCBF）、平均通过时间（mean transit time，MTT）、对比剂峰值时间（time to peak，TTP）、对比剂到达时间（time of arrival，TOA）等参数，以及时间－信号曲线（signal-time curve，STC）。

4. 磁共振波谱（magnetic resonance spectrum，MRS）　磁共振波谱（MRS）利用磁共振化学位移现象，对特定原子核及其化合物进行分析，无损伤性研究活体组织生化代谢的一种新技术，MRS 能在分子水平进行组织的代谢研究。不同化合物可在不同的化学位移处产生磁共振信号，通过测量脑内有关区域中各种元素和化合物分子的波谱，借此可了解局部脑神经元的活动信息。MRS 检测组织内化学物质分子的质子或其他原子核（^{1}H、^{31}P、^{23}Na、^{13}C、^{19}F）的共振信号，以 ^{31}P-MRS 及 ^{1}H-MRS 应用研究较多。在脑组织内，以 ^{1}H-MRS 应用较多。脑 ^{1}H-MRS 中主要分析的代谢物有 NAA（N-乙酰天门冬氨酸）、Cho（胆碱）和 Cr（肌酸）3 种。正常情况下检测不到乳酸（lactate，Lac）、脂质（lipid）信号，只在缺氧和严重的病理状态下才出现这两者的信号。乳酸信号的出现表明细胞的有氧代谢转为无氧代谢。MRS 上可得出 NAA、Cr、Cho 等物质的谱线图，根据其峰值以及它们之间的比例改变，能较准确地反映病变组织内各代谢物质含量的变化。NAA 主要位于成熟的神经元及其突触内，波峰位于 2.02ppm 处，测定 NAA 可有助于估计神经受损程度及观察治疗效果，NAA 在脑中的分布不均匀，以功能区灰质较高，NAA 浓度反映神经元细胞或者是突触数量。NAA 不仅反映神经元细胞和突触的数量，用特异性抑制剂阻断线粒体呼吸链会减少 NAA 的浓度，表明 NAA 或与神经元细胞的能量代谢有关。正常成人脑中，NAA 的峰值大于 Cr 和 Cho 峰值。Cho 主要反映脑组织内胆碱的总含量，波峰位于 3.2ppm 处，是细胞膜代谢的产物之一。Cho 峰值反映细胞膜的构成。^{1}H-MRS 中 Cho 信号主要由磷酸胆碱及卵磷脂和甘油磷酰胆碱形成，前者是真核细胞中生物膜的主要脂类，后者在磷脂代谢中起重要作用。因此 Cho 含量主要反映细胞生物膜的构成。Cho 峰稍大于 Cr 峰。在炎症、肿瘤、癫痫等情况下，Cho 含量升高；而脑梗死、脓肿、坏死等组织结构彻底破坏的情况下，Cho 含量降低，Cr 是脑组织的重要能量储备，包括参与能量代谢的肌酸和磷酸肌酸，其含量在同一个体脑各种状态下甚于在病理状态下都基本保持稳定，因此常作为相对比值的参照物。其波峰相对稳定，位于 3.0ppm 处，当细胞量明显减少或能量耗竭时如肿瘤和脑梗死，峰值才会明显下降。

（四）正电子发射体层显像术

正电子发射体层显像（positron emission tomography，PET），是用解剖形态方式进行功能、代谢和受体显像的技术，具有无创伤性的特点。是目前临床上用以诊断和指导治疗肿瘤最佳手段之一。PET 的独特作用是以代谢显像和定量分析为基础，应用组成人体主要元素的核素如 ^{11}C、^{13}N、^{15}O、^{18}F 等正电子核素为示踪剂，不仅可快速获得多层面断层影像、三维定量结果以及三维全身扫描，而且还可以从分子水平动态观察到代谢物或药物在人体内的生理生化变化，用以研究人体生理、生化、化学递质、受体乃至基因改变。近年来，PET 在诊断和指导治疗脑部疾病等方面均已显示出独特的优越性。PET 在脑功能中的应用主要集中在 3 个方面：① 脑血容量和脑血流灌注，它反应脑血流和血脑屏障的破损情况和主要检测脑血流的通透性；② 脑代谢，反映物质在大脑的利用；③ 神经受体分析，能定量地显示受体的数量和受体的分布。其中以代谢显像应用最为广泛。PET 是在分子水平上反映病变组织的生化变化和代谢状态，故可在形态变化出现之前进行早期诊断放射性脑损伤，目前由于检查费用高，限制了临床应用，但其诊断价值仍然值得关注。近年来，将 CT 与 PET 技术有机地一体化组合而成的功能分子影像成像系统 PET-CT，将 PET（功能显像）与 CT（形态显像）进行了最优化组合，以解剖影像的形式及其相应的生理参数，显示靶器官或病变组织的状况，借此诊断疾病，大大地促进了 PET 的临床应用。

一般而言，晚期放射性脑损伤，一般 MRI 就可以明确显示出来，不需要再做其他检查。如果有临床症状或体征，而 MRI 未能发现病灶，则可作 MRS、PWI 甚至 PET 检查。早期放射性脑损伤较重者 MRI 可显示脑水肿，但不能显示损伤脑组织内部结构改变。因为早期放射性脑损伤改变多表现在生理功能和代谢水平上，故形态学层面上的检查难以表现出来。PWI 可以反映早期放射性脑损伤的微血管变化，MRS 可反映病变组织的生化和代谢变化，故它们可用于早期诊断放射性脑损伤，但目前还未形成具体量化指标。DWI 对放射性脑损伤也有一定意义，只反映了早期神经元脱髓鞘改变，而不表现其他病理变化，所以应用受到限制。PET 也较好地反映了早期放射性脑损伤的代谢变化，但由于费用太高，不能普遍用于临床。

二、放射性脑损伤的影像学表现

放射性脑损伤的影像学特征存在多样性，不同时期具有不同的影像学表现。

（一）X 线

急性期及早期迟发性反应期放射性脑损伤 DSA 上常无异常发现。局限性放射性脑坏死时，DSA 上脑血管可表现为患者的脑血管受推压移位。大多数弥散性脑白质损伤时血管造影表现正常，少数可见弥散性血管移位、迂曲，较大血管可见狭窄、闭塞，而邻近脑血管可代偿性增粗，提示大动脉放射性损伤存在。但是，这些表现为非特异性表现。

(二) 头颅 CT

早期放射性脑损伤常无阳性表现,其后,可在 CT 上表现为照射野内双侧脑实质内水肿,表现为"指状"分布的低密度病灶,边缘较模糊,有轻、中度占位效应,部分可为双侧不对称性或单侧病变,此时可出现脑室受压或扩大,中线向健侧移位的占位效应,病灶的周边常环绕指套状稍低密度水肿带,增强后无强化或轻微周边强化。晚期放射性脑坏死,CT 表现为照射野脑实质内圆形或椭圆形、边界较为光整的低密度区,CT 值为 10~25HU,其中心部分为液性坏死囊性变区,有时囊性变伴中心坏死,可有斑点状钙化。增强后病灶无强化或轻度强化,强化的形态多样,可表现为团块状、斑片状、脑回状、环形和均匀强化。周围脑实质内为边界不清的血管性水肿区 (图 13-1-1)。晚期放射性脑损伤的占位效应多不明显,甚至可出现脑实质萎缩、脑室增大,中线向患侧移位等表现,放射性脑坏死区多发生于白质内。双侧病变则引起脑室受压、变小,移位不明显。此外 CTA 可显示患侧大脑中动脉可不均匀扭曲、增粗,甚至轮廓不光整。鼻咽癌放疗后放射性脑损伤累及的部位最常见于单侧或双侧颞叶,范围较大时可累及额、顶叶,甚至脑干。病理上,CT 的低密度指状水肿区,为反应性脑白质水肿。照射野内的白质是损伤最重的区域,为脑组织的凝固性坏死,伴有血管纤维变性,而病变轻的区域仅为脱髓鞘改变而无血管变化。CT 表现为囊性变者,病理为神经组织的液化、空洞形成和胶质增生。

CT 灌注成像对早期脑缺血的敏感性可达 89%。早期放射后脑损伤区域,CT 灌注上出现病变区域的脑血容量 (CBV) 显著降低,晚期放射性脑损伤 CT 灌注表现为 CBF、CBV 明显下降,MTT 延长,而 TTP 延长不明显。脑组织坏死区内无血流灌注。CT 灌注上 CBF 明显下降,是由于血管损伤,血管管腔变窄、血管内皮细胞增生、血管萎缩,微循环障碍导致脑缺血。

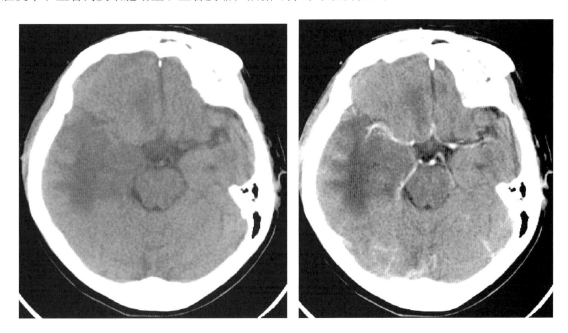

图 13-1-1 女,45 岁,鼻咽癌放疗后 4 年,CT 平扫右侧颞叶放疗后水肿。增强后可见周边轻度不规则强化

(三) 头颅磁共振成像

MRI 在神经系统疾病成像方面有极大的诊断价值。MRI 在放射性脑损伤的检出率方面明显高于 CT。MRI 上,放射性脑损伤的部位与放射野位置关系密切,位于照射野范围内,严重时可累及周围脑实质并且蔓延至照射野之外。鼻咽癌双侧颞叶中下部不可避免地被包括在放射野内,且其接受的放射线剂量几乎与鼻咽部所接受的剂量相同,因此鼻咽癌放疗后放射性脑损伤最好发于单侧或双侧的颞

叶中下部。早期放射性脑损伤主要表现为脑水肿，而迟发性放射性脑损伤以放射性脑坏死为其主要的特征。除了常见的脑白质病变外，脑灰质病变、脑出血及含铁血黄素沉着及血脑屏障的破坏均比较常见。

白质对放射损伤的敏感性高于灰质，脑白质受累最为明显是放射性脑损伤的特征之一。早期脑白质损伤由于脑水肿和脱髓鞘改变，增加了脑组织中自由水与结合水含量，损伤组织的 T_1、T_2 弛豫时间延长，因此出现 T_1 加权成像（T_1WI）呈低信号，T_2 加权成像（T_2WI）呈高信号。T_2WI 及水抑制序列显示水分变化极为敏感，T_2WI 及 FLAIR 上表现为均匀性的较大范围的指状信号增高，病灶范围边界不清。由于血管损伤血脑屏障通透性增加，加上血管增生，增强扫描时可见受损区强化，强化仅见于放射野内脑组织，表现为不规则形、花环状、珊瑚状、地图样等强化，强化区散在，有辐射发散感，与胶质瘤体的实性强化表现不同。迟发性脑坏死 T_1WI 表现为不均匀低信号影，可在 T_2WI 异常高信号区内出现不均匀低信号影（图 13 – 1 – 2）。晚期病理改变出现液化坏死，坏死区 T_1WI 信号更低，T_2WI 信号更高，与脑脊液相仿，病灶坏死部分在 T_2WI 水抑制序列（FLAIR 序列）呈低信号。由于血脑屏障破坏，放射性脑损伤病变区周边可出现斑片状或不规整环状强化（图 13 – 1 –3）。而囊性变区，呈边界清楚、均匀的长 T_1 长 T_2 信号，增强后轻度环状强化（图 13 – 1 – 4）。

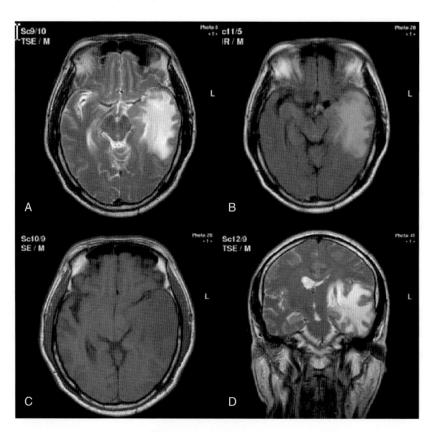

A、D. T_2WI 横断位及冠状位；B. FLAIR；C. T_1WI

图 13 –1 – 2　男性，46 岁，鼻咽癌放疗后 3 年，左侧颞叶迟发性放射性脑损伤。T_2WI 及 FLAIR
呈均匀高信号，T_1WI 低信号。左侧颞叶白质大片指状水肿，左颞水肿明显，脑中线
结构向右偏移，侧裂池上移

脑灰质病变也可以为放射性脑损伤在 MRI 上的唯一异常改变。但常常是有白质病变的同时伴有明显灰质病变，但仍以白质病变严重，范围也较灰质大。灰质受损伤可能是因为鼻咽癌放疗中颞叶基底部灰质受到的辐射剂量高。灰质病变同样表现为 T_1WI 低信号，T_2WI 高信号，但其明显较白质轻。脑灰质变薄，脑回变浅，脑沟增宽，血管周围纤维素渗出导致灰白质分界不清，增强后灰质呈结节样强化是特征性的表现。

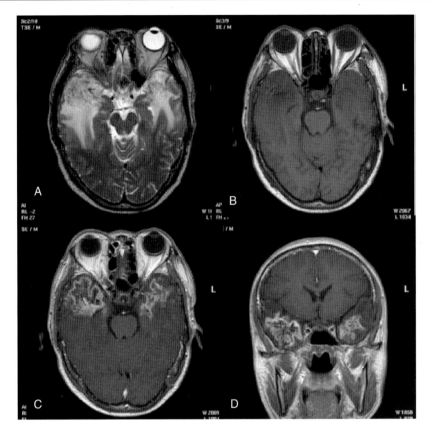

A. T_2WI；B. T_1WI；C、D. Gd-DTPA T_1WI

图 13 - 1 - 3　男性，54 岁，鼻咽癌放疗后 5 年，双侧颞叶放射性脑损伤。脑灰白质受累，
以白质明显，T_2WI 呈不均匀高信号影，T_1WI 低信号，Gd-DTPA T_1WI 双侧
颞极见不规则环、片状强化影

　　早期放射性脑损伤因脑组织水肿，有不同程度的占位效应。鼻咽癌放射性脑损伤轻者仅见颞叶肿胀、脑沟变窄，在冠状位上显示侧裂池上抬变窄，严重者可合并有中线结构的移位。晚期放射性脑损伤常见到局部脑组织萎缩，病侧脑组织较对侧脑组织体积变小，病侧邻近脑裂、脑池增宽。较晚期的放射性脑损伤可发生出血，病灶内出现含铁血黄素沉积，出血时，病灶内可出现多种形态的 T_1、T_2 低信号影，可为结节状、条线状等。含铁血黄素沉积与脑白质损伤及血脑屏障破坏的程度无明显相关性，但其出现与脑灰质损伤的程度明显相关。

　　放射性脑损伤具有一定的演变规律。放射性脑损伤好发于脑室周围的白质，因为该区域供血较少，侧支血管也少，故当血管受损时，易发生缺血性损伤。脑损伤的改变分为 3 期。Ⅰ期表现为脑室周围白质异常高信号；Ⅱ期扩展至白质弥散异常高信号；Ⅲ期异常高信号弥散于白质和灰质，脑正常结构消失，脑萎缩，脑积水。一定程度上临床症状和影像表现存在不相符性，即影像表现较重而临床一般情况较好。放射性脑损伤从出现阳性 MRI 表现到最终脑组织坏死、囊变有较强的规律性，即最早出现白质水肿，然后其内出现点状或结节状强化灶；实性的增强结节变成环形增强、中心坏死液化，占位效应显著；强化的边界逐渐弥散，最终演变成一个无强化的囊腔，呈负性占位表现。只要患者存活时间足够长，随访及时，这种表现可能是放射性脑坏死的必然结局之一。

　　放射性脑坏死与肿瘤复发及感染性病变在传统性 MRI 上常存在鉴别困难。MRI 新技术应用有助于早期放射性脑损伤的检测，有助于放射性脑坏死与肿瘤复发及感染性病变的鉴别。

　　放射性脑损伤的主要病理改变为血管内皮损伤而导致的细胞毒性水肿和血管源性水肿而继发的一系列病理改变，水分子弥散会发生异常变化。鼻咽癌放射治疗所引起的放射性脑损伤，损伤以颞叶损

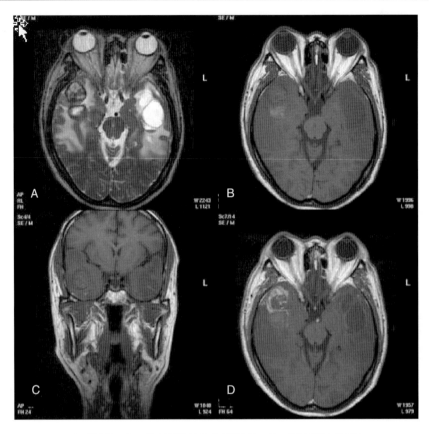

A. T_2WI；B、C. T_1WI 轴位和冠状位；D. Gd-DTPA T_1WI

图 13 - 1 - 4 女性，43 岁，双侧颞叶迟发性放射性脑损伤。左侧囊性变，**Gd-DTPA T_1WI 囊壁有轻度强化。右侧病灶 T_1WI 及 T_2WI 高信号影为出血灶，周围环状低信号影为含铁血黄素沉着，双侧侧裂池上移**

伤最为常见，早期由于缺血或其他原因导致细胞膜上的钠钾泵功能失调，细胞毒性水肿，大量水分子进入细胞内使细胞肿胀，流入细胞内的水分子由于活动空间的限制，弥散速度下降。由于细胞肿胀、细胞外间隙变小、水分子在细胞外间隙的弥散活动也受阻。DWI 上表现为明显高信号，ADC 图像上为低信号。DWI 可以清楚显示早期病灶的部位与大小。损伤进一步发展则进入血管源性水肿阶段。血管源性脑水肿由于脑组织的血脑屏障破坏、微血管通透性增加，血浆蛋白等大分子物质进入脑细胞内，使其内胶体渗透压增高。水分子滞留在脑组织间隙。在细胞外间隙水分子运动加快，脑组织水分子弥散值升高，此时 ADC 图像上表现为高信号。通过测量照射区域脑组织的 ADCav 值，可对潜伏期和早期的微观损伤作出预判，以便早期进行干预性治疗，降低放射性脑损伤的发生概率及损伤程度；DWI 图和 ADC 图也可直接显示已经发病的放射性脑损伤，为临床采取处置措施提供更多的信息。

人体大部分组织的水分子扩散都具有各向异性的特点，且不同部位都有较固定的各向异性值，DTI 各个指标数值的改变可反映分子水平扩散运动的异常，各向异性指标比各向同性指标在描述扩散特性改变时更为敏感。人体脑组织中髓鞘化的脑白质纤维具有高度的方向性，DTI 可清晰地区别灰、白质结构。DTI 上，放疗后早期白质纤维束的髓磷脂成分内水分子扩散减慢，在 ADCiso 图中早期脑白质水肿及异常强化区表现为高信号，而在各向异性（RA，FA 及 1 - VR）图中表现为低信号，各向异性指数的下降提示了白质通路的各向异性扩散有所下降。正常白质纤维束高信号模糊不清（图13 - 1 -5）。放射性脑损伤的囊变区 ADCiso 图表现为高信号，而在各向异性（RA，FA 及 1-VR）图中表现为低信号，其内的正常白质纤维束结构破坏、消失（图 13 - 1 - 6）。DTI 可早于常规 MRI 及DWI 发现脑组织水分子微观运动的异常，早期发现放射性脑损伤，还并可根据 ADCiso 值的变化对病

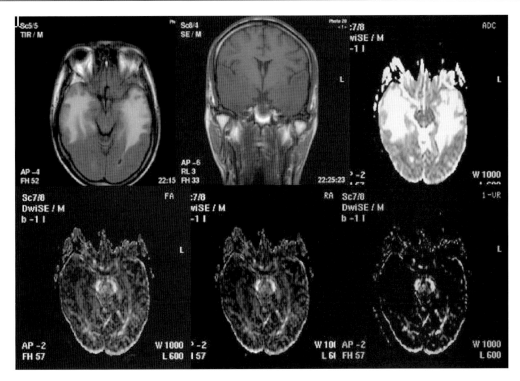

图 13 - 1 - 5　双侧颞叶迟发性放射性脑损伤。水肿明显，双侧侧裂池上移。各向同性图双侧病变区高信号，
　　　　　　病变范围较 FLAIR 大。各向异性图双侧颞叶呈低信号，正常颞叶白质纤维高信号模糊。

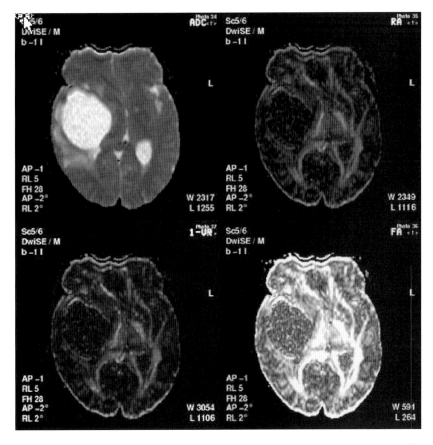

图 13 - 1 - 6　囊变区在 ADCiso 图信号增高，在各向异性图上信号降低，颞叶正常白质
　　　　　　纤维结构破坏、消失

变的发展阶段进行评估。

PWI 能显示放射性损伤后早期的微循环血液灌注量的降低，远远早于常规 MRI 所发现的信号异常（脑水肿），能够早期检测放射性脑损伤。PWI 上放射性脑病早期脑组织水肿区 rCBV、rCBF 下降，MTT、TTP、TO 均延长。放射线导致局部微循环小动脉、细动脉内皮细胞增殖，内膜增厚，小血管内腔直径变小；毛细血管玻璃样变和基底膜增厚，微血管管腔闭塞，血管数量减少，均引起脑微循环灌注不足及 rCBV 的减低。由于血管内皮增生、血管萎缩、微循环障碍，MTT 及 TO 延长（图 13 - 1 - 7）。脑白质囊变坏死区血管破坏、闭塞，无脑血流灌注（图 13 - 1 - 8）。对于 Gd - DTPA 增强强化的区域，rCBV、rCBF 图则未见明显降低，提示血脑屏障破坏区相对脑血流容积、相对脑血流量无明显异常改变，但平均通过时间、峰值时间、到达时间均延长，病变区 STC 峰值后曲线低于基线水平，可能与一定的造影剂漏出血管外有关。平均通过时间、峰值时间、到达时间均延长表明病变区仍有局部微循环障碍，血流减慢。

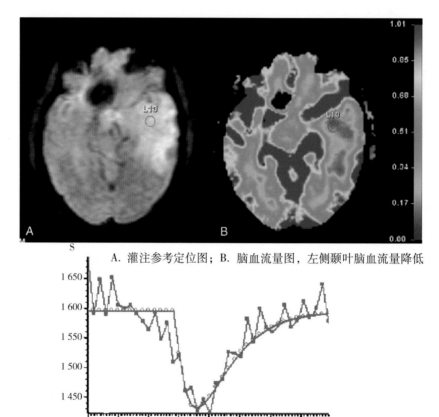

A. 灌注参考定位图；B. 脑血流量图，左侧颞叶脑血流量降低

C. 时间 - 信号曲线（STC）

图 13 - 1 - 7　男性，NPC 放疗后 6 年半，左侧颞叶放射性脑损伤，水肿明显。rCBF 图病变区脑血流量降低，STC 曲线示病变区 MTT、TTP 及 TO 延长

将 DWI 及 PWI 联合应用，颞叶放射性脑损伤也可出现 rCBV 图范围大于 ADC 图的现象，类似于脑梗死的脑血流灌注图与 ADC 图中存在的缺血半暗带，放射性脑损伤的"半暗带"也可能是早期缺血改变的脑组织，这部分脑组织的缺血具有可复性，经激素治疗估计会有效。

MRS 能从微观的水平上对脑组织内各种代谢物进行测定。放射性脑损伤 MRS 的表现比较复杂，^{1}H 磁共振波谱（^{1}H-MRS）可检测放射性脑损伤的代谢情况，通过测定 NAA、Cho、Cr 来观察早期神经功能的改变，对放射性脑损伤的早期诊断及监测具有重要价值。正常脑组织的 NAA/Cr > 1，NAA/Cho > 1。当 NAA/Cr 或 NAA/Cho < 1 时，脑组织中已出现神经功能和细胞结构的损害。早期放射性脑损伤由于脑组织血脑屏障破坏，细胞缺氧，细胞能量代谢及糖酵解增强，脑组织内 Cr、Lac 升高，

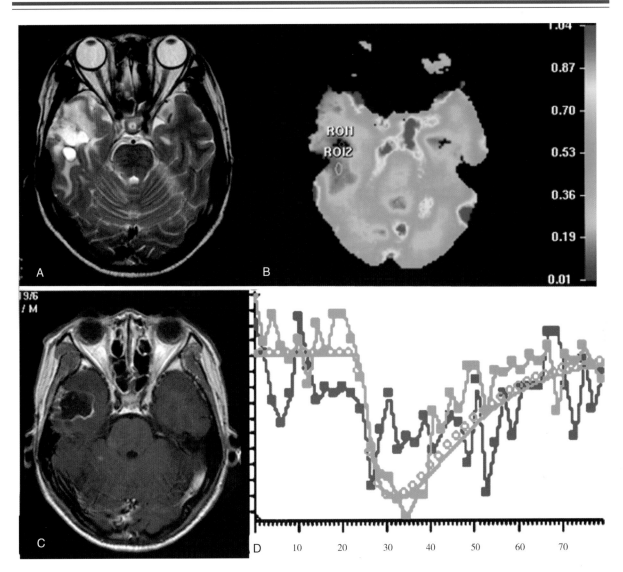

A. T_2WI；B. rCBF；C. Gd-DTPA T_1WI；D. STC

图13－1－8　男性，46岁，放疗后7年，右侧颞叶放射性脑损伤，白质有坏死囊性变，周围有不规则环状强化。病变区脑血流灌注降低，rCBF图及STC示囊变区无脑血流灌注（ROI11），周围水肿区rCBF及MTT延长

Cho升高，Cr、Cho值升高为损伤修复和适应性反应、能量代谢加快的结果。当神经细胞损伤时，NAA下降，NAA/Cr<1、NAA/Cho<1，Cho/Cr升高。这种改变随放射剂量增加而改变越明显。晚期放射性脑损伤MRS表现为NAA、Cr明显下降或消失，Cho可以下降、正常、升高（图13－1－9）；囊变坏死液化区NAA、Cr、Cho的含量基本为零（图13－1－10）。Cho/NAA、Cho/Cr值升高区域可提示放射线导致的炎症、脱髓鞘病变、神经胶质细胞增生等轻度改变。在坏死液化区周围可存在过渡带，该区域内NAA值升高，Cr、Cho值降低，NAA/Cr>1，NAA/Cho>1，推测为膜通透性增大，细胞内容物外溢。线粒体出现功能障碍，导致能量主要来源于细胞液中的物质代谢，而使NAA含量升高。因脑¹H－MRS在放射性脑损伤中发现代谢异常较MRI中可见病灶的范围大，所以在病灶周边仍然显示NAA、Cr和Cho含量以及其比值的明显异常。一般而言，放射性损伤病灶其NAA、Cho和Cr均有显著降低，而原发和复发的脑肿瘤通常显示Cho显著增高，NAA显著减少或缺失，同时乳酸脱氢酶及脂类峰值亦增高，两者之间有明显不同，MRS十分有助于脑肿瘤放疗后肿瘤复发与放射性脑损伤的鉴别。

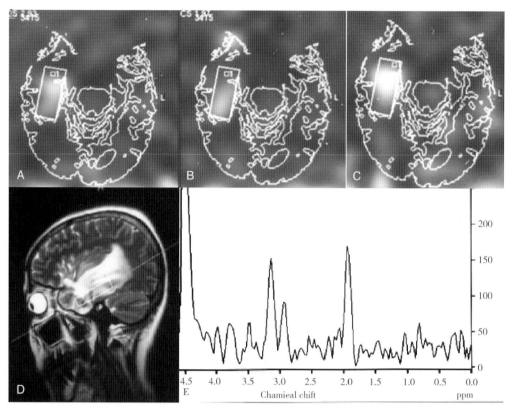

A. Cr; B. NAA; C. Cho; D. T₂WI; E. MRS 谱线图

图 13 − 1 − 9　右侧颞叶迟发性放射性脑损伤，右侧颞叶感兴趣区内 **NAA、Cr** 信号强度降低，**Cho** 升高

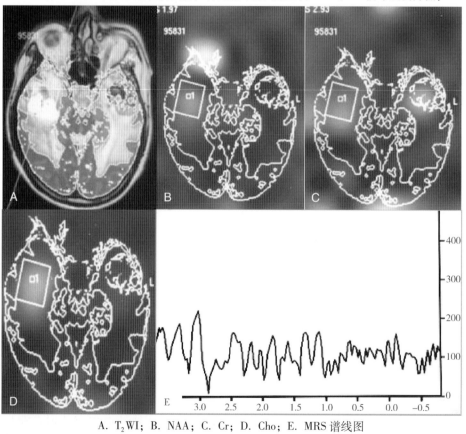

A. T₂WI; B. NAA; C. Cr; D. Cho; E. MRS 谱线图

图 13 − 1 − 10　双侧颞叶迟发性放射性脑损伤，右侧颞叶囊性变。右侧颞叶 **MRS** 检查代谢图示 **NAA、Cr、Cho** 信号强度降低，谱线图囊变区 **3** 种代谢产物图峰值降低

（四）PET 和 PET-CT

在 PET 上，放射性脑损伤可应用^{82}Rb 监测血脑屏障的完整性，如果^{82}Rb 被吸收，表示血脑屏障被破坏。放射性脑损伤早期，由于微血管破坏，脑组织血供不足，可使^{18}F-FDP（^{18}F-氟代脱氧葡萄糖）摄取下降，损伤脑组织血流灌注量呈下降状态。

在 PET-CT 中，可将其分为 3 型。

1. 水肿型 病变以脑水肿为主要表现，即 CT 表现为病变脑组织区域内呈现大小不同的圆形、片状、指状低密度水肿区，病变区 CT 值大于 20Hu，CT 增强无明显强化，PET 显示病变区呈一定程度的代谢降低，此型中 PET 所显示的病灶范围会稍大于 CT 所显示的病灶范围。

2. 液化坏死型 即病变以液化坏死为主要表现，即 CT 呈边界清晰的囊性低密度影，CT 值为 0 ~ 10Hu 之间，CT 增强扫描无明显强化，PET 呈放射性缺损区，此型中 PET 所显示的病灶范围同 CT 所示病灶范围相一致.

3. 萎缩钙化型 一部分病例见颞叶下极萎缩，外侧裂增宽，一部分病例见病变区边缘环形或其内结节状密度不均匀性增高甚至出现明显钙化。水肿型所占比例最高，萎缩钙化型次之，液化坏死型最少。放射性脑损伤出现水肿型改变的时间平均为 3.65 年，出现液化坏死型的时间平均为 6.83 年，出现萎缩钙化型的时间平均为 8.03 年。水肿型往往较早出现，若治疗及时得当可以使病灶消失，另一部分病例损伤会随着时间的延长进一步加重，进入到萎缩钙化型；也有部分病例发现时是液化坏死型，经过一段时间后变为萎缩钙化型，到了此型往往就不再继续发生变化。

三、放射性脑损伤的影像学鉴别诊断

放射性脑损伤在影像学上需与以下疾病鉴别：颅内肿瘤复发、颅内肿瘤转移、原发性胶质瘤、脑囊虫以及脑卒中等。但放射性脑损伤单独发生在脑干者则不易诊断，常与脑干的转移瘤、胶质瘤等混淆，如不能正确诊断，误把放射性脑损伤当作转移瘤、胶质瘤而采取放疗，将是灾难性的后果。

（一）肿瘤复发

原发肿瘤进行放射治疗后出现肿瘤复发需与发生了放射性脑损伤相区分，两者在多个方面具有相似性，如位于原发灶部位或者靠近原发灶；增强后强化；随时间延长，病灶体积逐渐变大；伴发脑水肿；具有占位效应。为常规 CT、MRI 并不能可靠地鉴别肿瘤复发和放射性坏死。通过对病灶在较长的时间内多次复查追踪，放射性坏死有规律性表现。肿瘤复发常见生长活跃的征象，常规的 CT 和 MRI 有可能作出鉴别诊断。MRI 的功能性成像有助于两者的鉴别诊断。

DWI 中，肿瘤实性区域表现出最低的 ADC 值，而囊变/坏死区的 ADC 值最高。结合 MRI 弥散成像可以找到肿瘤细胞生长的最活跃区，有利于穿刺活检部位的选择。

PWI 中，肿瘤复发部位肿瘤血管的增生使局部血流灌注量增加可出现高灌注区，放射性坏死部位由于血管床的减少，血流灌注低下成为低灌注区。rCBV >2.6 可提示肿瘤复发，而 rCBV <0.6 提示非肿瘤性强化区。对于 rCBV 介于 0.6 和 2.6 之间的则需要其他检查加以鉴别。鼻咽癌接受放射性治疗后放射性坏死区在 rCBV 图上显示低灌注，信号－时间曲线平直没有信号强度的下降（正常脑组织显示信号强度下降峰），而脑内肿瘤血行转移灶在 rCBV 图上显示高灌注。信号－时间曲线显示较正常脑组织更大的信号强度下降峰。

MRS 中，肿瘤复发与正常脑组织明显不同。与一般脑肿瘤的^{1}H-MRS 改变相似，肿瘤复发表现为 Cho 的上升和 NAA 的下降，NAA/Cr 及 NAA/Cho 值下降，Cho/Cr 值升高。一旦发现 Cho 波峰有上升的趋势时应高度怀疑肿瘤复发的可能。局部 Cho 浓度显著下降提示肿瘤向坏死转变，而原来正常或坏死区域出现 Cho 浓度升高则提示肿瘤进展。放射性坏死时则不出现 Cho 波峰上升，相反其波峰下降，这是放射性坏死的[1]H-MRS 特征。Cho 的增高可以用于鉴别肿瘤复发和放射性坏死，NAA 对区别两者无帮助。Lip 波峰出现提示为肿瘤复发，尤其是恶性肿瘤。由于肿瘤组织本身存在中性脂质，也可为位于进行性生长的肿瘤边缘的巨噬细胞吞噬不移动的脑脂质进而分解代谢产生可移动的脂质，还有可能是由于巨噬细胞吞噬坏死的肿瘤细胞后分解产生的。^{1}H-MRS 对脑肿瘤复发与放射性坏死的鉴别有帮助，但由于复发的脑肿瘤常常与放射性坏死并存，干扰[1]H-MRS 波的改变，在具体应用时需对成像体素的大小和位置加以注意。

PET 在鉴别脑肿瘤复发和放射性脑坏死方面也优于 CT 和 MRI。肿瘤复发则代谢活跃，放射性脑损伤则大多代谢低下。

（二）转移瘤

根据典型 CT、MRI 所见，结合放射治疗病史，可以较明确诊断放射性脑损伤。但晚期放射性脑坏死，出现环形强化，从形态上看酷似转移瘤。转移瘤多发生在皮层或皮层下，脑转移瘤多发且多血供，增强扫描呈结节状强化，周围呈指状水肿，往往转移灶小而引起的水肿广泛颇具特点，一般均有占位效应，其程度与病变范围成正相关。

（三）胶质瘤

脑胶质瘤可呈环状强化，但环壁厚薄不均、不规则，有时可见壁结节瘤内可有出血。

（四）脑脓肿

MRI 上脑脓肿的中心与水肿带 T_1WI 呈低信号，T_2WI 呈高信号，两者之间的脓肿壁为等信号，或 T_1WI 稍高、T_2WI 稍低信号。增强后表现为明显的环状强化。环状强化的特点是壁厚度均一、信号均一、强化效应均一，有时在相邻区域可见子脓肿强化，更有利于与放射性脑坏死灶相鉴别。

第二节　放射性脊髓损伤

放射性脊髓损伤，亦称放射性脊髓病（radiation myelopathy）。是脊髓组织受到放射线照射，在多种因素联合作用下使神经元发生变性、坏死而引发的。该病无特效疗法并且严重影响患者生活质量。随着放射治疗学的发展，出现因射线所致的神经损伤的患者也越来越多，0.8% ~ 3.51% 患者放疗后可发生放射性脊髓损伤。

放射性脊髓损伤多见于食管癌、甲状腺癌、纵隔肿瘤、脊椎肿瘤或鼻咽癌等放疗后。由于胸部肿瘤多靠近胸髓，而且放射野较大，照射剂量也高，放疗定位重复性差，易导致胸髓出现损伤。鼻咽癌具有向周围组织侵犯的生物学行为，放射野难以完全避开颈段脊髓，因此颈髓损伤也常发生。

放射性脊髓损伤的发生机制现阶段认为主要以血管和胶质细胞的损伤为主，包括外照射直接损伤脊髓组织，主要为白质损伤；脊髓供血血管损伤引起缺血性改变，导致脊髓缺血性坏死；静脉内皮损伤；机体对放射损伤产生变态反应。晚期放射性脊髓损伤，不是由于对神经细胞的直接作用，而是对靶细胞群的损伤，最可能的靶细胞群是胶质细胞群和内皮细胞群。

放射性脊髓损伤病理表现为白质和灰质同时受累，但以白质为主。依不同的阶段及损伤的程度不同而表现有所差异。可以出现局灶性凝固坏死和神经纤维脱髓鞘改变，也可见组织溶解液化、坏死、空泡变，神经细胞和胶质细胞变性，毛细血管明显增多，管壁增厚，管腔闭塞，周围有陈旧性出血，胶质瘢痕形成和少量炎性细胞浸润，病灶周边组织有水肿等改变。

放射性脊髓损伤临床表现多种多样，按发生时间的主要表现分为急性放射性脊髓损伤（1 个月内）、早期迟发性放射性脊髓损伤（放疗后 1 ~ 6 个月）和晚期迟发性放射性脊髓损伤（6 个月以上）。

一、放射性脊髓损伤的影像学检查

CT 和 MRI 常用于对放射性脊髓损伤的检查，虽然 CT 不断有新的技术和设备出现，大大提高了图像分辨率，但是对脊髓灰白质分界仍不能清晰分辨，在放射性脊髓损伤的作用中不及 MRI 检查，但其可以发现放射性脊髓损伤伴随的其他结构如脊柱椎体骨质结构、皮肤软组织等结构的异常。MRI是诊断放射性脊髓损伤的主要影像学检查手段，MRI 的普及应用使得该病检出率明显提高，另外 MRI的多种新技术如 DTI、MRS 等也逐渐应用于脊髓损伤的早期诊断，有着较大的临床应用价值。国内外学者运用多种序列进行脊髓 DTI 成像，白质呈高 FA、RA 值，显示出较显著的各向异性；而中央部分FA、RA 值介于脑脊液与白质之间，可能是由于颈髓中央灰质和中央管的共同作用造成的，灰质内有神经元的核周体、胶质细胞、毛细血管和一些网状组织，因此，水分子在其内的扩散受到的限制较小，显示出较低的各向异性；在脑脊液中的扩散受到的限制更小，因而显示出很低的 FA、RA 值。MRS 可通过 NAA 从代谢水平上反映出脊髓损伤程度。

PET 检查较少应用于脊髓损伤，目前也有应用于放射性脊髓损伤诊断的少数报道。

二、放射性脊髓损伤的影像学表现

（一）CT

放射性脊髓损伤早期 CT 无异常变化，晚期 CT 可表现为脊髓内出现斑片状稍低密度影，脊髓软化时可见 CT 呈条带状低密度影，增强后脊髓边缘异常强化。放射野内出现相应椎体骨质疏松，局部皮肤变薄，皮下脂肪减少。

（二）磁共振成像

脊髓损伤均发生在放射照射野内。脊髓内神经纤维脱髓鞘，组织溶解液化及水肿形成是 MRI 出现长 T_1、长 T_2 信号的病理基础。血脑屏障的破坏，毛细血管增多则是 GdPA 增强的病理基础。

由于放射性脊髓损伤处于不同的发展阶段，MRI 表现也有阶段性差异：早期 MRI 表现为平扫 T_1WI 稍低或低信号改变，T_2WI 呈条状或斑片状高信号，T_2WI 上病变比 T_1WI 范围更广，病变往往延续几个椎体节段的脊髓。脊髓灰白质分界不清，T_2WI 上脊髓灰质 "H" 形和周围白质体积变小。增强扫描一般不强化。横断位和（或）矢状位早期有时显示为脊髓增粗，边缘不整齐。另外放射性脊髓损伤在急性期即使有严重的神经功能损害，MRI 可表现为正常，但是在迟发性放射性脊髓损伤中MRI 的阳性率大大增高。如停止放射治疗，处在早期放射损伤的病灶可在短期内消失，但部分病例仍可能呈进行性加重，发展为晚期迟发反应。

晚期迟发反应又称为放射性坏死，MRI 上病变脊髓呈连续性多节段，轻重程度不同。慢性期脊髓大小正常或变细萎缩或部分脊髓软化，蛛网膜下隙明显增宽，脊髓病灶仍以 T_1WI 低信号、T_2WI 高信号为主，但信号不均匀。增强后，脊髓矢状位和冠状位上呈片状或结节状，轴位上呈弧形或（和）结节状强化，病变重者强化显著，强化位于脊髓边缘，伴有灰质受累，这与白质损害为主的病理基础是相符合的。脊髓内的坏死囊变，及周围水肿区，增强后不强化。萎缩的脊髓在 MR T_1WI 和 T_2WI 上信号变化不明显，脊髓表面光滑或欠光滑（图 13 - 2 - 1）。

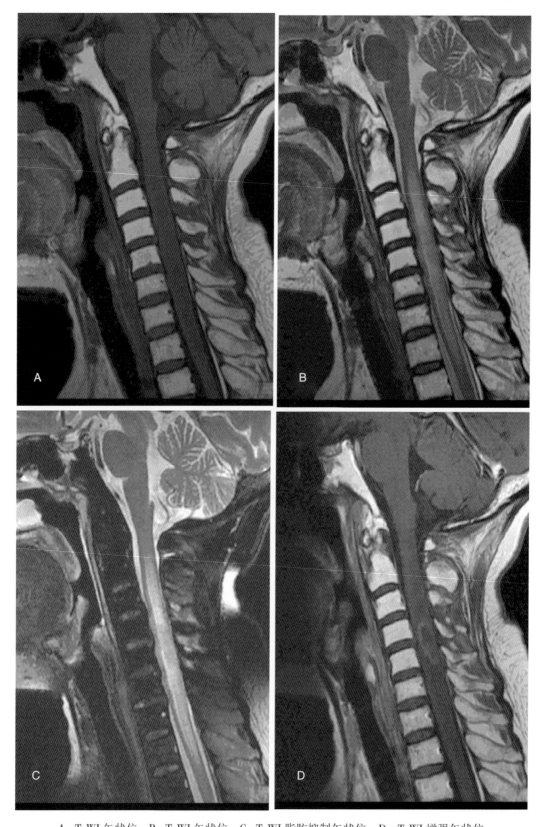

A. T₁WI 矢状位；B. T₂WI 矢状位；C. T₂WI 脂肪抑制矢状位；D. T₁WI 增强矢状位

图 13 - 2 - 1 男性，鼻咽癌放疗出现四肢截瘫症状。MRI 上颈髓肿胀，T₁WI 呈弥散性低信号，T₂WI 及 T₂WI 脂肪抑制序列上呈高信号，增强后 T₁WI 上 C₄ ~ C₅ 水平脊髓中央可见囊变坏死，呈环形强化。颈椎椎体由于射线照射骨髓脂肪化，抑制序列上表现为极低信号

在脊髓损伤的同时，照射野内的椎体因弥散性脂肪浸润而呈短 T_1 信号改变。年龄越大，照射总剂量越高，其椎体信号改变越明显。

放射性脊髓损伤临床预后不良，早期诊断早期治疗极为重要。MRI 可直接显示放射性脊髓损伤的形态、范围和信号改变，为临床诊断和治疗提供准确依据。

三、放射性脊髓损伤的影像学鉴别诊断

（一）转移瘤

迟发性放射性脊髓损伤与原发肿瘤脊髓转移的鉴别在 MRI 表现中存在一定困难，影像学表现有相似之处。迟发性放射性脊髓损伤 MRI 表现为由早期斑片状强化可演变为更大范围的环形强化，中心有不强化区，提示出现脊髓坏死。转移瘤相对出现环形强化的情况要少，坏死的不强化区小，病灶的强化明显，转移瘤常见出现多发异常结节状强化，同时出现硬脊膜不规整增厚、异常强化。放射性脊髓损伤 FDG-PET 中对 FDG 摄取增加，但停止放射治疗出现恢复时 FDG 摄取可下降，转移瘤则在 PET 中通常表现为代谢增加。

（二）急性脊髓炎

临床上发病突然，症状较重，病程短。MRI 显示病变部位脊髓一般轻度增粗，病变范围可长可短，多呈小片状、片状强化或不强化，可并有软脊膜强化。病变节段内斑点状或片状长 T_1、长 T_2 信号，常为多发，或有融合，强度不均。脊髓放射性损伤病灶表现及临床症状均呈渐进性，最后体征检查平面与脊髓损害平面一致。

（三）多发性硬化

表现为空间上的多发性和时间上的多发性，可出现脑、脊髓、视神经和脊神经损害的各种表现。MRI 显示侧脑室周围有类圆形或融合性斑块，呈长 T_1、长 T_2 信号，大小不等，半卵圆中心、胼胝体有类圆形斑块，脑干、小脑和脊髓有斑点状不规则斑块，呈长 T_1、长 T_2 信号。急性期可见脑室周围或脊髓白质内强化灶。

（四）脊髓肿瘤

可发生在非照射野内，脊髓肿瘤常可见脊髓显著增粗，范围一般较长，肿瘤多呈结节状或与脊髓形态一致。放射性脊髓损伤病变主要位于白质或以白质为主，脊髓肿瘤常累及整个断面。由于放射性损伤的脊髓代谢低下，动态 MRI 表现为延迟强化，这与脊髓肿瘤相反。

第三节　放射性周围神经损伤

放射性周围神经损伤，亦称放射性周围神经病（radiation induced peripheral neuropathy）。随着放射治疗技术的发展，放疗和化疗的联合应用，延长了肿瘤病人生存时间的同时，人们逐渐发现周围神经放射性损伤的发病率也随之增加，主要是指体外放疗照射或术中放疗照射后引起照射野内周围神经损伤。放射剂量过高是导致神经病变的主要原因，特别在 2 个照射野交叉部位，周围神经受辐射量远超过计算的剂量。放射引起外周神经损伤的原因包括 2 个方面：一是射线对神经髓鞘、雪旺细胞、神

经微血管和神经纤维蛋白的直接作用。二是射线所引起的神经周围组织纤维化对神经的挤压和牵拉、神经周围血管损伤所致的神经缺血缺氧及慢性放射性炎症都可引起神经发生继发性损伤。

放射性周围神经损伤最常发生的部位是臂丛、腰骶丛和舌咽神经等。如盆腔肿瘤、腹腔肿瘤较大剂量照射治疗引起腰骶神经丛和坐骨神经不可避免的损伤；乳腺癌放疗可导致臂丛神经放射性损伤。鼻咽癌的放射治疗引起的周围神经损伤如前所述主要是颅神经损伤，其他周围神经如喉返神经亦可能受到损伤，关于鼻咽癌放疗后引起的臂丛神经损伤的发生率极低，因此相关的临床报道亦非常少，但在临床上仍然可以观察到。

一、放射性周围神经损伤的影像学检查

MRI 具有独特的软组织分辨率优势，也是周围神经目前主要可使用的影像检查方法。周围神经及其病变的 MRI 检查应根据具体的神经、具体的临床表现、临床拟诊的病变类型选择合适的线圈、合理有效的扫描序列，使周围神经及其病变最大限度地得以显示。周围神经系统的 MRI 检查是以快速自旋回波（TSE）序列 T_1WI、T_2WI 并联合脂肪抑制技术以及钆剂增强后 T_1WI 序列为主，能够清楚显示硬膜囊、神经根鞘外形及脊神经根的节内段、神经节和部分节外段脊神经的走行。目前一些相关的特殊技术可进一步提高病变显示的灵敏性、特异性和准确性。如神经成像术（magnetic resonance neurography，MRN），可使神经呈高信号，而周围结构呈低信号，神经和病变能清楚地显示，此技术联合脂肪抑制技术和弥散加权成像，可获得周围神经纤维束的高分辨率图像，对神经的显示就像 DSA 显示血管一样的清楚。MR 脊髓造影术（magnetic resonance myelography，MRM）能评价神经根的完整性、神经根部分撕脱或完全撕脱、神经根是否受压和受压程度以及其他损伤等。

二、放射性周围神经损伤的影像学表现

周围神经放射性损伤的 MRI 表现无特异性表现，与周围神经的外伤性损伤相似。以臂丛神经放射性损伤为例，MRI 上表现为神经丛肿胀、增粗，神经干 T_2WI 信号异常增高，或表现为 T_2WI 信号轻度增高的弥散性病变，以及邻近神经脂肪结构信号改变，呈长 T_1、长 T_2 异常信号影（图 13 - 3 - 1）。这种信号改变由于神经组织发生纤维化，同时可能合并有水肿、血管损伤和炎症存在。因照射野内的组织纤维化，导致 MRI 上周围神经周围的脂肪 T_1WI 高信号减弱，神经束缺少脂肪衬托而变得模糊。另外纤维化的存在，还可出现治疗后损伤神经仍然长时间异常强化。DWI 序列中也可发现神经增粗及弥散信号增高，其周围无软组织肿块（图 13 - 3 - 2）。

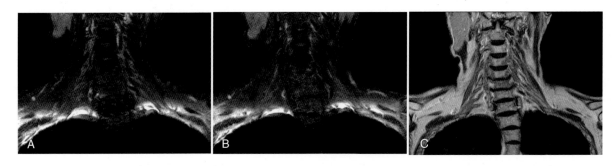

A. T_2WI 脂肪抑制冠状位；B. 连续层面 T_2WI 脂肪抑制冠状位；C. T_2WI 增强冠状位

图 13 - 3 - 1　男性，65 岁，肺癌放疗后 2 年，左上肢上抬困难。MRI 上左侧臂丛神经束 T_2WI 上呈高信号，T_1WI 增强后明显强化

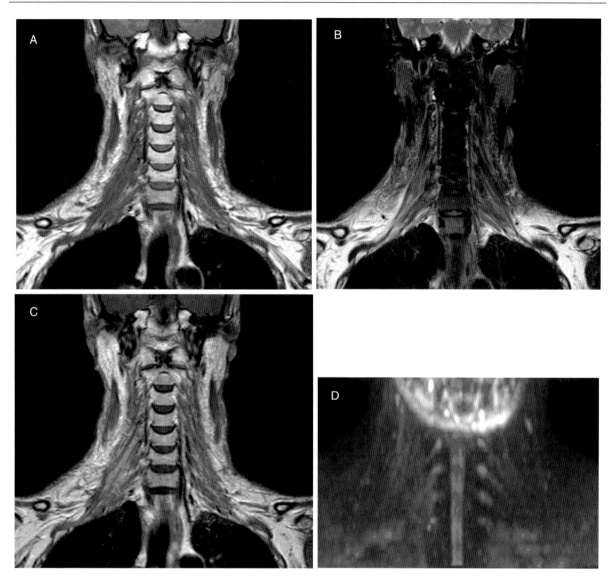

A. T_1WI 冠状位；B. T_2WI 脂肪抑制冠状位；C. T_1WI 增强冠状位；D. DWI 冠状位

图 13-3-2　男性，50 岁，鼻咽癌放疗后半年，左上肢酸痛。MRI 上右侧臂丛神经束肿胀，T_1WI 呈等信号，T_2WI 上呈高信号，T_1WI 增强后明显强化，DWI 上为高信号，右侧斜角肌出现类似信号改变

　　放射性周围神经损伤的程度与 MRI 中 T_2WI 和压脂序列、增强后信号强弱有一定相关性，临床出现结节样病变即严重纤维化的区域往往 MRI 上表现为 T_2WI 及压脂序列更高的信号，有些病例中可出现异常强化。

　　放射性周围神经损伤可引起继发的神经肿瘤性病变，相对更加罕见，通常错误地认为外周神经对放射反应有一定抵抗力，所以继发肿瘤非常少，但大约 10% 接受放射治疗的患者存在继发肿瘤出现的危险，其中包括周围神经因放射损伤而新生的肿瘤。周围神经继发的肿瘤主要为神经鞘膜来源恶性肿瘤，如神经纤维肉瘤，此时 MRI 可表现为沿周围神经走行的梭形、结节样新生软组织肿块，多呈长 T_1、长 T_2 异常信号影，增强后可见异常强化。

　　周围神经放射性损伤主要需与周围神经转移性肿瘤鉴别，T_2WI 有利于与原发肿瘤早期浸润鉴别，周围神经放射性损伤 T_2WI 高信号略低于原发肿瘤。如乳腺癌是最常见的使臂丛神经受侵犯并发生转移的原发肿瘤，与原发肿瘤相比，放射性周围神经损伤相对较少引起严重的剧痛，且常首发在臂丛神经的上段分支。

（沈　君　赵继泉　成丽娜）

参 考 文 献

1. 卜俊国，袁亚维，石玉生. 鼻咽癌放射性脑病的诊断和治疗. 第一军医大学学报，2000，20：61～63

2. 林曰增，张雪林，阎卫平. 鼻咽癌放疗后反射性脑病 CT 灌注研究. 中华放射学杂志，2002，436：339～343

3. 卢杰，李坤成. 正常成人脑组织弥散的定量研究. 中国医学影像技术，2003，19：975～977

4. 赵继泉，梁碧玲，沈君，等. 颞叶迟发性放射性脑病磁共振脑血流灌注表现. 癌症，2005，24：1002～1005

5. 郭雪梅，肖江喜. 扩散张量磁共振成像的基本原理及应用. 实用放射学杂志，2003，19：840～843

6. 安维民，蔡幼铨，邱本胜，等. 健康成人脑代谢物浓度以及比值的 1H-MRS 研究. 中国医学影像学杂志，2001，9：414～417

7. 王欣璐，尹吉林，李向东，等. 鼻咽癌放疗后迟发性放射性脑病的 PET/CT 影像分型. 南方医科大学学报，2008，28：320～323

8. 谷铣之，殷蔚伯，刘泰福，等. 肿瘤放射治疗学. 北京：北京医科大学中国协和医科大学联合出版社，1993

9. 夏黎明，王承缘. 放射性脊髓伤的 MRI 诊断. 放射学实践，2000，15：259～262

10. 王岩，马林，李德军，等. 正常人颈髓扩散张量成像的定量分析. 中国医学影像技术，2009，25：1371～1374

11. 余留森，余海霞，屈宝华，等. 55 例放射性脊髓病 MR 诊断和临床分期观察. 中国实用神经疾病杂志，2009，12：49～50

12. 鞠文翠，林志雄，李德锐，等. 周围神经放射性损伤的研究进展. 国外医学 – 神经病学、神经外科学分册，2005，32：234～237

13. Lee AWM, Ng SH, Ho JHC, et al. Clinical diagnosis of late temporal lob necrosis following radiation therapy for nasopharyngeal carcinoma. Cancer, 1988, 61：1535～1542

14. Norris AM, Carrington BM, Slevin NJ. Late radiation change in the CNS：MR imaging following gadolinium enhancement. Clin Radiol, 1997, 52：356～362

15. Zhao JQ, Liang BL, Shen J. Magnetic resonance imaging findings of temporal lobe radiation encephalopathy. Aizheng, 2003, 22：1209～1213

16. Rajendra T, Lee KS, Chumpon C, et al. Previously - treated nasopharyngeal carcinoma with cystic lesions in the temporal lobe. Singapore Med J, 2004, 45：590～593

17. New P. Radiation injury to the nervous system. Current Opinion in Neurology, 2001, 14：725～734

18. Schaefer P. Applications of DWI in clinical neurology. Neurol Sci, 2001, 186：25～35

19. Bammer R. Basic principles of diffusion-weighted imaging. Eur Radiol, 2003, 45：169～184

20. Armstrong C, Gyato K, Awadalla A, et al. A critical review of the clinical effects of therapeutic irradiation damage to the brain：the roots of controversy. Neurop sychol Revi, 2004, 14：65～86

21. Nakahara M, Ericson K, Bellander BM. Diffusion-weighted MR and apparent diffusion coefficient in the evaluation of severe brain injury. Acta Radiol, 2001, 42：365～369

22. Tsui E, Chan J, Ramsey R, et al. Late temporal lobe necrosis in patients with nasopharyngeal carcinoma：evaluation with combined multisection diffusion weighted and perfusion weighted MR imaging. Eur J Radiol, 2001, 39：133～138

23. Tsui EYK, Chan JHM, Ramsey RG, et al. Late temporal lobe necrosis in patients with nasopharyngeal carcinoma：evaluation with combined multi-section diffusion weighted and perfusion weighted MR imaging. European Journal of Radiology, 2001, 39：133～138

24. Castillo M, Mukherji SK. Diffusion-weighted imaging in the evaluation of int racranial lesions. Semin Ultrasound CT MR, 2000, 21：405～416

25. Bates TE, Strangward M, Keelan J, et al. Inhibition of N-acetylaspartate production：implications for 1H-MRS stud-

ies in vivo. Neuroreport, 1996, 7: 1397～1400

26. Burtscher IM, holtas S. Proton magneticresonance spectroscopy in brain tumours: clinical applications. Neuroradiology, 2001, 43: 345～352

27. Chong VF, Rumpel H, Fan YF, et al. Temporal lobe changes following radiation therapy: imaging and proton MR spectroscopic findings. EurRadiol, 2001, 11: 317～324

28. Schlemmer HP, Bachert P, Herfarth KK, et al. Proton MR spectroscopic evaluation of suspicious brain lesions after stereotactic radiotherapy. AJNR, 2001, 22: 971～979

29. Sugahara T, Korogi Y, Tomiguchi S, et al. Posttherapeutie intraaxial brain tumor: the value of perfusion sensitive contrast enhanced MR imaging for differentiation tumor recurrence from nonneoplastic contrast-enhancing tissue. AJNR, 2000, 21: 901～909

30. Gibbs IC, Patil C, Gerszten PC, et al. Delayed radiation-induced myelopathy after spinal radiosurgery. Neurosurgery, 2009, 64: 67～72

31. Michikawa M, Wada Y, Sano M, et al. Radiation myelopathy: significance of gadolinium-DTPA enhancement in the diagnosis. Neuroradiology, 1991, 33: 286～289

32. Uchida K, Nakajima H, Takamura T, et al. Neurological improvement associated with resolution of irradiation－induced myelopathy: serial magnetic resonance imaging and positron emission tomography findings. J Neuroimaging, 2009, 19: 274～276

33. Chamroonrat W, Posteraro A, El－Haddad G, et al. Radiation myelopathy visualized as increased FDG uptake on positron emission tomography. Clin Nucl Med, 2005, 30: 560

34. Shen J, Wang HQ, Zhou CP, et al. Magnetic resonance microneurography of rabbit sciatic nerve on a 1.5-T clinical MR system correlated with gross anatomy. Microsurgery, 2008, 28: 32～36

35. Shen J, Wang HY, Chen JY, et al. Morphologic analysis of normal human lumbar dorsal root ganglion by 3D MR imaging. AJNR, 2006, 27: 2098～2103

36. Shen J, Zhou CP, Zhong XM, et al. MR Neurography: T_1 and T_2 measurements in acute peripheral nerve traction injury in rabbits. Radiology, 2010, 254: 729～738

37. Johansson S. Radiation induced brachial plexopathies. Acta Oncol, 2006, 45: 253～257

38. Hoeller U, Bonacker M, Bajrovic A, et al. Radiation－induced plexopathy and fibrosis. Is magnetic resonance imaging the adequate diagnostic tool? Strahlenther Onkol, 2004, 180: 650～654

39. Gelareh Z, Chris B, Patrick S, et al. Radiation induced peripheral nerve tumors: case series and review of the literature. J Neurooncol, 2007, 83: 205～212

40. Wittenberg KH, Adkins MC. MR imaging of nontraumatic brachial plexopathies: frequency and spectrum of findings. Radiographics, 2000, 20: 1023～1032

第十四章　鼻咽癌放疗后放射性神经损伤的核素显像诊断

第一节　概　　述

放射性核素显像诊断（radionuclide image forming diagnosis）是核医学的重要内容。是一种以脏器内、外或脏器与病变之间的放射性浓度差别为基础的脏器或病变显像方法。放射性核素或其标记物被引入人体内，参与组织代谢，并发射能穿透组织的核射线，用放射性探测器进行体表探测，把它们的代谢过程定位、定量地显示出来，从而对疾病进行诊断。是从20世纪50年代以后迅速发展起来的现代医学重要诊断技术之一。

放射性核素显像诊断与X线诊断、CT、MRI、超声等共同组成医学影像学。放射性核素显像常用的显像仪器为γ照相机和发射型计算机断层照相机（ECT），后者又分为正电子类型的正电子发射体层显像术（positron emission tomography，PET）和单光子类型的单光子发射型计算机断层显像（single photon emission computed tomography，SPECT）。

放射性核素显像为无创性检查，其特点是应用核素示踪原理，示踪剂参与体内或细胞内的生化、生理过程。由于病变部位摄取放射性药物的量和速度与它们的血流量、功能状态、代谢率或受体密度等密切相关，因此所得影像不仅可以显示它们的位置和形态，更重要的是可以反映它们的上述种种状况（可以统称为功能状况），故实为一种功能性显像。众所周知，绝大多数疾病的早期，在形态结构发生变化之前，上述功能状态已有改变，因此放射性核素显像常常能比以显示形态结构为主的X线、CT、MRI、超声检查等较早地发现和诊断很多疾病。

同时放射性核素显像具有简便、准确、无合并症、无痛苦等优点。且其所用的放射性核素物理半衰期（physical half life，$T_{1/2}$）短，显像剂化学量极微，病人所接受的辐射吸收剂量（absorbed dose）低，因此发生毒副作用的概率极低。

但放射性核素显像受引入放射性活度及仪器分辨率的限制，它的空间分辨率不如CT、MRI，影响对细微结构的精确显示。近年来图像融合（fusion imaging）技术可将CT、MRI解剖结构影像与核医学SPECT和PET获得的功能代谢影像相叠加，更有利于病变精确定位和准确定性诊断。

核素显像目前已广泛应用于脑部、甲状腺、肺部、心血管和腹部实质脏器及全身骨骼系统扫描，而且开始应用于肿瘤的定性诊断，具有十分广阔的前途。

鼻咽癌放射治疗的放射性脑损伤（放射性脑病）是鼻咽癌放疗后所致的严重并发症之一，临床上常靠临床症状、CT或MRI进行诊断。但是由于一旦在CT或者MRI能够发现时，患者脑内已出现明显可见的脑形态学改变，其病灶往往已经十分明显，临床症状亦非常严重，从而导致临床治疗的耽搁，极大地影响预后。因此，如何能够早期进行诊断变得越来越重要。本章试图从核医学的角度来探讨放射性核素显像诊断在放射性脑损伤中的诊断意义。

第二节　放射性核素脑显像

一、核素脑显像原理及优缺点

放射性核素脑显像与脑 CT 都是利用射线成像的技术，但与 CT 不同的是核素脑显像是把放射性核素标记的示踪剂引入体内，用探头在体外探查核素在靶器官内的动态和（或）静态分布状况。这些示踪剂具有一定的生理生化特性，借此可以了解脑的功能和生理生化方面的变化，在观察和研究脑血流分布、代谢、受体等方面有着重要作用。

神经系统核医学检查主要包括脑血流灌注显像、脑代谢显像、中枢神经递质和受体显像、放射性核素脑血管显像及脑脊液显像。

绝大多数脑病在病程的早期仅有生理和功能（包括血流、代谢和受体等）上的改变。或者是有的脑病经治疗后结构上的变化恢复正常，但功能上的损伤仍然存在，此时 CT 和 MRI 常阴性，而脑功能显像可以为疾病的诊断，特别是早期诊断提供重要的信息。功能性显像亦称为分子显像，可以探查脑细胞的存活和功能活动，为脑的正常生理活动和各种脑病的基础研究提供了一种十分有效的工具。

脑核素显像最大的缺点是不能定性，它所反映的是各种病理生理和解剖结构变化均可引起的局部血流和代谢的改变，必须结合临床加以分析。同时放射性核素引入体内后，作为一个放射源，它以相等的能量向周围散射，因此必须给探头加上准直器（SPECT），或利用符合探测（PET）的方法才能获得靶器官的二维平面或断层影像。另外核素作为体内一个放射源，在显像结束后的一定时间内对身体产生辐射损伤，故必须尽量减少显像时所用的剂量。这就在很大程度上限制了功能性脑显像分辨率的灵敏度。由于在正常情况下脑内的血流和代谢的分布是不均衡的，其中白质的血流和代谢明显低于灰质。因而功能性脑显像对较小的、白质内特别是深部的、轻度弥散性的损伤常较难探测。

二、核素功能性脑显像与解剖性脑显像的关系

神经系统的疾患多而复杂，从目前辅助诊断技术来看，以 CT、MRI 为主要手段，但 PET 及 SPECT 在某些疾病方面仍有其优势，如脑血管疾病、脑肿瘤复发抑或放射性脑损伤的鉴别诊断。测定脑肿瘤氧、葡萄糖、蛋白质合成、pH 和受体密度是 PET 的独特技术，而其他如 SPECT 的免疫显像技术，加上预定位技术等也可使得脑肿瘤在体内的生化过程得以充分的反映。

当然，不可否认的是，脑的功能与解剖结构是相互依存的，脑的功能活动是以其解剖结构为基础，而解剖结构的存在又必须依赖其正常的功能活动（血供和代谢）。解剖结构的变化必然伴有功能的改变，而持久的功能活动异常也终将导致解剖结构的损伤，因此功能性和解剖性脑显像两者之间的关系是相辅相成、相互补充的。因此临床工作中应全面了解脑成像的基本原理、方法和特点，结合病人的具体情况，选择不同的检查方法，以达到正确诊断的目的。

第三节　核素脑显像在放射性脑损伤中的应用

目前随着头颈部肿瘤尤其是鼻咽癌放射治疗疗效的提高和患者生存期的延长，放射性脑损伤病例

数目也逐年增多。但它们的临床表现无特异性，很容易被忽略。如果能够早期诊断并得到及时的神经保护和神经营养治疗，可以减低脑损伤或完全恢复正常。如未能及时发现，放射性脑损伤会逐步进展，最终导致脑软化、坏死和钙化而出现一系列临床症状。如果伴有局部肉芽肿形成与脑肿瘤鉴别诊断错误，将导致错误的实施放疗，从而加重脑损伤，因此放射性脑损伤的早期正确诊断具有重要的临床意义。

核医学在脑肿瘤的诊断、鉴别诊断和治疗中起着重要的作用，核素脑显像可以提供脑肿瘤在血流灌注、葡萄糖代谢、氨基酸代谢、氧利用、受体活性和细胞增殖活性等功能方面的信息，帮助鉴别脑肿瘤的良恶性，确定恶性脑肿瘤的等级和增殖活性，鉴别术后、放疗后肿瘤残存、复发或斑痕、坏死组织、观察治疗的效果等。

放射性脑损伤往往只有在排除肿瘤复发后才能诊断，若肿瘤区域经照射后出现坏死时，CT、MRI仍难以鉴别。MRI灌注成像、MRI弥散成像以及MRS能够评价在脑内发生的生化反应，在反映功能性改变方面有一定的意义。核素显像检查对放射性脑损伤的诊断为低血流及低代谢区，有助于对放射性脑损伤进行早期诊断，并可以作为CT、MRI等诊断的进一步补充。

一、脑血流灌注显像

（一）原理

脑血流灌注显像（cerebral blood flow infusion imaging）是指使用核医学仪器进行显像以获得脑血流灌注影像的技术。通常是静脉注射分子量小、不带电荷且脂溶性高，能自由通过血脑屏障进入脑组织的放射性核素标记的脑显像剂进入脑细胞，随后在水解酶或脂解酶作用下转变为水溶性物质或经还原型谷胱甘肽作用分解成带电荷的次级产物，从而滞留在脑组织内，它们在脑组织中浓集的数量与局部相对脑血流量（relative cerebral blood flow，rCBF）成正相关，并在脑组织内稳定停留，此时就可以用核医学仪器进行显像。因此该技术可以通过放射性核素标记的脑显像剂在脑内放射性分布来反映脑的功能解剖，而脑内放射性分布是脑血流灌注和脑细胞功能、活动的综合结果，因局部脑血流量与局部脑功能代谢平行，因此本检查在一定程度上亦能反映局部脑功能状态，SPECT和PET均可用于脑血流灌注显像。

（二）临床应用

1. 早期检测鼻咽癌放疗后局部病灶血管损伤 如前所述，在鼻咽癌患者放射治疗后出现放射性脑损伤的发病机制中，放射线造成脑组织的中、小血管的损伤被认为在放射性脑损伤的发生和发展中占有重要的地位。放疗后引起的血管损伤可以导致血管腔的管壁增厚，淀粉样变性和纤维素样坏死，内皮增生，血栓形成，最后可导致血管腔闭塞。另一方面，照射导致血脑屏障通透性增加，血管周围水肿和血管萎缩，微循环障碍影响血流和能量供应，从而导致缺血或代谢障碍，脑组织缺血和不可逆坏死。目前认为血管损伤是脑晚期坏死的首要原因。

然而在患者接受放疗后的早期，尽管血管的损伤已经开始，但是rCBF仍然可以处在正常的水平，或者是处于慢性低灌注状态，这时神经系统检查及CT和MRI检查结果多为阴性，而rCBF显像可及早发现患者脑内存在缺血性改变，病变部位可以出现不同程度的放射性减低或缺损区，应用负荷试验，可进一步提高检查的灵敏度，有助于慢性低灌注状态病灶的检出。从而在临床上提示应及早进行有效的干预措施，尤其是对改善脑的血流灌注治疗具有重要的意义。

SPECT脑血流灌注显像是应用放射性核素断层显像技术，在生理条件下研究鼻咽癌放疗后所致的放射性脑损伤，探讨其发病机制，它对鼻咽癌患者放射治疗后出现的早期的脑缺血缺氧性病变敏感，可提早发现放射性脑损伤。国内梁培炎等探讨了 SPECT 脑血流灌注显像在鼻咽癌放射治疗后放射性脑损伤中的临床价值。他们采用[99m]Tc-ECD 作为示踪剂进行 SPECT 脑血流灌注显像检查，对 16 例鼻咽癌放射治疗后有放射性脑损伤症状的患者和 8 例未经放疗的鼻咽癌患者作半定量分析并对测量结果作统计学分析，同时 16 例放射性脑损伤患者同期做 CT 对比。结果发现有放射性脑损伤症状的鼻咽癌患者双侧颞叶局部脑血流灌注（rCBF）下降。而且由于本组病例鼻咽癌病灶绝大部分位于左侧鼻咽部，脑左侧颞叶放射性损伤较右侧明显，提示损伤侧局部脑血流灌注减低的程度与该患者受照射的鼻咽癌放射治疗剂量成正相关。而 8 例未经放疗的鼻咽癌患者，其双侧颞叶局部脑血流灌注正常。在 SPECT 显像为阳性的 16 例中，CT 检查为阴性者有 13 例，但是在其后的长期随访中有 7 例 CT 检查转为阳性，另 6 例经过临床治疗好转，放射性脑损伤症状消失。结果提示 SPECT 显像检查发现鼻咽癌放射治疗后放射性脑损伤的阳性率高于同期 CT 检查。

谢昌辉等人使用[99m]Tc-ECD 进行的 rCBF 显像对 45 例鼻咽癌放射性脑损伤患者进行了研究，其中 42 例出现不同程度的以颞部为主，向顶、额、枕叶辐射的血流灌注异常，同期 CT 有 24 例阳性；30 例未经放疗的鼻咽癌患者 rCBF 显像发现 2 例阳性。rCBF 诊断放射性脑损伤的灵敏度和准确率均为 93.3%，明显高于 CT（分别为 53.3% 和 72%），差异均有显著性。他们的研究进一步发现对于诊断急性放射性脑损伤，rCBF 显像亦明显优于 CT。

以上的结果提示，脑血流灌注显像可为临床放射性脑损伤的早期诊断及治疗提供帮助，是一种有效的早期诊断方法。同时早期放射性脑损伤如经及时有效治疗后病变可吸收消散，而此时的脑血流灌注显像亦可以恢复到正常，因此脑血流灌注显像在放射性脑损伤药物治疗时的疗效观察及预测后果方面亦具有重要的价值。

2. 鉴别放射性脑损伤与肿瘤复发和颅内转移　Lammertsma 等早在 1981 年就报告了利用[15]O_2 进行脑肿瘤病人血流量的测定，但脑肿瘤血流灌注变化的研究更多还是用 SPECT 进行的。[99m]Tc-HMPAO、[99m]Tc-ECD、[131]I-IMP 和[133]Xe 等不同示踪剂进行的研究已经证实了脑肿瘤中血流改变的不同结果。这可能与所用的示踪剂的特性及治疗的情况等有关。脑肿瘤病人两种显像结果的差异不能单纯用血流量来解释，而是与细胞代谢相关。血流灌注显像属于功能性成像，旨在病变尚未出现形态变化之前，利用功能变化形成图像，以达到早期诊断的目的。临床上可以用于鉴别放疗后的病灶局部表现是放疗反应、疤痕或肿瘤复发。

因此，通过测量局部脑血流量提供的病理血管信息，可以有效鉴别肿瘤复发和放射性脑损伤，复发性脑肿瘤可表现为局部脑血流增高，而放射性脑损伤则基本上没血供，表现为局部脑血流减低，影像上呈放射性减淡或缺损区。

二、脑代谢显像

（一）原理

脑代谢显像（cerebral metabolism imaging）是一种非创伤性的用于探测体内放射性核素分布的影像技术，以分子水平反映病变组织中的生化改变和代谢状态，是利用正常组织与病变组织代谢上的差异对病变作出诊断。分别利用[18]F-FDG、[15]O-H_2O 或[11]C-MET 等显像剂可了解脑局部葡萄糖代谢情况、脑氧代谢率及脑内氨基酸摄取和蛋白质合成的功能与代谢参数。其中 SPECT 和 PET 在血脑屏障、脑代谢和血流方面的研究揭示了辐射损伤的一些病理生理改变。由于坏死组织与复发组织形态学差异不大，常规影像学检查显得非常困难，SPECT 和 PET 显像从细胞的生理生化上反应了复发灶与坏死组织间的差别，又可以比较准确地勾画出它们之间的分界，因此能够清晰地区分坏死、复发或残留。

（二）临床应用

1. 早期检测鼻咽癌放疗后脑损伤　鼻咽癌患者治疗后由于放射线对脑组织的直接损伤，放射性血管的损伤，受损的神经胶质细胞释放抗原物质，发生过敏反应，进一步加重血管损伤和闭塞，白质脱髓鞘改变以及自由基损伤的参与以及血脑屏障的损伤，可引起缓慢、持久、进行性的病理变化。此时，局部受损脑组织的代谢减低，但是局部的脑功能尚无明显损害，且临床上尚未出现症状时，神经系统检查及 CT 和 MRI 检查结果多为阴性。

Patronas 等在 1982 年报告了应用 PET 技术，选用 ^{18}F-FDG 观察放射性脑损伤和脑肿瘤的代谢情况，提出应用 PET 影像对放射性脑损伤的研究潜能，具有较高的准确性。

Wang xinlu 等亦利用 ^{18}F-FDG PET 显像对 53 例鼻咽癌患者放疗后迟发性放射性脑损伤进行观察。这些患者最早发生在放疗后 1.5 年。大部分病变的脑组织对其标准摄取值（standardized uptake value，SUV）和 CT 值同时减低，但 35 例中 25 个颞叶显示明显的代谢下降而密度正常，4 例 SUV 下降而 CT 值正常，结果表明 PET 比 CT 灵敏，可早些发现放射性脑损伤。但是由于 PET 的低空间分辨率不能作出病变精确的解剖定位和显示颅脑的重要结构，因此在放射性脑损伤的诊断方面，通常需与 CT 或 MRI 并用，提供补充诊断的作用。目前 PET-CT 和 PET-MR 的临床应用，在一定程度上弥补了单一 PET 在这方面的不足。

同时大量研究结果证实脑细胞对 ^{18}F-FDG 的摄取程度反映其代谢状态。而 ^{82}Rb-PET 则能够反映血脑屏障的完整性。^{82}Rb-PET 是用来估计血脑屏障（blood brain barrier，BBB）的有无和破坏程度的方法。使用 ^{82}Rb-PET 检查亦发现大多数放射性脑损伤患者可显示损伤区 BBB 破坏，且此区域 ^{18}F-FDG 活性明显减退，而同侧坏死区外脑组织大部分代谢明显减低但 BBB 尚完整。但是仍有少数放射损伤区早期出现 ^{18}F-FDG 代谢弥散性抑制，但 BBB 正常，晚期 ^{82}Rb-PET 才显示 BBB 破坏迹象。因此，将提示组织代谢状态和提示血脑屏障完整性的 PET 影像做直接的重合，不仅可以提供早期放射性脑组织损伤以及血脑屏障的损伤的信息，还可以得到关于鉴别诊断的有意义信息（图 14 – 3 – 1）。

2. 鉴别放射性脑损伤与肿瘤复发和颅内转移　颅脑肿瘤患者接受放疗后数月或数年后出现的临床症状恶化，可以是肿瘤的复发或放射性脑损伤，也可以是二者同时存在，根据 CT 或 MRI 影像学难以区别。而核素显像除可以提供病灶大小信息外，还可提供病灶的功能、代谢信息。可在早期通过检测肿瘤组织代谢的变化判断坏死与存活肿瘤组织，坏死组织的代谢明显低于存活肿瘤组织，故能在代谢活性水平上对迟发期放射性脑损伤及肿瘤复发具有鉴别诊断价值。从而有利于诊断和鉴别诊断。

一般情况下，坏死组织的局部血流灌注、葡萄糖和氨基酸代谢减低，而有活性的脑肿瘤病灶血流、代谢增高。由于放射性脑损伤病灶内多为坏死脑组织，缺乏血液供应及能量代谢系统，脑葡萄糖代谢率和脑血流量相应减低，不能正常结合 ^{18}F-FDG，无法形成对葡萄糖的有效摄取与应用，所以与正常脑组织、肿瘤、肿瘤复发相比为明显的低代谢区（暗区），而肿瘤或肿瘤复发则表现为放射性高度浓集灶，据此可判定是否存在放射性脑损伤抑或是肿瘤的复发和颅内转移。

研究发现，鼻咽癌放射治疗后易引起迟发性脑干放射性损伤，MRI 影像表现为环状强化灶，与肿瘤复发的鉴别存在一定困难。赵军等对 12 例鼻咽癌患者进行 ^{18}F-FDG PET 显像，所有患者均进行过大视野放射治疗。MRI 显像 8 例为脑干单发环状强化病灶，中心低信号，余 4 例为多个异常强化病灶。MRI 提示肿瘤复发者 5 例，其中 1 例 PET 显像未见 FDG 浓聚，临床随访诊断为放射性脑损伤。7 例临床随访诊断为肿瘤复发者，FDG PET 表现为高代谢病灶，而 5 例放射性脑损伤者相应脑干部位未见 FDG 异常浓聚。半定量分析发现，肿瘤复发组 SUV 为 5.85 ± 1.34，而放射性损伤组 SUV 为 3.38 ± 0.57，正常对照组脑干部位 SUV 为 4.24 ± 1.83。肿瘤复发组 SUV 高于放射性损伤组及正常对照组，差异有显著性（$P < 0.01$）。放射性损伤组与正常对照组 SUV 差异不显著，因而初步认为 FDG PET 显像能较可靠地鉴别鼻咽癌放射治疗后放射性脑坏死与肿瘤复发，对制订治疗方案提供重要依据。

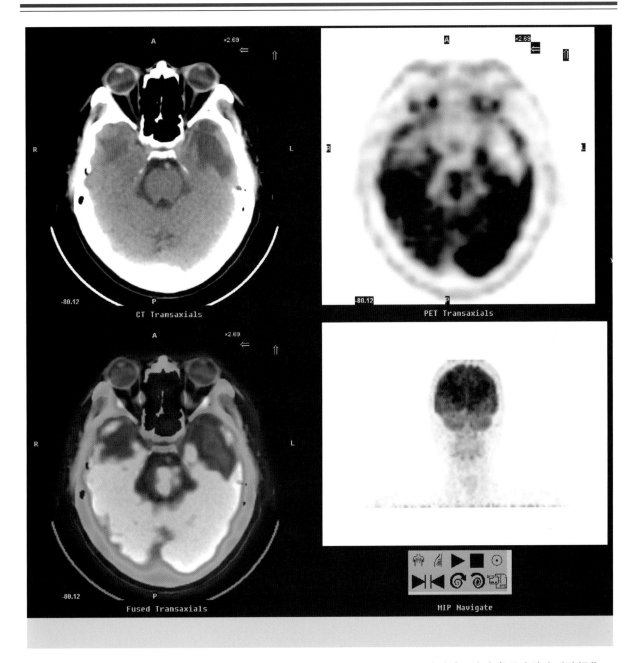

图 14 - 3 - 1　鼻咽癌放疗后 8 年。PET/CT 双侧颞叶低密度影代谢低下，结合病史，考虑鼻咽癌放疗后脑损伤

另有研究证实氨基酸代谢显像剂如[11]C-蛋氨酸（[11]C-MET）较[18]F-FDG 敏感性更高，它们的浓聚与细胞膜跨膜转运活性和血脑屏障（BBB）损伤有关，但又并不完全依赖 BBB 损伤，因为在 BBB 完整的低级别胶质瘤 MET 仍明显浓聚，故[11]C-MET PET 区分低级别恶性胶质瘤复发与放射性坏死的能力明显高于[18]F-FDG PET，但关于能否将坏死和坏死肿瘤混杂灶进行区分尚未见报道。Tsuyuguchi 等报道，[11]C-MET PET 检查时放射性坏死的病变部位与正常组织放射性比值（T/N）和标准摄取值（SUV）为 1. 15 和 1. 78，转移瘤复发为 1. 62 和 2. 5，两者有显著性差异，其敏感度、特异度分别为 77. 8%、100%，但对高级别胶质瘤复发与放射性坏死却无显著性差异。故认为由于高级别与低级别脑肿瘤代谢方式不同，FDG PET 更适合迟发性放射性脑损伤与高级别脑肿瘤复发的鉴别，而 MET PET 更适合于低级别脑肿瘤术后或放疗后肿瘤坏死与复发的鉴别诊断。

Reinhardt 利用[18]F-FDG PET、[3]H-thymidine 和[14]C-MET 放射自显影技术研究荷瘤鼠大剂量放疗后肿瘤残留、复发与放射性损伤的鉴别，结果显示在探测和鉴别放疗后肿瘤残留的癌细胞方面，[11]C-MET

和[3]H-thymidine 更优于[18]F-FDG，特别是那些含有较大坏死区的残留肿瘤，而在坏死组织边缘巨噬细胞层及辐射肌肉软组织可能呈现出[18]F-FDG 假阳性摄取。Belohlavek 对 57 处脑肿瘤放疗后进行[18]F-FDG PET 和 MRI 显像，证实 FDG PET 的诊断灵敏性、特异性及准确性分别为 75%、93.9% 和 91.2%，显著高于 MRI；MRI 显示可疑时，仅 32% 有肿瘤存活；而当病灶 FDG 代谢增高时，100% 肿瘤存活。Braga 对 29 例 MRI 怀疑为复发性肿瘤进行[11]C-MET 和[18]F-FDG PET 诊断灵敏度分别为 92%、75%，特异性为 55%、36%，准确性为 74%、56%，阳性预测率为 65%、56%，阴性预测率为 83%、57%（图 14-3-2）。

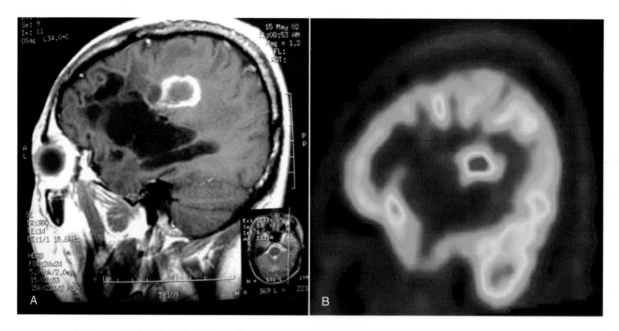

A. 头颅 MRI 显示环状强化病灶；B.[18]F-FDG PET 显示病灶处代谢活跃，考虑为星形细胞瘤术后复发

图 14-3-2　星形细胞瘤术后

三、其他核素脑显像

（一）[201]Tl 显像

1. 原理　[201]铊（[201]Tl）是应用最为广泛的心肌灌注显像剂，亦是一种优良的亲肿瘤显像剂。Ancri 等报告[201]Tl 在脑的原发性和转移性肿瘤中均可见大量摄取，而在正常脑组织中没有或仅见很少量的摄取。[201]Tl 在脑肿瘤中的摄取和滞留被认为与血脑屏障的最初变化、局部血流和转移膜的输送能力增加等因素的综合作用有关。[201]Tl 的生物学特性与钾离子相类似，可通过钠钾（Na^+/K^+）三磷酸腺苷泵直接进入恶性肿瘤细胞，而肿瘤的恶性程度越高，代谢就越活跃，其血供和 Na^+-K^+ 泵功能亦增强，给[201]Tl 进入瘤细胞创造了良好条件。大量的实验研究已经证实，[201]Tl 能反应肿瘤细胞代谢的高低和生长速度的快慢；肿瘤摄取[201]Tl 表现为细胞密度和细胞存活力的结合状况，细胞密度与胶质瘤的恶性等级有关，而细胞的存活能力可以揭示肿瘤的增殖活动。

2. 临床应用　脑肿瘤治疗过程中及时鉴别辐射坏死和肿瘤复发，对于设计和提供进一步的治疗是十分关键的。然而两者在 CT 和 MRI 上的表现有时可能相同，而[201]Tl-SPECT 在这方面能起重要作用。一般来讲，复发的肿瘤对[201]Tl 的摄取增加，而辐射坏死部位的[201]Tl 摄取是低的。

Gomez-Rio 等分析了 84 例低级别恶性胶质瘤的[201]Tl-SPECT 显像以鉴别复发和放射性坏死，其准确度为 0.83、敏感度为 0.88、特异度为 0.76，明显高于常规形态学方法（分别为 0.61、0.63、

0.59)，若在吸收指数 1.25 处分割则敏感度和特异度分别提高至 0.90 和 0.80，故提出 ^{201}Tl-SPECT 应与 CT 或 MRI 一同列为放疗后随访的常规检查而不仅仅是作为补充。

Kosuda 等亦报告在治疗后的脑肿瘤病人中，^{201}Tl-SPECT 在辐射坏死或肿瘤复发上是很有用的。在 32 例残存或复发的脑肿瘤中，肿瘤/正常脑摄取比在早期是 1.7~12.6，除 1 例外，余均大于 2.5，然而 6 例脑辐射坏死灶比值均为 2.5 或以下，6 例术后残存肿瘤者，比值大于 2.5，16 例经历了联合外科切除、放疗和化疗而无残存肿瘤的病人中，除 1 例外指数都不高于 2.5。在 10 例术后随访的病例中，早期摄取指数大于 2.5 者都与肿瘤残存或复发有关，而等于或小于 2.5 者均无残存迹象。他们认为，定量的 ^{201}Tl-SPECT 在鉴别脑肿瘤辐射坏死和复发，估计肿瘤残存，探查肿瘤术后再生是非常有用的。但是 ^{201}Tl 脑显像的空间分辨率差，不能显示与周围脑结构的相互关系，联合应用功能和解剖显像可帮助临床作出正确诊断，为复发的脑肿瘤制定治疗计划。

当用 ^{201}Tl 检查辐射治疗后的脑肿瘤时，如果辐照部位呈现中等度的 ^{201}Tl 摄取，鉴别辐射坏死和肿瘤复发就有困难，此时，联合应用脑灌注显像可能是有帮助的。Hirano 等报告了 1 例右额叶 II 级星形细胞瘤术前 ^{99m}Tc-ECD 和 ^{201}Tl 摄取均增加。术后 3 周复查，^{99m}Tc-ECD 示右额叶有大的示踪剂减少区，而 ^{201}Tl 早期显像示小的摄取增加，延迟显像有轻度滞留。表明有残余的肿瘤存在。Schwartz 等报告了 15 例高等级星形胶质细胞瘤病人用 ^{201}Tl 和 ^{99m}Tc-HMPAO 双同位素 SPECT 探查辐射坏死和肿瘤复发的研究结果。15 例均经历了外科切除，随后又接受了外和（或）内照射治疗。所有病人在辐射治疗后 1~14 个月之间都出现恶化的症状，CT 和 MRI 扫描均异常。15 例中 14 例的双同位素扫描与随后做的组织检查病理结果是相关的。所有在治疗过的肿瘤部位有高的 ^{201}Tl 摄取的病人都有局部复发的肿瘤，而所有 ^{201}Tl 摄取低下的病人都显示仅有辐射的变化。^{99m}Tc-HMPAO 摄取可以区别有或无活性肿瘤的病人。在 4 例灌注增加或维持的病人中，3 例有固体肿瘤的病理学征象，而 4 例在原肿瘤部位呈灌注减少的病人中无 1 例有局部复发的迹象。他们认为，^{201}Tl 和 ^{99m}Tc-HMPAO 双同位素 SPECT 可帮助鉴别恶性胶质瘤病人治疗后的肿瘤复发和非特异性的辐射变化。

Carvalho 等报告了 1 例右半球多发性的恶性胶质细胞瘤手术切除和放疗后出现头皮转移病例的 ^{201}Tl 和 ^{99m}Tc-HMPAO 的显像表现。在所有经病理学证实的颅外转移灶中，^{201}Tl 摄取是高的（为头皮本底的 3 倍），而在颅内的摄取是中等度（本底的 1.6 倍）。颅内大多数活组织检查样品为伴有消散的不典型星形胶质细胞的胶质瘤。在颅内右额和顶叶被辐射过的部位，^{99m}Tc-HMPAO 摄取是减少的。在一个形成完好囊状物的头皮损伤部位，^{99m}Tc-HMPAO 也是减少的，而在另一个头皮肿块的摄取是高的，但边缘分界不清。他们认为联合应用 ^{201}Tl 和 ^{99m}Tc-HMPAO 灌注显像可以鉴别胶质瘤和辐射坏死，特别是在 ^{99m}Tl 中度摄取而 HMPAO 摄取减少的部位更可能是辐射坏死。

Kahn 等比较了 ^{201}Tl 和 FDG PET 的灵敏度和特异性。在 19 例 21 次 CT/MRI 证实为复发的脑肿瘤中，最终确定 16 例次为复发，5 例次为坏死。^{201}Tl 的灵敏度和特异性分别为 11/18（69%）和 2/5（40%），PET 是 13/16（81%）和 2/5（40%）。两种技术对 1.6cm 和以上的肿瘤是灵敏的。Puch-piguel 等呈现 2 例术后脑肿瘤 ^{201}Tl 和 PET 的结果（这两例的 MRI 的表现是不确定的）。与 ^{201}Tl 比较，PET 漏诊了一例肿瘤复发，而 ^{201}Tl 对另一例辐射坏死呈假阳性（显示为高摄取）。然而，^{201}Tl-SPECT 因其具有更大的可利用性、简单和价格低等优点，对该目的似乎比 PET 更好。

（二）^{99m}Tc-MIBI 显像

1. 原理　^{99m}Tc-MIBI（甲氧基异丁基异腈）亦是一种广泛应用的心肌血流灌注显像剂，目前资料显示 MIBI 在体内的分布不仅与血流有关，也与细胞的代谢功能有关。一般认为 MIBI 进入细胞与线粒体，主要靠膜两侧存在的跨膜电位差。

2. 临床应用　^{99m}Tc-MIBI 能显示肿瘤细胞的活力，因此它在肿瘤经化疗、放疗后坏死或术后瘢痕组织与活性肿瘤组织的残余或复发的鉴别具有独特作用。刘永昌等观察了 7 例脑胶质瘤术后和放疗后复发者，以及 8 例脑胶质瘤放疗后坏死者的 ^{99m}Tc-MIBI 显像情况，结果为复发者 ^{99m}Tc-MIBI 显像全阳性，坏死者则阴性，说明了 ^{99m}Tc-MIBI 显像有助于鉴别肿瘤复发和放疗后坏死。

对比研究发现 ^{99m}Tc-MIBI 的敏感性和特异性略高于 ^{201}Tl，对肿瘤边缘的显示比 ^{201}Tl-SPECT 更清楚，根据 ^{99m}Tc-MIBI 在病灶的滞留率和滞留指数可以区分放射性坏死和肿瘤，放射性坏死灶 ^{99m}Tc-MIBI 浓集指数明显低于肿瘤，其敏感度为 90.3%、特异度为 77.4%。然而放射性坏死在 ^{99m}Tc-MIBI 及 ^{201}Tl-SPECT 上高度浓集的假阳性现象也时有发现，可能与坏死灶反应性胶质细胞增生、吞噬细胞及淋巴细胞聚集和癫痫引起的高代谢、高灌注有关。

王辉等研究显示了 ^{99m}Tc-MIBI SPECT 与 ^{18}F-FDG PET 在区分存活和坏死的肿瘤组织得到一致的显像结果，表明了 ^{99m}Tc-MIBI 能间接提示癌细胞葡萄糖代谢情况，能有效地反映肿瘤细胞活性，能区别存活和坏死的肿瘤组织。

近年来 SPECT 新型显像剂不断涌现，如氨基酸类核素显像剂 ^{123}I-IMT，^{123}I-IMT 制备相对较易，代谢稳定，脱碘率低，临床应用日趋普及，由于胶质瘤细胞氨基酸转运增强，IMT 能被特异性摄取，故其诊断肿瘤复发或残留的敏感性和特异性均较高，有报道其敏感度、特异度和准确度分别达 95%、100%、96%。^{99m}Tc-HL91 为一种新型乏氧组织显像剂，细胞毒性小，其应用前景广泛，目前主要用以研究判断胶质瘤的放疗效果，对放射性脑坏死的研究尚未见。

放射性脑损伤的起始阶段往往无症状，这就需要依靠影像学检查能够尽早地发现异常以接近病理学改变的时间，功能性成像和分子影像学新技术的出现为此提供了可能。从理论上讲 SPECT、PET 等功能显像对早期检测有广阔的前景，其敏感性优势较强，并有可能发现早期脑血流的变化、BBB 的损伤以及脑组织代谢改变，有助于进行早期干预治疗。放射性脑损伤与肿瘤残留、复发或转移的鉴别是放射性脑损伤诊断中的另一难点。目前组织学诊断依然是"金标准"，无创性影像学检查为鉴别损伤和复发所提供的价值越来越大，尤其是 SPECT、PET、MRS 以及 PET/CT 和 PET/MRI 等，但这些方法的诊断敏感性及特异性无明显差别，且都有各自缺陷。针对各检查手段的优点和肿瘤的类型、级别等生物学特性，优化影像学检查组合或采用图像融合技术是提高诊断准确性的途径和趋势。

（张 弘）

参 考 文 献

1. 张永学. 核医学. 北京：人民卫生出版社，2005

2. 蒋宁一. 肿瘤核医学. 北京：人民卫生出版社，2002

3. 潘中允，屈婉莹，周诚，等. PET/CT 诊断学. 北京：人民卫生出版社，2009

4. 潘中允. PET 诊断学. 北京：人民卫生出版社，2005

5. 谭天秩. 临床核医学. 北京：人民卫生出版社，2003

6. 梁培炎，张伟光，樊卫，等. SPECT 显像在 NPC 放疗后所致脑损伤中的初步应用. 现代临床医学生物工程学杂志，2000，6：261～263

7. 谢昌辉，陈志仁，熊奇斌，等. rCBF 显像诊断鼻咽癌放疗后脑损伤的临床价值. 中华核医学杂志，1998，18：45

8. Reinhardt MJ, Kubota K, Yamada S, et al. Assessment of cancer recurrence in residual tumors after fractionated radiotherapy: a comparison of fluorodeoxyglucose, L-methionine and thymidine. J Nucl Med, 1997, 38：280～287

9. Belohlávek O, Simonová G, Kantorová I, et al. Brain metastases after stereotactic radiosurgery using the Leksell gamma knife: can FDG PET help to differentiate radionecrosis from tumour progression? Eur J Nucl Med Mol Imaging, 2003, 30：96～100

10. Wang XL, Yin JL, Li H, et al. PET/CT imaging of delayed radiation encephalopathy following radiotherapy for nso-

pharyngeal carcinoma. Chin Med J, 2007, 20: 474~478

11. Pirotte B, Goldman S, Massager N, et al. Comparision of ^{18}F-FDG and ^{11}C-methionine for PET guided stereotactic brain biopsy of gliomas. J Nucl Med, 2004, 45: 1293~1298

12. Hung GU, Tsai SC, Lin WY. Extraordinarily high ^{18}F-FDG uptake caused by radiation necrosis in a patient with nasopharyngeal carcinoma. Clin Nucl Med, 2005, 30: 558~559

13. Padma MV, Said S, Jacobs M, et al. Prediction of pathology and survival by FDG PET in gliomas. J Neuro Oncol, 2003, 64: 227~237

14. Padma MV, Adineh M, Pugar K, et al. Functional imaging of a large demyelinating lesion. J Clin Neurosci, 2005, 12: 176~178

15. Ohtani T, Kurihara H, Ishiuchi S, et al. Brain tumour imaging with carbon-11 choline: comparison with FDG PET and gadolinium-enhanced MR imaging. Eur J Nucl Med, 2001, 28: 1664~1670

16. Deangelis LM. Brain Tumors. N Engl J Med, 2001, 344: 114~123

17. Shields AF. PET imaging with 18-F-FLT and thymidine analogs: promise and pitfalls. J Nucl Med, 2003, 44: 1432~1434

18. Hu JQ, Guan YH, Zhao LZ, et al. Delayed radiation encephalopathy after radiotherapy for nasopharyngeal cancer: a CT study of 45cases. J Comput Assist Tomogr, 1991, 15: 181

19. Chieng PU, Huang TS, Chong PN, et al. Reduced hypothalamic blood flow after radiation treatment of nasopharyngeal cancer: SPECT studies in 34 patients. Am J Neuroradiol, 1991, 12: 661

第十五章 鼻咽癌放疗后放射性神经损伤的药物治疗

　　鼻咽癌放射治疗后神经损伤包括放射性脑损伤、放射性脊髓损伤、放射性周围神经损伤。放射性脑、脊髓损伤主要涉及以下机制：直接照射损伤，血管受损引起的缺血性改变，免疫反应所致损害，自由基损伤等。这些相关的机制在第八章已详述。放射性脑、脊髓损伤的急性反应期一般发生在放疗开始到1个月之内，尤其是在放疗后到第1周内，此期间血管内皮细胞非常敏感，受到照射后，呈急性反应，临床表现为颅内压增高症状，组织学表现为脑血管扩张、充血、脑水肿，脑实质的急性无菌性炎症，血脑屏障受损，血清、血浆成分漏到血管外引起血源性脑水肿。早期迟发反应期一般在放疗后1~6个月内发生的反应，病理改变是血脑屏障继续受到破坏，血管源性水肿继续存在，并出现脑白质炎，神经胶质细胞的脱髓鞘反应等。晚期迟发反应期为放疗后6个月至数年，发生高峰时间为放疗后3年内，主要表现为血管内皮损伤，一般情况下受损的血管内皮细胞可有一定程度的修复，但病情往往进行性加重，严重损伤可导致血管坏死反应，不可逆转，该期病理表现为微小动脉栓塞、白质髓鞘炎，大动脉通常无损伤。

　　正确有效的预防措施防止放射性神经损伤具有十分重要的意义，对神经放射性损伤进行再治疗及采取积极的处理措施将会使放射性神经损伤减少到最低程度，越早期治疗越好，且有望症状改善或部分恢复，有手术指征者应及时采取正确的手术治疗。由于放射性神经损伤的机制不是十分明确，总体而言到目前为止放射性神经损伤的治疗效果虽不尽如人意，但和十余年前放射性神经损伤的治疗效果相比，患者的生活质量较十余年前有了明显提高，这归因于肿瘤放疗技术的完善、有效药物的研发、非药物治疗手段的增加。目前放射治疗后放射性脑、脊髓、周围神经损伤的药物治疗的选择主要从前面章节所述的放射性神经损伤的发病机制入手，结合多年的临床体会，鼻咽癌放疗后神经损伤药物处理的基本原则是：支持治疗，积极处理脑水肿；改善微循环，防治血管损伤；营养神经，改善脑代谢；抑制免疫反应，抗氧化剂清除自由基等。急性反应期，多有颅内压升高的表现，治疗应及时予以脱水降颅内压，并予以皮质激素，同时加强支持治疗，经对症处理有望获完全恢复。早期迟发反应期，临床表现出一些神经系统的体征或症状，治疗措施除了脱水降颅内压、皮质激素治疗外，结合抗血小板、改善局部微循环和神经保护治疗，部分病人的症状可缓解或消失，但病程亦可能呈渐进性发展。晚期迟发反应期一旦出现即为不可逆转，严重者致残或致死，可给予皮质激素治疗、抗血小板治疗和神经保护治疗控制病情进展。

　　下面就鼻咽癌放射治疗后神经损伤的相关治疗药物叙述如下。

第一节　放射性脑、脊髓水肿的治疗

　　放射性脑、脊髓水肿发生机制可能是：放疗后神经组织的脱髓鞘改变和神经轴突肿胀；血管内皮细胞通透性改变，渗出增多；一次性高剂量照射，破坏了靶区的病理循环，血管闭塞及回流障碍；组织坏死的吸收及炎症反应；放射治疗体积偏大，相应增加邻近正常组织的辐射机会；其他不明原因等。脑、脊髓水肿一旦形成将对脑和脊髓功能产生直接影响，是影响放射性脑、脊髓损伤的临床表现和预后的主要因素之一。

一、放射性脑、脊髓损伤水肿的类型

（一）细胞毒性水肿

细胞毒性水肿是放射性血管损伤后缺血性水肿及放射线对脑、脊髓细胞的直接照射引起水肿的主要表现类型。其机制是放射性血管损伤导致缺血缺氧及放射线照射对脑、脊髓细胞的直接损害引起能量依赖离子泵衰竭，离子运转过程发生障碍，大量钠、氯、钙离子进入细胞内。同时细胞内的乳酸及氢离子亦增多，从而引起细胞内渗透压升高，导致大量的水分迅速进入细胞内形成细胞肿胀。同时从神经元中释放的钾离子使细胞外液中钾离子增多而加重肿胀。由于水钠和能量负荷的改变，钙离子从线粒体和内浆网中释放，细胞内钙离子浓度增加，后者激活磷脂酶 A 和 C，使磷脂酶降解，结果引起花生四烯酸（AA）释放，直接引起细胞渗透性增加。在放射损伤时，细胞膜的类脂发生自由基反应，自由基（包括超氧离子自由基、羟自由基和有机过氧基等）增多，增多的自由基使细胞膜上脂质发生过氧化作用，致细胞功能受损，线粒体、溶酶体和微粒体膜及其亚细胞器均遭破坏，使脑细胞功能受损而加重脑水肿。

此型水肿的特点是：脑、脊髓组织中的所有细胞成分（神经元、胶质和内皮细胞）均有肿胀，以胶质细胞最明显；水肿液主要积聚于细胞内，细胞外间隙不扩大或容量减小；无血管损伤，血脑屏障相对完整；水肿液不含蛋白质，钠和氯化物含量增加，其浓度与血浆显著不同，具有血浆超滤液的特征；单纯细胞毒性水肿 CT 检查无脑组织密度改变。放射性脑、脊髓损伤的最早期多为细胞毒性水肿。

（二）血管源性水肿

如缺血持续存在或脑、脊髓受压不能解除，病灶区的血脑屏障被破坏，毛细血管通透性增加，使血浆成分和水分子外溢而发展为血管源性水肿，在血管源性水肿发生后，内皮细胞功能的完整性受到破坏，血管内皮细胞膜上的致密接合处开放和内皮细胞膜上的饮液小泡（pinocytic vesicles）数量增加，饮液小泡对水分和血浆大分子的摄取和输送加速。另外在神经组织严重损伤后致内皮覆盖的连续性形成裂口时，就有可能加重血管源性水肿。该型脑、脊髓水肿的特点是：脑、脊髓细胞内水和钠含量增加，钾和氯无变化或变化较小；细胞外液腔扩大，细胞外液容量增加，主要为含血浆蛋白的液体充填；脑、脊髓毛细血管内皮细胞受损，血脑屏障破坏时血浆中的大分子（如血浆蛋白及血浆蛋白综合物等）的渗透性增高；水肿以白质为主，其中星形细胞变化最明显；CT 表现为水肿密度增高。血管源性水肿主要在放射性脑、脊髓损伤急性反应期的晚期及早期迟发反应期出现。

（三）间质性水肿

间质性水肿系伴发于脑积水的以脑室周围脑实质为主的一种水肿类型。在放射性神经损伤中，此型水肿多并发于脑干、小脑和脊髓的放射性损伤所致的阻塞性脑积水。大脑半球颞叶的放射性损伤，由于一般不引起脑室系统的阻塞，故不发生此型脑水肿。由于上述原因使脑室或蛛网膜下腔脑脊液循环受阻，脑室内压力升高，脑室表面结构和通透性的改变，部分脑脊液跨过脑室壁移向白质，结果脑室周围白质受液体静压的作用而发生萎缩，其蛋白和类脂质含量降低，往往脑室周围白质体积的减少大于容量增加，故尽管白质含水量增加，但其容积反而减少。在脑积水的早期即可见到室管膜上皮细胞变扁，室管膜下层的脑组织稀疏，轴索、胶质细胞和神经细胞分离，星形细胞肿胀等，随着室管膜细胞病变加剧，水肿也日益明显。

间质性脑水肿容易经 CT 或 MRI 确定，可见脑室扩大，脑室周围呈低密度改变。间质性脑水肿的产生过程为可逆性，通过解除脑室系统的阻塞，脑室分流术等水肿多可消失。

（四）混合性水肿

此型水肿为放射性脑、脊髓损伤中主要的水肿类型，在放射性脑、脊髓损伤的急性反应期后期、早迟发期和晚迟发期多见，此型脑、脊髓水肿以细胞毒性水肿开始，后出现血管源性水肿。放射治疗后的一段时间内的射线直接损伤以及在放射性血管损伤发生后，毛细血管内皮细胞与血管周围的神经细胞即开始肿胀。由于神经细胞和血管内皮细胞的持续肿胀，也会引起血脑屏障破坏，毛细血管通透性增加，此时已由开始的细胞毒性水肿过渡到血管源性水肿。由于胶质细胞和神经元细胞的破坏，坏死后的分解产物又引起损伤区内渗透性增高，促使水分潴留，因而脑、脊髓水肿进一步加剧。

二、放射性脑、脊髓损伤水肿的药物治疗

（一）严格控制加重脑、脊髓水肿的因素

1. 限制水入量　水入量过大可加重脑、脊髓水肿，故在最初几日，应保持轻度脱水状态，使水出量略多于水入量。一般情况下水入量可按前 1 日尿量加 500mL 计量。

2. 控制血压　脑、脊髓水肿时血压高会加重水肿，血压低会加重脑、脊髓血液灌注不良。因此，对高血压及低血压均应纠正。

3. 控制动脉氧分压和二氧化碳分压　动脉氧分压控制在 133kPa（100mmHg）以上，二氧化碳分压控制在 5.3kPa（40mmHg）以下。

4. 控制体温　体温控制在 32～37℃ 之间。动物实验证明 40℃ 连续 2h 可使冷冻性脑水肿动物脑水肿增加 40%。所以利用冬眠合剂配合物理降温将体温控制在 32～37℃ 之间，对脑、脊髓水肿治疗是有益的。

5. 其他　纠正酸中毒，调节电解质紊乱。

（二）降低颅内压、减轻脊髓水肿治疗药物

1. 高渗性脱水剂　由静脉输入高渗性脱水剂，可提高血浆渗透压，造成血浆和脑、脊髓组织之间的渗透压差，水从脑、脊髓组织移入血浆，使脑、脊髓组织脱水，颅内压和椎管内压降低。但应注意，高渗性脱水只能使血脑屏障完整的脑、脊髓组织脱水，而不能使病变的脑、脊髓组织脱水，因其血脑屏障已破坏，不能在脑、脊髓及血管之间形成渗压差；脑、脊髓组织具有渗压适应机制，适应血浆高渗压，故高渗性脱水，只能短期或临时性应用，或以治疗和预防脑疝，而不适于长期治疗。一般疗程为 4～10 天；高渗性脱水剂多有不同程度的反跳现象，对老年循环功能不全者应慎用，以免发生肺水肿及心力衰竭。常用的高渗性脱水剂有以下几种。

（1）20% 甘露醇：用药后 20min 开始有效，2～3h 脱水最强，维持 6h 以上。用法有 3 种：

静脉滴注：20% 甘露醇 250mL 静滴，30min 左右滴完；每 6～8h 滴注 1 次。如尿量小于 1 500mL 时，要慎用。

静脉推注：20% 甘露醇 100～125mL，缓慢推注，每 6～8h 推注一次，以后根据病情酌减。小剂量应用有如下优点：用传统剂量的半量即可起到全量的脱水作用，作用安全迅速；防止了急剧脱水后引起的并发症，如脱水，水、电解质失衡；预防了由于甘露醇大剂量引起的肾功损害；反跳现象产生少或不产生。尤其适于老年患者及病情较轻者。

颈动脉给药：有人主张用 75～100mL 20% 甘露醇于病灶侧颈动脉内缓慢推注，适于重症患者且

易反复给药，而心功能差者。其优点在于：药物直接进入脑循环，在局部达到最高浓度，对脑组织脱水强；药量较少，对血容量及水盐代谢影响小。

（2）25%山梨醇：作用和用药方法与甘露醇类似。

（3）30%尿素：用药后15~30min起效，1~2h最强，持续3~6h。其药物作用和反跳现象均比甘露醇强，但作用时间较短。用法：30%尿素，按0.5~1.5g/kg体重的剂量，静脉滴注，每日1~2次，每分钟60~120滴，急需时15~30min滴完。但应注意，若注入皮下，可造成皮肤疱疹、肿胀、坏死；肝肾功能不全者也应慎用。

（4）甘油：和甘露醇及尿素相比，具有副作用少、无毒性反应、很少发生反跳现象，而且有明显的营养价值，可改脑、脊髓能量代谢等优点。用法：① 口服50%甘油盐水，首次100mL，以后60mL，每日4~6次；② 静脉滴注10%甘油溶液500mL，每日1次，每次3~4h以上滴完。

2. 利尿剂　利尿剂可抑制钠离子进入正常和损伤的脑、脊髓组织与脑脊液，降低脑脊液的形成速度，减轻脑、脊髓水肿。并且通过利尿提高了血、尿蛋白浓度，使血、尿渗透压升高，起到了渗透性脱水的作用。

（1）速尿：和甘露醇相比具有以下优点：速尿不引起颅压升高，而且最大降颅压程度较甘露醇明显，而甘露醇在利尿初期颅压先升高，再下降，这对已有颅压增高者不利。甘露醇对血钾、钠影响较大，而速尿对血钾影响不大。甘露醇对血清渗透压有影响，而利尿剂速尿对血清渗透压影响不大。故有人认为速尿为理想的脱水利尿剂。对已有颅压增高，血脑屏障已有损害，有心肺疾患者及电解质紊乱的病人尤为适用。用法：① 速尿120~125mg加入林格氏液500ml中静脉滴注，1h以上滴完，每日1次，适于抢救高颅压危象；② 速尿20~60mg，加入50%葡萄糖40~60mL中，静脉缓慢推注，每6h 1次。注意补钾。

（2）利尿酸：作用迅速，用药后15min显效，2h作用最强，可维持6~8h。用法：利尿酸钠25~50mg，用5%~10%葡萄糖盐水稀释后静脉注射或静脉滴注。每日1~2次。

（3）布美他尼：胃肠道吸收完全、生物利用度高，静脉注射后5min显效，其利尿效果较速尿强40倍，持续时间与速尿相同（2~3h）。用法：① 口服布美他尼1mg，每日2次；② 0.5mg静脉注射。

（4）吡咯他尼：其强度介于布美他尼和速尿之间。用法：口服，通常每次6mg，间隔4h之后可根据疗效增加3~6mg，以达到理想效果，禁用于对本药过敏者。

3. 肾上腺皮质激素

（1）作用机制：① 既可稳定细胞膜，又可通过抗5-羟色胺作用而稳定毛细血管通透性，以利于减轻和预防水肿的进程；② 既可恢复损害脑组织的血流自动调节，减轻毛细血管外漏，又可减少脑脊液的生成，而促进脑、脊髓水肿的消散；③ 有助于重建细胞内外液钠、钾离子的正常分布，可改善水肿区域的血流有助于神功能的恢复；④ 增加肾血流量，从而增加了肾小球滤过率，有利于脱水利尿；⑤ 抑制垂体后叶分泌抗利尿激素；⑥ 可提高机体的应激能力。

（2）作用特点：① 作用温和而持久；② 无反跳现象；③ 不宜单独使用，多和速尿及甘露醇合用。在较重病中并不能代替甘露醇，对放射性脑、脊髓坏死的占位和压迫不能发挥作用；而且有诱发消化道出血和加重感染之患，适于重型患者和高渗性脱水剂合用抢救脑疝，及全身功能低下和有休克时，对较轻者，不主张列为常规用药。

（3）常用药物：

地塞米松：每次10~20mg，静脉注射，或稀释后静脉滴注，每日1~2次；或加在甘露醇中静脉滴注，或给甘露醇3h后，给地塞米松，可延长脱水时间。有高颅压危象时，可大量使用。原则为早期大量给药，短期减量停药。

甲基强的松龙：每次40~100mg，静脉注射，或稀释后静脉滴注，每日1~2次。

氢化可的松：每日 200~500mg 加入高渗液内，静脉滴注。

4. 醋氮酰胺与强心苷

（1）醋氮酰胺：是一种碳酸酐酶抑制剂，通过抑制肾小管碳酸酐酶而利尿，可使脑室脉络丛脑脊液形成减少，很少单独使用，需和其他利尿药合用。

（2）强心苷类：如洋地黄、地高辛等均可使脑室脉络丛脑脊液形成减少 50%~78%。成人剂量：首次 0.5mg，以后 0.125~0.25mg，每 8h 1 次，可治疗间质性脑水肿。

5. 其他治疗

（1）β-七叶皂苷钠：β-七叶皂苷钠是一种含多酯键三萜皂苷的钠盐，具有糖皮质激素抗渗出、消肿胀以及对抗磷酸组胺和缓激肽等炎性介质的作用，其作用为氢化可的松的 7~8 倍。其抗脑水肿机制是通过促进肾上腺皮质醇分泌，影响前列腺素代谢而发挥抗渗透作用。同时能提高血浆内 ACTH 和皮质酮类的浓度，血液中糖皮质激素增加将会抑制水肿及毛细血管扩张。β-七叶皂苷钠亦具有很强的稳定血管内皮细胞和清除自由基的作用，因其分子结构上有与维生素 E 同样的酚羟基团而具有与维生素 E 同样的清除氧自由基的作用，因此在使用高渗脱水的同时，能起到明显的抗脑水肿作用，更有益于患者脑组织功能康复。

（2）白蛋白：是人体肝脏分泌的一种高度可溶的蛋白分子，构成了血浆胶体渗透压的 80%。单次大剂量应用白蛋白治疗脑水肿疗效不满意，连续大剂量应用 1 周，常规脱水降颅内压治疗中加中等或大剂量白蛋白能显著改善放射性损伤的神经功能，保护受伤的神经元，并能消除脑、脊髓水肿，但价格昂贵。白蛋白除了脱水作用外还有清除大量氧自由基及保护脑细胞的作用。放射性神经损伤的病人有些伴有不同程度意识障碍，进食的量和质受到限制，机体处于负氮平衡状态，静滴人血白蛋白，可作为氮源为组织提供营养。

（3）抗氧化剂：脑、脊髓水肿时，人体内自由基增多，使细胞膜和亚细胞膜上磷脂氧化，脑、脊髓细胞功能瓦解，加重了水肿。巴比妥类等抗氧化剂可抑制细胞膜上游离脂肪酸的形成，减少氧化作用，还可降低脑、脊髓代谢和能量需要，减少病侧大脑内水含量，并能抑制糖的无氧代谢等。这些均利于降低颅、椎管内压，保护脑、脊髓功能。主要药物有戊巴比妥、硫喷妥钠。用药时，注意呼吸状况。

（4）过度换气：过度换气为抢救高颅压的措施之一，使动脉二氧化碳分压控制在 25~35mmHg，可使脑动脉收缩，脑血流量减少，纠正酸中毒有利于降低颅内压。

6. 注意事项

（1）药物的选择：

根据病情：对神志清晰、无头痛、恶心、呕吐症状，局灶症状、体征较轻，坏死范围小，CT 和 MRI 扫描脑和脊髓无水肿现象，不必使用脱水剂，严密观察。对有意识障碍、血压升高、脉搏迟缓、结膜水肿、眼球张力增高而外突、头皮静脉郁滞，或轻症患者病情加重者，脊髓 CT 和 MRI 扫描水肿明显，宜尽早治疗，颅内高压不能以视乳头水肿作为唯一指标。有脊髓水肿肿胀明显、高颅压危象、脑疝前驱征象者，可用大剂量速尿和地塞米松，必要时加甘露醇静脉注射，或颈动脉给药。

注意伴随病：心肺功能良好者，可选用甘露醇、甘油等高渗性脱水剂，重症者可短程联合应用大剂量甘露醇（速尿）和地塞米松，3~5 日脑、脊髓水肿缓解时可减量或停用高渗脱水药物，继续用利尿剂或地塞米松维持，不宜过早停药，也不宜长期应用高渗脱水剂。对老年人或心肺功能不全者，应首选速尿和地塞米松联合，也可短期应用甘露醇和甘油等高渗脱水剂。

注意水肿的类型：抓住病情转化时的主要矛盾变化选择措施。当细胞毒性脑、脊髓水肿时，在脱水和地塞米松应用同时，宜大量应用促细胞代谢药物；当间质性脑水肿时，可配用醋氮酰胺、激素等抑制脑脊液形成的药物，必要时行脑室引流术。血管源性和渗压性脑、脊髓水肿则以高渗脱水剂为主。

注意脱水剂的副作用：防止水电解质失调，应适当限制入液量，一般液体总入量在1 600 ~ 2 500mL；根据尿量及恶心、呕吐、出汗等情况适当调整。并注意补钾，每日 3 ~6g。防止用量过大引起的肾功能损害、惊厥、脱水、高热等。

（2）用药后病情的观察和估计：

药物适量的指征：意识状态稳定好转，生命指征正常，两眼球稍下陷、眼球张力降低，皮肤弹性良好。

用药后 1 ~2h 之内，体征有所好转，说明体征为病灶的水肿压迫所致，定期继续用药，并注意反跳现象。按疗程逐渐停药。用药后 5 ~6h，病情稳定，体征不变，说明病灶进展不明显，坚持 6 ~8h 给药 1 次，密切观察24h，若再无病情变化，则维持 4 ~7 天后逐步停药。

若用药后 1 ~2h，病情仍在进展，出现新的症状体征，则说明水肿在加重，应再用 1 次，若连续应用脱水剂仍不能控制病情进程，应考虑其他抢救措施。

第二节　免疫抑制剂治疗

如前面章节所述，鼻咽癌放疗后由于受到放射线的照射，体内一些炎症因子、细胞因子和黏附分子的高表达，通过胶质细胞参与导致脑内急性免疫性炎症反应的发生，而这些反应与继发的血脑屏障通透性改变和白质坏死有明显的相关性。同时照射后受损的神经胶质细胞释放抗原物质，发生过敏反应，导致血管损伤和闭塞，白质脱髓鞘改变。虽然到目前为止放射性神经损伤的免疫机制还未完全明确，但大量临床研究证实糖皮质激素治疗在改善放射性神经损伤的症状和体征，缩小病灶体积，提高生存质量，改善远期预后，降低死亡率等方面取得了良好的效果。由于放射性神经损伤的全过程基本上都存在有炎症免疫反应，抑制免疫炎症反应的治疗在放射性神经损伤的治疗中有着重要的地位，放射性神经损伤的免疫抑制剂治疗主要是以糖皮质激素为主的综合疗法。

目前认为糖皮质激素治疗放射性神经损伤的机制可能如下：激素通过非特异性免疫抑制作用从而减轻组织炎症和水肿；通过免疫介质改变免疫功能，包括鞘内 IgG 合成的暂时性下降，脑脊液 IgG 寡克隆带浓度下降和彻底消失，脑脊液内 T 淋巴细胞的减少；减轻脱髓鞘程度，改善脱髓鞘区传导功能；稳定血脑脊液屏障，防止免疫活性细胞和有害因子对中枢神经系统的侵袭；稳定溶酶体膜，保护神经元；改善微循环灌注，增加局部血流量。糖皮质激素在放射性神经损伤引起的脑、脊髓水肿治疗中的作用在前已详细叙述，下面就糖皮质激素在放射性神经免疫损伤机制的作用如下。

一、糖皮质激素

糖皮质激素在剂量和浓度不同时产生的作用不同；不仅有量的差别，而且有质的差别。小剂量或生理水平时，主要产生生理作用，大剂量或高浓度超生理水平时，则产生药理作用。

（一）生理作用

1. 糖代谢　促进糖原异生和糖原合成，抑制糖的有氧氧化和无氧酵解，而使血糖来路增加，去路减少，升高血糖。

2. 蛋白质代谢　促进蛋白分解，抑制其合成，形成负氮平衡。糖皮质激素可提高蛋白分解酶的活性，促进多种组织（淋巴、肌肉、皮肤、骨、结缔组织等）中蛋白质分解，并使滞留在肝中的氨基酸转化为糖和糖原而减少蛋白质合成。

3. 促进脂肪分解,抑制其合成　可激活四肢皮下脂酶,使脂肪分解并重新分布于面、颈和躯干部。

4. 水盐代谢　保钠排钾,引起低血钙,也能增加肾小球滤过率和拮抗抗利尿激素的抗利尿作用。

(二)药理作用

糖皮质激素大剂量或高浓度时产生如下药理作用。

1. 抗炎作用　糖皮质激素有快速、强大而非特异性的抗炎作用。对各种炎症均有效。在炎症初期,糖皮质激素抑制毛细血管扩张,减轻渗出和水肿,又抑制白血细胞的浸润和吞噬,而减轻炎症症状。在炎症后期,抑制毛细血管和纤维母细胞的增生,延缓肉芽组织的生成。而减轻疤痕和粘连等炎症后遗症。但须注意,糖皮质激素在抑制炎症、减轻症状的同时,也降低了机体的防御功能,必须同时应用足量有效的抗菌药物,以防炎症扩散和原有病情恶化。

抗炎作用机制:诱导抗炎因子的合成;抑制炎性因子的合成;诱导炎性细胞的凋亡;收缩血管并抑制蛋白水解酶的释放;抑制单核细胞、中性白细胞和Mɸ向炎症部位的募集和吞噬功能。

2. 免疫抑制作用　糖皮质激素抑制Mɸ对抗原的吞噬和处理;促进淋巴细胞的破坏和解体,促其移出血管而减少循环中淋巴细胞数量;小剂量时主要抑制细胞免疫;大剂量时抑制浆细胞和抗体生成而抑制体液免疫功能。

3. 抗休克作用　抑制某些炎症因子的产生,减轻全身炎症反应及组织损伤;稳定溶酶体膜;抗毒作用,糖皮质激素本身为应激激素,可大大提高机体对细菌内毒素的耐受能力,保护机体渡过危险期而赢得抢救时间,但对细菌外毒素无效。解热作用,可直接抑制体温调节中枢,降低其对致热原的敏感性,又能稳定溶酶体膜而减少内热原的释放,而对严重感染具有良好退热和改善症状作用;降低血管对某些缩血管活性物质的敏感性,使微循环血流动力学恢复正常,改善休克。

4. 其他作用

(1)与造血系统:糖皮质激素刺激骨髓造血功能。使红细胞、血红蛋白、血小板增多,能使中性白细胞数量增多,但却抑制其功能。使单核、嗜酸性和嗜碱性细胞减少。对肾上腺皮质功能亢进者,可使淋巴组织萎缩,减少淋巴细胞数;但对肾上腺皮质功能减退者,则促进淋巴组织增生而增加淋巴细胞数。

(2)CNS:糖皮质激素兴奋CNS,出现兴奋、激动、失眠、欣快等,可诱发精神病和癫痫。

(3)消化系统:糖皮质激素促进胃酸和胃蛋白酶的分泌,抑制黏液的分泌,可诱发或加重溃疡病。

(4)骨骼:长期大量应用糖皮质激素类药物可引起骨质疏松。

常用糖皮质激素剂量的换算、作用、半衰期及效能见表15-2-1。

表15-2-1　常用糖皮质激素剂量的换算、作用、半衰期及效能

药　物	等效剂量	糖皮质激素作用	抗炎效价	钠潴留作用	生物学半衰期(h)
低　效					
可的松	25.0mg	0.8	2.0	8~12	8~36
氢化可的松	20.0mg	1.0	1.0	>2	8~12
中　效					
强的松	5.0mg	4.0	3.5	1	12~26
强的松龙	5.0mg	4.0	4.0	1	12~36
甲基强的松龙	4.0mg	5.0	5.0	0	12~36
去炎松	4.0mg	5.0	5.0	0	12~36

续表

药　物	等效剂量	糖皮质激素作用	抗炎效价	钠潴留作用	生物学半衰期(h)
高　效					
倍他米松	0.6mg	25.0	30.0	0	36~54
地塞米松	0.75mg	25.0	30.0	0	36~54

（三）糖皮质激素对放射性神经损伤的药理作用

糖皮质激素可以改善血－脑屏障与维持其完整的功能，对细胞膜及溶酶体的活性有稳定作用，调整血管壁和细胞膜的通透性，从而减轻脑水肿，抑制变态反应。糖皮质激素对早期反应、早期迟发性反应疗效较好，配合应用降颅压药物，对晚期迟发性放射性神经损伤或可缓解症状。

（四）糖皮质激素在放射性神经损伤中的使用方法

1. 糖皮质激素一般使用方法　地塞米松10~20mg加入5%葡萄糖溶液或生理盐水250mL，静滴，每日1次；或用氢化可的松100~200mg/d，此后逐渐减量，维持应用2~4mg/d，并建议小剂量糖皮质激素维持长期治疗。

2. 糖皮质激素的冲击疗法　是短期内采用大剂量应用激素迅速控制病情恶化的一种静脉给药方法。冲击疗法多应用甲基强的松龙1g，加入5%葡萄糖溶液或生理盐水250mL中，静脉滴注，每日1次，连续3天，然后100mg/d强的松口服，3~4周内递减至维持量，必要时2周后重复1个疗程，对于明显的神经、精神症状，能迅速缓解病情，故主要用于危重患者的抢救，以及用皮质激素类药物一般的给药方法效果不佳的患者。

冲击疗法是在短期内大剂量给药，由于大量的激素作用可导致机体原有的代谢功能紊乱，而出现一过性高血压、高血糖、心动过速、电解质紊乱、严重感染，甚至死亡。所以要掌握好冲击疗法的适应证，应用时应注意观察患者生命体征变化，及时复查血常规、电解质等指标，发现问题，及时处理。

二、其他免疫抑制剂

糖皮质激素治疗放射性神经损伤的炎症免疫反应疗效欠佳时加用其他一些免疫抑制剂，包括硫唑嘌呤、环磷酰胺、环孢菌素A等免疫抑制剂可以取得一定的效果。

第三节　改善微循环、防治血管损伤治疗

鼻咽癌放疗后造成的放射性血管损伤极难同非放射性损伤的动脉粥样化病变相区别，放射性血管损伤主要以微血管和中小动脉损伤为主，包括急性放射反应以及迟发性放射反应。急性放射反应主要表现为血管炎性反应；迟发性放射反应主要以微小血管、中小动脉损伤为主，病理改变主要以内皮细胞致死性和亚致死性损伤，造成微血管的破裂及血栓形成；中等直径的血管主要表现为内膜增生、纤维素样坏死、血栓形成以及急性动脉炎；大血管的放射性损伤比较少见。

放射性血管损伤通常有几种机制：导致动脉粥样硬化样改变使动脉横断面管径减小；成纤维细胞增多，血管内膜胶原物质异常增加，导致管腔狭窄；作为放疗损伤修补反应的纤维变性，或继发于血管滋养管放疗损伤的纤维变性可致动脉狭窄。这些慢性改变损伤了血管滋养管、血管中层和内皮细

胞，导致一定程度的管腔狭窄、闭塞。病人临床上主要表现为缺血的相应临床症状，多为慢性缺血性表现，极少数为出血性改变。对于放疗性闭塞性病变的治疗，目前认为血管成形术、内支架置入术、血管内血栓切除术是放疗性血管损伤安全、有效、可靠的治疗方法，应考虑为首选治疗方法。但放射性血管损伤除了急性反应外，血管放射反应都归结于迟发性反应，迟发性反应在放射治疗鼻咽癌后数月、数年乃至终身存在，所以仅仅作血管成形术和内支架相结合的方法不能长久的解决问题，因为闭塞性病变的根本原因未消除，血管成形术和内支架治疗后还会继续发生血管闭塞。消除可能引起血栓形成、血管闭塞的的原因，预防血栓形成和血管闭塞，为放射性血管闭塞性病变治疗的关键。下面就放射性血管闭塞性病变的药物预防和药物治疗介绍如下。

一、抗血小板治疗

放射性血管损伤的机制不甚十分明确，但在放射性血管损伤的病理改变中出现了明显的血管内皮损伤、血栓形成等脑、脊髓血管损伤，临床上主要表现为慢性缺血性症状，而急性缺血类似于急性缺血性卒中的临床表现非常少，结合多年来的临床研究，在监测凝血功能的情况下长期服用抗血小板治疗对放射性脑、脊髓损伤的病情确有所改善。下面是一些常用的抗血小板药物的相关介绍。

血小板具有黏附于受损血管并在局部凝集的功能，这使它在正常及病理的凝血机制中占有重要地位。一般说来，血小板的黏附和聚集应算为生理过程。但当放射性神经损伤患者脑、脊髓内血管内皮、内膜出现损伤，斑块破裂及血管狭窄时，血小板激活可以导致一系列不可控制的自身正反馈并放大激活的病理过程，最终引起腔内血栓形成，血管阻塞，一过性缺血甚至梗死。

现有的抗血小板药物可以干预血小板激活过程中的一些环节，包括黏附、释放、聚集，在有效地预防血栓的同时也不可避免地增加出血的危险。各种出血性疾病，如血友病、血小板无力症、血小板减少性紫癜以及尿毒症、严重肝肾功能损害、溃疡病及存在活动性出血等为其主要的禁忌证。常根据其作用机制将其分为以下几种。

（一）环氧化酶抑制剂

阿司匹林是目前唯一有大量循证医学证据，可应用于缺血性卒中一级和二级预防领域的抗血小板药物，是抗血小板治疗的基石，对缺血性卒中均有较好的效果。阿司匹林是 COX-1 的相对选择性抑制剂，COX-1 能将花生四烯酸转化为前列腺素 H_2，血小板和血管内皮素又将之转化为前列腺素和血栓素 A_2（TXA_2），前者是血小板抑制剂和血管扩张剂，而后者能促进血小板凝集并收缩血管。阿司匹林抑制 TXA_2 合成，对血小板产生不可逆抑制，作用可持续 10 天。阿司匹林服用后 30~40min 即可出现血浆峰值，服药 1h 出现抑制血小板聚集作用，肠溶片血浆峰值于服药后 3~4h 出现，若为达到速效，用肠溶片时，应嚼碎服用，其量效没有依赖关系，30mg 的阿司匹林即可抑制血小板聚集，2~3 倍剂量可以充分抑制血小板聚集，作为预防用药目前主张剂量以每日 75~150mg 为宜，更高的剂量也不能出现更强的抑制作用。对于非介入治疗的放射性血管损伤患者，具体用法为首剂 300mg，连续服用 3~5 天后，改为 75~150mg/d 维持；接受介入治疗的放射性血管损伤患者推荐服用 300mg/d，连续服用 1 个月，1 个月后可继服 200mg/d，亦可酌情减至 75~150mg/d 维持治疗；阿司匹林可引起胃出血，肠溶片是否可减少胃出血的发生，尚无充分的依据。主要不良反应为其胃肠毒性，与剂量有关，因此，为减低出血危险应使用低而有效的剂量。

（二）血小板二磷酸腺苷（ADP）受体拮抗剂

血小板 ADP 受体拮抗剂是一类与血小板的 ADP 受体特异性结合从而抑制血栓形成的一类药物。该类药物选择性的作用于血小板的 ADP 受体（P_2Y_1 和 P_2Y_{12} 受体），抑制血小板膜 ADP 受体的表达、结合及其活性，从而有效地抑制了血小板的聚集和血栓的形成。目前应用于临床药物有噻氯匹定、氯吡格雷、普拉格雷等。

1. 噻氯匹定　即抵克力得，最早的噻吩吡啶类 ADP 受体拮抗剂，因其主要不良反应可有高胆固醇血症、粒细胞减少、再生障碍性贫血和血栓性血小板减少性紫癜，已逐渐被氯吡格雷所取代。

2. 氯吡格雷　主要通过抑制血小板膜 ADP 受体 P_2Y_{12} 的表达、结合及其活性，从而抑制纤维蛋白原与血小板膜 GP Ⅱ b/ Ⅲ a 之间的附着，活化血小板腺苷酸环化酶，升高血小板内 cAMP（环磷酸腺苷）水平，从而抑制血小板的功能，还可抑制由胶原和凝血酶诱导的血小板聚集。氯吡格雷需在肝脏内转变成活性代谢产物形式引起 P_2Y_{12} 不可逆的改变，逐渐产生抗血小板作用。健康人服 50 ~ 100mg 氯吡格雷后第 2 天产生 25% ~30% 抑制率，第 4 ~7 天达到 50% ~60% 抑制率。半衰期 6h，肝功能不良者药效减低。氯吡格雷的抗血小板作用呈现量效关系，一般先采用 300mg 负荷剂量，然后每日 75mg。主要不良反应很少，偶可出现皮疹、严重腹泻、中性粒细胞减少和血小板减少。

随着氯吡格雷在临床中的广泛应用，氯吡格雷抵抗也日益受到重视。目前研究认为，氯吡格雷抵抗发生率约 5% ~35%。氯吡格雷抵抗与细胞色素 P4503A 代谢活性、ADP 受体多态性和受体后信号传导通路差异有关。目前可通过增加药物负荷和维持剂量，以及改用其他抗血小板药物来应对氯吡格雷抵抗。

3. 普拉格雷　普拉格雷是第三代 ADP 受体拮抗剂，在肝脏代谢时几乎不产生非活性代谢物，故疗效优于氯吡格雷，但出血风险亦有所增加。此外，氯吡格雷抵抗患者不会发生普拉格雷抵抗。最初开发用于需要经皮冠状动脉介入治疗的急性冠状动脉综合征的患者，包括需要进行支架置入术的患者，在我国尚未上市，在美国的商品名为 Efient。

（三）　血小板膜 GP Ⅱ b/ Ⅲ a 受体拮抗剂

GP Ⅱ b/ Ⅲ a 与纤维蛋白原的结合是血小板聚集共同的终末途径，因而血小板膜 GP Ⅱ b/ Ⅲ a 受体拮抗剂可有效地预防血小板介导的血栓形成。此类药物有单克隆抗体和合成制剂两大类，前者为阿昔单抗，后者包括替罗非班和埃替巴肽，因其口服制剂出现较多副作用，现均为静脉给药。

1. 阿昔单抗　阿昔单抗是第一个用于人体的单克隆抗体，它是抗血小板膜糖蛋白 Ⅱ b/ Ⅲ a 单克隆抗体 $7E_3$ 的 Fab 片段，与人源化的 FC 段结合。每个血小板表面存在大约 80 000GP Ⅱ b/ Ⅲ a 受体。阿昔单抗可以优先识别活性状态的受体，并与其结合，从而阻止纤维蛋白原与 GP Ⅱ b/ Ⅲ a 受体结合。该药可引起严重出血和血小板减少。

2. 替罗非班、埃替巴肽　通过与血小板膜上 GP Ⅱ b/ Ⅲ a 受体结合，占据了其上的结合位点，使血小板 GP Ⅱ b/ Ⅲ a 受体不能与纤维蛋白原结合，从而抑制了血小板聚集。替罗非班（欣维宁）4h 内按每分钟静脉输注 $0.15\mu g/kg$，可产生 97% 的 ADP 引起的血小板聚集的抑制，血浆半衰期 1.6h，停药后 1.5h 血小板聚集恢复正常。该类药物与糖蛋白 Ⅱ b/ Ⅲ a 结合后可形成新抗原，可发生血小板减少，肾功能衰竭者慎用。

（四）　磷酸二酯酶抑制剂

1. 西洛他唑　西洛他唑是磷酸二酯酶 Ⅲ（PDE Ⅲ）抑制剂，可抑制 PDE 活性和阻碍环磷酸腺苷降解及转化，具有抗血小板、保护内皮细胞、促进血管增生等药理学作用，可预防动脉粥样硬化和血栓形成及血管阻塞，同时还可抑制经由腺苷 A1 受体介导的强心作用。用药过程中可出现头晕、头痛、心悸等现象，这可能和西洛他唑的扩张血管作用有关，大多为一过性的。

2. 双嘧达莫　即潘生丁。双嘧达莫可抑制血小板的磷酸二酯酶，环磷酸腺苷降解减少，使环磷酸腺苷水平升高；它还能抑制红细胞和血管内皮对腺苷的摄取和代谢，使血管内皮中腺苷水平增加，从而激活腺苷酸环化酶，抑制血小板聚集。另外，双嘧达莫还可刺激 PGI_2 的合成，并抑制其降解。

（五）其他抗血小板药物

1. 盐酸沙格雷酯　用以治疗慢性周围动脉闭塞症。该药是血小板 5-HT2A 受体抑制剂。主要不良反应有恶心、呕吐、腹泻、皮疹和胃肠反应。

2. 塞米非班　通过抑制凝血因子 I 和血小板相结合而发挥抗血小板聚集作用，具有作用显著、起效快、不良反应小等作用。

3. 水蛭素　水蛭素及其衍生物是凝血酶的直接抑制剂。水蛭素与凝血酶活性中心的可识别位点牢固结合，甚至在活性中心外的广泛区域，二者都有紧密接触，形成高度稳定的非共价结合复合体，可抑制凝血酶产生的血小板聚集和分泌作用，从而削弱凝血酶对纤维蛋白原和交联蛋白形成的血小板聚集物的稳定作用，使其易于溶解。

4. 帕米格雷　该药几乎无抗炎活性和胃肠道刺激，在光化诱导的豚鼠冠脉血栓模型中，它的活性分别是阿司匹林和噻氯匹定的 300 倍和 1 000 倍，并能抑制白三烯 B_4（leukotriene，LTB_4）的生成，疗效引人注目。

5. 前列环素（PGI_2）　一种强而有效的抗血小板聚集剂和血管扩张剂。通过激活腺苷酸环化酶，抑制血小板磷酸脂及环氧化酶，使血小板内环磷酸腺苷浓度增高而抑制血小板聚集。外源性 PGI_2 在血液循环中有拮抗 TXA_2 的作用并抑制其合成，具有显著的扩血管、降低血管阻力作用，特别是脑微血管床，侧支动脉和缺血半球的主要动脉有选择性扩张作用。前列环素对神经元具有保护作用。前列环素极不稳定，半衰期仅 $2\sim3min$，多采用静脉滴注。常见副作用为轻度低血压，也可出现心率增快、头痛、焦虑、腹痛，这些副作用均于停药后很快消失，如用较小剂量、减慢给药速度则可避免上述副作用。

（六）具有抗血小板作用的中草药

近年来，有不少基础和临床资料表明，一些中草药也具有抗血小板的作用。例如川芎、红花、赤芍、五灵脂、蒲黄等降低血小板黏附性；当归和阿魏酸、川芎和川芎嗪、丹参和丹参素、刘寄奴、红花、赤芍、三棱、独活、炙甘草、蒲黄、吴茱萸、大蒜、洋葱、郁金、益母草、黑木耳、葛根、三七、鸡血藤、血竭、毛冬青、银杏叶、灯盏花、海风藤酮等可降低血小板聚集性，某些中药制剂，如灯盏花注射液、川芎嗪注射液、葛根素注射液等也有抗血小板聚集作用，但这些尚缺乏明确的靶位，作用机制也不清楚，目前还不能列为肯定的抗血小板药物。

二、降纤药物治疗

鼻咽癌放疗后放射性血管损伤的许多患者存在血液成分的改变，如纤维蛋白原含量明显增高，或放射性血管损伤类似于 TIA 频繁发作患者可考虑选用巴曲酶或降纤酶治疗。很多证据显示急性放射反应以及迟发性放射反应期血浆中纤维蛋白原和血液黏滞增高。蛇毒制剂可以显著降低血浆纤维蛋白原水平，尚有增加纤溶活性及抑制血栓形成作用，更适用于合并高纤维蛋白原血症患者。

目前国内应用比较多的降纤制剂有巴曲酶和降纤酶，蚓激酶、蕲蛇酶等也有应用。巴曲酶和降纤酶国内应用于脑血管病治疗已有多年，积累了一定临床经验。巴曲酶和降纤酶治疗急性脑梗死有效，可显著降低纤维蛋白原水平，症状改善快且较明显，不良反应轻，发病 6h 内效果更佳。但亦应注意出血倾向，纤维蛋白原降至 1.3g/L 以下时增加了出血倾向。对放射性血管损伤所致的脑梗死可以使用上述降纤制剂。一般而言，放射性血管损伤导致梗死的早期选用降纤治疗可改善放射性血管损伤导致的缺血症状；高纤维蛋白原血症患者更应积极降纤治疗；但要应严格掌握适应证、禁忌证。

三、抗 凝 治 疗

抗凝治疗的目的主要是防止放射性血管损伤所致缺血性卒中的早期复发、血栓的延长及防止堵塞远端的小血管继发血栓形成，促进侧支循环。

常用的有普通肝素、低分子肝素、类肝素，其中低分子肝素在国内应用比较多。一般放射性血管损伤导致的急性脑梗死患者不推荐常规立即使用抗凝剂。如果无出血倾向、严重肝肾疾病、血压＞180/100mmHg等禁忌证时，下列情况可考虑选择性使用抗凝剂：放射性血管损伤所致的缺血性卒中伴有蛋白C缺乏、蛋白S缺乏、活性蛋白C抵抗等易栓症患者；症状性颅外夹层动脉瘤患者；颅内外动脉狭窄患者；卧床的放射性血管梗死患者可使用低剂量肝素或相应剂量的低分子肝素预防深静脉血栓形成和肺栓塞；静脉窦血栓形成。

四、扩 容 治 疗

放射性血管损伤的患者对于脑血流低灌注所致的急性脑梗死如分水岭梗死可酌情考虑扩容治疗，但应注意可能加重脑水肿、心功能衰竭等并发症。

第四节　神经保护、改善脑代谢治疗

中枢神经系统内主要细胞类型有神经元、胶质细胞和血管内皮细胞，其中血管内皮细胞形成血脑屏障，胶质细胞和血管内皮细胞对射线较敏感，但损伤容易恢复，而神经元敏感性较低，一旦为致死性损伤则较难修复。放射性神经损伤除了放射线直接损害外，放射线照射后血管内皮细胞的损伤启动了最初的血脑屏障的破坏，引起血管源性水肿，导致管腔狭窄、闭塞或血栓形成，使供血区域的神经组织缺血、缺氧和细胞坏死；同时在免疫机制的参与下，少突胶质细胞损伤，胶质细胞的炎症反应产生大量的自由基和炎性介质等，这些自由基和炎性介质直接或间接的损害中枢神经细胞。上述这些损伤机制又反过来引起继发性损伤瀑布反应，脱髓鞘改变和组织坏死进一步增加，即细胞死亡和影响细胞命运及细胞相互作用的微环境改变引发了组织损伤，这些发现对于制定神经保护策略具有重要意义。

神经保护的目的是干预放射性损伤所致的病理生化级联反应，防止或延迟细胞死亡，它强调的是"保护"。所有的神经保护剂均处于实验阶段，目前尚无一个独立的神经保护剂表明影响放射性神经损伤的预后，下面是目前临床应用观察比较多的神经保护剂。

一、神经节苷脂类药物

神经节苷脂是含唾液酸的糖神经鞘脂，存在于哺乳类动物细胞膜，神经系统中含量尤其丰富，是神经细胞膜的组成成分，在神经发生、生长、分化过程中起必不可少的作用，对于损伤后的神经修复也非常重要，具有促进神经再生、促进神经轴突生长和突触形成、恢复神经支配功能；改善神经传导、促进脑电活动及其他神经电生理指标的恢复；保护细胞膜、促进细胞膜各酶活性恢复等作用。

单唾液酸四己糖神经节苷脂（施捷因、重塑杰、申捷）是最重要的神经节苷脂之一，在中枢神经系统病变的治疗中起重要作用。单唾液酸四己糖神经节苷脂除具有上述神经节苷脂的共同作用外，还可以通过维持中枢神经细胞膜上的 $Na^+ - K^+ - ATP$ 酶及 $Ca^{2+} - Mg^{2+} - ATP$ 酶的活性，起到维持细胞内外离子平衡、减轻神经细胞水肿、防止细胞内 Ca^{2+} 积聚的作用；单唾液酸四己糖神经节苷脂可以对抗兴奋性氨基酸的神经毒性作用，减少自由基对神经细胞的损害等。因此，单唾液酸四己糖神经节苷脂具有促进神经重构（神经重塑、神经可塑性，neuroplasticity）的作用，即通过促进各种形态、生化、组化、神经生理的改善，最终可以加速神经修复，最大限度地恢复原有的神经功能。

单唾液酸四己糖神经节苷脂能促进种原因引起的中枢神经系统损伤后神经功能的恢复，促进神经重构。实验显示单唾液酸四己糖神经节苷脂对放射性脑、脊髓损伤、放射性周围神经损伤细胞的恢复有促进作用和细胞保护作用。

用法用量：每日 20~40mg，1 次或分次肌注或缓慢静脉滴注。在病变急性期（放射性急性损伤期）：每日 100mg，静脉滴注；3~4 周后改为维持量，每日 20~40mg，一般 6 周。

二、抗氧化剂、自由基清除剂

放射线的直接损伤，放射性血管损伤后缺血缺氧以及放射性免疫炎症反应导致脑脊髓组织发生一系列还原反应，其中脂质产生的氧自由基和其他毒性自由基是放射性神经损伤的重要原因，动物实验和临床实验中抗氧化剂依达拉奉能减少放射性脑损伤的病灶容积。

依达拉奉通过消除自由基而抑制细胞膜脂质的过氧化和脑细胞（血管内皮细胞、神经细胞）氧化产生的障碍。可抑制脑水肿、脑梗死、神经症候、迟发性神经细胞坏死等缺血性脑血管障碍症状的发生和恶化，抑制坏死周边区域血流量的降低，从而起到脑保护的作用。笔者曾经探讨了依达拉奉治疗放射性脑损伤的疗效，在该研究中笔者将 42 例鼻咽癌放疗后放射性脑损伤患者随机分为试验组（传统常规治疗方法合用依达拉奉）和对照组（传统常规治疗方法），观察两组治疗前后的临床评分、凝血功能指标、头颅磁共振以及世界卫生组织生存质量测定量表简表（WHOQOL-BREF）评分的变化。结果，试验组临床治疗的显效率（50.0%）和总有效率（88.%）明显高于对照组（14.3% 和 42.9%），头颅 MRI 显示治疗后实验组病灶体积较对照组明显缩小，WHOQOL-BREF 评分显示在生理、心理、社会环境、总的生活评分方面试验组均较对照组有明显的改善；且两组在凝血功能方面无明显差异。结论是依达拉奉对放射性脑损伤的治疗具有明显的效果。

依达拉奉的用法：成年人每次 1 支，每日 2 次，用 100mL 生理盐水稀释，静脉滴注，大约在 30min 内滴完。在发病后 24h 内开始使用，用药期不超过 14 天。

其他具有潜在作用的药物如超氧化物歧化酶（SOD）、维生素 E、维生素 C、谷胱甘肽、甘露醇等都有抗自由基作用。

三、钙离子拮抗剂

由于钙离子在细胞生理、病理中的特殊作用，钙通道阻滞剂，如尼莫地平、尼卡地平、氟桂嗪能改善放射性脑、脊髓病的血管损伤。

四、神经营养因子

放射性神经损伤后可诱导许多神经保护因子的表达，产生的神经营养因子（neurotrophic factor, NTF）、神经生长因子（nerve growth factor, NGF）、脑源性神经营养因子（brain-derived neurotrophic factor, BDNF）、碱性成纤维细胞生长因子（basic fibroblast growth factor, bFGF）、胰岛素样生长因子（insulinoid growth factor, IGF）、转化生长因子（transforming growth factor, TGF）等都对神经元起保护

和营养作用。外源性神经营养因子类药物在细胞培养中效果明显，在动物模型和临床上效果不佳，可能与局部药物浓度及其他因素有关。

五、谷氨酸受体拮抗剂

谷氨酸是中枢神经系统内最常见的兴奋性神经递质，它在放射性血管损伤导致血管闭塞缺血时被大量释放。谷氨酸通过刺激几种类型的受体而兴奋突触后神经元，使钙离子内流，后者又可激活酶类，最终导致细胞破坏。阻断 N-甲基-D-天门冬氨酸（NMDA）受体可降低钙内流，从而减轻神经元损伤。这些保护剂包括 cerestat、selfotel、eliprodil、aptiganel 等。

六、GABA 受体激动剂

GABA 是脑内主要的抑制性神经递质，它的作用在于兴奋性氨基酸递质谷氨酸起平衡作用。GABA 受体激活后能抑制兴奋性神经毒作用，GABA 受体激动剂有 muscimol、MK-801、clomethiaiole 等。

七、白细胞黏附抑制剂

放射性神经损伤后在受损部位的白细胞浸润和炎性细胞因子参与了组织损伤过程，其中白细胞介素 -1β 和肿瘤坏死因子 -α 的过量产生加重放射性血管损伤所致的脑脊髓损害，而转化生长因子 -β1 的产生对缺血具有保护作用。动物实验表明，多种抗白细胞黏附的抗体可减轻缺血时的神经损伤。

第五节　放射性周围神经损伤的药物治疗

放射性周围神经损伤（radiation-induced peripheral neuropathy）又称为放射性周围神经病。放射线主要通过以下机制对周围神经造成损害：射线对神经纤维、神经营养血管、神经髓鞘的直接作用；放射引起的神经周围组织纤维化对神经的挤压和牵拉所致的神经缺血缺氧及慢性放射性炎症等。放射性周围神经损伤尤以晚期放射性损伤最为常见，晚期放射性损伤表现为神经鞘纤维化，神经营养血管内皮的损伤等。鼻咽癌患者放疗后出现的周围神经损伤主要是以颅神经损伤为主。目前临床上放射性周围神经损伤的药物治疗除了前面在放射性脑脊、髓损伤章节中所述的激素、神经保护、抗血小板治疗外，还可以给予以下方法治疗。急性期应卧床休息，可使用大剂量 B 族维生素，如维生素 B_1、维生素 B_6、维生素 B_{12}（或弥可保），重症病例使用 ATP、辅酶 A。疼痛明显者使用止痛剂、镇静剂、三环类抗抑郁药，如卡马西平、阿米替林等。也可使用血管扩张剂，如烟酸、地巴唑。

（肖颂华　刘　军　赵建夫）

参 考 文 献

1. 史玉泉. 实用神经病学. 上海：上海科学技术出版社，1994
2. 申文汇，王绿化. 放射治疗损伤. 北京：中国医药科技出版社，2001
3. 唐启信. 临床放射生物学. 北京：人民卫生出版社，2002

4. 周良辅. 现代神经外科学. 上海：复旦大学出版社，上海医科大学出版社，2001

5. 魏宝清. 从鼻咽癌放疗后颅神经损伤探讨当前放疗技术上的问题. 中华放射肿瘤学杂志，1994，3：164

6. 严沽华，李素艳，秦德兴，等. 直线加速器 8MVX 线和远距离^{60}Co 治疗鼻咽癌的比较. 中国放射肿瘤学，1988，2：2～4

7. 杨云利，陆海杰，刘颖新，等. 鼻咽癌放射治疗后颅神经损伤的临床分析. 实用癌症杂志，2003，18：624～626

8. 田野，包仕尧，殷蔚伯. 放射性脑损伤实验研究之近况. 中华放射医学与防护杂志，1998，18：442～445

9. 梁霁，郑金瓯. 放射性脑病 48 例的影像学特征. 广西医学，2007，29：1927

10. 林日增，张雪林，阎卫平. 鼻咽癌放疗后反射性脑病 CT 灌注研究. 中华放射学杂志，2002，436：339

11. 王振宁，牟永告，夏云飞，等. 放射性脑病. 中国神经肿瘤杂志，2008，6：139

12. 董海波，戴嘉中，蔡佩，等. IH 磁共振波谱在胶质瘤放疗后复发和放射性脑坏死鉴别中的初步应用. 中华放射学杂志，2001，35：439

13. 刘征华，陈韵彬. 鼻咽癌放射性脑损伤影像学表现研究进展. 现代医用影像学，2006，15：91

14. 顾学兰，丁新生，狄晴，等. 依达拉奉注射液治疗急性脑梗死的临床疗效评价. 中国新药与临床杂志，2005，24：113

15. 刘军，刘运林，黄仕雄，等. 新型脑保护剂依达拉奉治疗放射性脑病的临床研究. 中华神经医学杂志，2006，5：820～822

16. 沈庆煜，肖颂华，叶剑虹，等. 依达拉奉治疗放射性脑病的临床研究. 中华放射医学与防护杂志，2007，27：568

17. 沈庆煜，肖颂华，叶剑虹，等. 依达拉奉治疗放射性脑病疗效观察. 中国医药，2007，2：536

18. 章春园，张力元，毛成洁. 神经节苷酯治疗放射性脑病疗效观察. 苏州大学学报，2008，28：456

19. 李晓冰. 高压氧联合复方丹参注射液治疗新生儿缺氧缺血性脑病疗效分析. 青海医药杂志，2008，38：4

20. Lee AWM, Law SCK, Ng SH, et al. Retrospective analysis of Nasopharyngeal carcinomatreated during 1976～1985：late comp lications following megavoltage irradiation. Br J Radiol, 1992, 65：918～928

21. Lin Ys, Jen YM, Lin JC. Radiation related cranial new palsy in patients with nasopharyngeal carcinoma. Cancer, 2002, 95：404～412

22. Mesic JB, Fletcher GH, Goepfert H. M egavoltage irradiation of epithehial tumor of thenasopharynx. Int J Radiat Oncol BiolPhys, 1981, 7：447～455

23. Stoll BA, Andrews JT. Radiation induced peripheral neuropathy. Br Med J, 1966, 1：834～844

24. Munter MW, Karger CP, Reith W, et al. Delayed vascular injury after single high-dose irradiation in the rat bra：histologic immunohistochemica, and angiographic studies. Radiology, 1999, 212：475～482

25. Becker M, Schroth G, Zbaren P, et al. Long-term changes induced by high-dose irradiation of the head and neck region：imaging findings. Radio graphics, 1997, 17：5～26

26. Chan YL, Yeung DK, Leung SF. Proton magnetic resonance spectroscopy of elayed radiation-induced injury of the brain. J Magn resonimaging, 1999, 10：130～137

27. Feldmeier JJ, Hampson NB. A systematic review of the literature reporting the application of hyperbaric oxygen prevention and treatment of delayed radiation injuries：an evidence based approach. Undersea Hyperb Med, 2002, 29：4～30

28. Asai A, Kawamoto K. Radiation-induced brain injury. Brain Nerve, 2008, 60：123～131

29. Maria G Matheus, Mauricio Castillo, Matthew Ewend, et al. CT and MR imaging after placement of the gliasite radiation therapy system to treat brain tumor, initial experience. AJN, 2004, 25：1211～1300

30. Zhao JQ, Liang BL, Shen J. Magnetic resonance imaging findings of temporal lobe radiation encephalopathy. Aizheng, 2003, 22：1209～1218

31. Rajendra T, Lee KS, Chumpon C. Previously-treated nasopharyngeal carcinoma with cystic lesions in the temporal lobe. SingaporeMed J, 2004, 45：590～601

32. Tsui EY, Chan JH, Leung TW, et al. Radionercosis of temporal lobe：dynamic susceptibility contrast MR. Neuroradiology, 2000, 42：149～152

33. Sugahara T, Korogi Y, Tomiguchi S, et al. Opostherapatic intraaxial brain tumor, the value of perfusion-sensitive contrast-enchanced MR imaging for differetiation tumor recurrence from noneoplastic contrast-enhancing tissue. AJN, 2000, 21: 901～1003

34. Tsui EYK, Chan JHM, Ramsy RG. Late temporal lobe necrosis in patients with nasopharyngeal carcinoma: evaluation with combined muti-section diffusion weightedand perfusion weighted MR imaging. European Jouemal of Radiology, 2001, 39: 133～142

35. Benjamin M, Belinda SYL, James SB. Quantifying radiationtherapy-induced brain injury with whole-brain proton MR spectrosco: initia observationsl. Radiology, 2001, 221: 327～338

36. Chong VF, Rumpel H, Fan YF. Temporal lobe changes following radiation therapy: imaging and photon MR spectroscopic findings. Eur Radiol, 2001, 11: 317～325

37. Heinz-Peter Schlemmera, Peter Bacherta, Klaus K, et al. Spectroscopic evaluation of suspicious brain lesions after stereotactic radiotherapy. American journal of Neuroradiology, 2001, 22: 1316～1324

38. Wang XL, Yin JL, Li H, et al. PET/CT imaging of delayed radiation encephalopathy following radiotherapy for nasopharyngeal carcinoma. Chin Med J (Engl), 2007, 120: 474～479

39. Pek-Lan K, Dora LW, Kwong, et al. Diffusion-tensorimaging for the etection and quantification of treatmentinducedwhite matter jury in children with medulloblastoma: apilot study. AJN, 2003, 24: 734～743

40. Patrick AH, Clifford JE, Jeffrey FD. Diffusion-weighted imaging in the follow-up of treated high-grade gliomas: tumor recurrence versus radiation injury. AJN, 2004, 25: 201～301

41. Shichinohe H, Kuroda S, Yasuda H, et al. Neuroprotective effects of the free radical scavenger edaravone (MCI－186) in mice permanent focal brain ischemia. Brain Res, 2004, 1029: 2006～2015

42. Tanaka M. Pharmacological and clinical profile of the free radical cavenger edaravone as a neuroprotective agent. Nippon Yakurigaku Zasshi, 2002, 119: 301～309

43. Edaravone Acute Infarction Study Group. Effect of a novel free radical scavenger, edaravone (MCI－186), on acute brain infarction. Randomized, lacebo-controlled, doubleblind study at multicenters. Cerebrovasc Dis, 2003, 15: 222～232

44. Glantz MJ, Burger PC, Friedman Ah, et al. Treatment of radiationinduced nervous ystem injury with heparin and warlarin. Neurology, 1994, 44: 2020～2032

第十六章　鼻咽癌放疗后放射性脑、脊髓损伤的基因和干细胞治疗

第一节　概　　述

目前，对放射性脑、脊髓损伤的研究相对于其他组织类型的放射性损伤而言明显滞后。放射性脑、脊髓损伤的发生发展与放射剂量、放射途径与方法、放射治疗疗程等密切相关。对于急性放射性损伤，脱水剂和激素治疗能使病情很快得到恢复；早期迟发性损伤经上述治疗有部分患者病情逆转，部分仍持续进展；晚期迟发性损伤为不可逆性变，在上述治疗的基础上，可加用免疫抑制剂和细胞毒性药物如环磷酰胺、环孢素 A 等，同时应用抗凝剂、抗小板抑制剂以及高压氧治疗，可以在一定程度上控制病情的持续进展。从目前情况来看，临床上还缺乏十分有效的治疗措施。近年来，随着基因治疗和干细胞研究的逐步深入，干细胞移植和基因治疗或干细胞联合基因治疗在放射性脑、脊髓损伤治疗方面的研究也越来越多。1997 年，Noel 等就曾注射携带 GGF_2 因子的 CHO 细胞尝试治疗放射性脊髓损伤，发现少突胶质细胞的前体细胞 O-2A 细胞数量增多。Rezvani 小组观察到大鼠局部脊髓 22Gy 照射后 90 天，给予神经干细胞移植，致瘫痪率明显低于对照组；Akiyama 小组观察到神经前体细胞移植后，成年大鼠放射性脊髓脱髓鞘病理改变明显缓解。越来越多的研究提示干细胞移植和基因治疗是治疗放射性脑、脊髓损伤的崭新的方法。

中枢神经系统干细胞和基因治疗的研究方法及其临床应用价值日益成为研究的焦点，本文就基因和干细胞治疗在治疗放射性脑、脊髓损伤方面的研究情况介绍如下。

第二节　基　因　治　疗

自从 1990 年人类史上首例基因治疗临床实验方案在美国被批准实施以来，到目前为止，基因治疗技术已经在世界各国展开广泛的研究，虽然基因治疗技术在临床实践中有许多问题的存在，但就总的趋势来看，基因治疗技术是一项存在巨大研究潜能的新型科技技术。基因治疗技术也将会像前人预言的那样，成为一项推动医学革命性改变的新技术。基因治疗目前主要用于治疗对人类健康威胁严重的疾病，包括遗传病、恶性肿瘤、心血管疾病、感染性疾病等。

一、基因治疗技术的概念

基因治疗是将人的正常基因或有治疗作用的基因通过一定方式导入人体靶细胞以纠正基因的缺陷或者发挥治疗作用，从而达到治疗疾病目的的生物医学高技术。根据患者发病机制的不同，基因治疗

所采用的治疗策略也不同，大致可以分为基因置换、基因矫正、基因增补、基因失活等。而实施基因治疗所需的步骤有：① 目的基因的选择和制备；② 基因载体的选择；③ 靶细胞的选择；④ 细胞转染；⑤ 外源基因的表达及检测；⑥ 回输体内。

二、基因治疗技术的发展及现状

（一）基因治疗技术的发展

早在 20 世纪 70 年代初就有学者进行了基因治疗的临床试验，探索将基因治疗作为一种遗传病的治疗方法。1973 年，一名美国研究人员和几位医生在德国进行了世界上第 1 例基因治疗实验，结果是既没产生疗效，也没有出现不良反应；1980 年，美国的另 1 名医生对 2 名地中海贫血患者进行了第 2 例基因治疗，结果同样没有取得成功。由于两次实验都未取得成功因而没有得到美国国立卫生院（NIH）批准，所以遭到了社会广泛而猛烈的抨击。但这两次失败的实验在不同程度上推动了基因治疗技术的发展。20 世纪 80 年代初，美国科学家 Anderson 首先阐明了基因治疗的前景和发展方向。在之后的很长一段时间科学家们对基因治疗技术做出了很大的贡献，经长期而严格的审查，美国 NIH 和重组 DNA 顾问委员会批准了世界上第 1 例临床基因治疗的申请，1990 年 9 月 14 日，由美国 Genetic Therapy 公司和 NIH 进行的第 1 例临床实验正式开始，在之后的 1991 年 7 月，中国复旦大学与第二军医大学长海医院合作，从一批自愿接受基因治疗的凝血因子 IX 基因缺陷性血友病 B 患者中选择了两兄弟开始进行基因治疗临床研究，在 1994 年 8 月，中国卫生部批准了这种基因治疗方案。

（二）基因治疗技术的现状

目前，人类基因治疗的研究已在国际范围内展开。已展开基因治疗研究并进行临床实验的国家和地区已从少数的几个国家增加到 20 多个，但美国的临床实验病案数仍然遥遥领先于其他国家。基因治疗的范围也从单基因遗传病，如血友病、ADA 酶（腺苷脱氨酶）缺乏症，扩展到多基因遗传病，如恶性肿瘤等；从遗传病的治疗扩展到非遗传病的治疗，如心血管疾病、造血重建等。到 2008 年止，全世界有近 100 家基因治疗公司，临床治疗方案已达到 700 多个，病例超过 6 000 多个。就批准的肿瘤临床实验病种有头颈部肿瘤、肺癌、肝癌、乳腺癌、脑瘤、卵巢癌、膀胱癌、前列腺癌等。中国基因治疗研究起步晚，但起点并不低，目前已有 B 型血友病、恶性脑胶质瘤等 6 个基因治疗方案进入临床研究。基因治疗已从想象走向了现实，并从实验室向临床过渡。

三、基因治疗的载体

在基因治疗的研究中，基因导入系统是最关键的技术。有效的基因治疗依赖于外源基因在受体中高效、稳定的表达，而这在很大程度上取决基因治疗所采用的载体系统。基因治疗载体可分两大类：病毒性载体和非病毒性载体。

（一）病毒载体

外源基因进入细胞中通常需要"运输工具"。病毒是在漫长的自然进化过程中存活下来的没有细胞结构的最小、最简单的生命寄生形式。它们通常可以高效率地进入特定的细胞类型，表达自身蛋白并产生新的病毒粒子。因此，病毒是首先被改造作为基因治疗的载体。原则上讲，所有的病毒通过一系列的处理如删除与致癌、致毒和复制相关的基因等片段，在合适的位置插入外源治疗基因，均可发展成为基因传递的工具。但由于对不同病毒的生活周期、分子病理学等方面的了解相差很大，现在主要采用 4 种病毒载体类型：反转录病毒载体（包括慢病毒载体）、腺病毒载体、腺相关病毒载体、单纯疱疹病毒载体。反转录病毒应用最早，研究也相当深入，目前仍被广泛应用。

逆转录病毒载体：反转录病毒（retrovirus，Rr）是一类已知的 RNA 病毒。该载体系统有两部分组成，一是带有外源基因的重组反转录病毒载体分子，二是能以反式提供病毒结构蛋白的包装细胞，其要求是能高效产生感染靶细胞的重组病毒颗粒，且无野生型的反转录病毒存在，后者是基因治疗安全性的关键问题。逆转录病毒载体最大优点是：① 转染谱广，可以感染各种细胞类型；② 转入的外源基因可完全整合；③ 对细胞感染率高，达到 100%；④ 感染细胞不产生病变，可建立细胞系长期持续表达外源基因。

腺病毒载体：腺病毒（adenovirus，Ad）是一种无包膜的线状双链 DNA 病毒，其复制不依赖于宿主细胞的分裂。临床上已运用 Ad 载体系统对囊性纤维病进行基因治疗，取得良好的效果。Ad 载体具有以下优点：① 人类是 Ad 的自然宿主，因此比较安全；② 靶细胞范围广，不仅能感染复制分裂细胞，也能感染非分裂细胞；③ 滴度高；④ 可在肠道及呼吸道内繁殖，其重组病毒可由静脉注射、肠道吸收或气管内滴注等多种方式给予，已达到有效的基因转移和治疗；⑤ 该载体没有包膜，不易被其补体所灭活，可直接在体内应用。

腺相关病毒载体：腺相关病毒（adeno-associated virus，AAV），单链 DNA 病毒，是一种缺陷型病毒，只有与腺病毒、单纯疱疹病毒等共感染时才能进行有效复制。与其他载体病毒相比：① AAV 无致病性，并且在受体上不会引发免疫反应；② 宿主范围广，并可感染非分裂细胞；③ AAV 载体可将外源基因定点整合到人类 19 号染色体长臂，基因表达稳定；④ AAV 是一种无包膜病毒，对各种理化处理稳定，易于分离纯化。腺相关病毒载体目前已应用于临床治疗囊性纤维化病。

单纯疱疹病毒载体：单纯疱疹病毒载体（herps simplex virus，HSV）是一种长约 152kb 的双链 DNA 病毒，可在受染细胞的核中复制。HSV 载体具有以下优点：① 宿主细胞广泛；② 病毒滴度高；③ 外源基因容量大；④ 对神经细胞具有嗜向性，可在神经元细胞中建立终生潜伏性感染。HSV 载体的不足之处在于它的毒性。

（二）非病毒载体

虽然病毒载体作为基因传递的工具广泛地采纳，但它们仍存在着不少的局限性：病毒性载体均可以诱导机体产生某种程度的免疫反应；存在着插入突变等致瘤、致毒的风险；载体容量有限；制备滴度不高等。而非病毒载体则具有无传染性、不限制载体容量；可大量制备等优点而受到许多研究人员和临床医生的青睐。目前应用的非病毒 DNA 转移方法有 4 种：① 裸 DNA；② 脂质体；③ 多聚物（polyplex）；④ 分子耦联体（molecular conjugates）。

裸 DNA 即把携带外源基因的质粒直接注射或通过基因枪导入到组织细胞中，此方法主要应用于 DNA 疫苗（外源基因为病原体的有功能的基因片段），可激发机体的细胞免疫和体液免疫。脂质体是由脂双分子层组成的颗粒，可介导基因穿过细胞膜。最常用的脂质体为阳离子脂质体，主要由带正电荷的脂类和中性辅助脂类等摩尔混合。阳性电荷的脂质体与带阴性电荷的 DNA 之间可以有效地形成复合物，通过内吞作用此复合物可进入细胞中。多聚物即利用阳离子多聚体如多聚左旋赖氨酸上的正电荷与 DNA 上的负电荷结合发生电性中和，而形成稳定的多聚物/DNA 复合物。复合物仍带正电荷，可与细胞表面带负电荷的受体结合，而被摄入到细胞中。分子耦联体是外源 DNA 通过某种方式共价结合到细胞表面特异受体的配基或单克隆抗体或病毒胞膜蛋白等，利用特异的结合特性而介导外源基因导入到某一类型的细胞中。以上几种方法在临床试验和基础研究应用颇多。

目前所知的临床研究方案中，脂质体是除反转录病毒载体以外，应用最多的基因传递方法。特别在肿瘤、囊性纤维化病等疾病的治疗中应用较多。目前，此类载体最主要的问题是导入效率低。因为外源裸 DNA 或复合物在进入靶细胞后，DNA 需要逃避内吞小泡、溶酶体及胞浆中核酸酶的降解与破坏，加之对其的一些物理化学性质仍不明了，研究人员仍需进一步努力，以解决基因治疗所面临的最棘手的基因导入系统的问题。

病毒载体是目前应用最广泛的基因治疗载体。其病毒本身的特点决定了高效性、靶向性、持续性等优势，但同时也是病毒自身问题（主要是生物安全性问题）限制了其在基因治疗中的应用。理想的适合用于 CNS 的病毒载体应具备以下特点：① 生物安全性好；② 脑组织或脑亚区细胞靶向性高；③ 易透过 BBB；④ 转染神经细胞效率高；⑤ 外源基因可规律、持续地表达；⑥ 工业批量生产可行。寻找理想的 CNS 组织特异性病毒载体一直是人们梦寐以求的。通过基因修饰等手段，从复制、转录、翻译及翻译后多个水平上增强载体效率和可控性，减少危险性；开发对人类无致病性的病毒载体；寻找神经特异性靶点；增强载体经外周循环途径到达中枢的效率，都将是以后研究的重要方向。另外，在目前较为热门的干细胞疗法和基因治疗相结合的领域内，病毒载体仍是焦点问题之一。

四、基因治疗的方式

基因治疗常用方法有两种，即体内疗法（in vivo）和体外疗法（ex vivo）。体内疗法是将外源基因导入受体体内有关的器官组织和细胞内，以达到治疗目的，这是一种简便易行的方法，如肌肉注射、静脉注射、器官内灌输、皮下包埋等，但其缺点是基因转染率较低。研究和应用较多的还是体外疗法，即先在体外将外源基因导入载体细胞，然后将基因转染后的细胞回输给受者，使携有外源基因的载体细胞在体内表达治疗产物，以达到治疗目的。最常用的技术有 3 种：① 体外处理疗法：将有基因缺陷的体细胞取出后，引入正常的基因拷贝后再送回体内；② 原位疗法：使用载体将目的基因直接导入靶细胞；③ 体内疗法：将基因载体注入血液，定向寻找靶细胞并将基因安全有效地导入。

五、基因治疗与放射性脑、脊髓损伤

放射性脑、脊髓损伤发生的时间跨度从照射后数小时到数年、甚至数十年，表现复杂，现有的一些结果多基于动物实验、临床观察和影像学的进步，对其发生机制仍缺乏系统深入的认识。目前放射性脑、脊髓损伤发生机制主要与血管损伤、胶质细胞损伤、神经元及神经干细胞损伤、中枢神经系统免疫效应等有关，认为是上述多种因素综合作用的结果。脱髓鞘性改变和白质凝固性坏死是其较典型的病理学特征，放射线造成的血管组织和胶质细胞损伤在病理改变过程中起了重要的作用。放射后血脑屏障（brain-blood barrier，BBB）破坏，毛细血管严重缺失，且 BBB 破坏早于白质坏死。内皮细胞损伤导致 BBB 破坏是放射性脑、脊髓损伤发病的重要启动环节，继之出现继发的瀑布式级联反应，最终导致放射性脑、脊髓损伤的发生。放射后晚期血管壁增厚，毛细血管萎陷，瘢痕形成及纤维化等，影响脑局部血流及能量供应，加速脑组织的液化坏死。同时受射线照射后胶质细胞即开始凋亡，主要发生在少突胶质细胞，少突胶质细胞的前体细胞 O-2A 细胞也受到损伤，使死亡的少突胶质细胞得不到及时更新，即造成脱髓鞘放射性血管损伤。

目前，放射性脑、脊髓损伤的药物治疗主要是抗血小板、激素等。除药物治疗外，目前有比较确切疗效的治疗方法主要有血管成形术、内支架置入术。

血管成形术、内支架置入术是目前应用于临床治疗放射性血管损伤比较成熟的技术，但术后并发症和再狭窄的发生率较高，并且还有一部分患者不适宜选择上述方法（如严重弥散性放射性血管病变），因此探索新的治疗方法显得尤为重要。随着分子生物学的发展，利用促血管生成因子促进血管的发生及生长从而改善血管损伤所致的缺血组织血液供应，以及促进神经细胞再生和保护神经细胞的非创伤性治疗手段已引起广泛关注，这一新的治疗方法已在放射性脑、脊髓损伤的基础研究中取得了一些的进展。

（一）目的基因的选择

目前在放射性脑、脊髓损伤的基因治疗中，目的基因的种类选择包括编码各种促血管生成因子的基因、编码具有调控促血管生成因子作用分子的基因、编码直接产生生血管效应的下游效应分子的基因，以及编码神经营养因子的基因。大多数学者选择的是编码血管内皮生长因子（vascular endothelial growth factor，VEGF）、成纤维细胞生长因子（fibroblast growth factor，FGF）、肝细胞生长因子（hepatocyte growth factor，HGF）、血管生成素（angiopoietin，ANG）和血小板源生长因子（platelet derived growth factor，PDGF）等多肽的基因，并已成功用于放射性血管损伤及其他缺血性疾病的治疗。由于NO分子对 VEGF 的促内皮细胞增殖及迁移具有很重要的作用，所以近年来也有学者选择编码内皮细胞 NO 合酶的基因。VEGF 和 FGF 基因是迄今为止在放射性血管损伤治疗研究中应用最多、疗效最理想的基因。目前应用基因治疗来保护神经和促进神经生长的神经营养因子分两类，一类是神经营养素家族，包括神经生长因子（nerve growth factor，NGF）、脑源性神经生长因子（BDNF）、神经营养素 -3（neurotrophin-3，NT-3）、神经营养素 -4/5（neurotrophin-4/5，NT-4/5）和神经营养素 -6（neurotrophin-6，NT-6）等；另一类是睫状体神经营养因子（ciliary neurotrophic factor，CNTF）。其他还有胶质细胞源性神经营养因子（glial cell line-derived neurotrophic factor，GDNF）、胰岛素样生长因子（insulin-like growth factor，IGF）、IL-1、IL-6 以及酪氨酸磷酸酶受体样物质和生长相关蛋白（GAP）等。其中神经生长因子、脑源性神经生长因子、胶质细胞源性神经营养因子、神经营养素 -3 是放射性脑、脊髓损伤基因治疗中用来保护神经元、胶质细胞和促进神经再生应用最多的基因。

（二）基因导入途径

基因转移脑和脊髓的途径有：脑、脊髓实质内直接注射法、颈内动脉内注射法、蛛网膜下腔和脑室注射法、静脉注射法等。脑、脊髓实质内直接注射，方法简便，具有特异性。但此方法的缺点是脑、脊髓内直接注射时的机械性损伤可引起脑、脊髓局部炎症反应。有研究者尝试在放射性血管损伤动物模型行颈内动脉介入手术的同时注射目的基因转染放射性血管损伤的脑组织，颈内动脉注射法创伤小、操作简便，不会引起因直接脑内注射所致的炎症反应，但这种方法的基因转导效率不如脑内直接注射，尤其是它可导致外源基因随血流在脑组织器官表达，缺乏组织特异性。蛛网膜下腔或脑室注射法的优点是脑脊液循环系统可作为促血管生成因子基因的"仓库"，增加脑和脊髓接触基因的时间。少数动物实验证实经脑室或蛛网膜下腔投放酸性成纤维细胞生长因子或碱性成纤维细胞生长因子能促进微血管新生，但缺乏可重复性。其他方法中静脉注射法最简便，但所需药物量大，靶向性差，药物会随血流扩散到全身，因而会造成全身性影响，有导致非靶器官血管新生、肿瘤形成等潜在危险。另外有些学者研究了电穿孔、病毒脂质体包裹的内皮细胞源性一氧化氮合酶基因、涂有重组生长因子或表达质粒的生物可降解微粒子（包括纳米和微米粒子）在放射性损伤治疗中的可行性，这些方法为放射性脑、脊髓损伤的基因治疗提供了广阔的思路。

（三）基因治疗的效果

国内外大量实验表明，由多种载体介导的包括 VEGF、FGF、HGF、PDGF、ANG、NGF、BDNF、NT-3 等基因的治疗来促进血管生成以及神经修复在各种放射性脑、脊髓损伤动物模型的研究中均取得了良好的效果，可检测到目的基因的持续表达、局部血管生成以及神经功能的改善。

六、基因治疗技术现存在的问题

基因治疗是一全新的技术，从原理上来看效果应该是很好的，但在实际应用中还有许多问题有待解决。要实现基因的治疗，仍面临着许多的问题：① 理想的基因治疗方案应该是补优汰劣，但目前突变基因定位（基因诊断）和定点修复技术尚未解决，因此，在导入正常基因时，不能去掉或纠正缺陷基因。② 外源基因（治疗基因）在细胞内的表达难以控制，有一定的随机性，例如糖尿病基因治疗，血糖高时需加强受体表达，血糖不高时，不需加强受体表达，这就涉及基因表达的调控问题。③ 导入治疗基因的细胞在体内持续生存的时间太短，例如，接受基因治疗的重症联合型免疫缺陷症的患者，因外周血淋巴的细胞寿命仅为 3 周左右，因而需周期性输回插入有腺苷脱氨酶基因的淋巴细胞而不能一次彻底根治。④ 导入基因治疗的载体一般为病毒载体，存在着安全隐患，如在病毒载体中可能产生有传染性或辅助型病毒，可能随机整合于宿主基因中，从而活化癌基因或使抑制癌的基因失活，其自身或编码的基因产物过度表达等不安全因素等。

第三节　干细胞治疗

长期以来，医学界认为中枢神经系统（central nervous system，CNS）的损伤是不能再生的，直到 19 世纪末至 20 世纪初，人们才逐渐发现低等脊椎动物和两栖类的中枢和外周神经损伤后都能再生；而在哺乳动物中，断定只有外周神经系统（peripheral nervous system，PNS）损伤后可以再生，CNS 则没有再生能力。随着研究的深入，逐渐证实哺乳动物脑内存在具有增殖能力、自我更新能力和多分化潜能的神经干细胞，在一定条件下是可以再生的，新生的神经元可以修复 CNS 损伤，这一发现彻底地改变了神经细胞不能再生的观点，为神经元再生和神经损伤修复提供了一种新的策略。

一、胚胎干细胞的发现

1970 年 Martin Evans 首次从小鼠胚囊中分离出胚胎干细胞，在体外进行培养可以分化成各种细胞，包括神经细胞、造血干细胞和心肌细胞。1998 年 11 月，威斯康星大学的汤姆生和约翰·霍普金斯大学的吉尔哈特教授分别在《科学》（Science，1998，Vol282：1145～1147）和《美国科学院论文集》（PNAS，1998，Vol95：13726～13731）上报道，他们用不同的方法获得了具有无限增殖和全能分化潜力的人胚胎干细胞。这一发现对移植治疗、药物研发及筛选、细胞及基因治疗和生物发育的基础研究等带来深远的影响，打开在体外生产所有类型可供移植治疗的人体细胞、组织乃至器官的大门。从理论上讲，人胚胎干细胞具有全能性，在一定的诱导条件下，既可发育分化为感受和传导生物电信号的神经组织，也可分化为携带氧的血细胞，还可分化为提供血液循环动力的心肌细胞等。这条消息立刻引起世界的关注，并引发对干细胞研究热潮。

二、干细胞的定义

细胞的分化过程中，细胞往往由于高度分化而完全失去了再分裂的能力，最终衰老死亡。机体在发展适应过程中为了弥补这一不足，保留了一部分未分化的原始细胞，称之为干细胞（stem cell）。一旦生理需要，这些干细胞可按照发育途径通过分裂而产生分化细胞。即干细胞是一类具有自我更新和分化潜能的细胞。

大多学者认为干细胞应具有以下特点：① 本身不是处于分化途径的终端；② 能无限地增殖分裂；③ 可连续分裂几代，也可在较长时间内处于静止状态；④ 通过两种方式生长，一种是对称分裂，形成两个相同的干细胞；另一种是非对称分裂，由于细胞质中的调节分化蛋白不均匀分配，使得一个子细胞不可逆地走向分化的终端成为功能专一的分化细胞；另一个保持亲代的特征，仍作为干细胞保留下来。分化细胞的数目受分化前干细胞的数目和分裂次数控制。可以说，干细胞是机体组织器官的起源细胞，具有自我复制、高度增殖、多向分化的功能。

三、干细胞的分类

根据个体发育过程中出现的先后次序不同，干细胞又可分为胚胎干细胞和成体干细胞。

干细胞按分化潜能的大小，还可分为 3 种类型：① 全能性干细胞，它具有形成完整个体的分化潜能。如胚胎干细胞（embryonic stem cell）（简称 ES 细胞），具有与早期胚胎细胞相似的形态特征和很强的分化能力，可以无限增殖并分化成为全身 200 多种细胞类型，进一步形成机体的所有组织、器官。人类的全能干细胞可以分化成人体的各种细胞，这些分化出的细胞构成人体的各种组织和器官，最终发育成一个完整的人。② 多能性干细胞，这种干细胞具有分化出多种细胞组织的潜能，但却失去了发育成完整个体的能力，发育潜能受到一定的限制，骨髓多能造血干细胞是典型的例子，它可分化出至少 12 种血细胞。③ 单能干细胞（也称专能、偏能干细胞），这类干细胞只能向一种类型或密切相关的两种类型的细胞分化。

（一）胚胎干细胞

胚胎干细胞是在人胚胎发育早期——囊胚（受精后约 5 ~ 7 天）中未分化的细胞。囊胚含有约 140 个细胞，外表是一层扁平细胞，称滋养层，可发育成胚胎的支持组织如胎盘等。中心的腔称囊胚腔，腔内一侧的细胞群，称内细胞群，这些未分化的细胞可进一步分裂、分化，发育成个体。内细胞群在形成内、中、外三个胚层时开始分化。每个胚层将分别分化形成人体的各种组织和器官。如外胚层将分化为皮肤、眼睛和神经系统等，中胚层将形成骨骼、血液和肌肉等组织，内胚层将分化为肝、肺和肠等。由于内细胞群可以发育成完整的个体，因而这些细胞被认为具有全能性。当内细胞群在培养皿中培养时，则称之为胚胎干细胞。

胚胎干细胞是具有全分化潜能的早期胚胎细胞，可发育为某一器官或组织的特性为其在器官或组织损伤保护与修复中的应用奠定了基础。但人的胚胎干细胞受伦理学和取材困难等限制，所以目前胚胎干细胞在器官或组织损伤保护方面的研究多集中于动物实验，这些动物实验的目的主要通过为胚胎干细胞移植提供适宜条件、并促进其与宿主神经组织建立功能性突触整合，进而改善脑损伤后的神经功能障碍。同时由于胚胎干细胞是一种全能分化细胞，也能分化成神经细胞以外的细胞，即使诱导分化成神经细胞后、甚至移植后在活体内也可培养形成肿瘤细胞。基于上述两方面的原因，用胚胎干细胞进行临床移植治疗受到了制约。

（二）成体干细胞

近年的许多研究证实成体哺乳动物多种组织中保留有未完全分化的具有增殖能力、自我更新能力和多分化潜能的原始细胞，即成体干细胞。平时成体干细胞处于静止状态，或分裂缓慢，由于缺氧损伤、血小板活化或组织生长因子等作用下可被激活，以取代失去生理活性的细胞，或者通过修复损伤来维持组织内环境的稳定。

科学家发现机体的多种成熟分化的组织中普遍存在成体干细胞，如造血干细胞、皮肤干细胞、间充质干细胞、肌肉干细胞，肝脏干细胞、神经干细胞等。这些干细胞大部分都可以"横向分化"为至少 2 ~ 3 种以上其他的组织细胞。研究表明成体干细胞横向分化不仅具有相当的普遍性，而且具有多能性。这种"横向分化"的分子机制一旦被研究清楚，就有望利用病人自身健康组织的干细胞，诱导分化成可替代病变组织的功能细胞来治疗各种疾病。这样既克服了由于异体细胞移植而引起的免疫排斥，又避免了因胚胎细胞来源不足以及其他社会伦理问题，人们可望从自体中分离出成体干细胞，在体外定向诱导分化为靶组织细胞并保持增殖能力，将这些细胞回输入体内，从而达到长期治疗的目的。目前成体干细胞中造血干细胞、间充质干细胞和神经干细胞用在脑损伤的研究方面较多。

1. 造血干细胞（haemopoietic stem cell，HBSC）　造血干细胞是体内各种血细胞的来源，它主要存在于骨髓、脐带血、外周血中。造血系统是体内高度活跃和高度新陈代谢系统，造血干细胞的基本特征是具有自我维持和自我更新，通过不对称性的有丝分裂，一个干细胞分裂为两个，其中一个往下分化为造血祖细胞，另外一个保持干细胞的特性使自己不增殖也不分化维持干细胞池的稳定。通过不对称性的有丝分裂不断产生大量造血祖细胞，而造血祖细胞进一步的增殖与分化是补充和维持人体外周血细胞的基础。由造血干细胞到祖细胞再到外周血细胞的这种分化调节过程相当复杂，依赖于各种造血生长因子、造血基质细胞、细胞外基质等多种因素的相互作用与平衡，并涉及细胞的增殖分化、发育成熟、迁移定居、衰老凋亡和癌变等生命科学中的许多基本问题。

造血干细胞与其他多能干细胞比较，有以下不同之处：首先，在个体发育过程中，造血干细胞历经多次迁移，先由卵黄囊转移到胎肝，最后到达骨髓，其后的某些条件下又可出现髓外造血的情况。其他多能干细胞多在固定的场所发育成特定的组织。其次，由于生理需要，造血干细胞始终处于较为活跃的增殖与分化状态，能从骨髓源源不断地进入外周血到达全身各处，而成熟个体中的多能干细胞多局限于相应的组织器官中，一般情况下处于类似休眠的状态。第三，造血干细胞具有可塑性，可以分化为肝脏、肌肉及神经等组织的细胞等，而这种分化大多在相应组织发生病变的情况下完成。

在临床治疗中，造血干细胞应用较早，主要用于治疗血液系统的肿瘤，因此造血干细胞移植治疗方面积累了丰富的临床经验。除骨髓外，脐带血中也含有丰富的造血干细胞，可用于造血干细胞移植，与骨髓干细胞相比，脐血干细胞移植的长处在于无来源的限制，对 HLA 配型要求不高，不易受病毒或肿瘤的污染。除了可以治疗急性白血病和慢性白血病外，造血干细胞移植也可用于治疗重型再生障碍性贫血、地中海贫血、恶性淋巴瘤、多发性骨髓瘤等血液系统疾病，以及小细胞肺癌、乳腺癌、神经母细胞瘤等多种实体肿瘤。

2. 神经干细胞（neural stem cell）　1989 年 Temple 等从 13 天大鼠胚胎脑隔区取出细胞进行培养，发现这些细胞发育成神经元和神经胶质细胞。其后从成年鼠纹状体、海马齿状回等处分离出能在体外不断增殖，并具有向神经元和星形胶质细胞分化潜能的细胞群。20 世纪 90 年代后，许多实验都证实，人脑内也同样存在神经干细胞。目前得到普遍认可的神经干细胞的概念是由 Mckay 于 1997 年在 Science 上发表的文章上所提出的，他认为，神经干细胞是指具有分化为神经元、星形胶质细胞和少突胶质细胞的能力，能自我更新并能提供大量脑组织细胞的细胞群。神经干细胞特点：① 有增殖能力。② 有自我维持和自我更新能力，对称分裂后形成的两个子细胞为干细胞，不对称分裂后形成的两个子细胞中的一个为干细胞，另一个为祖细胞，祖细胞在特定条件下可分化为多种神经细胞。③ 具有多向分化潜能，在不同因子下，可以分化成不同类型的神经细胞，损伤或疾病可以刺激神经干细胞分化。总之，自我更新能力和多向分化潜能是神经干细胞的两个基本特征。

神经干细胞研究起步较晚，神经干细胞不仅存在于发育中哺乳动物的神经系统中，而且存在于包括人在内的所有哺乳动物的成熟的神经系统内。迄今为止，在成年啮齿动物和人的中枢神经系统中，比较明确的有三组神经干细胞群：① 位于邻近脑室的脑组织内，称为脑室带（ventricular zone，VZ）。② 连接侧脑室和嗅球的条带区域又称喙嘴侧流。③ 海马（人和鼠海马干细胞的部位都是在齿状回的颗粒下层）。

干细胞的分化成熟都是遵循"干细胞－祖细胞－前体细胞－功能细胞"这一共同的演化过程。而作为神经干细胞，它具有干细胞的共性，同样遵循干细胞分化成熟的演化过程。具体而言，神经干细胞则是来源于神经系统并能产生神经组织的干细胞，随着细胞从合子－胚胎干细胞－多能干细胞－神经干细胞－定向神经前体细胞－神经元或胶质前体细胞－神经元或胶质细胞等这一分化过程，细胞的全能性和自我更新能力逐级下降，到神经元和胶质细胞时丧失有丝分裂的能力。

以往认为，只有胚胎干细胞具有多能性，即能产生机体的大多数组织，而各系统的干细胞只能发育成该系统内的组织。然而，近年来随着源于骨髓的干细胞不仅能产生血细胞，还可转变成脑、肝脏、心脏、肌肉和血管内皮细胞，及来源于成年脑的干细胞成功转变成血液细胞等研究的进展，干细胞的原始概念受到了一定的挑战。Blau 认为干细胞不应指一种孤立的细胞群体，而是一种生物功能，其可由许多性质不同的细胞，甚至是分化的细胞诱导而生。

来源于成人大脑的神经干细胞在移植中成活率高，在正常脑组织中游走能力强，在脑组织中增殖分化主要依赖于宿主的微环境。但是成体神经干细胞含量少，难以分离纯化，利用流式细胞仪或免疫磁珠结合免疫标记物可望获得纯度较高的成体神经干细胞。从造血干细胞的经验来看，成体神经干细胞自身移植是有可能的，具有极大的临床应用前景。

相对于胚胎干细胞而言，神经干细胞可以进一步分化成中枢神经系统某些细胞类型。与胚胎干细胞相似，神经干细胞也可以在分化前的培养过程中无限增殖。神经干细胞移植入中枢神经系统后细胞将迁移到损伤部位，分化成所需要的细胞种类。神经干细胞的另一个特点是当移植入中枢神经系统后不具有免疫排斥反应。

由于神经干细胞的研究才刚刚起步，许多关键性问题尚未解决。未来对神经干细胞的研究将集中在以下几个方面：第一，进一步研究神经干细胞生物学特征以及分离、纯化和扩增的条件；第二，人类神经干细胞在脑内的定位以及怎样在原位诱导神经干细胞增殖分化以补充因疾病和损伤所丢失的神经细胞；第三，人类神经干细胞是否也可向其他胚层的细胞转化等。

3. 间充质干细胞（mesenchymalstem cells，MSC）　间充质干细胞是属于中胚层的一类多能干细胞，是间充质细胞的干细胞，主要存在于结缔组织和器官间质中，分布很广泛，包括肌肉、骨髓、外周血、胎盘、胎儿的脑、胎儿肝脏等，其中以骨髓中最易于分离。传统的科学观点认为，骨髓只有一项功能——替换血液中的红细胞和白细胞。骨髓间充质细胞被认为仅仅是支持血细胞的产生。只是在过去几年内，人们才明确地意识到骨髓间充质细胞中含有自我更新和多向分化潜能的成体干细胞，这些细胞称为骨髓间充质干细胞。骨髓间充质干细胞是骨髓中不同于造血干细胞的另一种多潜能干细胞。MSC 具有干细胞的共性，即自我更新及多向分化的能力。同造血干细胞相似，由于目前尚无 MSC 的特异性标志，对 MSC 的特征描述及其分离方法都是以一个细胞群体的形式进行的。由于它具有向骨、软骨、脂肪、肌肉、神经组织等组织分化的潜能，因而利用它进行组织工程学研究有如下优势：① 取材方便且对机体无害。间质干细胞可取于自体骨髓，简单的骨髓穿刺即可获得。② 由于间充质干细胞取于自体，由它诱导而来的组织在进行移植时不存在组织配型及免疫排斥问题。③ 由间充质干细胞分化的组织类型广泛，理论上能分化为所有的间质组织类型：将它分化为神经组织、血管，则对放射性脑损伤治疗有不可限量的应用前景。将它分化为骨、软骨或肌肉、肌腱，在治疗创伤性疾病中具有应用价值。将它分化为心肌组织，则有可能构建人工心脏。

间充质干细胞具有多向分化潜能，将其植入放射性脑损伤受损部位，局部微环境能够刺激其分化成为相应的子代细胞，适宜条件下亦可被诱导分化为神经细胞。体内环境影响骨髓间充质干细胞的发育分化，使其分化潜能具有位置特异性。因间充质干细胞不表达造血干细胞表面抗原 CD34、CD14 及白细胞表面抗原 CD45，但可表达 SH2、SH3、CD29、CD106 和 CD166 等表面抗原，该特性为其在放射性脑损伤研究中的纯化和鉴定提供了依据。

（三）永生干细胞系

永生化是指阻止细胞发展程序的过程，使细胞保持连续的细胞周期。永生化干细胞在体外培养中能自我更新和无限扩增，治疗基因易在细胞内稳定表达，并仍然具有多潜能特征。产生永生化干细胞的经典方法是通过逆转录病毒将编码癌基因蛋白的基因克隆到干细胞中，改变细胞的表型，而停留在细胞分裂的某一个时期，不能进行终末分化，并获得长期传代的能力，从而使干细胞得到"永生"，V-myc 和 Large-T 抗原的使用最为广泛。永生化干细胞系可在体外长期大量增殖，同时可被转染并在宿主体内稳定表达外源基因，将这些细胞植入损伤的神经系统可作为细胞移植/基因治疗的新策略。

四、神经干细胞的来源与分布

神经干细胞不仅存在于发育中哺乳动物的神经系统中，而且存在于包括人在内的所有哺乳动物的成熟的神经系统内，神经干细胞能来源于有产生神经干细胞能力的更原始的细胞如胚胎干细胞，也可来自于其他组织的干细胞。目前研究比较多的是胚胎神经干细胞和成体神经干细胞。

（一）胚胎神经干细胞来源与分布

1998 年 James Thomson 和 John Gearhart 分别报道了人类胚胎干细胞（embryonic stem cells，ES cells）在体外培养成功，促使科学家开始了对人源神经干细胞的深入研究。近年来，在人胚胎期神经干细胞的研究中，已先后从胚胎期脑组织多个部位中分离得到干细胞。哺乳动物胚胎神经干细胞主要位于 7 个部位：嗅球、侧脑室脑室带（室管膜上皮）、脑室下带、海马、脊髓、小脑（后脑的一部分）和大脑皮质。在不同物种之间，上述部位细胞的形态和数量颇有不同。人们认为，位于不同部位的神经干细胞可能属于不同干细胞的群体，而非同一类干细胞分布在不同位置。因此，脑的正常发育过程不仅取决于这些胚胎神经干细胞的增殖和分化，还决定于这些细胞中哪些会经受程序发育的调控。通过定向诱导胚胎干细胞可获得神经干细胞。由此获得的神经干细胞在增生、分化过程中保持较强的遗传程序。但是胚胎干细胞是一种全能分化细胞，能分化出神经细胞以外的细胞，即使诱导分化成神经细胞后、甚至移植后在活体内也可培养形成肿瘤细胞。Trk 等将胚胎干细胞来源的神经前体细胞植入大鼠视网膜下间隙，移植 3 周后，免疫组化和组织学证实眼中有肿瘤形成。胚胎来源的神经干细胞被认为是最适合进行移植的，但是人为终止妊娠以及对胎儿权利的漠视都是与传统伦理相悖的。基于上述两方面的原因，用胚胎干细胞进行移植受到了限制。

（二）成体神经干细胞来源与分布

随着胚胎期神经干细胞研究的逐渐成熟，人们开始思考成体哺乳动物 CNS 中是否也存在相似的细胞群体。长久以来人们一直认为成体哺乳动物 CNS 是完全有丝分裂后的组织，不再具有自我更新的潜能。1992 年 Reynolds 和 Richards 先后从成年鼠的纹状体和海马中分离出成体神经干细胞。

近年的许多研究证实成体哺乳动物脑内存在具有增殖能力、自我更新能力和多分化潜能的神经干细胞，这一发现彻底地改变了神经系统细胞不能再生的观点，为神经元再生和神经损伤修复提供了一种新的策略。迄今为止，在成年啮齿动物的中枢神经系统中，比较明确的有三组干细胞：① 位于邻近脑室的脑组织内，称为脑室带（ventricular zone，VZ）。脑室带中室管膜上皮细胞本身就可能含有神经干细胞。室管膜上皮细胞衬在脑室壁的表面，具有纤毛，过去一直认为它不会分裂，功能与血脑屏障有关。近来有一些研究证明它们具有干细胞的特性。此外，在室管膜上皮细胞层的深层即是室管膜下带或脑室下带（subventricular zone，SVZ），此带细胞混杂，包括神经母细胞（尚未成熟的神经元，可以迁移到嗅球）、前体细胞和星形胶质细胞。这一邻近脑室的脑组织在胚胎发育时期是细胞积极分裂的神经组织生发部位，到了成年时期，该部位体积大大缩小，但仍含有干细胞。② 连接侧脑室和嗅球的条带区域又称喙嘴侧流。在啮齿类，侧脑室的干细胞不断向嗅球迁移，使感受嗅觉信息的嗅球神经元不断得到更新，更新的途径就经过这个条带区域。③ 海马（人和鼠海马干细胞的部位都是在齿状回的颗粒下层）。海马与记忆形成的功能有关。

来源于成人大脑的神经干细胞在移植中成活率高，在正常脑组织中游走能力强，在脑组织中增殖分化主要依赖于宿主的微环境。但是成体神经干细胞含量少，难以分离纯化，利用流式细胞仪或免疫磁珠结合免疫标记物可望获得纯度较高的成体神经干细胞。从造血干细胞移植的经验来看，成体神经干细胞自身移植是有可能的，具有极大的临床实用价值。

1. 永生性神经干细胞系　分离神经干细胞，利用转基因技术使神经干细胞总是处于往复循环的周期而终止其分化，形成永生性神经干细胞系，它具有同源稳定性，可无限繁殖，可进行基因操作，未改变干细胞特性等特点，是神经干细胞的良好来源。

2. 骨髓间充质干细胞　骨髓间充质干细胞其具有良好的分化潜能，在一定条件下能跨胚层分化为神经组织且来源丰富，运用自体移植可解除宿主可能的免疫排斥反应而具有良好的临床应用前景。

3. 其他来源　有研究证明视网膜色素上皮细胞也可分化为神经元，骨骼肌中分离的干细胞有些具有神经祖细胞的特性，还有证据表明哺乳动物的皮肤干细胞中可获取神经干细胞，这为细胞研究提供了新的来源。

五、神经干细胞的鉴定和分离

随着对神经干细胞研究的发展，目前判断所培养的一群细胞是否是神经干细胞主要从 3 个方面进行鉴别：一是分裂增殖能力；二是能分化成各种类型的神经细胞的能力；三是具有未分化的原始神经细胞的表面标志物。此外就是是否具有神经细胞的生理功能。而具有未分化的原始神经细胞的表面标志物是实践中使用最多，也最方便。1990 年 Lendahl 的实验证实，神经干细胞的标志蛋白是神经上皮干细胞蛋白（neuroepithelial stem protein）或称为巢蛋白（nestin）是目前主要的神经干细胞标志物，在胎脑神经管组织广泛存在，这是一种中间丝蛋白，在各种已分化细胞中不表达。Nestin 在神经胚形成时开始表达，随着神经细胞的迁移和分化的完成，Nestin 的表达量逐渐下降甚至完全停止。其他用以鉴别神经干细胞的特异性标志包括中间丝蛋白 b-Ⅲ-tubulin、PSA-NCAM（多唾液酸 - 神经元黏附分子），p75Neurotrophin R（p75NTR）、微管相关蛋白 - 2（microtubule-associate protein，MAP-2）和神经核蛋白 NeuN 等是常用的神经元的标志。

虽然在原位对于神经干细胞进行鉴定更为直接，但始终无法完全了解神经干细胞的多种特性，因此在多数情况下是将在体神经干细胞分离出来，进行离体的研究，但是这种分离获得的干细胞是否能够与在体细胞具有相同的特性，目前还不清楚。最为常用的体外获得神经干细胞的方法是将 CNS 来源的组织用酶消化法或机械消化法分离成单细胞悬液，培养于含有有丝分裂因子等特定因子的无血清培养基中。最主要的两种有丝分裂促进因子是表皮生长因子（epidermal growth factor，EGF）和碱性成纤维细胞生长因子（basic fibroblast growth factor，bFGF）。由于非干细胞存活时间短，在无血清培养条件下很快死亡，所以可以将分离出来的神经干细胞进行长期的选择性培养，2~4 周后筛选出存活细胞进行多次细胞传代，即可获得纯化的神经干细胞。

长期的选择性培养筛选神经干细胞虽然可行，但步骤繁琐，时间较长，而且分离获得的神经干细胞仍然不能完全纯化。近年来，利用流式细胞分选技术直接分离组织中的神经干细胞的方法得到了普遍应用。Nobuko 等经过长时间的研究和分选，先后尝试了 50 余种细胞表面标志抗原，结果发现流式细胞术所分选出的（根据细胞表面抗原）$CD133^+/CD34/CD45^-$ 细胞为神经干细胞，体外培养可形成神经球，能够长期增殖和多潜能分化。利用 $CD133^+$ 作为神经干细胞分离的分子标志可以获得高纯度的神经干细胞，但是分离概率低，为 1%~6%。另一种提高流式细胞分选效率的方法是将绿色荧光蛋白（green fluorescent protein，GFP）或增强型 GFP（EGFP）作为神经干细胞内某些活跃基因的报告基因，Goldman 等利用这一原理成功地应用流式细胞术分选出成体的神经元前体细胞和神经干细胞，在这一实验中，GFP 的表达可在微管蛋白 α1 基因启动子（P/Tα1）的作用下被激活。P/Tα1 是早期神经元发生的调节序列，具有神经元前体细胞特异性，转导了上述基因的细胞经过流式细胞分选仪，根据 P/Tα1：GFP 的阳性表达，可以直接从前脑组织中分离获得神经元前体细胞。因此流式细胞分选技术是一种可行的直接获得神经干细胞的新方法。

六、神经干细胞分化的调控

在发育过程中神经干细胞增殖、分化调控机制非常复杂，随着神经发生的分子生物学研究的进展，决定移植后的神经干细胞分化命运的分子机制逐渐明确，众多的研究表明，神经干细胞的分化由内源性因素（基因）和外源性因素（细胞因子、移植部位的局部微环境）相互作用决定的。

（一）神经干细胞的分化的内源性因素

在脊椎动物体内，有与果蝇 achaete-scute 复合体（as-c）和 atonal（ato）功能相近的基因，这些基因编码产生碱性螺旋 – 环 – 螺旋（bHLH）转录子，称为 bHLH 基因。在 bHLH 基因家族中，与 as-c 功能相近的基因 Neurogenin 1（Ngn1）、Neurogenin 2（Ngn2）和与 ato 功能相近的基因 MASH-1 在中枢和外周神经系统神经细胞谱系的调控决定中具有重要作用。bHLH 基因亚类主要调节神经元及胶质细胞命运的选择，错误表达后，可使分化的神经元减少，但对胶质分化无影响。

另一控制神经干细胞分化命运的通路为 Notch 信号。Notch 蛋白通过两种类型细胞间作用起局部调控功能：即所谓的侧方抑制信号和诱导性信号。与 bHLH 信号作用相反，Notch 蛋白的作用为抑制干细胞向神经元方向分化，同时促进向胶质方向分化。也有研究表明，Notch 的激活抑制少突胶质前体细胞分化发育为少突胶质细胞，并且抑制神经上皮细胞向神经元分化。

（二）神经干细胞的分化的外源性因素

1. 生长因子　碱性成纤维生长因子（basic fibroblast growth factor，bFGF）和表皮生长因子（epidermal growth factor，EGF）与神经干细胞关系密切。碱性成纤维生长因子是一种肝素黏和多肽，具有多种生物学活性，包括影响细胞的黏附、增殖和分化，能使分化的祖细胞向着生成神经元的方向分化，碱性成纤维生长因子在增殖早期发挥促有丝分裂作用，使神经干细胞获得对另一种更强的促有丝分裂分子表皮生长因子的反应。表皮生长因子也有促进增殖的作用，在增殖后期刺激增殖作用明显增强。

2. 转化生长因子 – β（transforming growth factor beta，TGF – β）超家族　骨形态发生蛋白（bone morphogenetic protein，BMP）是转化生长因子 – β（TGF – β）超家族中最重要的一员。BMP – 2 促进神经干细胞向神经元分化，在发育的不同时期、BMP 信号对前体细胞的诱导作用不同。在 E13d，BMP 促进室带前体细胞死亡，抑制细胞增殖；在大脑皮质发育的后胚胎时期，低浓度的 BMP 促进神经细胞和星形胶质细胞增加，高浓度则促进细胞死亡，在出生前的皮质胶质细胞形成时期、BMP 促进星形胶质细胞数增加，但在发育的所有时期、内源性 BMP 可有效抑制少突胶质细胞产生。

3. 神经营养因子 3（neurotrophic factor 3，NT3）、脑源性神经营养因子（brain-derived neurotrophic factor，BDNF）等　神经营养因子的主要作用主要是促进神经元存活及分化，不同的生长因子对神经细胞的分化有不同的调节作用，NT3 与 bFGF 合用可促进神经巢干细胞向交感神经细胞分化。BDNF 可促进 EGF 反应性神经干细胞向神经元分化。神经营养因子对细胞分化的影响似乎是通过促进已分化的神经细胞的成熟，而不是使未分化的多能干细胞向神经元分化。血小板源性生长因子、胰岛素样生长因子等都对诱导神经干细胞的分化有影响。

4. 移植部位的局部微环境　将大鼠神经干细胞注入成年鼠脑内神经发生正在进行的部位如嗅球、海马，则主要分化为神经元；而注入成年鼠纹状体、黑质等非神经发生性环境时，主要分化为星型胶质细胞。所以推测神经干细胞移植入脑组织后可以存活，并且仍保持了多向分化潜能，其分化方向取决于局部微环境。脑、脊髓局部区域微环境极其复杂，对神经干细胞增殖分化的影响及作用机制尚需进一步探讨。

七、神经干细胞的潜在应用价值

神经干细胞能够在体外持续扩增，又具有较强的可塑性，使其成为治疗中枢神经系统退行性疾病和脑、脊髓损伤的理想材料。有以下几点使其适合应用于各种原因所致的脑、脊髓损伤治疗：① 较强的增殖能力，能够在培养的条件下从有限的组织中获得大量的细胞；② 用于治疗的细胞可以从病人自己体内获取；③ 神经干细胞能够在成年宿主中枢神经系统中成活、迁移、分化以及与宿主组织整合较好；④ 向病灶迁移的倾向；⑤ 可在体外进行基因操作，为基因治疗提供了较为理想的载体。⑥ 通过不对称分裂产生除其自身以外的细胞；⑦ 保持未分化潜能和较强可塑性，使其能够根据需要分化为适当的神经元和胶质细胞。神经干细胞的这些特性使其用于细胞移植治疗脑、脊髓损伤疾病成为可能，同时神经干细胞也是构建基因工程细胞使其分泌神经递质、神经营养因子或代谢酶治疗放射性脑、脊髓的理想载体，神经干细胞的这些优势使神经干细胞成为治疗脑、脊髓损伤的重要工具。目前神经干细胞潜在应用价值主要在于细胞移植、基因治疗、原位诱导、组织培养等几个方面。

（一）神经干细胞移植

神经干细胞的存在、分离和培养成功，尤其是神经干细胞系的建立，神经干细胞的无限增殖性，解决了胎脑移植数量不足的问题，同时避免了伦理学方面的困扰。研究表明，神经干细胞不仅有较强的增殖能力，而且尚有潜在的迁移能力，这一点为治疗中枢神经系统退行性疾病和脑、脊髓损伤引起的神经元坏死提供了强有力的理论依据。神经干细胞可以在宿主脑内迁移，从而避免了多部位神经细胞移植带来危险和损伤，减少了治疗后感染的发生，从而提高了临床疗效和治疗的安全性。此外，神经干细胞移植也为研究神经系统的发生、发育及可塑性的研究提供了较为方便的观察手段，为其能够进一步临床应用提供了技术手段和理论基础。临床的实验也发现神经元替代疗法对于治疗神经退行性疾病如 Parkinson's disease，Huntington's disease 等疾病是一种可行的方案。Modo 等将神经干细胞移植进行脑膜中动脉阻塞鼠脑内多点移植，移植 12 周后观察到移植的细胞不仅可以分化成中间神经元，还可以分化为 GABA 能神经元，表达 DARPP-32 阳性；且发现治疗鼠的行为学得到了明显的改善。Ogawa 等将神经干细胞移植入外伤性脊髓损伤鼠的脊髓内，移植的神经干细胞能够在脊髓内分化成神经元和胶质细胞，形成新的突触，促进损伤脊髓的功能恢复。Fukunaga 等神经干细胞移植入脑梗死模型鼠的梗死区，细胞移植 156 天后，检测到在移植区移植细胞分化为酪氨酸羟化酶阳性细胞，建立起了突触联系。神经干细胞移植主要有 3 条途径：① 利用分离的神经干细胞直接移植，但存在细胞数量少的缺点；② 利用神经干细胞系的细胞进行移植；③ 通过细胞因子和（或）局部微环境诱导神经干细胞原位增殖、分化和迁移。

（二）基因治疗

目前尚未找到诱导干细胞向特异性递质神经元分化的成熟方法，利用基因工程修饰体外培养的干细胞是这一领域的又一重大进展；另外已经发现许多细胞因子可以调节发育期甚至成熟神经系统的可塑性和结构的完整性，将编码这些递质或因子的基因导入干细胞，移植后可以在局部表达，同时达到细胞替代和基因治疗的作用。Rubio 等在体外构建能后分泌 BDNF 的基因工程神经干细胞，他们将此细胞移植到鼠的新纹状体内，观察到细胞在体内存活较好，持续分泌 BDNF 3 个月以上，从而较好的营养了胆碱能神经元。Philips 等逆转录病毒载体构建能够分泌 NGF 的 NGF-HiB5 细胞系，将 NGF-HiB5 细胞移植到海马损伤 24h 的大鼠海马内，1 周后大鼠的神经肌肉运动功能和空间记忆能力都得到了提高。Buchet 等使用慢病毒载体构建能够分泌 β-半乳糖苷酶的人神经干细胞，他们将此细胞移植到小鼠的纹状体内，发现细胞在体内存活较好，持续分泌 β-半乳糖苷酶至少 6 个月，为基因治疗黏多糖贮积症 VII 提供了理论依据。总之，多分化潜能神经干细胞的存在并分离培养成功为神经系统损伤和退变性疾病的治疗带来了新的希望。过去十多年来在神经干细胞生物学领域取得的举世瞩目的成就，为这项技术将从试验室走向临床提供了有力的理论依据。

（三）原位诱导

成年中枢神经系统内有神经干细胞的存在，在一定的条件下这些内源性神经干细胞可以被原位诱导。这些细胞在一定的条件下可以进行增殖、迁移和分化。某些因素可以诱导成年神经干细胞的增殖，如生长因子、损伤、糖皮质醇、锻炼等。一些实验中发现新生成的神经元可替代丢失的神经细胞发挥一定的功能。这些都为原位诱导神经干细胞治疗 CNS 疾病提供了一定的可能性。如损伤黑质多巴胺能神经元后，可以刺激纹状体部位的神经干细胞增殖，分化后形成胶质细胞；应用 6-羟基多巴胺（6-OHDA）损毁黑质多巴胺神经元的同时，向脑室内灌注转化生长因子-α（transforming growth factor beta-α，TGF-α），也引起了纹状体神经干细胞的增殖，而新形成的细胞则转化为多巴胺能神经元，并且具有功能。从而提示单纯的损伤刺激可能不足以使新增殖细胞向神经元转化，辅助特定细胞因子的作用，可以使原位诱导的干细胞分化形成功能特异的神经元。将大脑中动脉栓塞 90min 制作局灶性放射性脑损伤大鼠模型发现，在海马齿状回的颗粒细胞下层（subgranularzone，SGZ）和嘴侧 SVZ 有增殖的细胞存在，表达神经元前体细胞标志蛋白，但不表达成熟神经元表型。放射性脑损伤诱发的神经干细胞增殖和分化对于临床放射性脑损伤的修复可能起到了至关重要的作用。尽管进行了大量的实验，得到了一些令人信服的结果，但是不难发现，不同于皮肤或血液系统干细胞，神经系统干细胞在 CNS 疾病发生过程中，并未发挥真正的自我修复作用，或者可以认为即使有新生的细胞出现，也不足以修复受损的功能。

（四）组织培养

在适当条件下，神经干细胞有可能在体外培养体系中形成神经组织，如实现这一目标，将大大有利于推进神经干细胞的临床应用。

八、神经干细胞与基因治疗

作为神经组织发育和自我修复的细胞学基础，神经干细胞已成为中枢神经系统损伤和疾病研究的焦点。近年来，随着分子生物学、分子遗传学的发展，人们对多种神经系统疾病的相关基因基础有了新的认识，加上基因工程技术的突破，极大地推动了神经系统疾病的基因治疗进展。神经干细胞的临床应用与基因治疗的有机结合为多种神经系统遗传性和获得性脑、脊髓疾病的治疗带来了新的希望。

（一）神经干细胞是基因治疗理想的载体细胞

基因治疗最初是针对单基因缺陷的遗传疾病而提出的，是指用一个正常的基因来代替缺陷基因或补救缺陷基因导致的致病因素。自 1990 年美国国立卫生研究院报道用腺苷脱氨酶基因治愈 1 例腺苷脱氨酶基因缺陷导致严重免疫缺损的病例以来，国际上掀起了临床基因治疗研究的热潮。至今基因治疗的研究已从单纯的单基因遗传疾病扩展到多基因疾病，如肿瘤、心血管疾病及神经系统疾病等。目前认为基因治疗就是将某种具有治疗价值的遗传物质导入患者体内，使其在体内表达，最终达到治疗某种疾病的目的。近年来，报道的基因治疗方案已超过百种，利用基因工程细胞进行替代和基因治疗已成为医学领域乃至整个生命科学领域中的研究热点和前沿课题，其中寻找合适的载体细胞是基因治疗中最为关键的技术。用作基因治疗的载体细胞需具备如下条件：① 取材方便，含量丰富；② 易于在体外处理；③ 能有效地培养，克隆扩增使转导的基因稳定地保持在细胞中；④ 能被冷冻保存以便以后使用；⑤ 易于回植入体内；⑥ 能在体内自我更新和自我维持以便转导的基因能在体内终生存在且长期或永久地表达，纠正细胞缺陷。因此，干细胞便成了最理想的基因治疗的载体靶细胞。干细胞有多种，造血干细胞是最早研究和最常用的，近年来，又有胚胎干细胞、神经干细胞、骨髓间充质干细胞等几类干细胞加入这一行列。

在神经系统疾病的基因治疗研究中发现，神经干细胞作为转基因载体具有以下优点：① 神经干细胞的来源丰富且具有低免疫原性。研究证实，神经干细胞广泛存在于胚胎脑的端脑、小脑、海马、纹状体、大脑皮质、脑室/脑下区、室管膜/室管膜下区、脊髓等处；成年脑的脑室下区、纹状体、海马齿状回、脊髓等处。而且神经干细胞属于未完全分化成熟的神经前体细胞，细胞表面成熟的免疫抗原不表达，因此免疫原性极低。大量研究表明，移植外源神经干细胞基本不发生免疫排斥反应，而采用自体神经干细胞移植，可以有效地消除免疫排斥反应。② 神经干细胞能长期、稳定地表达外源基因。神经干细胞即使经过转染外源基因仍能在体外培养时稳定地增殖传代，因为其具有自我复制更新能力，植入体内后，外源基因能够持久地发挥作用，而不会向分化细胞那样在细胞更新过程中被丢失。③ 神经干细胞能在结构上与宿主细胞整合，在解剖和功能上修复宿主神经系统。神经干细胞有两种不同的分裂方式：一种对称分裂，即分裂所产生的子代均为干细胞；另一种是不对称分裂，即分裂所产生的子代分为神经干细胞和祖细胞两类，祖细胞将逐步分化为神经元或神经胶质细胞等。这种特性使神经干细胞在表达外源基因的同时，还可以在轴突、神经元、星形胶质细胞、少突胶质细胞等各个水平与宿主神经系统广泛整合。④ 神经干细胞具有极强的迁移能力和自动追踪病灶的能力。研究表明，神经干细胞可以从室管膜下区长距离迁移到嗅球并分化为神经元。如果将神经干细胞植入脑内远离病灶的部位，神经干细胞也会穿越正常脑组织向病灶部位迁移；而且神经干细胞从静脉途径植入时，会沿着血流向病灶所在的部位迁移。

（二）神经干细胞基因治疗的策略和现状

神经系统的发育是一个极为复杂的过程，神经系统疾病的发生发展涉及许多基因在不同水平的参与，因此对神经系统疾病的基因治疗可从不同的角度进行。目前常用的基因治疗策略可分为3种途径：第一种是以调节神经干细胞的可塑性为目的的基因治疗，即将调控神经干细胞定向分化的基因导入神经干细胞，移植后使其向所需的神经功能细胞分化，达到细胞替代的作用。第二种是以纠正或补救神经系统的缺陷基因为目的的基因治疗，即通过外源基因的表达来补救缺陷基因导致的致病因素。第三种是以加快神经系统组织重建为目的的基因治疗，即加快组织重建过程，同时传递营养因子、生长因子以阻止神经细胞进一步变性坏死，起到神经保护作用。目前神经干细胞用于治疗中枢神经系统疾病仍处于实验研究或临床研究阶段，应用范围包括脑、脊髓损伤、中枢神经系统退行性疾病、遗传代谢性疾病和脑肿瘤等。神经干细胞基因治疗最先开始于以帕金森病为代表的中枢神经系统退行性疾病的治疗研究，Anton 等将转导了酪氨酸羟化酶基因的神经干细胞植入帕金森病模型大鼠的纹状体中，发现半数以上的模型动物症状缓解。还有研究发现移植携带神经营养因子基因的神经干细胞能阻止放射性脑、脊髓模型动物体内神经细胞的进一步变性，对神经细胞有长期保护和促生长作用，可明显缓解症状，延长生存时间。在中枢神经系统损伤、坏死性疾病方面。Savitz 等发现在病灶周围移植转导了神经营养因子基因的神经干细胞不仅能阻止神经细胞的坏死和凋亡，而且能与宿主细胞结构相整合，替代损伤部位坏死细胞，重建神经环路，为损伤部位上下正常组织提供旁路中继站，从而在结构和功能上修复损伤。在神经系统遗传代谢性疾病方面，Buchet 等用转导 β-葡萄糖苷酸酶基因的神经干细胞治疗黏多糖综合征新生鼠，发现移植细胞弥散到脑的不同区域，β-葡萄糖苷酸酶活性在整个中枢神经轴表达，纠正神经元和胶质细胞的黏多糖聚集，治疗组动物能长大成熟，其行为、神经功能均恢复正常，而非治疗对照组动物在成熟前全部死亡。中枢神经系统肿瘤是目前神经干细胞基因治疗的研究热点之一。研究发现单纯移植神经干细胞即能抑制肿瘤的生长，经过转基因操作的神经干细胞可使肿瘤体积明显缩小，模型动物生存期明显延长。神经系统肿瘤的基因治疗可分为以杀伤肿瘤细胞为主和以破坏肿瘤血管为主两种方法，根据目的的不同可选择不同的目的基因。根据目前的研究，能和神经干细胞载体组合的目的基因包括肿瘤信号转导因子、细胞周期调节因子、促凋亡基因、血管生成抑制因子、免疫增强因子、肿瘤坏死因子等。如何有效地组合神经干细胞和目的基因仍需进一步研究。

（三）神经干细胞基因治疗存在的问题与展望

神经干细胞基因治疗是基因治疗技术和神经干细胞移植技术的融合和发展，它不但为基因治疗开辟了新的领域，而且扩大了神经干细胞移植的适应证范围，为神经系统疾病的治疗研究开拓了广阔的前景，但还存在如下问题：① 由于神经系统疾病发生的复杂性，转染单个基因难以产生完全的治疗作用；② 永生化的神经干细胞植入体内后是否会产生致瘤性尚在实验研究中；③ 神经干细胞移植后的功能状态及移植后迁移、分化的调控机制仍不明了；④ 由于动物与人之间的种属差异，神经干细胞基因治疗在很多动物实验中取得成功，但应用于人体是否仍然有效还有待进一步探索。相信随着对神经干细胞研究的进展和神经疾病发病机制的阐明，神经干细胞基因治疗一定有更好的应用前景。

九、干细胞在治疗放射性脑、脊髓损伤的应用研究

长期以来，人类成年神经细胞被认为是不可再生性细胞。通过激素、免疫抑制剂、抗血小板的治疗可挽救部分放射性脑、脊髓患者的生命，延长其生命，但是仍无法替代缺损的神经功能而达到无后遗症的最终目标。20世纪90年代，能够发育成神经元和胶质细胞的神经干细胞的发现，从此冲破了旧有观念，开辟了治疗放射性脑、脊髓损伤的新天地。

不同于以往的治疗方法，NSC治疗放射性脑、脊髓损伤不是对抗神经病变的病理过程，而是通过其潜在的自我修复功能使受损组织得以新生，目前有关神经干细胞治疗放射性脑、脊髓损伤的研究主要集中在两个方面：① 根据放射性损伤后内源性神经干细胞被激活的特点给予外源性诱导，激活脑内成体NSC从而达到修复损伤、恢复功能的目的；② 应用外源性神经干细胞进行移植治疗。

（一）内源性干细胞移植治疗放射性神经损伤的研究

理论上在弄清放射性、脑脊髓损伤后神经干细胞激活、迁移、分化机制后，有可能人为诱导和加强内源性神经干细胞的激活，使其修复受损的神经网络，恢复其功能。内源性神经干细胞的增殖、迁移、分化完全模拟胚胎时期神经系统的发育过程，能达到完全"无缝"修复，而且，内源性神经干细胞不存在免疫组织相容性的问题，与原组织有相同的细胞寿命。虽然这方面的研究尚无成功报道，但激活内源性神经干细胞自主修复放射性中枢神经系统损伤是利用神经干细胞进行治疗的方向。

研究发现局灶性放射性脑损伤和全脑放射性脑损伤都可以激活脑内多个部位内源性神经干细胞的增殖、迁移和分化，以试图代偿和修复受损的神经组织，从而在一定程度上改善神经功能的缺损。笔者所在的课题组制作局灶性放射性脑损伤模型，采用 5 - 溴脱氧嘧啶核苷（5 - bromodeoxyuridine，Br-dU）标记分裂细胞观察放射性脑损伤后侧脑室下区神经干细胞增殖、迁移和分化的情况。放射性脑损伤时除侧脑室下区的神经干细胞出现增生，并有向损伤的颞叶海马迁移的现象外。放射性脑损伤也能激活海马齿状回的神经干细胞，海马新生细胞向颗粒层迁移，大部分分化为成熟的神经细胞。局灶性放射性脑损伤还能激活大脑皮质、室管膜、室管膜下区及脉络丛的神经干细胞。Wi 等用大鼠放射性脑损伤模型结合 BrdU 标记，证实了放射性脑损伤急性反应期室管膜、室管膜下区和脉络丛细胞发

生了明显的变化。结果发现，放射性脑损伤后 BrdU 标记细胞存在于多层室管膜细胞和室管膜下区细胞形成的小丘中，散在分布于脉络丛细胞。其中，室管膜、室管膜下区和脉络丛的 BrdU 阳性细胞亦表达 NeuN 和胶质纤维酸性蛋白（glial fibrillary acidic protein，GFAP），提示放射性脑损伤激发了这些部位神经干细胞的增殖、分化，参与放射性脑损伤后的神经发生。同时也有学者研究发现，放射性脑损伤与神经干细胞增殖并不是呈直线关系。轻度放射性损伤可促进神经干细胞的增殖，而重度放射性损伤则会导致干细胞数量的明显减少。

掌握自体神经干细胞原位激活的调控机制，可以使机体自身修复放射性脑、脊髓损伤成为可能。但是放射后神经干细胞自身激活的机制十分复杂，受到多种因素的影响，目前较为明确的是兴奋性氨基酸受体途径、细胞因子、炎症与凋亡等参与了放射诱导的内源性神经干细胞激活。

内源性 NSC 治疗具有无需取材、培养、移植，利用内源性神经干细胞治疗放射性脑、脊髓损伤疾病解决了干细胞的来源问题，而且不存在伦理学的争论和免疫排斥反应。但内源性神经干细胞的数量有限，增殖的神经干细胞极少向神经元分化而且调节干细胞增殖、迁移、分化、存活和突触形成的因子不足，使得治疗效果不尽如人意。在大多数情况下，仅由内源性干细胞产生的神经组织可能不足以替代损伤后缺失的神经组织，尤其在像脊髓等神经组织发生很少的部位。因此进一步探讨放射性脑、脊髓损伤后内源性神经干细胞增殖和分化的内部条件，也可以给予外源性营养因子进一步增强内源性 NSC 的活化，利用一些手段扩大内源性神经干细胞的作用，促进其增殖并向坏死灶迁移，诱导分化为神经细胞，使细胞实现自我修复，有待于进一步的研究。

（二）外源性干细胞移植治疗放射性神经损伤的研究

放射性脑、脊髓损伤后仅仅调动内源性 NSC 试图自我修复是不够的。迄今为止，人们尚缺乏足够的证据来评价内源性神经干细胞的激活在放射性脑、脊髓损伤神经功能恢复方面所起的作用。因此，在现有内源性神经干细胞修复研究的基础上，外源性途径即通过实验室由未分化的神经细胞移植到病人体内成为多数学者研究的方向。人类干细胞移植治疗的方法已广泛应用于造血系统的肿瘤、淋巴瘤、其他血液系统的疾病以及自身免疫系统的疾病。目前干细胞移植治疗的临床试验已在其他肿瘤、心脏疾病、糖尿病等疾病中进行。此外，第一个人类神经干细胞移植治疗的临床试验最近已经被批准应用于少年型家族性黑矇性痴呆，随着这些治疗研究的进展所获得的经验，有助于解决有关干细胞移植治疗放射性脑、脊髓前景的关键问题。在外源性干细胞脑内移植治疗放射性脑、脊髓损伤的研究中 NSC 直接移植的实验研究最多。有研究用 X 线照射合并局部溴化乙啶注射的方法，建立 Wistar 成鼠脊髓后索局灶性脱髓鞘的动物模型，并向损伤的中心注入 GFP 标记的 MSC，3 周后电镜检查可见新生髓鞘的形成，大部分新生髓鞘具有周围神经髓鞘的特点；大量 GFP 标记的 MSC 位于髓鞘再生的区域，并表达髓鞘碱性蛋白；治疗组的神经传导速度虽与正常对照组还有一定的差距，但与未治疗组相比已有明显恢复。Mendez 等将成年 long Evans 大鼠的 T_{10} 椎板切除，将溴化乙啶或溶血卵磷脂注入这些大鼠的脊柱中，造成脱髓鞘大鼠模型。然后将筛选到的 NSC 移植到脱髓鞘大鼠的脊柱中，移植 1 周后，观察到在脱髓鞘部位大量的 NSC 衍生物存活下来并主要分化为 APC 阳性少突胶质细胞，神经元、星形胶质细胞很少见。此外他们将 NSC 衍生的少突胶质前体细胞移植到髓鞘缺失突变小鼠 Shi/Shi 的脊髓中。这些少突胶质细胞可以迁移到周围宿主组织中，并产生鞘磷脂，使轴突髓鞘化。Brustle 等将 ESC 衍生的神经胶质前体细胞移植到放射性髓鞘缺失的大鼠脊髓内，这些前体细胞可迁移到周围宿主组织，并分化为少突胶质细胞及星形胶质细胞，而且很多宿主神经元的轴突形成髓鞘。Liu 等把 ES 细胞体外分化的少突胶质前体细胞移植到放射性脱髓鞘的大鼠胸部背侧脊髓，1 周后，移植的细胞在移植部位成活并分化为少突胶质细胞。如果把这些少突胶质前体细胞移植到先天髓磷脂蛋白基因缺失的小鼠脊髓部位，移植的少突胶质细胞迁移至脊髓的白质内，分布及排列与正常小鼠体内少突胶质细胞相同，说明移植 ES 细胞来源的少突胶质前体细胞完全整合到了宿主内，进一步分化为成熟的少突胶质细胞，并能迁移到移植位点以外的部位，产生髓磷脂质蛋白使神经元的轴突重新包裹了髓鞘。

（三）干细胞移植途径

1. 损伤靶点途径　即将移植干细胞通过移植针直接送入放射性损伤的靶点。其优点：移植细胞直接达靶点而提高局部的浓度，还可多靶点增强移植效果。缺点：局部脑组织、脊髓组织受损且多靶点移植时损伤更重。

2. 血液途径　包括静脉途径和动脉途径。前者是经过静脉注入所移植的干细胞，可使移植的干细胞分布在更大的范围，又可避免侵袭损伤，简单易行，但是局部组织含量较低。动脉途径即通过动脉的各级分支有选择地将所移植的细胞植入相应部位，可提高局部组织的移植物浓度，又避免了对脑、脊髓组织的损伤，但技术条件要求较高。经血液途径，优点：移植细胞数多，并发症少。缺点：受血液内成分及体内代谢因素影响较大，还受血脑屏障的影响。

3. 脑脊液途径　即将移植的干细胞植入脑室系统或蛛网膜下腔而发挥治疗作用。

（四）影响干细胞移植的因素

1. 时间窗　细胞移植治疗放射性脑损伤的研究发现，损伤后即刻移植胚胎干细胞，仅有少于20%细胞存活，且即使存活，也没有细胞突起形成，而于伤后14天移植，细胞存活率达80%。进一步研究发现，局灶性放射性脑损伤后，损伤区的细胞凋亡将持续存在4周，说明放射性损伤是一个进展的过程，这期间，将细胞移植到病灶周围，兴奋性毒性神经递质、自由基、炎症介质可能威胁到移植的细胞。因此，移植时间的选择必须考虑到脑、脊髓损伤的自然恢复过程，延迟到损伤平台期。但过分延长移植的等待时间，会导致瘢痕组织形成，一旦瘢痕形成，神经纤维很难再生不利于移植。

2. 移植位点　通常移植位点包括损伤中心移植、损伤同侧移植、损伤对侧移植。特定的神经病理条件通过释放细胞因子改变区域环境信号的平衡，如前炎症介质及其他的细胞调节因子，可以影响干细胞移植的存活、分化。因此，将干细胞移植到远离病灶部位甚至病灶对侧半球，从而避免血供不足和炎性环境的不利影响。无论将细胞移植到损伤处还是同侧半球，细胞都并不仅仅存在于注射位点和注射侧半球，而是分布于病灶侧和对侧半球。这说明所移植的干细胞不仅接受直接损伤所产生的信号吸引，而且接受健侧半球去神经支配和重组的影响。因此，其神经修复机制可能主要包括两方面：① 移植的细胞迁移到损伤侧，重建局部环路，这些环路足够保持某些功能。② 移植物扩大健侧半球的自发重组，行使或弥补损伤侧半球丧失的某些功能。

3. 移植细胞的数量　实验表明，对神经行为功能改善方面有明显的剂量依赖性，低于一定数量，不会改善功能。

4. 免疫因素　脑组织仅是一个相对免疫缺陷器官，异种或同种异体移植必然存在着宿主对移植物的排斥反应，这关系到移植物的存活，从而使治疗效果受到影响，给予免疫抑制剂会使功能改善持久。Swanger 等报道基因型相同的个体间，能安全有效地移植骨髓间充质干细胞，而基因型不同的个体间，移植骨髓间充质干细胞却面临挑战。骨髓间充质干细胞移植入受伤的颈髓，移植后4周应用标准剂量环孢霉素A组受损面积明显缩小，与之相比，高剂量组产生更加显著的疗效。研究还发现，在移植后1周各组巨噬细胞含量都高，移植后4周，高剂量环孢霉素A组和对照组在移植处巨噬细胞显著减少，每个时间段，各组仅有少数T淋巴细胞侵入。结果显示在同种异体间移植时，应用适当的免疫抑制剂可延长骨髓间充质干细胞的存活。

5. 营养因子　是能支持神经元发育和存活的小分子多肽，由神经元和神经元支配的靶器官或星形细胞产生的，包括神经生长因子（NGF）、脑源性神经营养因子（BDNF）和胶质细胞源性神经营养因子（GDNF）等，对神经系统的发育和分化起重要作用。各种损伤均可引起NGF表达增加，放射性脑损伤后 2h 后即出现 NGF mRNA 表达，表达时程依放射性损伤的时间长短和程度轻重而不同。星形胶质细胞能缓冲细胞外 K^+ 和兴奋性氨基酸，合成与分泌多种神经营养因子。神经营养因子保护神经元、抵御损伤的可能机制为：① 提高自由基清除剂的活力；② 拮抗兴奋性氨基酸的神经毒性，③ 稳定细胞内 Ca^{2+} 浓度。

6. 其他　在治疗的不同阶段，移植的干细胞同样也发挥着不同的作用。在早期阶段，功能改变可能主要由于移植干细胞的营养因子的作用，而在晚期阶段，功能改善可能主要由于移植干细胞替代宿主变性的细胞。另外，不同的细胞也发挥着不同的机制或以某种机制为主。骨髓间充质干细胞可能主要由其分泌的神经营养因子和细胞外基质起作用，而神经干细胞则以替代受损的神经元重建神经环路为主。

（五）干细胞移植治疗神经功能恢复的可能机制

在进行临床试验之前，通过动物实验了解移植的干细胞怎样影响脑和脊髓的恢复，以及有哪些副作用非常重要。在干细胞移植治疗的功能恢复中，可能有许多种机制在发挥作用。

1. 整合到宿主的神经环路　移植的神经干细胞有潜力替换恢复损坏的神经环路，因此有可能产生长久的疗效。然而一系列的实验表明神经干细胞的这种潜力是有限的。在缺血损伤移植的模型中，电子显微镜观察到移植的人神经干细胞整合宿主神经形成了突触连接。但是移植后功能恢复出现太早，提示不可能是新形成有功能的突触的作用。这说明除了神经的整合外，还有其他的机制在发挥作用。受损的区域不同，整合到宿主的神经环路所需特殊亚型的神经元也不一样。在一些研究中，放射性脑损伤后脑内移植的细胞只有少量存活下来，由此提出来一个重要问题：由于神经功能改善了，移植的细胞有没有必要必须整合到宿主的神经环路中？

2. 移植的细胞减少了宿主细胞的死亡　急性期的干细胞移植通常可以减少放射性损伤的面积，提示由于神经保护作用促进了功能的恢复。多种类型的细胞都可以发挥这种作用。与此作用相同的是营养因子分泌，例如血管内皮生长因子、成纤维细胞生长因子、神经胶质细胞神经营养因子、脑源性神经营养因子等，这些因子可能在神经保护作用机制方面有一定的作用。

3. 宿主脑可塑性的诱导　缺血损伤后内源性脑、脊髓可塑性的增强以及运动功能的重塑是自发恢复的基础。可塑性情况包括：位于受损区域和相邻及对侧脑组织区域的传入和传出神经的连接增加，通过突触发生使局部的突触活动恢复，也可能使存活的突触功能增强，或者激活静息状态下的突触功能。干细胞移植可增强这些内源性的修复机制。

4. 新生血管形成　放射性脑、脊髓损伤后数天内增加放射性损伤区血管的生成与神经功能的恢复有关联，同时这又提供了细胞移植治疗的另一潜在的目标。已有实验报道通过移植骨髓基质细胞、神经干细胞以及脐带血和外周血来源的细胞治疗放射性脑损伤可诱导血管生成。在一些实验结果中已观察到移植的细胞可直接结合到新生的血管中。移植的细胞对血管生成的间接影响也是可能的。人骨髓基质细胞通过增加内源性生成血管的因子—血管内皮生长因子，可促进放射性脑损伤区的血管发生。移植的细胞还可以增强其他一些内源性因子的水平（间质源性因子 - 1、成纤维细胞生长因子等），这些因子能够诱导现存的血管内皮细胞的增殖（血管发生），甚至可以动员内源性的内皮祖细胞（血管生成）。

5. 炎症的弱化　干细胞移植一个潜在有趣的修复机制是：移植的细胞可以减弱放射性脑损伤诱导的炎症/免疫反应。通过静脉注入人脐带血干细胞（HUCBC）移植治疗可减少白细胞渗透到脑内，虽然还不清楚这结果是干细胞移植对炎症反应的直接作用还是放射性损伤面积减少的继发效用。这些结果有时看来似乎又矛盾：异种移植物又抑制了免疫反应。

6. 内源性祖细胞的激活　放射性脑损伤后内源性神经发生增强已经得到证实，这提示脑的自我修复机制，这种机制可通过移植干细胞来增强。骨髓基质细胞、脐带血干细胞的移植可以增强内源性神经发生。移植的细胞除了对放射性损伤部位的局部作用外，还可以动员其他组织来源的祖细胞。

对于前面所有提到的机制中，观察到的现象到底是原因还是细胞功能增强的继发结果需要进一步的研究。

（六）干细胞移植存在的问题

干细胞移植治疗放射性脑、脊髓的实验研究取得了一定的进展，干细胞移植为把放射性脑、脊髓损伤的治疗从单纯脑保护转变为脑功能恢复开辟了一线曙光，但是要真正应用于临床还有许多问题有待解决。虽然，干细胞移植治疗中枢神经系统损伤有潜力，但是目前仍然存在一些问题。如：① 干细胞是如何到达病变部位的？② 何种信号刺激干细胞发生了分化？③ 目前人们多是根据细胞形态和细胞特异性表面标志来判断成体干细胞的分化，但至今还没有充分证据表明这些分化的细胞也具有相应的特定功能。④ 在干细胞发育途径上，究竟哪一阶段的祖细胞或成体干细胞最适于移植？⑤ 怎样才能提高移植细胞与宿主细胞的整合程度？⑥ 怎样才能延长移植细胞的存活时间及提高增殖能力？⑦ 怎样才能避免移植的干细胞恶变的可能？

（肖颂华　蒋　伟　刘　军）

参 考 文 献

1. 吕虎. 现代生物技术导论. 北京：科学出版社，2005

2. 马贵名，徐光龙. 生物技术导论. 北京：中国环境科学出版社，2006

3. 邱仁宗，瞿晓梅. 生命伦理学概论. 北京：中国协和医科大学出版，2003

4. 吴士良，周迎会，黄新祥. 医学生物化学与分子生物学. 北京：科学出版社，2005

5. 伍新尧，罗超权，马渭泉. 分子遗传学与基因能工程. 郑州：河南医科大学出版社，1999

6. 晏霆，朱满洲. 基因治疗与基因载体. 安徽医药，2002，5：37～39

7. 韦云. 帕金森病治疗：从药物到基因. 中国医药报，2007，08：16～19

8. 陆华中，卢大儒，薛京伦. 基因治疗：10 年回顾与中国之发展浅析. 高技术通讯，2000，7：18～21

9. 丁继固，丁文杰，李光，等. 胶质源性神经营养因子体外诱导小鼠胚胎中脑神经干细胞分化的研究. 中国康复医学杂志，2008，23：341～343

10. 肖向建，刘卫刚，李敏，等. 胶质细胞源性神经营养因子对肌萎缩侧索硬化症培养模型的保护作用. 中国康复医学杂志，2007，22：506～507

11. Anderson W. Human genetherapy. Nature，1998，8：25～31

12. Alton E W，Geddes D M，Gill D R，et al. Towards gene therapy for cystic fibrosis. Gene Ther，1998，5：291～292

13. Namba T，Koike H，Murakami K，et al. Angiogenesis induced by endothelial nitric oxide synthase gene through vascular endothelial growth factor expression in a rat hindlimb ischemia model. Circulation，2003，108：2250～2257

14. Hedman M，Hartikainen J，Syvanne M，et al. Safety and feasibility of catheter based local intracoronary vascular endothelial growth factor gene transfer in the prevention of postangiop lasty and instent restenosis and in the treatment of chronic myocardial ischemia：phase II results of the Kuopio Angiogenesis Trial（KAT）. Circulation，2003，107：2677～2683

15. Laguens R，Cabeza Meckert P，Vera Janavel G，et al. Entrance in mitosis of adult cardiomyocytes in ischemic pig heartsafter plasmid mediated rhVEGF165gene transfer. Gene Ther，2002，9：2676～2681

16. Yang Y，Min JY，Rana JS，et al. VEGF enhances functional improvement of postinfarcted hearts by transplantation of ESC differentiated cells. J Appl Physiol，2002，93：2140～2151

17. Hao X，Mansson Broberg A，Blomberg P，et al. Angiogenic and cardiac functional effects of dual gene transfer of VEGF-A165and PDGF after myocardial infarction. Biochem Biophys Res Commun，2004，322：292～296

18. Mckay R. Stem cells in the central nervous system. Science，1997，276：66～71

19. Harrower TP, Barker RA. Is there a future for neural transplantation? BioDrugs, 2004, 18: 141~153

20. Chen J, Zhang ZG, Li Y, et al. Intravenous administration of human bone marrow stromal cells induces angiogenesis in the ischemic boundary zone after stroke in rats. Circ Res, 2003, 92: 692~699

21. Buhnemann C, Scholz A, Bernreuther C et al. Neuronal differentiation of transplanted embryonic stem cell-derived precursors in stroke lesions of adult rats. Brain. 2006, 129: 3238~3248

22. Leker RR, Soldner F, Velasco I, et al. Long-lasting regeneration after ischemia in the cerebral cortex. Stroke. 2007, 38: 153~161

23. Ikeda R, Kurokawa MS, Chiba S, et al. Transplantation of neural cells derived from retinoic acid-treated cynomolgus monkey embryonic stem cells successfully improved motor function of hemiplegic mice with experimental brain injury. Neurobiol Dis, 2005, 20: 38~48

24. Pignataro G, Studer FE, Wilz A, et al. Neuroprotection in ischemic mouse brain induced by stem cell-derived brain implants. J Cereb Blood Flow Metab, 2007, 27: 919~927

25. Donato R, Miljan EA, Hines SJ, et al. Differential development of neuronal physiological responsiveness in two human neural stem cell lines. BMC Neurosci, 2007, 25; 8: 36~42

26. Dang L, Tropepe V. Neural induction and neural stem cell development. Regen Med, 2006, 1: 635~652

27. Lim DA, Huang YC, Alvarez-Buylla A. The adult neural stem cell niche: lessons for future neural cell replacement strategies. Neurosurg Clin N Am, 2007, 18: 81~92

28. Park KI, Himes BT, Stieg PE, et al. Neural stem cells may be uniquely suited for combined gene therapy and cell replacement: Evidence from engraftment of Neurotrophin-3-expressing stem cells in hypoxic-ischemic brain injury. Exp Neurol, 2006, 199: 179~190

29. Mays RW, Van't Hof W, Ting AE, et al. Development of adult pluripotent stem cell therapies for ischemic injury and disease. Expert Opin Biol Ther, 2007, 7: 173~184

30. Pignataro G, Studer FE, Wilz A, et al. Neuroprotection in ischemic mouse brain induced by stem cell-derived brain implants. J Cereb Blood Flow Metab, 2007, 27: 919~927

31. Hayashi J, Takagi Y, Fukuda H, et al. Primate embryonic stem cell-derived neuronal progenitors transplanted into ischemic brain. J Cereb Blood Flow Metab, 2006, 26: 906~914

32. Nomura T, Honmou O, Harada K, et al. Infusion of brain derived neurotrophic factor gene-modified human mesenchymal stem cells protects against injury in a cerebral ischemia model in adult rat. Neurosci, 2005, 136: 161~169

33. Fei Q, Carl A, Hongbin S, et al. Complement plays an important role in spinal cord injury and represents a therapeutic target for improving recovery following trauma. American Journal of Pathology, 2006, 169: 1039~1047

34. Soheila KA, Eftekhar E, Jian W, et al. Delayed transplantation of adult neural precursor cells promotes remyelination and functional neurological recovery after spinal cord injury. The Journal of Neuroscience, 2006, 26: 3377~3389

35. Fawcett J. Repair of spinal cord injuries: where are we, where are we going? Spinal Cord, 2002, 40: 615~623

36. Bregman BS, Coumans JV, Dai HN. Transplants and neurotrophic factors increase regeneration and recovery of function after spinal cord injury. Prog Brain Res, 2002, 137: 257~273

37. Brown A, Ricci MJ, Weaver LC. NGF mRNA is expressed in the dorsal root ganglia after spinalcord injury in the rat. Exp Neurol, 2007, 205: 283~286

38. Shimode H, Ueki A, Morita Y. Nerve growth factor attenuates hippocampal cholinergic deficits and operant learning impairment in rats with entorhinal cortex lesions. Behav Pharmacol, 2003, 14: 179~190

39. Ikeda O, Murakami M, Ino H, et al. Acute up-regulation of brain-derived neurotrophic factor expression resulting from experimentally induced injury in the rat spinal cord. Acta Neuropathol, 2001, 102: 239~245

40. Ikeda O, Murakami M, Ino H, et al. Effects of brain-derived neurotrophic factor (BDNF) on compression -induced spinal cord injury: BDNF attenuates down-regulation of superoxide dismutase expression and promotes up -regulation of myelin basic protein expression. Neuropathol Exp Neurol, 2002, 61: 142~153

41. Claire E, Hulsebosch. Recent advances in pathophysiology and treatment of spinal cord injury. Adv Physiol Educ, 2002, 26: 235~255

42. Zhou L, Baumgartner BJ, Hill-Felberg SJ, et al. Neurotrophin-3 expressed in situ induces axonal plasticity in the adult injured spinal cord. Neurosci, 2003, 23: 1424~1431

43. Schwab ME. Repairing the injured spinal cord. Science, 2002, 295: 1029~1031

44. Watabe K, Ohashi T, Sakamoto T, et al. Rescue of lesioned adult rat spinal motoneurons by adenoviral gene transfer of glial cell line-derived neurotrophic factor. Neurosci Res, 2000, 60: 511~519

45. Putz U, Harwell C, Nedivi E. Soluble CPG15 expressed during early development rescues cortical progenitors from apoptosis. Nat Neurosci, 2005, 8: 322~331

46. Pahnke J, Mix E, Knoblich R. Overexpression of glial cell line-derived neurotrophic factor induces genes regulating migration and differentiation of neuronal progenitor cells. Exp Cell Res, 2004, 297: 484~494

47. Putz U, HarwEdl C, Nod ivi E. Soluble CPG15 expressed during early development rescues cortical progenitors from apoptosis. Nat Neurosci, 2005, 8: 322~331

48. Javahefian A, Cline HT. Coordinated motor neuron axon growth and neuromuscular synaptogenesis are promoted by CPG15 in vivo. Neuron, 2005, 45: 505~512.

49. Nedivi E, Javaherian A, Cantallops I, et al. Developmental regulation of CPG15 expression in Xenopus. Comp Neurol, 2001, 435: 464~473

50. Marron TU, Guerini V, Rusmini P, et al. Androgen-induced neurite outgrowth is mediated by Neuritin in motor neurons. Neurochem, 2005, 9: 10~20

51. Di Giovanni S, Faden Al, Yakovlev A, et al. Neuronal plasticity after spinal cord injury: identification of a gene cluster driving neurite outgrowth. FASEB, 2005, 19: 153~415

52. Yan Jing-feng, Yue Chang-bo. Effect of implantation of neural stem cell modified by BDNF on apoptosis of neural cells after spinal cord injury. Chin J Clin Neurosurg, 2006, 11: 547~560

53. Sukhikh GT, Malaitsev VV. Neural stem cell: biology and prospects of neurotransplantation. Bull Exp Biol Med, 2001, 131: 203~212

54. Price J, Williams BP. Neural stem cells. Curr Opin Neurobiol, 2001, 11: 564~567

55. Kaji EH, Leiden JM. Gene and stem cell therapies. JAMA, 2001, 285: 545~550

56. Mulligan RC. The basic science of gene therapy. Science, 1993, 260: 926~932

57. Bagnis C, Mannoni P. Stem cell-based gene therapy. Oncologist, 1997, 2: 196~202

58. Gage FH. Mammalian neural stem cell. Science, 2000, 287: 1433~1438

59. Weissman IL. Translating stem and progenitor cell biology to the clinic: barriers and opportunities. Science, 2000, 287: 1442~1446

60. Vaccarino FM, Ganat Y, Zhang Y, et al. Stem cells in neurodevelopment and plasticity. Neuropsychopharmacology, 2001, 25: 805~815

61. Luskin MB. Restricted proliferation and migration of postnatally generated neurons derived from the forebrain subventricular zone. Neuron, 1993, 11: 173~189

62. Heese O, Disko A, Zirkel D, et al. Neural stem cell migration toward gliomas in vitro. Neurooncology, 2005, 7: 476~484

63. Martinez-Serrano A, Rubio FJ, Navarro B, et al. Human neural stem and progenitor cells: in vitro and in vivo properties, and potential for gene therapy and cell replacement in the CNS. Curr Gene Ther, 2001, 1: 279~299

64. Anton R, Kordower JH, Maidment NT, et al. Neural-targeted gene therapy for rodent and primate hemiparkinsonism. Exp Neurol, 1994, 127: 207~218

65. Ahn TB, Kim JM, Kwon KM, et al. Survival and migration the brain of parkinsonian rat. Int J Neurosci, 2004, 114: 575~585

66. Savitz SI, Rosenbaum DM, Dinsmore JH, et al. Cell transplantation for stroke. Ann Neurol, 2002, 52: 266~275

67. Buchet D, Serguera C, Zennon V, et al. Long-term expression of beta-glucoronidase by genetically modefied human neural progenitor cells grafted into the mouse central nervoussystem. Mol Cell Neurosci, 2002, 19: 389~401

68. Suzuki T, Izumoto S, Wada K, et al. Inhibition of glioma cell proliferation by neural stem cell factor. J Neurooncol,

2005，74：233～239

69. Ehtesham M，Kabos P，Gutierrez MA，et al. Induction of glioblastoma apoptosis using neural stem cell-mediated delivery of tumor necrosis factor - related apoptosis-inducing ligand. Cancer Res，2002，62：7170～7174

70. Yip S，Aboody KS，Burns M，et al. Neural stem cell biology may be well suited for improving brain tumor therapies. Cancer J，2003，9：189～204

第十七章　鼻咽癌放疗后放射性损伤的中医治疗

随着放射治疗的不断普及和推广，越来越多的肿瘤患者获得了再生或者延长了生命，但是同时放疗带来的全身及局部的毒副反应，也在较大程度上制约了患者接受放射治疗，如何有效预防或者干预放疗所引起的各种放射反应及放射性损伤越来越受到医务工作者的重视。中医是一个整体医学模式，在如何预防以及治疗放疗的放射反应及放射性损伤方面积累了很多的宝贵经验。本文从中医的角度来对放疗的病因、病机、病程、辨证及治疗作相关的介绍，以期待能够用传统医学为鼻咽癌放疗后神经系统损伤的患者提供更好的辅助性治疗方案，提高肿瘤患者的生存率，改善患者的生活质量。

第一节　放射性损伤的中医病因病机

在古代中医文献当中，尚无专门有关放射性脑损伤、放射性脊髓损伤、放射性周围神经损伤的研究，从中医整体观点来看，放射性神经系统损伤的也属于全身放射性损伤的一部分，其病因统一，只是作用的靶器官不同，所以有关病因、病机、病例辨证分型及辨证治疗均可以参照一般放射性损伤的研究来考虑。

现代祖国医学对于放射性损伤的研究越来越多，试图以中医的辨证治疗来有效的治疗放射引起的器官损害。中医泰斗周岱翰教授研究认为，放射对组织损伤的时间、部位的不同可有近期、远期毒性以及全身、局部的表现。全身症状表现为放疗后数小时或 1~2 天出现恶心、厌食、呕吐、头痛、全身乏力、骨髓抑制等反应，并有发热、口干、喜热饮、小便短赤等热盛伤阴症状。局部反应主要为放疗部位的损伤，如鼻咽部放疗后出现放射性粘膜损伤，导致黏膜充血、水肿、糜烂，严重时出现溃疡、出血；肺部放疗后可出现干咳或咳嗽、气促等症状；下腹部放疗后可出现尿频、尿急、尿痛、血尿、便血、里急后重等；在放疗后数天还可出现放射性皮炎，表现为皮肤发红、掀热感，日久渐变为暗棕紫色，甚则出现湿性表皮脱落、破损、久不愈合的溃疡、疼痛等。以上症状表现均符合"火邪"、"热毒"的性质和致病特点。因此，认为放疗引起的"放射损伤"的病因当属"火邪"、"热毒"，其辨证可归属温病的范畴。射线属于"火热毒邪"，一方面，壮火食气，导致气虚，而热毒过盛，耗气伤津，使气阴两虚更甚；另一方面，热毒壅滞于经脉，导致血瘀。长期的气阴消耗最终导致脾肾气虚，引起全身的症状。

在中医基础理论中，"火邪"、"热毒"的性质和致病特点如下：

（1）易化火上炎，临床表现为发热、恶寒、心烦、口渴、汗出等阳热亢盛症状和面红目赤，舌质红，或口舌生疮，或牙龈肿痛等火性炎上症状。

（2）易伤津耗气，临床表现为口渴，小便短赤等津液耗伤症状和神疲乏力等气虚症状。

（3）可生风动血，临床表现为高热，四肢抽搐，颈项强直，角弓反张，两目上视等生风症状和吐血、衄血、便血、尿血和皮肤发斑等动血症状。

（4）火毒易致疮疡，临床表现为疮疡局部红肿热痛，久则化脓，伴发热心烦，口渴等症状。

参考《温病学》所述，温病是由温邪引起的一类急性外感热病，一般具有以下几个基本特征：

（1）病邪主要是外感温邪。

（2）有特殊的临床表现。温病初期多有热象偏盛；极期内陷营血，引动肝风；后期多因热伤真阴，可导致肝肾阴伤，虚风内动。

（3）病理演变有一定的规律性。表现为人体的卫气营血和所属脏腑，在温邪作用下出现功能失调和实质损害。

（4）有一定的传染性、流行性、季节性、区域性。

但是，放射损伤是由照射源照射身体的某一局部而引起正常组织损伤的一种放射反应，究其成因，同属从外感受，其对人体造成的损害符合热邪性质。放射损伤的临床表现，为热象偏盛、耗气伤阴。早期表现为肺胃阴伤，晚期可因肝、肾真阴耗竭，而出现口眼歪斜、四肢抽搐等伤风动血、虚风内动征象，其症状表现同样归属为卫、气、营、血分症状。虽然放射损伤发病没有明显的季节性，传变规律也不一定按卫、气、营、血四个不同的病理阶段，但在不同季节，因"四时"主气的不同也兼夹有"时气"的症状表现。因此，认为放射损伤虽然不完全等同于温病，但属于其中一种特殊的辨证，另外有很多的研究支持上述观点。

储水鑫等认为，放射之光，乃火热之邪，作用于人体导致热毒过盛，必然耗伤阴液，经气阻滞，血行不畅，日久热毒盘踞肌肤，瘀腐血肉，最后毒邪内逼，耗伤真阴，以致肝肾俱虚，元气败脱，全身衰弱，从而形成"本虚标实"之证。

李伟兵等认为局部过量放射损伤的病因是受到过量电子束的辐射，这一病因显然可称之为病邪，它具有从外感受、致病迅速、病位随受辐射部位不同有所差异的特点。它的性质从表面上看，用传统的寒热观点难下定论，但究其致病后的表现均为热病阴伤为主之候，故当属温热无疑。对此，目前临床上已达成共识，但与传统温邪有所区别，一般将其称为"毒邪"、"毒热"或"火毒"之邪。因超剂量的"毒"邪势必更加炽盛竣猛，故将其病因概括为毒热骤袭。病机归于热灼瘀滞。温邪侵犯人体主要从皮毛或口鼻而入，一般具有经卫气营血或上中下焦依次传变的规律。而过量放射损伤则主要从皮毛而入，因过量辐射，其毒邪炽盛竣猛，相对正气而言，邪过盛而正太弱。此时，卫外功能形同虚设，其邪侵入皮毛后，几无温病常见的卫分表现，气分表现亦短暂而不典型，便直入营血，出现营血分证候。也就是说，本病是由于毒热骤侵，外袭皮毛腠理，内炽脏腑经脉，导致热结阴伤、血瘀气滞。其中因毒热过甚，除阻伤外，瘀血之候尤为显著，正如吴坤安所说："热毒蒸灼，气血经络凝塞不通"。周学海在《读医随笔》中亦云"津液为火灼竭，则血行愈滞"。本病血瘀因热灼、津伤等所致。而热炽营血，还极易使气机闭阻，如何廉臣在《重订广温热论》中所云："温热伏邪，内舍于营，盘踞络中，其血必郁而热，其气亦钝而不灵"，故"毒火盛而蔽其气瘀其血"，气滞血瘀，血瘀则气愈闭。诸多因素相互作用，相互影响，最终形成毒热阴伤瘀滞间的相互夹杂和转化，留着难去。冯全生综述认为急性放射损伤属于中医温病范畴，有起病急，转变快，热象偏重，易动血等特点，并认为射线属外感热邪，与中医温病病因特征类似，具有直中脏腑，易损伤气血、耗损肾精之重要特点，而肾精耗损为病变的中心，也是导致辐射后期癌变等效应的重要因素。李健等认为鼻咽癌放疗后损伤是一种热损伤，损伤口腔、咽喉黏膜及唾液腺，相当于中医所谓热邪入侵，内外热毒，交困结合，化火灼津，损伤正气，从而造成人体气阴两虚，局部津液不足。临床上常表现为口干、咽喉干燥疼痛、吞咽困难等一派阴虚内热之象。"邪之所凑，其气必虚"，故认为鼻咽癌患者放疗后的基本中医病机为热毒痰瘀凝聚，正气受损，正虚邪实贯穿疾病之始终，病变可涉及肺、脾、胃三脏。在鼻咽癌放疗期间及放疗后，放射线属热毒，常导致患者气血凝滞，瘀血内结，依据病人体质不同，患者常在气血瘀阻病理基础上或挟痰或气虚或脾虚、肾虚，或兼而有之。

第二节　放射性损伤的中医辨证及病理过程

放射性损伤的范围较广，医学放疗的肿瘤疾病较多，辨证尚无统一的分型。李伟兵等认为证候多为热入营血：放射初期，放射区皮肤即出现赤热红肿，灼痛难忍，逐渐加剧，伴身热、口干、舌苔薄黄、脉数等这种表现类似温病的气分证候，但病程短暂，进展迅速，常未及时治疗，毒热即已波及营分，甚至血分。随后放射区皮肤由鲜红色转为暗红色，并出现大小不等的疱疹，渐渐融合、溃破、糜烂、渗血，形成较深的溃疡，疼痛不已，久久不愈，伴口渴、饮而不解，舌质红或绛少津，舌质渐见瘀点瘀斑、或满布紫色，脉细数。这与毒热骤袭，劫耗阴液，使营血受损、络伤瘀停之候甚合。此外，随照射部位即毒热侵袭部位不同，其脏腑功能受损表现亦不相同：侵袭于胸则胸痛喘息、干咳少痰、痰中带血、口鼻干燥，或胸闷失寐、心悸怔忡、动辄尤甚，脉结代；侵袭胃脘则胃脘灼痛、呕恶泛酸、不思饮食，苔腻罩灰；侵袭腰背则腰背板痛、尿频尿赤，甚则尿痛尿血等。所见表现均为以邪入营血、络伤血瘀为主的兼变证候。李健及邓宏等认为放疗后的鼻咽癌病人放疗后损伤的中医证型为热毒伤阴、肺胃阴虚、痰瘀气滞、气血亏虚等4种。

1. 热毒伤阴　该型症见咽喉燥痛、口腔糜烂、鼻衄鼻塞、口干口苦、照射野皮肤红肿热痛、大便干结、小便赤少、舌红苔黄或薄黄、脉数或细数。

2. 肺胃阴虚　该型症见口咽干燥、口渴喜饮、干咳少痰或痰少而黏、咯痰不畅、声音嘶哑、夜寐盗汗、午后潮热、干呕或呃逆、食不知味、纳差食少、大便干结、小便短少、舌红少苔、脉细数。

3. 痰瘀气滞　该型见于有颈部淋巴结转移者在行颈部区域放疗后，照射野皮肤出现纤维样改变而出现颈部活动不利、麻木僵硬、感觉迟钝、张口受限、口咽黏膜溃烂疼痛、吞咽困难、口不干、舌暗苔腻、脉弦或滑。

4. 气血亏虚　该型症见精神不振、头晕倦怠、消瘦、少气懒言、面色萎黄或苍白、心悸怔忡、食少纳呆、口淡无味、腹胀便溏、舌淡脉细。

卢文娜等将272例鼻咽癌放疗后出现的临床表现辨证分为两种证型，即热毒炽盛型198例，表现为咽痛、口干、口腔溃疡、舌红，苔黄，多在放疗中出现；肺胃阴虚型74例，此型病人口干、舌红、少苔或无苔、少津、伴有轻度咽痛，多在放疗结束后出现。孙悦红认为放射治疗本身所具有的热性杀伤作用相当于热毒之邪，热毒煎灼津液而致本病。故解毒生津为其主要治疗法则。辨证为热毒蕴结、阴虚火旺、痰瘀互结、气阴两虚4种不同证型。王德鉴认为放疗后由于全身及局部状况都已发生改变，而肺胃阴虚、阴血亏损、脾胃失调3种证型为主。诊疗规范中鼻咽癌中医临床证型分3型：肺热型、血瘀型（颅神经侵犯型）和痰凝型（颈淋巴结转移型）。王士贞等辨证治疗鼻咽癌放疗患者163例，分为津液耗伤型、阴血亏损型、脾胃失调型、津液耗伤兼脾胃失调型、阴血亏损兼脾胃失调型等。张浩等将肿瘤放疗后损伤辨证分为4型：热壅肺窍型，气血凝滞型，火热上攻型，阴精亏虚型。

综合前面学者所述，放射性损伤的病理过程可归纳为4个方面：

（1）由于放射线属热邪、燥邪，连续的放射治疗，使机体的阴津耗伤，内不能灌溉于脏腑，外不能濡养肌肤孔窍，出现"津液耗伤"的症候表现。

（2）燥热之邪犯里，火热炽盛，蕴结成毒，加之瘀血内郁，脉络不通，出现"热毒瘀结"的症候表现。

（3）燥热之邪耗气伤津，气耗则脾虚失于健运，痰浊内停，津伤则胃燥不能受纳，出现"脾胃失调"的症候表现。

（4）放疗日久，气阴耗伤，脾胃失调，气血生化之源不足，出现"气阴两虚"的症候表现。

由此可以看出中医对于放射性损伤的理解较为明确，病因为火邪、热毒。结合各家观点，以上分析绝大部分来自于鼻咽癌的放疗损伤研究，其辨证要点主要集中在阴津亏损、火热内蕴、气血瘀滞、痰凝互结等主要证型。而放射性神经系统疾病在广东地区以鼻咽癌放疗后引发的最多，鼻咽癌又称广东癌，所以应主要参考鼻咽癌放疗损伤后辨证分型借鉴到放射性神经系统损伤的辨证研究当中。

第三节　放射性损伤的中医辨证治疗

周岱翰认为温病的治法，统括起来主要有解表、清气、和解、化湿、通下、清营、凉血、开窍、熄风、滋阴、固脱等，在"放射损伤"的治疗中，首推滋阴法。因放射损伤的病因为"火邪"、"热毒"，易耗伤津液，若能"存得一分津液，便有一分生机"，故养阴保津在肿瘤放射损伤治疗中贯穿始终。放射性神经损伤症见神情淡漠，烦躁不安，言语蹇涩，口眼歪斜，上肢或下肢麻木感或触电感，甚则截瘫，二便失禁，舌红或暗紫，苔薄，脉沉细。同时放射线照射骨骼髓海，热邪伤阴，经脉阻滞，肾精不足，髓海失养。治宜滋肾养阴、通络祛瘀，方用左归饮合补阳还五汤加减（熟地黄、山茱萸、枸杞子、菟丝子、龟板胶、川牛膝、当归尾、黄芪、地龙、桃仁、红花、三七）。其他辨证治疗方案可参照其病机、辨证分型特点可给予以下治疗方法的综合：

1. 清热养阴　舌红苔黄，脉弦数，可选择的药物有金银花10g，野菊花10g，蒲公英10g，半枝莲10g，白花蛇舌草15g，玄参15g，山慈菇15g，麦冬10g，射干10g，芦根10g，黄芩10g，竹叶10g，甘草5g等。

2. 养阴生津　舌红少津，脉细数。可选用玄参10g，石斛10g，麦冬10g，天花粉10g，生地黄10g，芦根10g，沙参10g，知母10g，芦根10g，玉竹10g，葛根30g，党参20g，太子参20g，乌梅10g，梨皮干10g，川贝10g，丹皮10g，白芍10g，薄荷10g，蝉蜕10g，木蝴蝶10g，甘草5g等。

3. 健脾祛湿活血化瘀　舌青紫或暗红、苔白腻、脉弦滑。生南星50g，生半夏30g，蜈蚣3条，夏枯草20g，丹参20g，赤芍20g，葛根30g，太子参30g。

4. 补气活血　舌淡胖、苔白、舌底静脉迂曲、脉细滑。补气活血汤：生黄芪20g，太子参20g，玄参15g，生地黄20g，麦冬15g，丹参15g，赤芍20g，桃仁10g。

放疗对于患者的多个系统均有副反应，如局部的皮肤灼伤、口腔炎、鼻咽炎、张口困难、唾液分泌障碍，全身的白细胞减少、肠胃不适等，回顾文献资料，提示中药在这方面的疗效确切。由于中医的治疗讲究整体的观点和辨证的观点，故作综述介绍。

张浩等将40例肿瘤放疗后患者按中医辨证分为4型：热壅肺窍型用桑白皮汤加减，气血凝滞型用四海玉壶汤和柴胡疏肝散加减，火热上攻型用龙胆泻肝汤和牵正散加减，阴精亏虚型用玉女煎加减，总有效率为72.3%，优于单纯放疗组的45%，并在减少放射反应、升高白细胞等方面显示了中医的优越性。张青等对216例首次治疗的鼻咽癌患者行治疗前自选分组，作放疗配台中医药治疗（144例）与单纯放疗（72例）临床疗效前瞻性研究。对两组从急性放疗反应、远期后遗症、生存质量、3年生存率、5年生存率等方面进行分层比较，经卡方检验，差异均有显著性。并分析认为鼻咽癌放疗是外来热邪造成机体热邪过盛，津液耗伤，脾胃失调治宜清热解毒，养阴生津，和胃健脾。清热解毒药具有抗菌消炎、解毒化腐作用，能较好地治疗口腔黏膜糜烂、溃疡、齿龈红肿。养阴药除生津利咽能减轻口燥唇裂、缓解大便干结，小便短赤外，尚能与和胃健脾药一起活化T细胞，使免疫监视功能加强，提高识别癌变细胞的功能，并有保护肠胃道和造血系统的功能，临床上有防治纳呆、泛恶、呕吐等肠胃道症状及提高血象的作用，从而保证了放疗的顺利完成而不致中断治疗。

放疗在杀伤癌瘤组织的同时，也损伤正常组织器官，从而引起全身和局部的放疗后遗症。实验证明清热解毒和活血化瘀药具有抑制胶原纤维合成作用，并能防治和减少放疗引起的纤维化。放疗中及放疗后，运用大剂量的丹参可防治放射性颈部纤维化、颞颌关节炎症后的硬化症；生地黄、玄参、麦冬可防治放射性龋齿，石上柏、黄精、菟丝子、仙灵脾可防治放射性脯脊髓病，苍耳子、白芷、石菖蒲可防治放射性中耳炎等。总之，清热解毒、活血化瘀、养阴凉血及益肾药，对防治放疗远期后遗症有较好的效果。

储水鑫等认为，放射之光，乃火热之邪，作用于人体导致热毒过盛，必然耗伤阴液，经气阻滞，血行不畅，日久热毒盘踞肌肤，瘀腐血肉，最后毒邪内逼，耗伤真阴，以致肝肾俱虚，元气败脱，全身衰弱，从而形成"本虚标实"之证。因此，治疗上应养阴救液以治其本，攻毒散结以治其标，自拟清热活血养阴汤。方中金银花、白花蛇舌草、生甘草有清热解毒、抗癌治癌、抗辐射作用；生地黄、西洋参、枫斛以补气养阴、增液润泽；丹参、赤芍以凉血养血、活血化瘀，并有抗纤维化作用。诸药合用，具清热解毒、活血抗纤以除其邪实，滋阴增敏、养液增效以扶其本虚，起到标本兼治，扶正祛邪，既抗复发又防转移之目的。李伟兵等认为放疗后损伤的治法首崇凉血散血：本病邪在气分短暂而不典型，以邪入营血、血热阴伤、瘀积为主要病机变化。因此，按照温病治则，"直须凉血散血"。临床上，以犀角地黄汤合血府逐瘀汤随症化裁（主要用药有水牛角、大生地黄、大麦冬、北沙参、京赤芍、大白芍、金银花、粉丹皮、西当归、怀牛膝等），清血分之毒，散血分之热，化血中之瘀，达到清营凉血解毒、滋阴活血化瘀、调和脏腑气血的目的。

鼻咽癌放疗反应采用以下辨证分型治疗效果较好。

1. 热毒伤阴型　治宜清热解毒，益气养阴。处方以五味消毒饮或龙胆泻肝汤合生脉散加减运用。

2. 肺胃阴虚型　治宜滋养肺胃，润燥生津。处方以养阴清肺汤合沙参麦冬汤加减运用。

3. 痰瘀气滞型　治宜化痰祛瘀，活血理气。处方以通窍活血汤或桃红四物汤合导痰汤加减运用。

4. 气血亏虚型　治宜健脾益气，补血生津。处方以八珍汤或人参养荣汤加减运用。

以上各型可进行以下随症加减：

头痛加白芷、羌活、川芎等；发烧加黄芩、青蒿、连翘等。

腹胀加大腹皮、砂仁、厚朴等。

纳差加谷麦芽、山楂、山药等；恶心呕吐加陈皮、法半夏、砂仁等。

口干咽燥加天花粉、石斛、玉竹等。

便秘加瓜蒌仁、牛蒡子、枳实等。

便溏加薏苡仁、山药、扁豆等。

失眠怔忡加酸枣仁、五味子、珍珠母等。

气虚乏力或白细胞减少加黄芪、枸杞子、紫河车等。

淋巴结肿大加黄药子、天南星、猫爪草等。

鼻衄加仙鹤草、连翘、紫珠草等。

口腔溃疡、糜烂加金银花、蛇舌草、赤芍等。

咽喉疼痛、吞咽困难加薄荷、射干、木蝴蝶等。

张口受限加丹参、鸡血藤、赤芍等。

声音嘶哑加桔梗、木蝴蝶、僵蚕等。

冯全生的文章表明当前急性放射损伤的治疗以补益气血、清热解毒、活血化瘀、养阴生津等为主，结合温病认识和临床实践，以补肾填精为主，且根据照射情况，辅以补益气血、清解热毒，急性放射损伤的药物治疗主要集中在一些单味中草药，如人参、熟地黄、刺五加、半边莲、虎杖、川芎、丹参、当归、益母草、山蚂蟥、三七、灵芝、茶叶等；一些单味药的有效成分研究，多糖类，如灵芝多糖、当归多糖、枸杞多糖、海带多糖、红景天多糖、鹿茸多糖、黄芪多糖等；皂苷类，如人参皂苷；生物碱类，如骆驼蓬碱；酚类，如茶多酚、葡多酚。近年还有对黄芩中酚苷的研究等亦证明有一定的治疗效果。

除此之外，日本和国内学者选择了一些以益气血为主的古方验方进行研究，如十全大补汤、续命汤、养正合剂（黄芪、枸杞子、猪苓等）、补中益气汤、当归补血汤等，还有一些清热解毒复方，如三黄复方煎、复方鱼腥草口服液，一些活血化瘀方，如复方丹参注射液等。李济培等使用"鼻咽灵片"中，含有党参、麦冬、玄参、半枝莲、山豆根、白花蛇舌草、石斛及甘草等，这些中药具有滋阴、益气、软坚解毒、清热、生津等作用。

口服"鼻咽灵片"配合放疗治疗鼻咽癌，结果表明，其口腔黏膜和皮肤伤时的剂量提高了，且其损伤的严重程度减轻了，呕吐发生率亦下降，与对照组相比有统计学差异。李淑芝等研究康复新液是从美洲大蠊提取有效药用成分精制而成的纯天然制剂，具有通利血脉，养阴生肌之功效。其主要有效成分为黏糖氨酸等，能刺激免疫活性细胞（巨噬细胞、多形核白细胞）以促进疮疡愈合，还可以通过直接吞噬作用抗感染和释放自由基杀灭微生物，或分泌白细胞介素Ⅰ、干扰素、前列腺素和白三烯等活性物质来调节炎症和组织再生，具有促进新肉芽组生成。李柏森等使用康复新液治疗放射损伤大鼠的口腔黏膜机制与康复新液增强 SOD（超氧化物歧化酶）活性，有效清除自由基有关。黄国贤等使用中药：沙参30g，麦冬30g，生地黄15g，玄参15g，白花蛇舌草30g，射干15g，桔梗15g，两面针15g，金银花15g，甘草3g，白茅根20g。伴有涕血、痰血者，酌加仙鹤草20g，白及15g；伴恶心、呕吐者，酌加代赭石15g，川朴15g，竹茹15g；鼻塞严重者，加苍耳子15g，辛荑花15g；乏力、纳差者，酌加太子参30g，白术15g，麦芽30g，谷芽30g；舌质紫暗或有瘀斑者，加丹参15g，田七末3g。给药剂量及方法：每日1剂，水煎成汁150mL，分5~8次含服，从放疗开始至放疗结束。预防放射引起的口咽毒性疗效明显好于常规治疗组。

罗珊珊等研究中医治疗放射性皮炎的治疗，使用了自拟方乳香黄芪汤。处方：黄芪45g，炙乳香、没药各6g，白芷、桃仁各10g，当归尾、川芎各12g，金银花、连翘各15g，红藤20g，甘草3g。配合外用青黛、血竭粉各3g混合后涂患处。

放射性咽炎分2个证型，气阴两虚型用黄芪生脉饮加自拟处方玉竹饮，处方：玉竹、麦冬、天冬、生地黄、玄参各15g，石斛、天花粉各20g，葛根、芦根各30g。气阴两虚，痰热结聚用黄芪生脉饮加自拟咽痛方，处方：苦杏仁12g，前胡、陈皮、桔梗、牛蒡子、知母各10g，玄参、麦冬各15g，川贝母5g，芦根30g。口腔、咽喉溃疡者用黄芪生脉二至丸加五味消毒饮，处方：黄芪45g，太子参、蒲公英各30g，麦冬12g，五味子6g，女贞子、旱莲草、金银花、野菊花、紫花地丁、连翘、紫背天葵各15g，红藤20g。溃疡处以青黛、血竭粉各3g混合后外涂。上述中药均每天1剂，水煎，分早中晚3次口服，根据病情一般用药1~3周。结果显示放射性皮炎4例，临床痊愈4例；放射性咽炎13例，临床痊愈1例，显效4例，有效6例，无效2例；口腔、咽喉溃疡6例，临床痊愈2例，显效2例，有效2例。

刘文励等从血瘀症与活血化瘀出发，采用常用活血化瘀中药复方制剂，治疗该骨髓微循环障碍，结果表明活血化瘀中药能促进急性放射损伤小鼠骨髓静脉窦的修复，明显增加骨髓微血管数，扩张其微血管面积。通过对活体原位尺骨骨髓氧分压测定，表明活血化瘀中药在扩张微血管的同时，使骨髓内氧分压明显增高，促进骨髓供氧，改善放射对于骨髓的损伤。

赵晶磊总结了林胜友治疗放射性口腔炎的经验，认为早期火毒炽盛，津液大损，为热毒伤津，重用石膏，直折里热，兼以生津止渴；中期热毒伤阴，为气阴两伤之症，治以益气养阴生津，可用少量石膏以生津滋阴；然若后期，津伤长久，气阴两虚基础之上又出现畏寒肢冷，腰膝酸软，神疲乏力，尿频等症，系阴损及阳，主要为肾阳虚，则不可再用石膏等寒凉之属，临证予养阴兼以温阳，常获意外之效。任军等使用纯中药制剂瑞复宁治疗放射性食管炎疗效明显。

周一平等使用参归液、归脾丸、阿胶浆治疗接受^{60}Co照射的大鼠，可以有效预防放疗导致的免疫功能低下，升高白细胞。许利纯等使用复方血栓通注射液及归七软坚散（当归15g，乳香15g，没药

15g，全蝎5g，威灵仙30g，鳖甲15g，冰片10g，地龙30g，葛根20g，研末）调热蜡外敷颞颌关节处等疗法治疗鼻咽癌放疗后的张口困难，疗效显著好于一般康复对照组，认为两法合用有活血化瘀、通络止痛、软坚散结之功。

王跃珍等研究证实在放疗初期服中药夏枯草15g，丹皮12g，蒲公英15g，射干9g，金银花15g，焦山栀9g，花粉15g，赤芍12g，大生地黄15g，玄参、竹叶各9g；放疗中后期服中药生黄芪30g，沙参、麦冬、石斛各12g，花粉15g，生地黄、熟地黄各12g，鲜芦根30g，丹皮、赤芍各12g，夏枯草、银花、鸡血藤各15g。每次30~40mL，每日3次。可以有效改善放疗患者的唾液功能。徐伯平等使用中药制剂（女贞子15g，旱莲草15g，菟丝子15g，淮牛膝15g，茺蔚子9g，丹参20g，夏枯草15g，田七末3g）冲服。煎法：前7味药先用1 000mL水煎成300mL药汁后，再将田七末冲入药汁口服，每日1剂，每周服5剂，中放组从放疗开始的第1天开始服用，服至完成放射治疗的最后1天（约7周共33~35剂）。单放组不用中药，结果显示上、下视野诱发电位的潜伏期，单放组放疗后与放疗前比较均延长，差异有显著性；中放组放疗后与放疗前比较差异无显著性。上视野诱发电位的振幅，单放组放疗后较放疗前明显降低；中放组治疗前后比较差异无显著性。下视野诱发电位振幅，单放组放疗前后差异无显著性；中放组放疗后较放疗前升高。

第四节　中医其他疗法

一、针刺疗法

郑沛仪对放疗后患者采用针刺疗法，主穴取百会、风池、廉泉。配穴取听宫、翳风、人迎、颊车、太阳、下关、印堂、舌三针（上廉泉、外金津外玉液）、三阴交、足三里、太溪、照海、合谷，根据情况，选4~6穴，每日依据情况选两穴，用2mL丹参针穴位注射，同时予病人行心理疏导，对放疗后患者出现头痛、耳鸣、听力下降、言语不清、吞咽障碍均有改善作用。

二、食疗法

（一）津液耗伤型

可选用葛根煲瘦肉：每次用葛根60~120g或鲜粉葛500~1 000g，猪瘦肉100g，加水煲3h左右，调味后饮汤吃肉。有清热生津除烦的作用。雪耳炖冰糖：雪耳10~20g，洗净泡开后加冰糖适量隔水炖2~3h，有滋阴润肺、养胃生津的作用。

（二）热毒瘀结型

可选用土茯苓煲龟：土茯苓200~300g，乌龟1只去内脏，土茯苓先煮1h，然后放入龟再煮3h，饮汤吃龟肉，具有清热解毒利湿、养阴生津的作用。田七末藕汁炖鸡蛋：鸡蛋1枚，藕汁30mL，田七末3g，同置碗中搅拌，隔水炖熟服食。

（三）脾胃失调型

以进食清淡、营养丰富、易消化食品为宜，如粥类、面食、糊类等。可选用马蹄粉煮糊或山药粉煮糊。芡实薏米粥：芡实、薏苡仁、粳米各30g同煎成粥，加糖或盐调味，服食。

（四）气阴两亏型

蜗牛瘦肉汤：蜗牛肉60g（干品30g），猪瘦肉90g，切粒，同置锅内，文火煮沸10min，调味食用。灵芝煲龟：灵芝30g，红枣10枚去核，乌龟1只去内脏后切块，同置锅内煮汤，煮至熟烂时即成，吃肉，喝汤。

（周道友）

参 考 文 献

1. 林丽珠. 周岱翰教授以中医温病学说辨治肿瘤放射损伤的经验. 广州中医药大学学报，2006，23：176～178

2. 储水鑫. 鼻咽癌放疗并发症及后遗症的中药治疗. 中国中西医结合外科杂志，2009，15：610～611

3. 李伟兵，蔡明明，朱峰. 从温病理论探讨过量放射损伤的证治. 湖南中医药导报，1999，5：34～35

4. 冯全生. 从温病论治急性放射损伤. 辽宁中医杂志，2005，32：402～403

5. 李健，饶凡，宋毅，等. 中药治疗鼻咽癌放疗副反应的研究. 华西医学，2009，24：2223～2481

6. 刘宇龙. 鼻咽癌中医证型与病灶分布及淋巴结转移的相关性研究. 广东医学，2006，27：2

7. 邓宏，徐凯. 鼻咽癌放疗后毒副反应的中医治疗. 中国肿瘤，2002，1：337

8. 卢文娜，刘琳. 辨证治疗鼻咽癌放疗副反应. 新中医，2002，34：55

9. 孙悦红. 辨证治疗鼻咽癌放疗后口腔干燥症145例. 湖南中医杂志，2002，18：35

10. 王德鉴. 中医耳鼻咽喉口腔科学. 北京：人民卫生出版社，1994：518～520

11. 李树玲. 新编常见恶性肿瘤诊治规范（头颈部肿瘤分册）·鼻咽癌分册. 北京：北京医科大学协和医科大学联合出版社，1999：16～l7

12. 王士贞，邱宝珊. 中医辨治鼻咽癌放疗患者163例临床观察. 中国中西医结合耳鼻喉科杂志，1998，6：27～28

13. 张浩，张志芳，李书成. 中西医结合治疗鼻咽癌40例临床观察. 湖南中医药导报，2000，6：32～33.

14. 张青，罗建敏. 鼻咽癌放疗配合中药治疗与单纯放疗的疗效比较—216例前瞻性研究. 上海中医药杂志，1994，3：8～11

15. 周华君. 二合膏外治放疗致皮肤灼伤45例. 四川中医，2001，19：60

16. 王炳胜，王丽玲，丁瑞亮. 护皮方对皮肤放射损伤防护作用的临床观察. 中国中医信息杂志，2000，7：54

17. 张智敏，郭志雄，谢刚. 金蚕合剂防治鼻咽癌放疗所致口腔黏膜反应疗效观察. 中国中医急症，2009，l8：1981～1982

18. 李济培，梁平，张奕敏. 鼻咽灵片防治鼻咽癌急性放射反应的研究. 临床肿瘤学杂志，2004，9：136～138

19. 李淑芝，李克敏，刘淑敏. 康复新液的临床观察. 华西药学杂志，2001，16：146

20. 李柏森，姜鹤群，易红梅，等. 康复新液防治金黄地鼠放射性口腔黏膜损伤的机制研究. 四川医学，2009，30：1856～1858

21. 黄国贤，赵充，韩非，等. 中药防治鼻咽癌综合治疗所致急性口咽炎的临床研究. 癌症，2003，22：1084～1087

22. 罗珊珊，许东云，张颖. 中药治疗鼻咽癌放疗副反应23例. 新中医，2009，41：87～88

23. 刘文励，孙汉英，路武，等. 活血化瘀中药对受照小鼠骨髓微环境及其供氧的作用. 中华放射医学及防护杂志，1997，17：341～343

24. 赵晶磊，林胜友. 石膏治疗放射性口腔炎浅谈. 浙江中西医结合杂志，2009，19：691～692

25. 任军，何伟，邵振宇，等. 瑞复宁治疗放射性食管炎临床观察. 山东中医药大学学报，2003，27：189～190

26. 周一平，陈四艳，李十月. 3种补血中药制剂对^{60}Co照射小鼠不良反应的影响. 中国中医药科技，2000，7：369～370

27. 许利纯，张红，曾柏荣. 血栓通加归七软坚散外敷治疗鼻咽癌放疗后张口困难疗效观察. 中国医药信息杂

志，2007，14：60

28．王跃珍，张爱琴，孙晓江，等．中药对鼻咽癌放疗后唾液腺功能的影响．浙江中西医结合杂志，2004，14：361～362

29．徐伯平，黄时洲，龙时先，等．中药防治鼻咽癌放疗致视后路损伤的研究．中国中西医结合杂志，2003，23：661～663

30．韩金声．高压氧结合中西医治疗放射性脊髓炎3例．肿瘤临床和研究，2006，18：708～709

31．郑沛仪．针灸配合心理治疗对鼻咽癌放疗后患者生活质量的影响．中国中医药信息杂志，2002，9：63

第十八章　鼻咽癌放疗后放射性神经损伤的康复治疗

第一节　概　　述

神经康复在整个神经病学以及康复医学中占有非常重要的地位。近 10 年来，国外神经康复医学发展迅速，关于神经损伤的特点，神经损伤的可塑性以及神经功能恢复的基础与临床研究已成为研究的热点。神经康复的早期介入治疗对于改善患者的运动功能、言语和认知功能，提高生活自理能力和生存质量具有积极的作用，并相应带来良好的社会效益和经济效益。

放射性神经损伤包括放射性脑损伤、放射性脊髓损伤和放射性周围神经损伤，是包括鼻咽癌在内的头颈部肿瘤放疗后产生的严重并发症。急性放射性脑损伤主要为脑水肿，临床表现包括头痛、恶心、呕吐、体温增高、意识障碍、痉挛等，具有可逆性，其康复治疗手段是以高压氧治疗为主。迟发性放射性脑损伤主要累及大脑颞叶、脑干和小脑。大脑颞叶受损主要表现为精神障碍（包括人格改变、精神异常、精神迟钝、表情淡漠）、言语障碍（主要为感觉性失语和命名性失语）、认知障碍（以记忆力下降为主）和颅内压增高，海马钩回受损时可出现颞叶性癫痫。脑干损伤时，因Ⅸ、Ⅹ、Ⅻ颅神经受损，可出现构音障碍和吞咽障碍。因锥体束受损，可出现对侧肢体偏瘫。小脑蚓部损伤主要表现为躯体平衡障碍，步态不稳，小脑半球损伤主要表现为肢体共济失调。

放射性脊髓损伤以慢性进展型多见。最早的症状以感觉异常最常见，可出现 Lhermitte 征（低/仰头触电征），其后出现一个或多个肢体的无力或瘫痪，进展性的感觉丧失，严重者出现大小便功能障碍。

这些症状的改善除了药物治疗手段以外，早期综合康复的介入有助于症状进一步地改善。本章主要介绍放射性脑损伤致吞咽障碍、构音障碍、言语障碍、认知障碍和肢体功能障碍的康复，及放射性脑损伤的高压氧治疗。

第二节　鼻咽癌放疗后吞咽障碍的康复治疗

吞咽障碍是头颈部肿瘤放疗后常见的副作用，其临床表现和功能障碍是多方面的，可分为急性反应和迟发性损伤。

急性反应是指副作用出现在放疗过程中或放疗后立即发生。急性效应所致的吞咽障碍主要与放射线对黏膜（包括黏膜炎、溃疡等）、味蕾（味觉敏感的减弱、改变或味觉缺失）和唾液腺（由于唾液腺浆液分泌减少造成唾液的黏度增加）的损伤有关。

迟发性损伤指副作用在放疗后数月甚至 5～10 年后才出现。迟发性损伤所致的吞咽障碍相关的因素包括唾液腺受损后的口腔干燥症（xerostomia）、结缔组织受损（纤维化）导致的张口困难、IX、X、XII颅神经受损致舌和咽喉部运动障碍。表18-2-1总结了头颈部癌症患者接受放疗后出现吞咽障碍的特点。

表 18 - 2 - 1　与头颈部癌症放疗有关的吞咽障碍

临床表现	发生率
食团控制不良	63%
每次吞咽的量减少和试图多次吞咽	85%
进食时间延长	95%
吞咽频率下降	90%
口干	92%
疼痛	58%
味觉改变	75%

一、吞咽障碍的评定

（一）临床评估

1. 临床检查法　吞咽障碍的临床检查法（clinical examination for dysphagia，CED）包括患者主诉的详细描述、相关的既往史、有关的临床观察和检查。主要目的是确定吞咽障碍是否存在；提供吞咽障碍相关的解剖和神经学依据；了解患者的营养状况；确定患者有关误吸的危险因素等，为进一步的评估和治疗提供依据。CED的具体内容见表18-2-2。

表 18 - 2 - 2　吞咽障碍的临床检查法（CED）

1. 主诉	①体重减轻
（1）吞咽困难的持续时间	②饮食习惯改变
（2）吞咽困难的频度	③食欲改变
（3）间断与连续的吞咽困难	④味觉变化
（4）加重与缓解因素	⑤口腔干燥或唾液黏稠
①固体、半固体和流质	⑥言语和嗓音异常
②热冷的影响	⑦睡眠不好
（5）症状	
①梗阻感	2. 既往史
②口与咽喉疼痛	（1）一般状况
③鼻腔反流	（2）家族史
④口腔气味	（3）以前的吞咽检查
⑤吞咽时伴呃逆和咳嗽	（4）神经病学状况
⑥既往肺炎史	（5）肺部情况
⑦其他呼吸系统症状（慢性咳嗽、呼吸短促、哮喘）	（6）外科情况
	（7）X线检查
⑧胃食管反流（烧心感）	（8）精神/心理病史
⑨胸痛	（9）目前的治疗
（6）继发症状	（10）服药情况

续表

①现在和既往服药情况	4. 临床检查
②处方药	（1）言语功能（噪音、共鸣、发音）
③非处方药	（2）体重
	（3）吞咽肌和结构
3. 临床观察	①面部表情肌
（1）胃管	②咀嚼肌
（2）气管切开术（管的种类）	③病理反射
（3）营养/脱水情况	④口腔黏膜
（4）流涎	⑤牙齿
（5）精神状态	⑥腭咽肌
①注意力	⑦舌
②定向	⑧感觉
③接受/表达语言	⑨喉内肌
④视知觉－运动功能	⑩喉外肌
⑤记忆障碍	⑪吞咽测试

2. 筛查　主要目的是确定是否存在吞咽障碍，并确定是否需要作进一步的诊断和评估，包括洼田饮水试验以及反复唾液吞咽试验进行检查。

（1）洼田饮水试验：通过观察患者的饮水情况来评估，同时还能作为能否进行吞咽造影检查的筛选标准。方法：让患者按习惯喝温水 30mL，根据饮水情况进行记录（表 18 - 2 - 3）。

表 18 - 2 - 3　洼田饮水试验结果分级和诊断标准

分级	诊断标准
Ⅰ级：能 1 次喝完，无呛咳	正常：Ⅰ级，在 5s 内喝完
Ⅱ级：分 2 次以上喝完，无呛咳	可疑：Ⅰ～Ⅱ级，在 5s 以上喝完
Ⅲ级：能 1 次喝完，但有呛咳	异常：Ⅲ～Ⅴ级
Ⅳ级：分 2 次以上喝完，且有呛咳	
Ⅴ级：常常呛咳，难以全部喝完	

（2）反复唾液吞咽试验：因饮水试验有引起误吸的可能，故学者提出此方法。方法：患者坐位，先使口腔湿润后（如口腔干燥不能吞咽时，可用 1mL 水湿润舌头）；检查者将手指放在患者的喉结和舌骨处，让患者尽量快速反复吞咽，喉结和舌骨随着吞咽运动，越过手指，向前上方移动然后再复位，通过手指确认这种上下运动；记录患者 30s 内吞咽的次数和喉上抬的幅度。结果判断：30s 内吞咽次数少于 3 次，或喉上抬的幅度小于 2cm 为异常。

3. 运动功能评估　通过筛查试验可初步确定患者是否存在吞咽障碍，为进一步明确其原因和程度，需作与吞咽有关器官的运动功能评估。

（1）口颜面功能评估：主要包括唇、下颌、软腭、舌等运动情况和感觉检查（表 18 - 2 - 4、表 18 - 2 - 5）。

表 18 - 2 - 4　口颜面运动功能评估

动作		左　右	动作		左　右
唇	闭唇		舌	伸舌	
	给阻力闭唇			给阻力伸舌	

续表

动　作	左　右	动　作	左　右
唇角上抬		舌尖上抬	
给阻力唇角上抬		给阻力舌尖上抬	
噘嘴		舌根抬高	
给阻力噘嘴		给阻力舌根抬高	
下颌　上抬		伸舌双侧运动	
给阻力上抬		给阻力伸舌双侧运动	
张嘴			
给阻力张嘴		软腭　发声时抬高	

注：评分，0＝正常；1＝轻度；2＝中度；3＝重度

表 18 - 2 - 5　舌感觉功能评估

感　觉	左　右	动　作	左　右
舌前　钝		舌后　钝	
锐		锐	
热		热	
冷		冷	
甜		甜	
酸		酸	

注：评分，0＝正常；1＝受损

（2）咽功能评估：主要是检查患者的吞咽反射，包括咽反射、呕吐反射和咳嗽反射。① 咽反射：用棉签轻触硬腭与软腭的交界处，或软腭和腭垂的下缘，正常会引起软腭的向上向后收缩。② 呕吐反射：正常呕吐反射是由有害物质刺激引起，主要目的清除咽的有害物质。方法：用棉签轻触舌面、舌根或咽后壁，正常会引起整个咽后壁和软腭强烈、对称的收缩。呕吐反射缺失不一定会导致吞咽能力下降。③ 咳嗽反射：咳嗽反射是由于气管、咽黏膜受刺激而作出的一种应激性咳嗽反应。方法：按压胸骨上方约 1cm 处，会出现反射性咳嗽。如果咳嗽反射减弱或消失，容易发生误吸。

（3）喉功能评估：主要检查吞咽时喉上抬的能力、喉部清理能力和发音情况。① 刻意的咳嗽/喉部清理能力：让患者做刻意的咳嗽动作，观察咳嗽的力量。② 喉上抬：让患者做空吞咽动作，检查者将手的示指放在患者下颌骨前，中指放在舌骨，无名指放在甲状软骨，小指放在环状软骨，观察喉部上抬的能力，正常者甲状软骨上下移动约为 2cm（图 18 - 2 - 1）。③ 发音情况：让患者发"α"

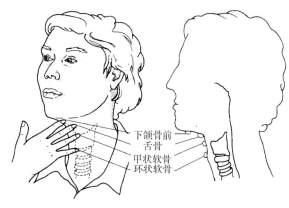

下颌骨前
舌骨
甲状软骨
环状软骨

图 18 - 2 - 1　喉上抬的检查

音，如出现音量低，或声音沙哑等，说明声带闭合差，在吞咽时可能存在呼吸道保护欠佳，容易误吸；与患者谈话，观察其音量、音调等情况。

（4）进食功能的评估：

进食前的评估：主要包括意识状态、全身情况和进食的姿势等。在进食功能评估前要先检查患者的全身状态、意识水平、认知功能、有无发热和咳嗽、咳痰，及进食的姿势。

食物的选择：开始时使用糊状食物，逐步过渡到流质、半固体、固体；从一小匙（2.5mL）开始，逐步增至一汤匙（5mL）；进食液体时从使用匙、吸管到杯。

摄食-吞咽过程的评估：详细观察患者进食的过程。① 口腔控制食物情况：观察内容包括张口的幅度和肌力、唇闭合、咀嚼、口腔的感知觉及有无食物反流。② 吞咽情况：包括吞咽动作。检查吞咽时喉上抬的情况，检查手法见图 18-2-1；吞咽的时间、有无呛咳、是否存在反复多次吞咽。③ 进食后声音的变化：让患者吞咽后发"a"音，如存在声音"湿润"，喉部听诊有水泡音，提示有食物残留。

（5）营养情况的评估：在吞咽评估和治疗过程中，要记录患者每天饮食摄入情况和静脉输液情况，评估营养状况。

（二）仪器评估

1. 电视荧光放射吞咽功能检查

（1）概念：电视荧光放射吞咽功能检查（videofluoroscopic swallowing study，VFSS）或吞咽造影检查（videofluoroscopic swallowing examination，VFSE）是指在放射科医师、康复科医师和语言治疗师共同指导下进行，在 X 光透视下观察患者吞咽不同黏稠度的由钡剂包裹的食团和不同容积的食团的情况，并通过从侧位及前后位成像对吞咽不同阶段的情况进行评估，同时对舌、软腭、咽喉的解剖结构和食团的运送过程进行观察。在检查过程中医生可指导患者在不同姿势下（尤其是改变头部的位置）进食；当患者出现吞咽障碍时，可随时给予辅助手段或指导患者使用合适的代偿手段来帮助吞咽。该检查对分析患者吞咽障碍的原因和指导治疗有重要的意义，被公认为是吞咽障碍诊断的"金标准"。

（2）VFSS 的优缺点：

VFSS 的优点：可敏感发现吞咽过程中的细微异常改变，明确患者是否存在吞咽障碍及分析其结构或功能异常的原因、部位、程度和代偿情况，有无误吸等；同时指导治疗和观察治疗效果。缺点：① 需要专门的设备，且患者要接受 X 射线的辐射；② 不能反映实验室外的吞咽情况，不能完全可靠地代表吞咽过程；③ 不能对咽喉部的解剖和感觉的隐伏性异常提供详细资料；④ 无法定量分析咽肌收缩力和食管内压；⑤ 假阴性率高。其具体的操作如下：

（3）VFSS 的准备工作：

① 设备：一般用带有录像功能的 X 光机，它可记录整个吞咽过程；如无 X 线录像设备，可用数码相机录下操作台显示屏画面来代替。

② 食物和造影剂：一般需要 4 种不同性状的加入造影剂的食物，分别为流质、半流质、浓稠糊状和固体。可以用普通钡粉或 76% 泛影葡胺来调配。

（4）VFSS 的检查方法和过程：

① 患者体位：根据患者的身体状况，直立坐在 X 光机前；如患者有肢体瘫痪不能自己坐稳时，可用固定在 X 光机前有靠背的椅子，并用固定带固定，避免摔倒。

② 检查过程：根据临床评估结果决定患者进食不同性状的加入造影剂食物的顺序，一般是先半流质、后浓稠糊状，最后让患者进食固体食物（如饼干、米饭等），同时观察咀嚼情况。每口食物量一般由 2~5mL 开始；进食流质时，可先用匙，后用吸管，最后用杯子。

③ 吞咽造影范围：一般采用侧位像，观察进食不同性状的食物时，与吞咽有关器官的解剖结构和生理异常的变化情况，显示的范围应包括口腔、咽和食管上段；最后采用正位像，观察会厌谷和梨状隐窝是否有食物残留，以及声带的闭合功能。见图 18 - 2 - 2。

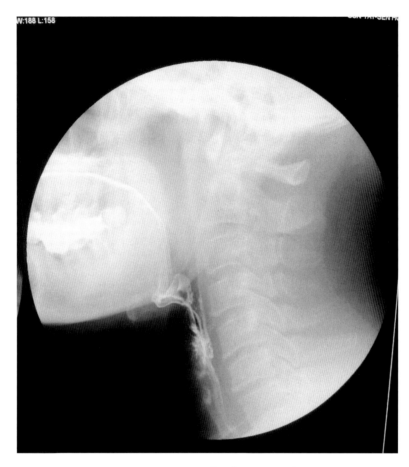

图 18 - 2 - 2 吞咽造影范围（侧位像）

（5）VFSS 的观察和记录内容以及结果的评定：

可采用 8 分法（eight point penetration - aspiration scale）来评估患者进食不同性状、不同容量食物时的情况，并详细观察吞咽各时相障碍的表现（表 18 - 2 - 6）。注意造影前应对患者进行详细的评估，并根据结果选择检查时食物的性状和容量，减少患者误吸和接受 X 线辐射。

表 18 - 2 - 6 吞咽造影检查的 8 分法评分标准

评分	VFSS 表现
1 分	吞咽活动正常，无食物进入气道
2 分	食物进入声带水平以上的气道，但可自行或经咳嗽退出气道
3 分	食物进入声带水平以上的气道，不能自行或经咳嗽退出气道
4 分	食物进入气道，并触及声带，但可自行或经咳嗽退出气道
5 分	食物进入气道，并触及声带，不能自行或经咳嗽退出气道
6 分	食物进入声带水平以下的气道，但可自行或经咳嗽退出气道
7 分	食物进入声带水平以下的气道，并引起咳嗽，食物进入气管
8 分	隐性误吸：食物进入声带水平以下的气道，不能引起咳嗽，食物进入气管

常见的异常表现：① 残留。吞咽完成后，食物仍留在会厌谷或梨状隐窝。② 渗入。食物流入喉前庭，即进入声带以上的气管。应注意观察流入食物的量（微量、小、中、大）、发生的时间（吞咽前、中或后），有无经咳嗽反射排出，同时注意头部位置和姿势等的影响。③ 误吸。食物进入声带以下的气管。无症状性误吸：是指食物或液体进入声带水平以下的气管而不出现咳嗽或任何外部体征，其原因与喉部及声门下的感觉缺失有关；特点是患者主诉吞咽困难相对少，但存在双侧神经病变指征、咳嗽无力、发音困难，有发热，反复的支气管炎或肺炎等；对这类患者应高度怀疑是否存在无症状性误吸，此诊断只能通过吞咽造影检查确诊。④ 环咽肌功能障碍。吞咽时环咽肌不能及时松弛或发生肌肉痉挛。有 3 种形式：a. 松弛/开放缺乏，即环咽肌失弛缓症：吞咽造影检查时见大量食物在咽腔底部聚集，环咽肌完全不开放，食物不能通过食管上段入口进入食管；b. 松弛/开放不完全：吞咽造影检查时见患者经反复多次吞咽后，有少量食物通过食管上段入口进入食管中，食物进入食管入口后的食物流线变细，并有中断，咽腔底部有较多食物聚集；c. 松弛/开放时间不当：开放过早或过迟。

2. 其他检查方法

（1）内窥镜检查：内窥镜吞咽功能检查是指在耳鼻喉科医生、康复科医生和语言治疗师共同参与下，利用喉镜直接在直视下观察吞咽食物时各器官的解剖结构和功能状况。优点：能对吞咽的运动和感觉功能进行较全面的评估；能在床边甚至 ICU 中进行，不接触放射线辐射；可对病人进行生物反馈治疗。缺点：着重于对局部的观察，对吞咽的全过程、解剖结构和食团的关系观察不足，需要 VFSS 及其他检查的补充。

（2）脉冲血氧定量法：最近，国外有研究显示，误吸会引起血氧饱和度下降；因误吸可导致反射性的支气管收缩，通气/血流比值失调，从而使血氧饱和度下降。一般以血氧饱和度下降 2% 以上作为误吸的预测标准。临床上对可疑吞咽障碍患者在进食时应用指尖脉冲式血氧饱和度仪来检测。脉冲血氧定量法是一种无创伤、可重复操作、较可靠的评估患者是否有误吸的方法。

（3）超声检查：是指通过放置在颏下的超声波探头（换能器）对口腔期、咽部期吞咽时口咽软组织的结构和动力、舌的运动功能及舌骨与喉的提升、食团的转运情况及咽腔的食物残留情况进行定性分析。超声检查是一种无射线辐射的无创性检查，能在床边进行检查，并能为患者提供生物反馈治疗。与其他检查比较，超声检查对发现舌的异常运动有明显的优越性；但超声检查只能观察到吞咽过程的某一阶段，而且由于咽喉中气体的影响对食管上括约肌的观察不理想。

（4）肌电图检查：用于咽喉部的肌电图检查一般使用表面肌电图（surface electromyography, SEMG），即用电极贴于吞咽活动肌群（上收缩肌、腭咽肌、腭舌肌、舌后方肌群、舌骨肌、颏舌肌等）表面，检测吞咽时肌群活动的生物电信号。口咽部肌肉运动功能障碍是放疗后吞咽障碍的主要原因，SEMG 可以提供一种直接评估口咽部肌肉在放松和收缩引起的生物电活动的无创性检查方法，判定咀嚼肌和吞咽肌的功能，同时可以利用肌电反馈技术进行吞咽训练。

二、吞咽障碍的康复治疗

（一）训练目标的拟定

拟定目标对吞咽障碍患者的康复治疗非常重要。在对患者进行康复训练前必须明确：短期内要达到什么目标、最终要达到什么目标。训练前必须明确患者功能障碍的部位、程度，及是否存在心理障碍、社会不利因素等。吞咽障碍的程度分级见表 18 - 2 - 7。

表 18 - 2 - 7　吞咽障碍的程度分级

重度 （不能经口补充营养）	1 级　吞咽困难或无法进行，不适合做吞咽训练
	2 级　误吸严重，吞咽困难或无法进行，只适合进行吞咽基础训练
	3 级　条件具备时误吸减少，可行进食训练
中度 （经口及辅助营养）	4 级　作为兴趣进食可以，但营养摄取仍需经非口途径
	5 级　仅 1~2 餐的营养摄取可以经口
	6 级　3 餐的营养摄取均可经口，但需补充辅助营养
轻度 （可经口营养）	7 级　3 餐均可经口进食，食物稍作改良加工
	8 级　除少数难吞咽食物，3 餐均可经口进食
	9 级　可吞咽普通食物，但需给予指导
正常	摄食、吞咽能力正常

（二）健康教育和指导

在对患者进行吞咽训练前，应对其家属进行有关的健康教育和指导，积极配合治疗。具体包如下。

1. 进食的环境　患者应在一个安静、明亮的房间中进食，食物放在患者前面的桌上，食物的颜色和味道可增加食欲。

2. 正确的进食姿势　如患者头颈部控制能力好，最好取坐位；患者端坐于桌前，躯干伸直，头颈部处于竖直位。

3. 食物的选择　食物的密度应均一，有适当的黏性，不易松散且容易变形，开始以半流质为宜，还应兼顾其色香味。可用凝固粉或藕粉等将食物和水调成不同黏稠度。

4. 食物的量和进食的速度　减少每次吞咽的量，刚开始时为 2~5mL，以后酌情增加；并减慢进食的速度。

5. 改进餐具　应选用匙面小，食物难以黏上的金属匙；同时对舌运动差的患者，将食物直接放在舌后部，让其容易运送至咽部，触发吞咽反射。用杯子喝水时，可稍改良，避免患者喝水时颈部过多后仰伸展，减少误吸（喝水时，杯子的缺口正对鼻）。

6. 口腔卫生　应特别注意口腔卫生，每次进食后应清洁牙齿和口腔，教会或帮助患者刷牙。

7. 其他　治疗期间观察患者有无发热、呼吸、咳痰、夜间咳嗽等情况，并记录患者经口摄取食物的次数和总量，注意营养的摄取是否足够。

（三）吞咽器官运动训练

1. 呼吸训练　正常吞咽时，呼吸停止，而吞咽障碍患者在吞咽时有时会吸气，引起误吸。呼吸训练的目的是：

（1）提高呼吸控制能力。

（2）学会随意咳嗽，及时排出误吸入气道的食物。

（3）强化声门闭锁。

方法如下：

① 缩口呼吸：用鼻吸气，缩拢唇呼气，呼气控制越长越好。此方法可调节呼吸节奏、延长呼气时间，使呼气平稳。

② 腹式呼吸：患者卧位屈膝，治疗师将手放在患者的上腹部，让患者用鼻吸气，以口呼气，并

在呼气结束时在上腹部稍加压力，让患者以此状态吸气。单独练习时，可在患者上腹部放 1kg 的沙袋，体会吸气时腹部膨胀，呼气时腹部凹陷的感觉。卧位腹式呼吸熟练掌握后，可转为坐位练习，最后将腹式呼气转换为咳嗽动作；强化咳嗽力量的练习，有利于去除残留在咽部的食物。

2. 口颜面肌群的运动训练

（1）下颌的运动训练：

① 下颌开合：把口张开至最大，维持 5s，然后放松；重复做 5 次。

② 下颌向左/右移动：把下颌移至左/右侧，维持 5s，然后放松；或做夸张的咀嚼动作；重复做 5 次。

③ 缓解下颌痉挛：a. 轻柔的按摩咬肌；b. 牵张：用冰棉签在口腔内按摩颊部，并逐渐牵张下颌关节使其张口；c. 肉毒毒素注射治疗。

（2）唇的运动训练：

① 闭唇：闭紧双唇，维持 5s，放松；重复做 5 次。或发"衣"、"乌"音，维持 3s，放松；重复做 5 次。

② 抗阻练习：双唇含着压舌板，用力闭紧及拉出压舌板，跟嘴唇抗力，维持 5s，放松；重复做 5 次。

③ 吹气练习：吹气/吹肥皂泡等。

（3）舌的运动训练：

① 伸舌/缩舌：把舌头尽量伸出口外，维持 3s，然后缩回，放松；重复做 5 次。把舌头中部缩向口腔内，尽量顶向后，维持 3s，然后放松；重复做 5 次。可进一步用压舌板做抗阻练习。

② 向左/右伸舌：舌尖伸向左唇角，维持 3s，放松；再转向右唇角，维持 3s，放松；重复做 5 次。可进一步用压舌板做抗阻练习。

③ 舌面/舌根抬高：重复说"da"、"ga"音，各 5 次。

④ 环绕动作：用舌尖舔唇一周，重复做 5 次；用舌尖舔两腮内侧及牙肉，重复做 5 次。

3. 腭咽闭合的训练　让患者口含着一根吸管（另一端封闭）做吸吮动作，感觉腭弓上提；或让患者发"a"音。

4. 咽和喉部功能的训练

（1）用力法（pushing exercise）：此法是一种强化声门闭锁的方法。让患者按住墙壁或桌子大声喊，或双手在胸前交叉用力推压。此动作可训练声门的闭锁功能、强化软腭的肌力，有利于去除残留在咽部的食物。

（2）门德尔松吞咽法（mendelsohn maneuver）：此方法可改善整体的吞咽协调性，增加喉部上抬，并增加环咽肌开放的时间和宽度。① 对于喉部可以上抬的患者，让患者吞咽唾液，感觉喉向上提时，保持喉上抬数秒；也可让患者把示指放在甲状软骨上，感觉喉上抬。② 对于喉上抬无力的患者，让患者吞咽唾液，治疗师将手的拇指和示指分别置于患者环状软骨的两侧，只要患者喉部开始抬高，手指立即上推喉部并固定（图 18 - 2 - 3）。注意要先让患者感到喉部上抬，上抬逐渐诱发出来后，再让患者借助外力的帮助，有意识地保持喉上抬。

（四）感觉促进综合训练

1. 压觉刺激　进食时用汤匙将食物送入口中时，放在舌后部，同时增加汤匙下压舌部的力量。

2. 味觉刺激　给患者酸的或有较强烈味道的食物，给舌予味觉刺激。

3. 冰刺激　吞咽反射延迟或消失是吞咽障碍患者常见的症状，冰刺激可有效地提高软腭和咽部的敏感度，使吞咽反射容易发生。方法：用冰棉签（用水浸湿棉签后，放在冰箱冷冻室备用）轻触患者软腭、腭弓、咽后壁及舌后部，慢慢移动棉签前端，左右交替；并让患者作一次空吞咽动作，促

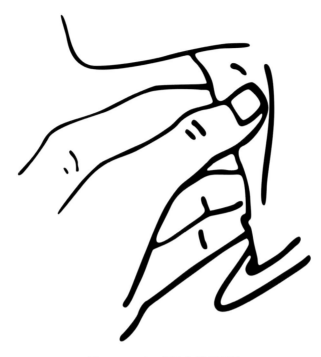

图 18 – 2 – 3　门德尔松吞咽法

进吞咽反射启动；训练时棉签应大范围（上下、前后）、长时间地接触需刺激的部位；每次治疗时间20~30min。

（五）口腔干燥症的治疗

口腔干燥症（xerostomia）或口干（dry mouth）是由于唾液腺的持久性损伤所致。接受放疗后的患者水样唾液减少，导致口干，口腔与咽喉中有浓稠的黏液，使吞咽困难的症状加重。对其最有效的方法就是预防。一旦口腔干燥症发生了，治疗手段主要包括唾液替代疗法（如使用水和甘油的混合物）和唾液腺刺激疗法（如应用盐酸毛果芸香碱等）。

1. 唾液替代疗法　唾液的分泌对吞咽功能非常重要。唾液可以湿润与溶解食物，以引起味觉并易于吞咽；唾液还可以清洁和保护口腔，它可清洁口腔中的残余食物，当有害物质进入口腔时，它可冲淡、中和这些物质，并将它们从口腔黏膜上洗掉，唾液还具有辅助消化的功能。人造唾液已经商品化，可用来替代丧失自身分泌的"自然"唾液。人造唾液目前有很多种类，如漱口水、喷雾剂、凝胶剂，甚至包括咀嚼的口香糖。临床试验发现，有些患者使用它们有帮助，而部分患者则无效。许多患者报告，针对口干他们随身携带一种水化瓶以备必要时使用。这些患者也经常在进餐时使用液体来帮助运送食物并清除吞咽后食物的残留。当然，这些措施需要有效的呼吸道保护来尽可能减少或消除误吸的风险。

2. 降低唾液黏滞度　临床常用黏液溶解剂如 N-乙酰半胱氨酸（富露施）。其作用机制是裂解唾液中的酸性糖蛋白，降低其黏滞度，使其便于吞咽或清除，有助于缓解吞咽困难。

（1）适应证：主要治疗以浓稠黏液分泌过多为特征的呼吸系统感染，对唾液黏稠的吞咽障碍患者也有作用。

（2）禁忌证：严重支气管哮喘和糖尿病患者禁用。

（3）用法：颗粒剂成人 200mg，每日 2 次或每日 3 次，儿童 100mg，每日 2 次或每日 3 次；泡腾片成人 600mg，每日 1 次。将颗粒剂或泡腾片放入≤40℃少量温开水中，溶解后饮用。

（4）副作用：通常有良好的耐受性。只有少数患者有轻微的胃肠不适及过敏反应。

3. 唾液腺刺激疗法 临床常用毛果芸香碱。毛果芸香碱是一种胆碱能激动剂，它可以刺激平滑肌和外分泌腺，主要作用于神经节后细胞，引起唾液和汗液的分泌增加。医生可使用这些药物来增加唾液的分泌，但这些药物往往要求长期使用，并且对于一些患者来说费用也是一大负担；同时，这些药物除了增加唾液腺的分泌之外，也增加其他许多腺体的液体分泌，如有些患者报告服这些药时出汗增多。实际上，许多口腔干燥症患者经常尝试用不同方法来增加口腔的"润滑"，医生可通过向患者提供多种选择和信息来帮助患者。

4. 注意口腔卫生 对于口腔干燥症的患者来说，必须要注意口腔卫生。唾液减少可能影响口腔和牙齿的卫生，故医生要劝告患者养成并保持良好的口腔卫生习惯，维持健康的口腔。

（六）电刺激治疗

电刺激治疗作为吞咽障碍治疗的重要手段已广泛应用，目前临床上主要是应用神经肌肉低频电刺激治疗，如条件允许可应用肌电生物反馈技术治疗。

（1）低频电刺激治疗：频率小于1 000Hz的电刺激，称为低频电刺激。目前临床上最常用的是Vitalstim电刺激治疗仪，是属于神经肌肉电刺激疗法，主要作用是强化肌力，帮助喉提升，增加咽肌收缩的力量和速度，增加感觉反馈和时序性。它是唯一获美国FDA批准的用于吞咽障碍治疗的低频电刺激治疗仪，目前国内许多大医院已广泛使用。

（2）中频电刺激治疗：正弦调制中频电刺激治疗适用于吞咽障碍患者。主要用于口腔期吞咽障碍患者，两组电极的位置：一组放在面颊部，促进咀嚼肌和口轮匝肌的收缩运动；另一组放在舌骨上，刺激舌骨上肌群收缩，可上提舌骨，促进喉部上抬。治疗参数：间调波、变调波交替，输出强度0.5mA或可耐受为准；治疗时间30min，每日1次，每周5次。

（七）代偿方法

可通过改变头部的位置，使用特殊的进食工具和/或改变食物的形态等改善吞咽。

1. 头部体位改变 对多数吞咽障碍患者一般以头颈部保持竖直体位为基本姿势，可通过吞咽造影检查来进一步指导患者，改变头部体位从而改善食物的运送、误吸等。

（1）低头吞咽：采取颈部尽量前屈姿势吞咽，可将前咽壁向后推挤，对延迟启动咽部期吞咽、舌根部后缩不足、呼吸道入口闭合不足患者是一个较好的选择。在这种姿势下吞咽的作用是：使会厌谷的空间扩大，并让会厌向后移位，这样避免食物溢漏入喉前庭，更有利于保护气道；收窄气管入口；咽后壁后移，使食物尽量离开气管入口处。

（2）点头吞咽：每次吞咽食物后，先颈部后屈，然后颈部尽量前屈，同时做空吞咽动作。适用于舌根部后推力差（会厌谷食物残留）患者。因颈部后屈时会厌谷变狭小，可挤出残留的食物。

（3）侧方吞咽：每次吞咽食物后，头颈部向两侧作侧屈或转动。适用于一侧咽肌麻痹（咽部有残留）患者。因颈部侧屈或转动，会使同侧梨状隐窝变窄，挤出残留食物；同时，另一侧梨状隐窝变浅，咽部产生高效的蠕动式运动，可去除残留的食物。

（4）空吞咽与交互吞咽：每次吞咽食物后，做咳嗽清嗓动作，或做几次空吞咽，使食团全部咽下，再继续进食下一口食物。亦可每次吞咽食物后，饮极少量的水（1~2mL），这样既有利于诱发吞咽反射，又可去除咽部残留食物。适用于咽肌收缩无力（残留物分布全咽）。

2. 辅助工具 长柄且薄的的金属勺子可帮助舌肌瘫痪或舌运动受限的患者将软性食物直接放到口腔后部。口腔内肌肉运送严重受限的患者可以用注射器或软管将食物送入口腔后部。

3. 食物的准备 食用容易吞咽的食物，如米糊、菜泥、蛋羹等半流质，这些食物易于口内控制，患者将注意力全部集中在吞咽，而不是咀嚼。

4. 饮水问题 控制和吞咽液体是吞咽障碍最突出的问题。在饮水治疗时，患者头部应保持在水平位，用匙将 1~2mL 水，放入患者口中；如用杯子，应将水倒满，避免患者头后仰，杯子边缘靠近患者的下唇，将少量水沿着患者的下齿前部流入口中（避免将水倒入口中）。也可试用短粗的吸管。

（八）球囊扩张治疗

环咽肌失弛缓症常见于放射性脑干损伤所致吞咽障碍中。环咽肌位于咽下缩肌的下缘，是食管上括约肌；吞咽时，咽缩肌收缩，环咽肌松弛，食物顺利通过。交感神经过度兴奋或迷走神经的疑核和结状神经节之间受损，都可使环咽肌失弛缓，发生吞咽困难。临床上患者感觉喉咙中有块状物，或食物黏着于食管内，呛咳，常有口、鼻反流等吞咽障碍表现；其严重后果在于因食物误吸入肺部，导致反复感染，营养不良。环咽肌失弛缓症的诊断仅靠临床表现及常规量表筛查很难作出判断，吞咽造影检查和内窥镜检查是最直接的诊断方法。

导管球囊扩张术能有效缓解环咽肌失弛缓症，操作简单，效果可靠；但因其存在误吸、呛咳、喉头水肿等风险，实施时必须由医师、护师、治疗师相互协作，并做好充分术前准备及必要的抢救措施。放疗后患者因咽喉部黏膜变薄，在导管球囊扩张术过程中需特别小心，预防出血。

（九）呛咳的处理

出现呛咳时，患者应腰、颈弯曲，身体前倾，下颌低向前胸。如食物卡在喉部，危及呼吸，患者应弯腰低头，治疗师或家人在肩胛骨之间快速连续拍击，使食物咳出。可采用 Heimlich 操作法，治疗师或家人站在患者背后，将手臂绕过胸廓下，双手指交叉，对横膈施加一向上猛拉的力量，由此产生一股气流通过会厌，"吹"出阻塞物。

（十）手术治疗

对于经保守治疗无效的吞咽障碍的患者应考虑选择手术治疗改善营养和吞咽功能。

1. 改善营养的手术　严重吞咽功能障碍患者经正规治疗后，经口进食恢复无望者，可考虑予胃造瘘术。优点：适于长期应用，患者易耐受，反流和误吸的发生率较鼻饲管低。应由专门消化科医生来进行手术。

2. 改善吞咽功能的手术　对于喉上抬不良的患者可予甲状软骨上抬和舌骨固定术；对于软腭麻痹致鼻咽闭锁不全的患者可予咽瓣成形术；对于环咽肌不能松弛的患者可采用环咽肌切断术。

第三节　鼻咽癌放疗后构音障碍的康复治疗

鼻咽癌放疗后放射性脑干损伤，因Ⅸ、Ⅹ、Ⅻ颅神经损害或脑干内的小脑传导径路损害，患者常存在运动性构音障碍，有 3 种类型。

1. 弛缓型构音障碍　因Ⅸ、Ⅹ、Ⅻ颅神经损害所致。言语特征是鼻音过重，可闻及吸气声，语句短促，低音调，音量减弱，字音不清等；伴随症状可有舌肌颤动与萎缩。

2. 运动失调型构音障碍　因脑干内的小脑传导径路损害。言语特征是发音不清、含糊、不规则、重音过度或均等，语音语调差，字音常突然发出（爆发性言语），声调高低不一，间隔停顿不当（吟诗状或分节性言语），言语速度减慢；说话时舌运动差，尤舌抬高和交替运动差。

3. 混合型构音障碍　上述 2 种类型同时存在。

一、构音障碍的评定

可采用 Frenchay 构音障碍评定法评定患者构音障碍的类型和严重程度，观察病情进展情况和治疗效果。

Frenchay 构音障碍评定法共分为反射、呼吸、唇、颌、软腭、喉、舌和言语 8 大项和 28 个小项；每一小项按严重程度分为 a ~ e 五级，a 为正常，e 为严重损伤；根据评分为 a 的项目数来确定构音障碍的严重程度（表 18 – 3 – 1、表 18 – 3 – 2）。

表 18 – 3 – 1　Frenchay 构音障碍评定法严重程度的判断

	正常	轻度障碍	中度障碍	重度障碍	极重度障碍
a 项目数	27 ~ 28	26 ~ 18	17 ~ 14	13 ~ 7	6 ~ 0

表 18 – 3 – 2　Frenchay 构音障碍评定法

1. 反射

询问患者，亲属或其他有关人员，以观察和评价咳嗽反射，吞咽动作是否有困难和困难的程度；观察患者有无不能控制的流涎

（1）咳嗽：提出问题。① 当你吃饭或喝水时，你咳嗽或呛住吗；② 你清嗓子有困难吗

分级：

a. 没有困难

b. 偶有困难：呛住或有时食物进入气管，说明患者必须小心些

c. 患者必须特别小心，每日呛 1 ~ 2 次，清痰可能有困难

d. 患者在吃饭或喝水时频繁呛住，或有吸入食物的危险，偶尔不是在吃饭时呛住，例如在咽唾液时

e. 没有咳嗽反射，患者用鼻饲管进食或在吃饭，喝水，咽唾液时连续咳呛

（2）吞咽：如有可能，观察患者喝 140mL 的冷开水和吃两块饼干，要求尽可能很快完成。另外，询问患者吞咽时是否有困难，并询问有关进食的速度及饮食情况

评分：记住喝这一定量水的正常时间是 4 ~ 15s，平均 8s，超过 15s 为异常缓慢

分级：

a. 没有异常

b. 患者述说有一些困难，吃饭或喝水缓慢，喝水时停顿比通常次数多

c. 进食明显缓慢，主动避免一些食物或流质饮食

d. 患者仅能吞咽一些特殊的饮食，例如单一的或绞碎的食物

e. 患者不能吞咽，须用鼻饲管

（3）流涎：询问患者在这方面是否有异常，在会话期间留心观察

分级：

a. 没有流涎

b. 嘴角偶有潮湿，患者可能叙述在夜间枕头是湿的（应注意这应是以前没有的现象，因一些正常人在夜间也可有轻微的流涎，当喝水时轻微流涎）

c. 当倾身向前或精力不集中时流涎，略微能控制

d. 在静止状态时流涎非常明显，但是不连续

e. 连续不断地过多流涎，不能控制

2. 呼吸

（1）静止状态：在患者静坐和没有说话的情况下，进行观察和评价。当评价有困难时，可让患者作下列动作：用嘴深吸气且听到指令时尽可能地缓慢呼出，然后记下所需的秒数。记住，正常能平稳地呼出且平均只用 5s 时间

续表

分级：

  a. 没有困难

  b. 吸气或呼气不平稳或缓慢

  c. 有明显的吸气或呼气中断，或深吸气时有困难

  d. 吸气或呼气的速度不能控制，可能显出呼吸短促，比 c 更加严重

  e. 患者不能完成上述动作，不能控制

（2）言语：同患者谈话并观察呼吸，问患者在说话时或其他场合下是否有气短。下面的要求可常用来辅助评价：让患者尽可能快地一口气数到 20（10s 内），检查者不应注意受检者的发音，应只注意完成这一要求所需呼吸的次数。记住，正常情况下这一要求是一口气能完成的

分级：

  a. 没有异常

  b. 由于呼吸控制较差，流畅性极偶然地被破坏，患者可能声明他感到必须停下来作一下深呼吸，即需要一个外加的呼吸来完成这一要求

  c. 患者必须说得快，因为呼吸控制较差，声音可能消失，患者可能需要 4 次呼吸才能完成此要求

  d. 患者用吸气或呼气说话，或呼吸非常表浅，只能运用几个词，不协调，且有明显的可变性。患者可能需要 7 次呼吸才能完成此要求

  e. 由于整个呼吸缺乏控制，言语受到严重阻碍，可能 1 次呼吸只能说 1 个词

3. 唇

（1）静止状态：当患者没有说话时，观察唇的位置

分级：

  a. 没有异常

  b. 唇轻微下垂或不对称，只有熟练的检查者才能观察到

  c. 唇下垂，但是患者偶尔试图复位，位置可变

  d. 唇不对称或变形，显而易见

  e. 严重不对称或两侧严重病变，位置几乎不变化

（2）唇角外展：请患者做一个夸张的笑。示范并鼓励患者唇角尽量抬高。观察双唇抬高和收缩运动

分级：

  a. 没有异常

  b. 轻微不对称，熟练的检查者能观察到

  c. 严重变形的笑，显出只有一侧唇角抬高

  d. 患者试图作这一动作，但是外展和抬高两项均在最小范围

  e. 患者不能在任何一侧抬高唇角，没有唇的外展

（3）闭唇鼓腮：让患者进行下面的一项或两项动作以帮助建立闭唇鼓腮：① 让患者吹气鼓起两颊，并坚持 15s，示范并记下所用的秒数。注意是否有气从唇边漏出。若有鼻漏气则不记分。如果有鼻漏气，治疗者应该用拇、示指捏住患者的鼻子。② 让患者清脆地发出"p"音 10 次。示范并鼓励患者强调这一爆破音，记下所用的秒数并观察"p"爆破音的闭唇连贯性

分级：

  a. 唇闭合极好，能保持唇闭合 15s 或用连贯的唇闭合来重复"p"，"p"

  b. 偶尔漏气，在爆破音的每次发音中唇闭合不一致

  c. 患者能保持唇闭合 7～10s，在发音时观察有唇闭合，但是听起来声音微弱

  d. 唇闭合很差，唇的一部分闭合丧失。患者试图闭合但不能坚持，听不到发音

  e. 患者不能保持任何唇闭合，看不见也听不到患者发音

（4）交替发音：让患者重复发"u"，"i"10 次，示范，让患者在 10s 内做 10 次。并使速度与运动相一致（每秒钟做 1 次）。记下所用秒数，可不必要求患者发出声音

续表

分级：

    a. 患者能在 10s 内有节奏地接连做这两个动作显示有很好的唇收拢和外展

    b. 患者能在 15s 内接连做这两个动作，在唇收拢、外展时可能出现有节奏的颤抖或改变

    c. 患者试图做两个动作，但是很费力，一个动作可能在正常范围内，但是另一个动作严重变形

    d. 可辨别出唇形有所不同，或一个唇形的形成需 3 次努力

    e. 患者不能做任何动作

（5）言语时：观察会话时唇的运动，重点注意在发音时唇的形状

    分级：

    a. 唇运动在正常范围内

    b. 唇运动有些减弱或过度，偶尔有漏音

    c. 唇运动较差，声音微弱或出现不应有的爆破音，嘴唇形状有许多处不符合要求

    d. 患者有一些唇运动，但是听不到发音

    e. 没有观察到两唇的运动，甚至试图说话时也没有

4. 颌

（1）静止状态：当患者没有说话时观察其颌的位置

    分级：

    a. 颌自然地在正常位置

    b. 颌偶尔下垂，或偶尔过度闭合

    c. 颌松弛下垂，口张开，但是偶然试图闭合或频繁试图使颌复位

    d. 大部分时间颌均松弛地下垂，且有缓慢不随意的运动

    e. 颌下垂张开很大或非常紧地闭住。下垂非常严重，不能复位

（2）言语时：当患者说话时观察颌的位置

    分级：

    a. 无异常

    b. 疲劳时有最小限度的偏离

    c. 颌没有固定位置或颌明显的痉挛，但是患者在有意识地控制

    d. 明显存在一些有意识的控制，但是仍有严重的异常

    e. 试图说话时颌没有明显的运动

5. 软腭

（1）进流质饮食：观察并询问患者吃饭或喝水时是否进入鼻腔

    分级：

    a. 没有进入鼻腔

    b. 偶有进入鼻腔，患者回答有一两次，咳嗽时偶然出现

    c. 有一定的困难，1 周内发生几次

    d. 每次进餐时至少有 1 次

    e. 患者进食流质或食物时，接连发生困难

（2）抬高：让患者发"啊 - 啊 - 啊"5 次，保持在每个"啊"之间有一个充分的停顿，为的是使腭有时间下降，给患者做示范并观察患者的软腭运动

    分级：

    a. 软腭能充分保持对称性运动

    b. 轻微的不对称但是能运动

    c. 在所有的发音中腭均不能抬高，或严重不对称

    d. 软腭仅有一些最小限度的运动

续表

　　e. 软腭没有扩张或抬高

（3）言语时：在会话中注意鼻音和鼻漏音。注意倾听音质的变化

　　分级：

　　a. 共鸣正常，没有鼻漏音

　　b. 轻微鼻音过重和不平衡的鼻共鸣，或偶然有轻微的鼻漏音

　　c. 中度鼻音过重或缺乏鼻共鸣，有一些鼻漏音

　　d. 重度鼻音过重或缺乏鼻共鸣，有明显的鼻漏音

　　e. 严重的鼻音或鼻漏音

6. 喉

（1）发音时间：让患者尽可能长地说"啊"，示范，并记下所用的秒数。注意每次发音的清晰度

　　分级：

　　a. 患者发"啊"能持续 15s

　　b. 患者发"啊"能持续 10s

　　c. 患者发"啊"能持续 5～10s，但断续，沙哑或发音中断

　　d. 患者发"啊"能持续 3～5s；或虽能发"啊"5～10s，但有明显的沙哑

　　e. 患者发"啊"的持续时间短于 3s

（2）音调：让患者唱音阶（至少6个音符），示范，并在患者唱时作评价

　　分级：

　　a. 无异常

　　b. 好，但有一些困难，嘶哑或吃力

　　c. 患者能表达4个清楚的音高变化，上升不均匀

　　d. 音调变化极小，显出高、低音间有差异

　　e. 音调无变化

（3）音量：让患者从1数到5，每数一数增大一次音量。开始用一个低音，结束用一个高音

　　分级：

　　a. 患者能用有控制的方式来改变音量

　　b. 中度困难，数数时偶尔声音相似

　　c. 音量有变化，但是明显地不均匀

　　d. 音量只有轻微的变化，很难控制

　　e. 音量无变化，或全部过大或过小

（4）言语：注意患者在会话中是否发音清晰，音量和音调是否适宜。

　　分级：

　　a. 无异常

　　b. 轻微的沙哑，或偶尔不恰当地运用音量或音调，只有留心才能注意到这一轻微的改变

　　c. 由于段落长音质发生变化。频繁地高速发音，或音调有异常

　　d. 发音连续出现变化，在持续清晰地发音和（或）运用适宜的音量和音调方面都有困难

　　e. 声音严重异常，可以显出下述2～3个特征：连续的沙哑，连续不恰当地运用音调和音量

7. 舌

（1）静止状态：让患者张开嘴，在静止状态观察舌1min记住，舌可能在张嘴之后马上不能完全静止，因此，这段时间应不计在内。如果患者张嘴有困难，就用压舌板协助。

　　分级：

　　a. 无异常

　　b. 偶尔有不随意运动，或轻度偏歪

续表

  c. 舌明显偏向一边，或不随意运动明显

  d. 舌的一侧明显皱缩，或成束状

  e. 舌严重异常，即舌体小，皱缩或过度肥大

（2）伸舌：让患者完全伸出舌并收回5次。以4s内作5次的速度示范，记下所用的秒数

  分级：

  a. 在正常时间内完成且活动平稳

  b. 活动慢（4~6s），其余正常

  c. 活动不规则或伴随面部怪相，或伴有明显的震颤，或在6~8s内完成

  d. 只能把舌伸出唇外，或运动不超过两次，时间超过8s

  e. 患者不能将舌伸出

（3）上下运动：让患者把舌伸出指向鼻，然后向下指向下颌，连续做5次。做时鼓励保持张嘴，以6s内运动5次的速度示范，记下所用时间

  分级：

  a. 无异常

  b. 活动好，但慢（8s）

  c. 两个方向都能运动，但吃力或不完全

  d. 只能向一个方向运动，或运动迟钝

  e. 不能完成这一要求，舌不能抬高或下降

（4）两侧运动：让患者伸舌，从一边到另一边运动5次，示范在4s内完成，记下所用的秒数

  分级：

  a. 无异常

  b. 运动好但慢，5~6s完成

  c. 能向两侧运动，但吃力或不完全，可在6~8s内完成

  d. 只能向一侧运动，或不能保持，或8~10s完成

  e. 患者不能做任何运动，或超过10s才能完成

（5）交替发音：让患者以尽可能快的速度说"喀（ka）拉（la）"10次，记下秒数

  分级：

  a. 无困难

  b. 有一些困难，轻微的不协调，稍慢，完成需要5~7s

  c. 发音时一个较好，另一个较差，需10s才能完成

  d. 舌仅在位置上有变化，只能识别出不同的声响，听不到清晰的词

  e. 舌无位置的改变

（6）言语时：记下舌在会话中的运动

  分级：

  a. 无异常

  b. 舌运动稍微不准确，偶有发错的音

  c. 在会话过程中需经常纠正发音，运动缓慢，言语吃力，个别辅音省略

  d. 运动严重变形，发音固定在一个位置上，舌位严重偏离正常，元音变形，辅音频繁遗漏

  e. 舌无明显的运动

8. 言语

（1）读字：下面的字以每字一张地写在卡片上。

  民 热 爹 水 诺 名 休 贴 嘴 若 盆 神 都 围 女 棚 人 偷 肥 吕 法 字 骄 学 船 瓦 次 悄 绝 床 牛 钟 呼 晕 润 刘 冲 哭 军 伦 该 脖 南 桑 搬 开 模 兰 脏 攀

  方法：打乱卡片并将有字的一面朝下放置，随意挑选12张给患者，逐一揭开卡片，让患者读字，记下能听明白

续表

的字。12 个卡片中的前两个为练习卡，其余 10 个为测验卡。当患者读完所有的卡片时，将这些卡片对照所记下的字。把正确的字数加起，记下数量，用下列分级法评分。

分级：

a. 10 个字均正确，言语容易理解

b. 10 个字均正确，但是治疗师必须特别仔细听并加以猜测才能理解

c. 7~9 个字正确

d. 5 个字正确

e. 2 个或更少的字正确

（2）读句子：下列句子清楚地写在卡片上

这是风车　这是篷车　这是大哥　这是大车

这是木盆　这是木棚　这是人民　这是人名

这是一半　这是一磅　这是木船　这是木床

这是绣球　这是牛油　这是阔绰　这是过错

这是淡季　这是氮气　这是公司　这是工资

这是工人　这是功臣　这是山楂　这是山茶

这是资料　这是饲料　这是老牛　这是老刘

这是鸡肉　这是机构　这是旗子　这是席子

这是溪谷　这是西湖　这是文物　这是坟墓

这是生日　这是绳子　这是莲花　这是年画

这是零件　这是零钱　这是果子　这是果汁

这是诗词　这是誓词　这是伯伯　这是婆婆

这是街道　这是切刀

方法与分级：应用这些卡片，按照前一部分中的方法和同样的分级法评分。

（3）会话：鼓励患者会话，大约持续 5min，询问有关工作，业余爱好，亲属等。

分级：

a. 无异常

b. 言语异常但可理解，患者偶尔会重复

c. 言语严重障碍，其中能明白一半，经常重复

d. 偶尔能听懂

e. 完全听不懂患者的言语

（4）速度：从患者会话时录得的录音带中，判断患者的言语速度，计算每分钟字的数量，填在图表中适当的范围内，正常言语速度为每秒 2~4 个字，每分钟约 100~200 个字，每一级为每分钟 12 个字。

二、构音障碍的康复治疗

（一）呼吸训练

呼吸是构音的动力，呼吸气流的量和呼吸气流的控制是正确发声的基础，必须在声门下形成一定的压力才能产生理想的发声和构音，因此，进行呼吸控制训练是改善发声的基础。

1. 口、鼻呼吸分离训练　让患者练习平稳的由鼻吸气，然后从口缓慢呼出。

2. 增加呼气时间的训练　治疗师数 1、2、3 时，患者吸气，然后数 1、2、3 憋气，再数 1、2、3 患者呼气，以后逐渐增加呼气时间直至 10s。呼气时尽可能长时间地发"s"、"f"等摩擦音，但不出

声音，经数周的练习，呼气时发音达 10s，并维持这一水平。

3. 呼出气流控制训练　继续上述练习，在呼气时摩擦音由弱至强，或由强至弱，加强和减弱摩擦音强度。在一口气内尽量作多次强度改变。指导患者感觉膈部的运动和压力，这表明患者能够对呼出气流进行控制。也可以让患者在数 1、2、3、4、5 时改变发音强度。

4. 上臂运动协助呼吸训练　让患者做上肢举起或划船动作，增加肺活量。双臂上举时吸气，放松时呼气，协调呼吸动作。

5. 增加气流　用一标有刻度的透明玻璃杯，装上 1/3 的水，把一吸管放入水中，对着吸管吹气，观察气泡达到的刻度，以及吹泡的持续时间，告诉患者吹气泡的结果，将进展情况记录下来。

（二）发音训练

1. 发音启动　弛缓型构音障碍患者常伴有不同程度的喉内收肌瘫痪，可做以下练习：

（1）双手握拳，举至胸水平，然后双臂突然向下摆动，同时呼气，从口腔排出气体。

（2）双手将胸壁按住，呼气时向内推并从口腔排出气体。

（3）双臂举至肩水平，肘部屈曲，双手十指交叉，然后突然用力将手分开，同时呼气。要求患者尽可能地用嘴呼气，然后继续练习发音。

2. 持续发音　当患者能够正确启动发音后可进行持续发音训练。一口气尽可能长时间地发元音，用秒表记录持续发音时间，最好能够达到 15 ~ 20s。由一口气发单元音逐步过渡到发 2 个或 3 个元音。

3. 音量控制　方法如下：

（1）指导患者持续发"m"音。

（2）"m"音与元音"a i u"等元音一起发，逐渐缩短"m"音，延长元音。

（3）如果患者持续发双唇音"m"有困难，可发鼻音"n"。

（4）朗读声母为"m"的字、词、词组、语句。目的是改善呼气和音量，通过口唇的位置变化将元音进行对比，促进元音的共鸣。

（5）保持松弛体位，深吸气后数 1 ~ 20，音量尽量大。

（6）为改善音量控制，进行音量变化训练时，数数的音量由小至大，然后由大至小，或音量一大一小交替，或者发元音时音量逐渐改变。在复述练习中，鼓励患者用最大音量，治疗师逐步拉长与患者的距离，直到治疗室可容下的最长距离，鼓励患者让声音充满房间，提醒患者尽可能地放松，深呼吸。

4. 音高控制　许多构音障碍患者表现为语音单调，或者高音异常，过高过低或过短。因此有必要扩大音高范围，帮助患者找到最适音高，在该水平稳固发音。训练方法包括：

（1）扩大音高范围，指导患者唱音阶。可唱任何元音或辅音与元音连起来唱。如"a a a"或"ma ma ma"。如果患者不能唱完整的一个八度，可集中训练 3 个不同音高，以后逐渐扩大音高范围。

（2）当患者的音高建立后，可进行"滑移"训练，它是语调训练的前提。发元音，由低 – 中 – 高；高 – 中 – 低，等滑动。

（3）患者模仿治疗师做下列练习：

la—la→你好！

ma ma/ma ma ma→你吃饭了吗？

ma ma/ma ma ma→你要笔吗？

患者倾听时，模仿这些不同的音高变化，应清楚这些音高的改变表示不同的意义或语气，如果患者已掌握上述练习，可复述一些惊叹句、疑问句和问候句。

5. 鼻音控制　鼻音过重是指发音时，鼻腔共鸣的量过多，这些常见特征通常由于软腭、腭咽肌无力或不协调造成。训练方法如下：

（1）深吸气，鼓腮，维持数秒，然后呼出。

（2）使用直径不同的吸管，放在口中吹气，有助于唇闭合，增加唇的肌力。

（3）练习发双唇音、舌后音等，如"ba、da、ga"。

（4）练习发摩擦音，如"fa sa"。

（5）唇、鼻辅音交替练习，如"ba、ma、mi、pai"。

（三）发音器官的运动训练

肌肉收缩的力量、时间、运动范围、运动速度和准确性与方向对产生正常言语是至关重要的。发音动作要求颌、唇、舌、腭的运动功能正常。

1. 本体感觉神经肌肉促进法　本体感觉神经肌肉促进法是指通过感觉冲动的传入，增加神经元的兴奋性，引起肌肉收缩。可通过刺激和手操作达到这一目的。

（1）感觉刺激：用一小块冰由嘴角向外上沿颧肌肌腹向上划，并可刺激笑肌，由下向嘴角划去，时间3~5s，反复刺激，其作用可立即出现，但持续时间短。机制是刺激温度感受器，冲动通过传入纤维到达中枢神经，使肌梭的敏感性增加，神经肌肉兴奋，引起肌肉收缩。

另一种方法是用软毛刷沿着上述部位轻轻地快速刷拂1min，刷拂后30min出现效果。

（2）压力、牵拉与抵抗：面部肌肉的活动是以各肌群的协调运动为基础的。在练习时应双侧同时进行。① 压力：由手指或拇指尖实施，如对颏下舌肌外部施行触压，对舌骨施行压力。② 牵拉：用手指对收缩的肌纤维施行反复的轻击，刺激和诱发更大的收缩。如沿收缩的笑肌轻轻拍打，可促进微笑动作。③ 抵抗：对运动施加一个相反方向的力量，以加强这一运动。只有当患者能够做某种程度的肌肉收缩动作，才能执行。抵抗力量施加于健侧，当患侧力量足够强后，才可施加于患侧。

患者在没有帮助的情况下不能执行某一运动时，可使用压力和牵拉技术，促进运动的实施。一般先实施压力和牵拉技术，随着功能改善再实施抵抗技术。

2. 发音器官的运动训练　分析患者的评定结果，首先要集中训练运动的力量、范围和准确性，然后再进行速度、重复和交替运动练习，这些运动对产生准确的、清晰的发音是非常重要的。

（1）下颌的运动：包括如下运动。① 下颌上抬，尽可能大的张嘴，使下颌下降，然后再闭口，缓慢重复5次后休息。以后加快速度，但需保持上下颌最大的运动范围。② 下颌前伸，缓慢地由一侧向另一侧移动，重复5次后休息。

（2）唇的运动：① 双唇尽量向前噘起（发u音位置），然后尽量向后收拢（发i音位置），重复5次后休息。逐渐增加交替运动的速度，保持最大的运动范围。② 一侧嘴角收拢，维持该动作3s，然后休息，重复5次后再休息。健侧与患侧交替运动。③ 双唇闭紧，夹住压舌板，增加唇闭合力量。治疗师可向外拉压舌板，患者闭唇防止压舌板被拉出。④ 鼓腮数秒，然后突然（排气）用嘴呼气。有助于发爆破音，患者也可在鼓腮时用手指挤压双颊。

（3）舌的运动：① 舌尽量向外伸出，然后缩回，向上向后卷起，重复5次后休息，逐渐增加运动次数。治疗师可将压舌板置于患者唇前，让患者伸舌触压舌板或用压舌板抵抗舌的伸出，以加强舌的伸出力量。以最大的范围将舌伸出，并且增加重复次数和增加运动速度，可用秒表记录。② 舌尖外伸尽量上抬，重复5次后休息，逐渐增加练习次数。练习时可用手扶住下颌以防止下颌抬高。当舌的运动力量增强时可用压舌板协助和抵抗舌尖的上抬运动。③ 舌面抬高至硬腭。舌尖可紧贴下齿，舌面抬起，重复5次后休息，逐渐增加运动次数。④ 舌尖伸出并由一侧口角向另一侧口角移动。可用压舌板协助和抵抗舌的一侧运动或增加两侧移动的速度。⑤ 舌尖沿上下齿龈做环形"清扫"动作。

（4）软腭抬高：构音障碍常由于软腭运动无力或软腭的运动不协调造成共鸣异常和鼻音过重。为了提高软腭的运动能力，可以采取以下方法：① 用力叹气，可促进软腭抬高。② 发"a"音，每次发音之后休息3～5s。③ 重复发爆破音与开元音“pa、da”；重复发摩擦音与闭元音“si、shu”；重复发鼻音与元音“ma、ni”。

（5）交替运动：发音器官的运动速度对发音的准确性和言语的可理解度起重要作用。交替运动主要是唇、舌的运动，是早期发音训练的主要部分。在进行交替运动的开始时，不发音，只做发音动作，以后再练习发音。方法如下：① 颌的交替运动做张闭嘴动作。② 唇的交替运动做唇前噘，然后缩回。③ 舌的交替运动包括：舌伸出缩回，舌尖于口腔内抬高降低，舌由一侧嘴角向另一侧移动。

（四）语音训练

患者表现为发音不清，在评价时有些患者能够正确读字、词，但在对话时单辅音不正确，应把重点放在发单音训练上，然后再逐渐过渡到练习字、词、词组、语句朗读。要求患者在朗读和对话时减慢说话速度，使他们有足够时间完成每个音的发音动作。可让患者朗读散文、诗歌等，有助于控制言语速度。

为了控制对话时言语速度，可与患者进行简短问答练习。所问的问题应能使患者做出简短的，可控制速度的回答，同时注意发音的准确。当患者发单音困难时，治疗师首先应明确患者是否已进行足够的发音器官训练和交替运动训练，只有当舌、唇、颌以及软腭的运动范围、运动力量、运动速度、协调性和准确性的训练已完成，才能进行发音训练。

有的患者可能表现为绝大多数音可以发，但由于肌无力或运动的不协调而使多数音发成歪曲音或韵律失常，这时可以利用节拍器控制速度，由慢开始逐渐变快，患者随节拍器发音可以明显增加言语清晰度。节拍速度根据患者的具体情况决定。如没有节拍器，也可以由治疗师轻拍桌子，患者随着节律进行训练。

发音器官的肌肉无力、运动范围受限或运动缓慢常使得一些患者不能达到完全准确的发音。在这种情况下，可以让患者学习发音补偿法以使语音接近正常和能被他人听懂。举例：①“l”为舌尖音，舌尖抵住齿龈为难发音，其补偿方法是舌体抬高，保持舌尖于低位。②“s”为舌尖前音，舌尖跟上齿背接近。可将舌尖于下齿背去发“s”。

（五）语言的节奏训练

语言的节奏是由音色、音量、音高、音长四个要素构成的，其中任何一个要素在一定时间内有规律地交替出现就可形成节奏。由音色造成的节奏主要表现在押韵上，由音量造成的节奏，主要表现在重音上，由音高造成的节奏主要表现在平仄和语调上，由音长造成的节奏，主要表现在速度和停顿上。运动失调型构音障碍存在重音、语调和停顿不当与不协调。

1．重音与节奏训练　在连续读两个以上的音节时有轻重之分，而节奏与重音很难分开，因它们是相互依存的，因此在治疗时两者使用共同的方法。

（1）呼吸控制可使重音和轻音显示出差异，从而产生语言的节奏特征。因此，进行呼吸训练不但有助于发音，而且为节奏和重音控制奠定了基础。

（2）为了促进节奏的控制可让患者朗读诗歌。诗歌有很强的节奏，治疗师用手或笔敲打节奏点，可帮助患者控制节奏。

（3）利用生物反馈技术，把声音信号变为视觉信号可加强患者对自己语言的调节。

（4）强调重音是为了突出语意重点或为了表达强烈感情，而用强音量读出来的重音，是由说话人的意图和情感所决定的，没有一定的规律，如：“谁今天去上海？”、“谁今天去上海？”、“谁今天去上海？”。

（5）当患者已经建立起节奏和重音的概念，就可以让患者在日常生活中辨认和监视自己话语中的重音。患者与治疗师一起把日常对话的语句标出重音，然后朗读。

2. 语调训练　语调不仅是声带振动的神经生理变化，而且也是说话者表达情绪和感情的方式。疑问句、短促的命令句，或者表示愤怒、紧张、警告、号召的语句使用高升调。表示惊讶、厌恶、迟疑情绪使用曲折调，一般陈述句使用平稳、没有显著变化的平直调。

（1）练习元音的升调与降调。

（2）给患者做示范，让其模仿不同的语调，以表达不同情感如生气、兴奋……

（3）练习简单陈述句、命令句的语调，这些语句要求在句尾用降调。

（4）练习疑问句，要求句尾用升调。

第四节　鼻咽癌放疗后失语症的康复治疗

鼻咽癌放疗后放射性脑损伤常累及一侧或双侧大脑颞叶，如左侧颞叶受损可出现失语症，主要为感觉性失语和命名性失语。

感觉性失语的语言特点是以听理解障碍为主，存在大量错语，语量正常或过多，文字语言的理解也受到损害。命名性失语的语言特点是以命名障碍为主的流利性失语，自发性语言中有错语，找词困难，缺乏实质性词，空话连篇以致不能表达信息，迂回语言（常以描述物品性质和用途代替名称）。

一、失语症的评定

（一）汉语标准失语症检查

应用中国康复研究中心失语症检查法（Chinese rehabilitation research center standard aphasia examination，CRRCAE）对患者进行评定。此检查是中国康复研究中心听力语言科以日本的标准失语症检查（standard language test of aphasia，SLTA）为基础，同时借鉴国外有影响的失语评价量表的优点，按照汉语的语言特点和中国人的文化习惯所编制。此检查方法适用于中国不同地区使用汉语的成人失语症患者。

CRRCAE 包括两部分内容：第一部分是通过患者回答 12 个问题了解其言语的一般情况；第二部分由 30 个分测验组成，分为 9 个大项目，包括听理解、复述、说、出声读、阅读理解、抄写、描写、听写和计算。在大多数项目中采用了 6 等级评分标准，在患者的反应时间和提示方法都有比较严格的要求。检查前必须掌握正确的检查方法。

（二）失语症严重程度的评定

失语症严重程度的评定，国际上多采用波士顿诊断性失语症检查法（the Boston diagnostic aphasia examintion，BDAE）中的失语症严重程度分级（表 18 - 4 - 1）。

表 18 - 4 - 1　BDAE 失语症严重程度分级标准

0 级	无有意义的言语或听理解能力
1 级	言语交流中有不连续的言语表达，但大部分需听者去推测、询问或猜测，可交流的信息范围有限，听者在言语交流中感到困难
2 级	在听者的帮助下，可以进行熟悉话题的交谈，但对陌生话题常常不能表达出自己的思想，使患者与检查者都感到言语交流有困难

续表

3 级	在仅需少量帮助下或无帮助下，患者可以讨论几乎所有的日常问题，但由于言语和（或）理解能力的减弱，使某些谈话出现困难或不大可能
4 级	言语流利，可观察到有理解障碍，但思想和言语表达尚无明显限制
5 级	有极少可分辨得出的言语障碍，患者主观上可能有点困难，但听者不一定能明显观察到

二、失语症的康复治疗

失语症的治疗方法有多种，可分为三大类。① 传统法：针对患者听、说、读、写等某一言语技能或行为，利用组织好的作业进行训练的方法，包括认知刺激法（Schuell 刺激疗法）、去阻滞法、操作条件反射法、程序操作法；② 实用法：只着重交流能力的改善，目的在于恢复患者现实生活中的交流技能的方法，包括交流效果促进法和泛化技术。③ 代偿法：用次要大脑半球功能或体外仪器设备来补偿言语功能不足的方法，主要应用于重症失语或经其他语言治疗后效果不显著的患者，如视动作疗法、旋律吟诵疗法、手势或手语、增强或替换交流系统（交流板等）。

（一）Schuell 刺激疗法

Schuell 刺激法的定义：对损害的语言符号系统应用强的、控制下的听觉刺激为基础，最大程度地促进失语症患者的语言再建和恢复。

1. 治疗原则　Schuell 刺激法的原则很多，其主要原则归纳如下，见表 18 – 4 – 2。

表 18 – 4 – 2　失语症 Schuell 刺激疗法的主要原则

刺激原则	说　明
利用强的听觉刺激	是刺激疗法的基础，因为听觉模式在语言过程中居于首位，而且听觉模式的障碍在失语症中也很突出
适当的语言刺激	采用的刺激必须能输入大脑，因此，要根据失语症的类型和程度，选用适当的控制下的刺激难度，要使患者感到有一定难度但尚能完成为宜
多途径的语言刺激	多途径输入，如给予听刺激的同时给予视、触、嗅等刺激（如实物）可以相互促进效果
反复利用感觉刺激	一次刺激得不到正确反应时，反复刺激可能可以提高其反应性
刺激应引出反应	一项刺激应引出一个反应，这是评价刺激是否恰当的唯一方法，它能提供重要的反馈而使治疗师能调整下一步的刺激
正确反应要强化以及矫正刺激	当患者对刺激反应正确时，要鼓励和肯定（正强化）。得不到正确反应的原因多是刺激方式不当或不充分，要修正刺激

2. 治疗程序

（1）刺激条件：遵循由易到难，循序渐进的原则。刺激方式包括听觉、视觉和触觉刺激等，但以听觉刺激为主的刺激模式，在重症患者常采取听觉、视觉和触觉相结合，然后逐步过渡到听觉刺激的模式。材料选择一方面要注意语言的功能如单词、词组、句子，另一方面也要考虑到患者的日常生活交流的需要，以及个人的背景和兴趣爱好来选择训练材料。

（2）刺激提示：在给患者一个刺激后，患者应有反应，当无反应或部分回答正确时常常需要进行提示。提示的前提要依据治疗课题的方式而定，如听理解训练时，当书写中有构字障碍或阅读理解中有错答时，规定在多少秒后患者无反应才给予，这需依据患者障碍的程度和运动功能来调整。提示的数量和项目在提示的项目上常有不同，重症患者需提示的项目较多，如呼名时要用的提示包括描述、手势、词头音和文字等，而轻症患者常只需单一方式的提示，如词头音或描述即可引出正确的回答。

（3）评价：要遵循设定的刺激标准和条件做客观的记录，因失语症的类型和严重程度不同，患者可能会做出各种反应，正确反应除了按设定时间做出的正确回答外，还包括延迟反应和自我更正，均以（＋）表示；不符合设定标准的反应为误答，以（－）表示。无反应时要按规定的方法提示，连续无反应或误答要考虑预先设定的课题难度是否适合患者的水平，应下降一个等级进行治疗。经过治疗，患者的正答率逐渐增加，提示减少，当连续3次正答率大于80％以上时，即可进行下一课题的治疗。

（4）反馈：反馈可巩固患者的正确反应，减少错误反应。正确地应用反馈对加速失语症的康复很重要。当患者正答时采取肯定患者的反应，重复正答，将答案与其他物品或动作比较，以扩展正确反应，以上这些方法称正强化。当患者错误回答时要对此反应进行否定，因部分失语症患者的情绪常不稳定，连续生硬的语言可能会使患者失去信心而不能配合治疗。以上介绍的否定错误回答并指出正确回答的方法称为负强化。其他改善错误反应的方法还包括让患者保持注意，对答案进行说明性描述和改变控制刺激条件等。

3. 治疗课题的选择

（1）按语言模式和失语程度选择课题：失语症绝大多数涉及听、说、读、写4种语言模式的障碍以及计算障碍，但这些障碍的程度可能不是等同的，应按语言模式和严重程度选择课题，原则上是以轻度和中度者可直接改善其功能和日常生活交流能力为目标，重症者则重点放在活化其残存功能，用其他方式进行代偿或予实验性治疗，详见表18－4－3。

表18－4－3　不同语言模式和严重程度的训练课题

语言形式	程度	训　练　课　题
听理解	重度	单词与画、文字匹配，是或非反应
	中度	听短文做是或非反应，正误判断，口头命令
	轻度	在中度基础上，选用的句子或文章更长，内容更复杂（新闻理解等）
阅读	重度	画和文字匹配（日常物品，简单动作）
	中度	情景画、动作、句子、文章配合，执行简单书写命令，读短文回答问题
	轻度	执行较长文字命令，读长篇文章（故事等）提问
口语	重度	复述（单音节、单词、系列语、问候语），称呼（日常用词、动词命名、读单音节词）
	中度	复述（短文）、读短文，称呼、动作描述（动词的表现，情景画、漫画说明）
	轻度	事物描述，日常生活话题的交谈
书写	重度	姓名、听写（日常生活物品单词）
	中度	听写（单词、短文），书写说明
	轻度	听写（长文章），描述性书写、日记
其他		计算练习、钱的计算、写字、绘画、写信、查字典、写作、利用趣味活动等

（2）按失语症类型选择治疗课题：这种课题是按不同失语症类型而定，详见表18－4－4。

表18－4－4　不同类型失语症的训练重点

失语症类型	训练重点
感觉性失语	构音训练、口语和文字表达
命名性失语	听理解、复述、会话

（二）交流效果促进法

交流效果促进法（promoting aphasics communication effectiveness，PACE）是目前国际上最得到公认的促进实用交流的训练方法之一。

1. 理论依据　在训练中利用接近实用交流的对话结构，信息在语言治疗师和患者之间交互传递，使患者尽量调动自己的残存的语言能力，以获得较为实用的交流技能。

2. 适应证　适合于各种类型和程度的语言障碍者，应考虑患者对训练方法的理解；也可应用于小组训练中。

3. 治疗原则

（1）交换新的未知信息：表达者将对方不知的信息传递给对方。

（2）自由选择交往手段：治疗时可以利用患者口头表达的残存能力，也可用手势、图片等代偿手段来进行交往，语言治疗在传达信息时可向患者示范，应用患者能理解的适宜的表达手段。

（3）平等交换会话责任：表达者与接收者在交流时处于同等地位，会话任务应当交替进行。

（4）根据信息传递的成功度进行反馈：当患者作为表达者时，语言治疗师作为接收者，根据患者对表达内容的理解程度给予适当的反馈，以促进其表达方法的修正和发展。

4. 训练方法　将一叠图片正面向下扣置于桌上，治疗师与患者交替摸取，不让对方看见自己手中图片的内容；然后运用各种表达方式（如呼名、迂回语、手势语、指物、绘画等）将信息传递给对方，接收者通过重复确认、猜测、反复质问等方式进行适当反馈。

（三）听理解障碍的训练

1. 治疗途径

（1）再建对口语词的理解：治疗目的是治疗师再教患者由易到难建立对所听到词语的理解，患者必须通过听觉再学习辨认、记忆语音和词。训练开始时治疗师可以与患者面对面而坐或面对镜子而坐，这是听觉和视觉通路相结合的方式，当患者具有一定的听理解能力或轻症患者，则是治疗师尽量训练患者的听语复述能力，在发音时治疗师可以用手挡住嘴也可以站在患者的背后，让他重复发音，训练顺序是先教单元音，然后是双元音、辅音、单词，然后连成句子。

（2）再建口语理解途径：研究发现，应用印刷体文字可以增强口语理解训练的效果和提示。这种训练具体包括复述词、单独读词和按顺序把词排列在句子中。另外对某些口语理解困难的患者，可采用唱歌的形式，患者可以很快理解词语的意思。

2. 训练举例

（1）单词的认知：在患者面前放一条毛巾的图片或一条毛巾的实物，治疗师手指着图片或实物并说几遍其名称，然后，治疗师说"毛巾"、"指毛巾"或者"把毛巾递给我"；当确认患者理解后，治疗师可以开始另一个单词的学习，要求患者用同样的方式做出反应。下一步是并排放两张图片或两个实物，由治疗师说出其中一个名称，患者指出相应的图片或实物。如果患者达到治疗师的要求（80%或以上正确）治疗师可以用同样方式用另外的刺激词进行训练；如果患者在两词之中都不能正确选择时，治疗师应返回用单个词进行训练或用其他语言模式促进听理解（如手势示范刺激词的用途，出示印刷体的刺激词，患者复述词等）。

（2）执行口头指令：根据患者的理解能力和运动功能，从短句开始，变换指令的内容。如"指灯"、"闭上眼睛，再张口"、"指灯，再站起来"。

（3）文章的理解：听一小段故事，根据故事内容提问。

（四）命名障碍的训练

命名障碍是由于物品的视觉形象与物品的知识、语言之间的连续中断。首先要进行听觉训练、图片与文字卡匹配作业，然后给病人出示一组卡片，治疗师说："我说几遍图中物品的名称，请你一边看图与字一边注意听"。每个词反复说 10 次，其间隔应为患者能够接受并试着复述的长度；经过反复练习，有些患者可以不费力地自然跟着复述。如果病人能自然正确复述可变换刺激方法用不同速度和强度，每次刺激让其复述 2 次，也可刺激后不马上复述，而让其等数秒后再试着复述；进一步可不给听觉刺激，只让其看图卡或字卡，然后提问："这是什么？"。有时患者对出示的图片或实物不能命名，如一患者不能命名"手表"，可以对他说"想知道时间，要看……"，经过几次提示，最终患者说出"手表"这个词。也可采用手势、口型、词头音或利用上下文的方式进行提示，常可获得满意效果。

第五节　鼻咽癌放疗后认知功能障碍的康复治疗

认知（cognition）是认识和知晓事物过程的总称，包括感知、识别、记忆、概念形成、思维、推理及表象过程。实际上认知是大脑为解问题而摄取、储存、重整和处理信息的基本功能。

鼻咽癌放疗后放射性脑损伤所致的认知障碍以记忆力下降为主，表现为近事记忆力下降；精神活动过程整体降低，如对外界反应慢或处理事情时间延长；情感淡漠，不与他人交往；洞察力、手眼协调、空间与距离判断等障碍。

一、认知功能障碍的评定

（一）简易精神状态量表

简易精神状态量表（mini mental status examination，MMSE）作为认知障碍检查法，应用较多，范围较广。认知功能的判断：认知功能与受教育程度有关：文盲（未受教育）组 17 分；小学（受教育年限≤6 年）组 20 分；中学或以上（受教育年限＞6 年）组 24 分；分界值以下为存在认知功能障碍，以上为正常。

（二）记忆力的评定

根据提取内容的时间长短，记忆可分为瞬时记忆、短期记忆、近期记忆、长期记忆。记忆力的评估主要依赖各种记忆量表，从言语记忆和视觉记忆方面进行评定。

Rivermead 行为记忆能力测验（rivermead behavioral memory test，RBMT）是一个日常记忆能力的测验，由 Barbara Wilson，Janet Cockburn，Alan Baddelay 于 1985 设计而成。有儿童、成年等共 4 个版本，每个版本有 11 个项目。RBMT 主要检测患者对具体行为的记忆能力，如回忆人名，自发地记住某样物品被藏的地方，问一个对某线索反应的特殊问题，识别 10 幅刚看过的图片，即时和延迟忆述一个故事，识别 5 张不熟悉面貌的照片，即时和延迟忆述一条路线，记住一个信封，对时间地点及人物定向力的提问。完成整个测试需时约 25min。患者在此项行为记忆能力测验中的表现，可帮助治疗师了解患者在日常生活中因记忆力受损所带来的影响（表 18 - 5 - 1）。

表 18 - 5 - 1 Rivermead 行为记忆能力测验

分数摘要及解释	标准分数 （2、1、0 分）	筛选分数 （1、0 分）
一、姓	☐	○
二、名	☐	○
三、物件	☐	○
四、约会	☐	○
五、图片	☐	○
六甲、故事（即时忆述）	☐	○
六乙、故事（延迟忆述）	☐	○
七、样貌	☐	○
八甲、路线（即时处理）	☐	○
八乙、（延时处理）	☐	○
九、"信息"信封	☐	○
十、时空的定向	☐	○
十一、日期		
总分	☐	○

1. 评估方法　进行此项评定，应选择一间安静的房间进行，房间除门窗外，应有一些家具，如有抽屉的桌子和凳子。检查者需要携带 20 张人物相片，一个信封，一些常用的小物件如铅笔、钥匙、钱包等，按下述步骤进行。

2. 测试步骤

（1）一和二姓名：治疗师说出相片中人物的姓名，要求被测试者注意，等会将让他指认。

（2）三物件：治疗师借用被测试者的个人物件如钥匙，收藏于一地方内如柜子，并要求被测试者于测验完成时取回。

（3）五图片：即时说出 10 幅图片中的物件或动物。

（4）六甲故事：即时处理（被测试者即时忆述治疗师阅读的一段短文）。

（5）五图片：被测试者须从 20 幅图片中拣出曾见过的 10 幅图片。

（6）八甲路线：即时处理（被测试者即时重复治疗师所行的路线），如果患者行动不便，可请他口述路线。

（7）九甲信封：测试即时处理能力，治疗师须留意被测试者是否于开始时拿起信封。

（8）七相貌：被测试者须从 10 幅相片中，拣选出 5 幅曾看过的样貌相片。

（9）六乙故事：延迟忆述（不再阅读），被测试者须把先前治疗师阅读的短文再忆述一遍。

（10）八乙路线：延迟处理，被测试者重复先前所行的路线，如果患者行动不便，可请他口述路线。

（11）九乙信封：延迟处理，治疗师须留意被测试者是否于开始时拿起信封。

（12）一和二姓名：被测试者说出开始本项测试时相片中人的姓名。

（13）三物件：当治疗师说：测验做完啦，被测试者须要问治疗师取回被收藏的个人物件，治疗师须留意被测试者是否能忆述被收起的物件及存放处。

3. 正常值及判断标准　测验完成后，从分数段范围可得出患者记忆功能水平的受损程度，见表 18 - 5 - 2。

表 18 - 5 - 2 Rivermead 行为记忆能力测验判断标准

记忆功能水平	分界点（标准）	分界点（筛选）
正常	22～24	10～12
轻度损伤	17～2	7～9
中度损伤	10～16	3～6
严重损伤	0～9	0～2

二、认知功能障碍的康复治疗

（一）记忆力障碍的康复训练

记忆是一种动态过程。它包括与学习和知觉相关的几种成分，即编码、贮存和提取，人们在记住某事前，必须注意和发觉它；只有很好地接受，记忆才能在中枢神经系统永久的贮存，以后可在脑中再现。记忆过程开始于感觉的输入；人们在执行活动时，选择性地注意环境的刺激，信息被转化成印象，进入短时记忆阶段，可视为暂时的贮存，随后进入长时记忆阶段，此阶段大脑将信息整理、组织，像档案系统一样，把它放入与其他相关信息目录中；当需要时可选择一个与信息类似的译码从长时记忆中调出所需的信息。

实践证明，脑损伤后的记忆功能很难恢复，试图用恢复的方法恢复脑损伤后的记忆基本无效。因此记忆治疗主要集中在代偿技能的应用上。代偿技能可以是内部的或外部的，在使用这些代偿技能之前，应先教患者用策略来组织和处理信息。这是比重复练习更具功能性和促进的好方法。另外，根据患者注意力的水平，控制治疗环境对患者注意力的影响，以提高记忆训练效果。

1. 记忆训练课 记忆训练课程由四部分组成，小组成员先报告家庭作业，然后讨论他们所经历过的实际记忆问题，介绍一个新的和切实可行的记忆策略，课程结束时，介绍与家务有关的作业。时间 4 周以上，每周 1 次，每次时间 1～1.5h。记忆策略包括以下内容。

（1）图像法：将字词或概念幻想成图像，这是如何记住姓名的好方法。用视觉想象帮助记忆姓名和面容，独特的面容特征用作姓名之间的区别和联系。

（2）层叠法：将要学习的内容化成影像，然后层叠起来。如要记住雪茄、青蛙、苹果、酒这组单词，要求学习者去想象：在一只大青蛙的嘴里含着一支大雪茄，这只青蛙坐在一个又红又亮的苹果上，而苹果正好放在一瓶昂贵的法国酒上。要求学习者记住这幅图像而不是单词。

（3）联想法：将新学的信息联系到已存在和熟悉的记忆中，在大脑里产生一个印象有助于记住它们。如要记住地址工业大道北 12 号，要求学习者想象一个小男孩向北朝工业大道走 12 步。

（4）故事法：将所要记忆的重点转化为故事，通过语义加工，让患者为了记忆而产生一个简单故事，在这个故事中包括所有要记住的内容。中国的成语一般都有典故，在此方面有大量素材可以利用。

（5）关键词法：如果需要记住某一活动的特殊顺序或同时有许多事要做，关键词法大有帮助。

（6）数字分段：这是帮助记住数字的基本技能。如门牌号码和电话号码的记忆等。

（7）组织法：在生活中养成习惯，将物品放在固定的位置，用过之后再放回原处。如患者每天以同样的次序收集衣服和穿衣服，在同一个地方脱鞋子，这样就知道在哪里找到它们了。

2. 代偿性记忆 利用身体外部的辅助物品或提示来帮助记忆障碍者的方法，常用的辅助工具有以下几种。

（1）记事本：这是一种最通用有效的方法。在日常生活中，建立参考及运用记事本，减轻因记忆力下降而带来的问题。患者通过问卷方式去学习有关记事本的目的、内容、名称、每一项目的使用方法等。在患者能阅读，最好也能写时应用，可以记下约会、列出要做的事、记下地址、电话号码、交通等。开始使用时要求患者能理出主要成分、关键词；开始时每 15min 为一段作记事，记忆能力提高后酌情延长并在实际生活中学会使用。治疗师每天应在不同的时间充分给予患者练习使用记事本的机会，以建立患者使用记事本的习惯和熟习使用方法、时间。例如预约患者在某日开会，请他于某时会面，为他人庆祝生日等；注意要一人一本，适合装在衣袋里，随身携带，放在固定地点。

对某些人而言，家中的挂历、台历也是很有用的。特别在脑损伤前就习惯使用的那些患者。他们可以将一些特殊的活动、计划要做的重要事情记在上面，随时查阅。

（2）活动日程表：将规律的每日活动制成大而醒目的时间表贴在患者常在的场所，如床头边、卧房门出，开始时要求家人经常提醒患者看日程表，让他知道什么时间应做什么。

（3）学习并使用绘图：适用于伴有空间、时间定向障碍的患者，用大地图、大罗马字和鲜明的路线表明常去的地点和顺序，以便利用。

（4）闹钟、手表、各种电子辅助工具的使用：随着电子产品的发展及通讯工具的普及，此类产品众多，如可带在手上的报时电子表、定时闹钟、手机、电子日记本等，根据患者的情况，设置程序，每隔一段时间给予语言、音乐提示、提取别人发来的指令性信息，以提醒患者。

（5）记忆提示工具：包括清单、标签、记号、提示等。① 清单：治疗师或家人为患者列出要记住的事情清单，患者按清单完成任务；② 标签：在橱柜、衣柜、及抽屉门上贴上标签，提示内置何种物品及其位置，补偿记忆丧失；③ 简化环境，突出要记住的事物。如将钱包、锁匙放在必经之地，提醒患者出门时不致遗忘；④ 言语或视觉提示：口头提示有关的问题，同时让他看有关的图画等。

这些代偿方法需要额外的训练，这样患者才能记住去用它们。内部和外部提示方法都需要用。在决定哪种提示用于哪个患者时，治疗师需要了解患者的兴趣、动机、情绪及情感、意志与决心等非智能因素。另外患者的体力和虚弱程度也应充分重视。

（二）注意力障碍的康复训练

注意力是将精力集中于某特殊刺激的能力，包括警觉、选择和持续等多个成分。记忆、解决问题和其他较高水平的认知和知觉功能都有注意力成分。因此，注意力的改善是其他认知障碍训练的前提。

1. 治疗原则

（1）应用功能活动为治疗内容。

（2）运用环境能影响活动执行这个概念，治疗先在一个安静的环境下进行，逐渐移到接近正常的环境中执行。

（3）当患者注意力改善时，逐渐增加治疗时间和任务难度。

（4）教会患者主动地观察周围环境，识别潜在的精神不集中，并排除它们或改变它们的位置，如电视机/收音机位置或开着的门等。

2. 训练方法

（1）猜测游戏：取两个杯子和一个弹球，让患者注意看着由训练者将一杯反扣在弹球上，让其指出球在哪个杯里。反复数次。如无误差，改用两个以上的杯子和一个弹球，方法同前；成功后可改用多个杯子和多种颜色的球，扣上后让患者分别指出各颜色球被扣在哪里。

（2）删除作业：在白纸上写汉字、拼音或图形等，让患者用笔删去指定的汉字、拼音或图形，反复多次无误差后，可增加汉字的行数或词组，训练患者。或在白纸中部写几个大写的汉语拼音字母 KBLZBOY（或汉字、图形、数字），让患者用笔删去训练者指定的字母如"B"。改换字母的顺序和规定要删的字母，反复进行数次，成功后改用 2 行印得小些的字母，同样的方式进行数次；成功后改为 3 行或更多行的字母，方式同前；成功后再改为纸上同时出现大写和小写字母，再让患者删去指定的（字母大写及小写的），反复数次，成功后在此基础上穿插加入以前没出现过的字母，让患者删去，反复数次，成功后再将以前没出现过的字母 3 个 1 组地穿插入其中，让患者把这些 3 个 1 组地插入的字母一并删去。

（3）时间感：给患者秒表，要求患者按训练者指令开启秒表，并于 10s 内自动按下停止秒表。以后延长至 1min，当误差小于 1~2s 时改为不让患者看表，开启后心算到 10s 停止，然后时间可延长至 2min，当每 10s 误差不超过 1.5s 时，改为一边与患者讲话，一边让患者进行上述训练，要求患者尽量不受讲话影响分散注意力。

（4）数目顺序：让患者按顺序说出或写出 0~10 之间的数字，或看数字卡片，让他按顺序排好。反复数次，成功后改为按奇数、偶数或逢 5 的规律说出或写出一系列数字。数字可以从小到大，或从大到小反复训练，还可以训练加减法、乘除法，增强难度。如训练者提供一系列数字中的头 4 个数，从第 5 个数字起往后递增时每次加 1 个数目如"3"等，每次报出加后之和，反复数次，成功后改为每次递增时从原数上乘以另一数值或除以另一数值。

（5）代币法：让训练者用简单的方法在 30min 的治疗中，每 2min 一次地记录患者是否注意治疗任务，连记 5 日作为行为基线。然后在治疗中应用代币法，每当患者能注意治疗时就给予代币，每次治疗中患者得到的代币数要达到给定值才能换取患者喜爱的食物，当注意改善后，训练者逐步提高上述的给定值。

（6）电脑辅助法：电脑游戏等软件对注意力的改善有极大帮助。通过丰富多彩的画面，声音提示及主动参与（使用特制的键盘与鼠标）能够强烈吸引患者的注意力，根据注意力障碍的不同成分，可设计不同程序，让患者操作完成。如产品质量检验即可训练专注力、警觉性、视知觉等。

（三）解决问题能力障碍的训练

在解决问题方面的功能障碍将影响患者日常生活和所有部分，例如，每天穿什么？患者做一顿饭顺序是什么？解决问题能力是几种认知技能的结合，包括推理、分析、综合、比较、抽象、概括等多种认知过程的综合。解决问题的步骤如下：① 注意任务或活动；② 评估来自环境和记忆中的信息；③ 组织；④ 计划；⑤ 判断。为了有效解决问题，人们必须以一定的方式去考虑问题；首先必须理解问题，将现在的问题与过去的比较，通过记忆技能与既往经验，把相关的信息注册；然后将其修改、组织，提出一个解决办法；另外还必须判断潜在解决办法的性质，并评估该办法是否可以接受。

常用的训练方法如下。

1. 指出报纸中的消息　取一张当地的报纸，首先问患者有关报纸首页的信息如大标题、日期、报纸的名称等，如回答无误，再请其指出报纸中的专栏如体育、商业、分类广告等；回答无误后，再训练其寻找特殊的消息，可问其两个球队比赛的比分如何？回答无误后，再训练其寻找一些需要由其作出决定的消息，如平时交谈中知患者想购买一台电视机，可取一张有出售电视机广告的报纸，问患者想购买什么牌子和价值多少的电视机，让其从报上寻找接近其条件的，再问其是否想去购买等。

2. 排列数字　给患者 3 张数字卡，让其由低到高地将顺序排好，然后每次给其 1 张数字卡，让其根据其数值的大小插进已排好的 3 张之间，正确无误后，再给其几个数卡，问其其中有什么共同之处（如是奇数或偶数，或互为倍数等）。

3. 问题状况的处理　通过给出难题，模仿计划和解决功能问题的活动，让患者完成。如给患者纸和笔，纸上写有一个简单动作的步骤如刷牙；更换几种简单动作，都回答正确后再让其分析更复杂的动作如煎鸡蛋等，此时让患者自己说出或写出步骤，如漏了其中某一步或几步，术者可以问其"这一步该放在哪里？"训练成功后，术者可向患者提出一些需要其在其中作出决定的困难处境，看其如何解决？如问其"丢失钱包怎么办？""在新城市中迷了路怎么办？"等。

4. 从一般到特殊的推理　从工具、动物、植物、职业、运动等内容中随便指出一项如食品，让患者尽量多地想出与食品有关的细项，如回答顺利，可对一些项目给出一些限制条件，让患者想出符合这些条件的项目，如谈到运动时，可向患者提出那些运动需要跑步？哪些需要球？哪些运动时队员有身体接触等，这时患者必须排除一些不符合上述条件的项目，其中就有了决定的过程。

5. 分类　给患者一张 30 项物品名称的单子，并告诉其 30 项物品都属于 3 类（如食品、家具、衣服）物品中的异类，让其进行分类，如不能进行，可予以帮助。训练成功后，仍给其上面列有 30 项物品的清单，让其进行更细的分类，如初步分为食品类后，再细分是植物、肉、奶品等；成功后再给其一张清单，上面写有成对的，有某些共同之处的物品的名称如椅子－床、牛排－猪、书－报纸等，让患者分别回答出每一对中有何共同之处。

6. 作预算　让患者假设一个家庭在房租、水、电、食品等方面的每月开支账目，然后问患者哪一个月的某一项（如电）花费最高或最低？回答正确后，再让其算算各项开支每年的总消耗是多少钱等。

训练是多种多样的，进行中并非一天就把某训练中所有步骤都完成，一般在一个步骤 2~3 天完成正确后，再进入下一步。

第六节　鼻咽癌放疗后肢体功能障碍的康复

鼻咽癌放疗后放射性脑损伤和放射性脊髓损伤都会引起肢体功能障碍。包括：① 脑干损伤时，因锥体束受损，可出现对侧肢体偏瘫，为上运动神经元性损伤。② 小脑蚓部损伤主要表现为躯体平衡障碍，步态不稳；小脑半球损伤主要表现为肢体共济失调。③ 放射性脊髓损伤，表现为一个或多个肢体的感觉障碍和瘫痪，为下运动神经元性损伤。

一、肢体功能障碍的评定

（一）感觉功能评定

1. 浅感觉

（1）轻触觉：让患者闭眼，检查者用棉花等轻刷皮肤，请患者说出所接受感觉的区域。检查顺序通常是面部、颈部、上肢、躯干和下肢。

（2）痛觉：让患者闭眼，检查者用大头针尖端和钝端分别轻轻刺激皮肤，请患者指出刺痛或钝痛。若要区别病变不同的部位，则需指出疼痛的程度差异。对痛觉减退的患者要从有障碍的部位向正常的部位检查，对痛觉过敏的患者则要从正常的部位向有障碍的部位检查，这样便于确定病变的范围。

（3）压觉：让患者闭眼，检查者用大拇指用劲地去挤压肌肉或肌腱，请患者指出感觉。对瘫痪的患者压觉检查常从有障碍的部位开始直到正常的部位。

（4）温度觉：让患者闭眼，检查者用 2 支试管，分别盛上冷水（5~10℃）、热水（40~45℃），交替地、随意地去刺激皮肤，请患者指出是"冷"还是"热"。试管与皮肤的接触时间为 2~3s，并注意检查部位要对称。

2. 深感觉

（1）位置觉：让患者闭眼，检查者将患者的某部位肢体移到一个固定的位置，请患者说出这个位置或用另一个部位模仿出来。

（2）运动觉：让患者闭眼，检查者将患者的肢体或关节移到某个范围，请患者说出肢体运动的方向，如上、下、外展等。

（3）振动觉：让患者闭眼，检查者将每秒震动256次的音叉放置患者身体的骨骼突出部位，如肩峰、鹰嘴、桡骨小头、棘突、髂前上棘、外踝等，请患者指出振动。也可利用音叉的开和关，来测试患者感觉到振动与否。检查时应注意身体上、下、左、右对比。

3. 复合感觉

（1）实体觉：让患者闭眼，检查者用一些常用的不同大小和形状的物体（如钥匙、硬币、笔）轮流地放入患者的手中，患者可以抚摸，请患者说出物体的名字。

（2）定位觉：让患者闭眼，检查者用手去压一处皮肤区域，请患者说出被压的地方，然后测量和记录下与第一次刺激部位距离。

（3）两点分辨觉：让患者闭眼，检查者用圆规的两端尖头，以两点的形式放在要进行检查的皮肤上，而且两点的压力要一样，然后，逐渐减小两点的距离，直到两点被感觉为一点为止。此时两点间的距离即为两点分辨觉。人体的不同部位，有不同的两点分辨觉。人的两点分辨觉正常值如下：在舌的部位，1mm；在指端部位，2~3mm；在手掌部位，1.5~3mm；在背中心部位，6~7mm。

4. 其他大脑皮质感觉　通常大脑皮质感觉检查还包括重量识别觉（识别重量的能力）、皮肤书写觉（对数字、符号画在皮肤上的感觉）以及对某些质地的感觉。

（二）运动功能评定

1. 肌张力评定　肌张力是指被动活动肢体或按压肌肉时所感觉到的阻力。这种阻力的产生可以来自于组织的物理特性，肌肉或结缔组织内部的弹性，反射性肌肉收缩（等张性牵张反射）。由于肌肉大部分情况下都是协同作用，因此，临床上所指的肌肉张力是指身体不同部位表现出来的整体张力。

（1）肌张力分类：

① 正常张力，被动活动肢体时，没有阻力突然增高或降低的感觉。

② 高张力，肌肉张力增加，高于正常休息状态下的肌肉张力。

③ 低张力，肌肉张力降低，低于正常休息状态下的肌肉张力。

④ 张力障碍，肌肉张力紊乱，或高或低，无规律地交替出现。

（2）肌张力分级：肌张力临床分级是一种定量评定方法，检查者根据被动活动肢体时所感觉到的肢体反应或阻力将其分为0~4级（表18-6-1）。

表18-6-1　肌张力临床分级

等级	肌张力	标准
0	软瘫	被动活动肢体无反应
1	低张力	被动活动肢体反应减弱
2	正常	被动活动肢体反应正常
3	轻、中度增高	被动活动肢体有阻力反应
4	重度增高	被动活动肢体有持续性阻力反应

（3）痉挛分级　大多采用改良Ashworth痉挛量表（modified ashworth scale，MAS）（表18-6-2）。

表 18 - 6 - 2　改良 Ashworth 量表

等级	标　　准
0	肌张力不增加，被动活动患侧肢体在整个围内均无阻力
1	肌张力稍增加，被动活动患侧肢体到终末端时有轻微的阻力
1+	肌张力稍增加，被动活动患侧肢体时在前 1/2ROM 中有轻微的"卡住"感觉，后 1/2ROM 中有轻微的阻力
2	肌张力轻度增加，被动活动患侧肢体在大部分 ROM 内均有阻力，但仍可以活动。
3	肌张力中度增加，被动活动患侧肢体在整个 ROM 内均有阻力，活动比较困难。
4	肌张力高度增加，患侧肢体僵硬，阻力很大，被动活动十分困难

2. 手法肌力评定　肌力是指肌肉在收缩或紧张时所表现出来的能力，以肌肉最大兴奋时所能负荷的重量来表示。肌肉作最大收缩时产生的最大张力，称为肌肉的绝对肌力，以肌肉最大收缩时能承受的重量来表示。通常采用手法肌力检查法来判断肌肉的力量。手法肌力检查是检查者用自己的双手，凭借自身的技能和判断力，根据现行的标准或普遍认可的标准，通过观察肢体主动运动的范围以及感觉肌肉收缩的力量，来确定所检查肌肉或肌群的肌力是否正常及其等级的一种检查方法。目前，国际上普遍应用的肌力分级方法是补充 6 级（0~5 级）分级（表 18 - 6 - 3）。

表 18 - 6 - 3　手法肌力检查补充分级法

分级	标　　准
0	没有可以测到的肌肉收缩
1	有轻微的肌肉收缩，但没有关节运动
1+	有比较强的肌肉收缩，但没有关节运动
2-	去除重力时，关节能完成大部分范围活动（ROM > 50%）
2+	去除重力时，关节完成全范围活动；同时，抗重力时，可以完成小部分范围活动（ROM < 50%）
3-	抗重力时，关节不能完成全范围运动（ROM > 50%）
3+	抗重力时，关节能完成全范围活动，同时，抗较小阻力时，关节能完成部分范围活动（ROM < 50%）
4-	抗部分阻力时，关节能完成大部分范围活动（ROM > 50%）
4+	抗充分阻力时，关节能完成小部分范围活动（ROM < 50%）
5-	抗充分阻力时，关节能完成大部分范围活动（ROM > 50%）
5+	抗充分阻力时，关节能完成最大范围活动（ROM100%）

（三）平衡功能评定

平衡评定有多种方法，主要分为观察法、功能性评定及姿势图 3 类。

1. 传统的观察法　临床上普遍使用，如 Romberg 试验和强化 Romberg 试验。

2. 功能性评定（functional assessment）即量表评定法　量表评定法虽然属于主观评定，但不需要专门的设备，应用方便，且可以进行定量的评分，因而临床应用日益普遍。目前国外临床上常用的平衡量表主要有 Berg 平衡量表（Berg balance scale，BBS）、Tinetti 量表、"站起 - 走"计时测试及功能性前伸、跌倒危险指数等。

Berg 平衡量表是由 Katherine Berg 于 1989 年首先报道，最初用来预测老年患者跌倒的危险性。包括站起、坐下、独立站立、闭眼站立、上臂前伸、转身一周、双足交替踏台阶、单腿站立等 14 个项目，每个项目最低得分为 0 分，最高得分为 4 分，总分 56 分，测试一般可在 20min 内完成；结果判断：得分分为 0~20 分、21~40 分、41~56 分 3 组，其代表的平衡能力则分别相应于坐轮椅、辅助步行和独立行走 3 种活动状态；总分少于 40 分，预示有跌倒的危险性。

（3）定量姿势图（posturography）即平衡测试仪评定　平衡测试仪主要由压力传感器、计算机及应用软件三部分组成。压力传感器可以记录到身体的摇摆情况并将记录到的信号转化成数据输入计算机，计算机在应用软件的支持下，对接收到的数据进行分析，实时描计压力中心在平板上的投影与时间的关系曲线，这就形成了定量姿势图。定量姿势图可以记录到临床医生在临床上不能发现的极小量的姿势摇摆以及复杂的人体动力学、肌电图等模式，并且姿势图可以比较定量、客观地反映平衡功能，便于不同测试者之间进行比较。平衡测试仪包括静态平衡测试和动态平衡测试。

（四）日常生活活动能力评定

日常生活活动（activities of daily living，ADL）是指人们为独立生活而每天必须反复进行的，最基本的，具有共性的身体动作群，即进行衣、食、住、行、个人卫生等基本动作和技巧。广义的日常生活活动是指人们在家庭生活中、在工作中和在社区中的活动，包括人们的日常生活活动能力，判断能力，与他人的交流能力，执行社会任务的能力，以及在经济上、社会上和职业上安排自己生活方式的能力。日常生活活动能力评定是了解患者肢体功能障碍情况。ADL 的评定对确定患者日常生活能否独立及独立的程度、判定预后、制定和修订治疗计划，评定治疗效果，安排返家或就业都十分重要。主要通过量表法来评定。

Barthel 指数是临床上应用最广泛、研究最多的 ADL 评定方法。包括进食、洗澡、穿衣、大便控制、小便控制、用厕、床椅转移、平地行走、上下楼梯等 10 项内容；根据是否需要帮助及帮助的程度将其分为 15、10、5、0 共 4 个等级，满分为 100 分；得分 >60 分表示有轻度功能障碍，能独立完成部分日常活动，需要一定帮助；60 ~ 41 分表示有中度功能障碍，需要极大的帮助才能完成日常生活活动；≤40 分表示有重度功能障碍，多数日常生活活动不能完成或需人照料。

二、肢体功能障碍的康复治疗

（一）感觉功能障碍的康复治疗

采用感觉重建方法（感觉再训练）治疗。通过用不同物体放在患者手中而不靠视力帮助，进行感觉训练。开始让患者识别不同形状、大小的木块，然后用不同织物来识别和练习，最后用一些常用的家庭器皿，如肥皂、钥匙、别针、汤匙、铅笔等来练习。

1. 早期训练　一旦患者对固定物体接触有感觉，应立即进行训练，如用手指接触一些钝性物体，先在直视下，然后在闭眼时练习。下一步进行对移动物体的感知训练；让患者先在直视下，以后在闭眼时接触、识别移动的物体。

2. 后期训练　在直视下或闭眼时触摸各种不同形状、大小和质地的物体，如硬币、纽扣、绒布、手表等常用物品，使患者能区分物品的大小、形状、重量、质地等；随着感觉功能的逐步好转，再进行功能性感觉能力训练，即日常生活活动和常用工具的操作训练。

（二）运动功能障碍的康复治疗

1. 治疗原则

（1）早期预防关节强直和畸形：肢体瘫痪后，关节活动受限，可使关节内和周围组织发生纤维性粘连，加上关节囊、韧带、肌腱、肌肉不能活动而挛缩，致使关节强直和畸形。因此，瘫痪肢体置于良好姿位，早期做关节被动活动，这样可防止关节畸形和保持关节的活动度。

（2）痉挛性瘫痪应用抗痉挛模式治疗：为了对抗痉挛常需要采用抗痉挛模式。①上、下肢的抗痉挛模式：患侧肩前挺及外旋，前臂伸展；手指伸展和外展，骨盆前挺伴下肢内旋；髋、膝关节屈曲，踝关节背曲。② 躯干的抗痉挛模式：为使患侧的躯干伸长，其方法是使头和躯干上部向对侧弯或使双肩对双髋做相对旋转以伸长痉挛的背肌。

（3）弛缓性瘫痪要用感觉刺激法予以促进：弛缓性瘫痪时可进行诱发运动治疗，其方法是在皮肤上行抚摩、轻扣，用按摩器给予皮肤按摩，用震动器给予振动或用电刺激等方法引起肌肉收缩。

（4）采用多种方式增加感觉输入以促进运动反应：增加感觉输入的常用方法有如下。① 患肢负重，由体重刺激压力感受器，这是良好的深压刺激；② 压缩患肢关节；③ 利用体重对软组织的压力，做翻身和桥式运动；④ 前庭刺激，采用摇椅来回摇动，重心改变而改变软组织压迫的力量；⑤ 用视、听弥补某感觉方面的缺陷。

（5）运动发育顺序和不同姿势反射水平进行训练：从翻身、俯卧、肘支撑俯卧、爬跪到站立，从翻身、坐位到站立。可根据患者的特点和复原情况，按顺序或越过一些阶段进行训练。

2. 物理因子治疗

（1）痉挛性瘫痪：应用痉挛肌电刺激疗法，以低频脉冲电流刺激痉挛肌的拮抗肌，引起拮抗肌收缩；或对痉挛肌进行强刺激引起痉挛肌强直收缩，诱发抑制，或先后对一对痉挛肌和拮抗肌进行刺激，通过肌梭和腱器官反射，发生交互抑制，即拮抗肌兴奋使痉挛肌抑制、松弛。

（2）弛缓性瘫痪：应用功能性电刺激、肌电生物反馈治疗等，提高神经、肌肉的兴奋性，促进肌肉收缩和恢复肌肉张力。

3. 运动疗法　放射性脑损伤瘫痪患者的康复治疗一般以运动疗法为主促进患者运动功能的恢复。对于下运动神经元损伤致瘫痪的患者应以肌力增强训练为主，而对于上运动神经元损伤致瘫痪的患者应改善运动模式，运用神经发育疗法加强功能活动。

（1）肌力增强训练：根据肌力评定等级选择合适的训练方法。① 肌力评定为0~1级时，采用被动运动训练，主要是康复治疗器械或按摩手法来进行对肌肉的刺激。② 肌力评定为1~2级时，采用助力运动训练，包括徒手助力运动和悬吊助力运动。③ 肌力评定为2~3级时，采用主动运动训练。④ 肌力评定为4~5级时，可进行抗阻训练。

（2）神经发育疗法：大量循证医学证明，神经损伤后特别是脑损伤后具有极大的功能重组的潜能，许多因素都可以影响到这种功能重组的可能性和可行性，其中康复的介入特别是早期、系统、长时间的康复治疗对这种功能重组具有重要的促进作用。神经发育疗法包括 Bobath 技术、Rood 技术、运动再学习技术、强制性使用技术和想象疗法。神经发育疗法的理论核心是运动发育的控制理论。根据 Horak 的运动控制理论，"正常运动控制是指中枢神经系统运用现有及以往的信息将神经能转化为动能并使之完成有效的功能活动"。

神经发育疗法的基本点：① 治疗原则，把神经发育学、神经生理学的基本原理和法则应用到脑损伤和周围神经损伤后运动障碍的康复治疗中。② 治疗对象，以神经系统作为治疗的重点对象，按照个体发育的正常顺序，通过对外周的良性刺激，抑制异常的病理反射和病理运动模式，引出并促进正躯干和肢体常的反射和建立正常的运动模式。③ 治疗目的，主张把治疗与功能活动特别是日常生活活动（ADL）结合起来，在治疗环境中学习动作，在实际环境中使用已经掌握的动作并进一步发展技巧性动作。④ 治疗顺序，按照近端→远端的顺序治疗，将治疗变成学习和控制动作的过程。在治疗中强调先做等长练习（如保持静态姿势），后做等张练习（如在某一姿势上做运动）；先练习离心性控制（如离开姿势的运动），再练习向心性控制（如向着姿势的运动）；先掌握对称性的运动模式，后掌握不对称性的运动模式。⑤ 各种治疗技术各有侧重点，在治疗中应用多种感觉刺激，包括躯体、语言、视觉等，并认为重复强化训练对动作的掌握、运动的控制及协调具有十分重要的作用。⑥ 工作方式，强调早期治疗、综合治疗以及各相关专业或人员的全力配合如物理治疗（physical therapy，PT）、作业治疗（occupational therapy，OT）、语言治疗（speech therapy，ST）、心理治疗以及社会工作者等的积极配合；重视患者及其家属的主动参与，这是治疗成功与否的关键因素。

（三）平衡功能障碍的康复治疗

平衡的控制是一种复杂的运动技巧，人体平衡的维持取决于以下几个方面：① 正常的肌张力，能支撑身体并能抗重力运动；② 适当的感觉输入，包括视觉、本体感觉及前庭的信息输入；③ 大脑的整合作用，对所接收的信息进行加工，并形成产生运动的方案；④ 交互神经支配或抑制，使人体能保持身体某些部位的稳定，同时有选择的运动身体的其他部位；⑤ 骨骼肌系统能产生适宜的运动，完成大脑所制定的运动方案。

平衡功能训练包括坐位和站立位平衡训练。例如偏瘫病人可利用视觉传入和健侧肢体的本体感觉传入，先进行充分的坐位平衡再学习训练；然后再进行站立平衡再学习训练，通过躯干重心向前、后、左、右移动进行躯干控制能力训练。

第七节 高压氧在治疗放射性脑损伤中的应用

急性放射性脑损伤主要表现之一为脑水肿，康复治疗以高压氧治疗为主。迟发性放射性脑损伤包括精神障碍、颅内压增高、认知障碍、构音障碍、吞咽障碍和肢体功能障碍，高压氧治疗一方面可降低颅内压，另一方面通过改善局部受损脑组织的供氧和供血，对神经元的保护作用及促进轴突和血管再生等途径，促进神经功能的恢复，从而改善患者的精神障碍、认知障碍及肢体功能障碍等。故高压氧治疗是放射性脑损伤康复治疗的重要方法之一。但需注意有癫痫发作的放射性脑损伤患者是高压氧治疗的禁忌证。

一、高压氧治疗定义

高压氧治疗（hyperbaric oxygen treatment，HBOT）是指机体在高于一个大气压的环境里吸入100%的氧治疗疾病的过程。

高压氧治疗作用的原理是提高肺泡气中的氧分压，使血液中的血红蛋白（haemoglobin，Hb）与氧迅速结合成 HbO_2，从而被输送到组织中。Hb 与 O_2 的结合是可逆的，其运输氧的速度，受血液氧分压的制约。在高压氧条件下，由于血液氧分压明显增高，组织中的氧分压随之显著增加，使组织的氧含量亦相应增加，组织内的氧储备量也相应增多，从而使损伤引起的一系列病理生理变化及时得到改善。高压氧治疗时，在 2.5 ~ 3.0ATA 高压氧下吸纯氧，使每 100mL 血液中溶解氧量从常压下吸收空气时的 0.3mL 提高到 5.6mL 以上，增加 17 ~ 20 倍；而动脉血氧分压从正常空气呼吸时的 100 × 133.32Pa，升至（1 770 ~ 2 160）× 133.32Pa。

注：ATA（atmosphere absolute）：在高压氧医学中气压治疗单位一般采用 ATA，是指以大气压为单位的气体总压力。

二、高压氧治疗放射性脑损伤的机制

（一）降低颅内压

高压氧治疗可减轻脑水肿，降低颅内压。在 2.0ATA 下吸纯氧颅内压可降低 36%，3.0ATA 下吸纯氧颅内压可降低40%。其主要机制如下。

1. 改善脑血管的痉挛状态，降低血管阻抗。

2. 平衡脑血流量。HBO对脑血流量的调节是正常部位脑血管血流量下降，而受损部位脑血管血流量增加；增加椎动脉供血量。

3. 增加血中氧的溶解量，加大脑组织氧的有效弥散半径；改善缺血缺氧组织的血供，增强微循环血液流变功能。

4. 脑组织代谢率，使乳酸含量减少，改善细胞内高渗状态，使脑含水量下降。

（二）神经元保护作用

放射线致中枢神经系统（CNS）损伤的重要机制之一是通过激活CNS中的小胶质细胞，并通过多种途径诱导神经元凋亡。CNS灰质中富含神经元胞体，而白质中主要以较能耐受缺血缺氧损伤的结缔组织和神经长突起为主；放射线诱导的白质的破坏可损伤白质中的神经纤维，而传入和传出神经纤维的破坏和断裂可诱发神经元胞体的程序性死亡。动物实验研究发现，在放射线致中枢神经损伤动物中，虽然损伤以白质严重，但激活的小胶质细胞却主要出现在灰质内，这可能与突触传递机制有关，即放射线除了对灰质的直接损伤外，还可通过白质中神经纤维的损伤参与灰质中的小胶质细胞激活。活化的小胶质细胞合成和分泌肿瘤坏死因子 - α（tumor necrosis factor - α，TNF - α）增多，诱发灰质神经元凋亡；另外，活化的小胶质细胞合成和分泌的其他多种神经毒性因子，也在神经元凋亡中起作用。在兔亚急性放射性脑损伤模型动物实验中已证实，高压氧治疗可降低小胶质细胞的活化程度，减少毒性因子的分泌，从而起到神经元保护作用。

有研究发现，高压氧可通过保存细胞线粒体的完整，并在此基础上阻止膜通透性转换孔（MPTP）的改变，以及改变某些凋亡基因的表达而下调线粒体介导的细胞凋亡，来达到对脑内细胞的保护作用。

（三）促进轴突、树突再生

过去人们一直认为神经细胞受损后不能再生，但近来研究证明任何原因引起的神经细胞损害，在一定条件下可以通过轴索发生新的侧支，建立新的室轴联合，使神经功能得以改善；而高压氧能促进轴突、树突再生，改善其功能。

动物实验发现，一定条件下的高压氧，对缺血缺氧的脑组织局部植入的神经元再生存在着区域性差异；即高压氧能通过促进脑内一定部位的外源性神经干细胞再生为神经元，这在一定程度上可弥补受损脑细胞的功能。

（四）对血管再生的促进作用

研究发现，胎盘生长因子（placenta growth factor，PLGF）有刺激缺血组织的血管再生的作用，而高压氧可通过促进PLGF的表达增加，在诱导的损伤血管再生中起重要的作用，在一定程度上实现对脑损伤的组织修复作用。

Shyu等研究发现，2.5ATA高压氧治疗可显著增加PLGF蛋白和mRNA的表达。高压氧可增加活性氧簇的产生，显著增加骨髓间充质干细胞（mesenchymal stem cell，MSCs）的形成和迁移；MSCs具有对损伤组织修复的能力，其在一定环境下具有分化为骨细胞、神经前体细胞、肌细胞以及内皮细胞等的潜能。说明，高压氧治疗可通过氧应激的相关路径，诱导了人骨髓来源的MSCs中PLGF的表达，这就为损伤脑组织中神经、血管组织的修复提供了一个必要的条件。

（五）降低脑内炎症反应引起的继发损伤

放射线引起中枢神经损伤时小胶质细胞从静息状态迅速激活并增殖，也可能是损伤后炎症反应的启动因素。这些激活的小胶质细胞除了发挥吞噬损伤坏死细胞残骸的功能外，还可能通过合成和分泌细胞因子、自由基、谷氨酸等神经元毒性因子，引起继发损伤。高压氧可降低放射线损伤诱发的小胶质细胞增殖反应，从而降低脑内炎症反应引起的继发损伤。

三、高压氧治疗放射性脑损伤的方法和疗程

医用高压氧舱以加压介质分两种。

1. 纯氧舱　用纯氧加压，稳压后病人直接呼吸舱内的氧。优点：体积小，价格低，易于运输，很受中小医院的欢迎。缺点：加压介质为氧气，极易引起火灾，进舱人员必须穿着全棉衣物进舱；一次治疗一般只允许一个病人进舱治疗，医务人员一般不能进舱，一旦舱内有情况，难以及时处理，不利于危重和病情不稳定病人的救治。

2. 空气加压舱　用空气加压，稳压后根据病情，病人通过面罩、氧帐，直至人工呼吸吸氧。优点：安全；体积较大，一次可容纳多个病人进舱治疗，治疗环境比较轻松；允许医务人员进舱，利于危重病人和病情不稳定病人的救治；如有必要可在舱内实施手术。缺点：体积较大，运输不便，价格昂贵。

方法：患者进舱，升压时间约20min；稳压为2.0ATA，40min；后减压时间约20min；患者进舱。每天1次，10天为1个疗程，共治疗2~5个疗程，每个疗程之间休息5~10天。

高压氧对放射性脑损伤的治疗作用，部分学者抱怀疑态度，也有学者认为高压氧治疗本身可加重脑损伤。但总结有关动物实验文献发现，认为高压氧治疗加重脑损伤的实验组在设计实验时，多为分割剂量的多次照射，期间进行高压氧治疗。故有学者建议在放射治疗完成疗程后再进行高压氧治疗，但间隔时间也不宜太长，否则造成的损伤也不易修复。高压氧治疗对放射性脑损伤的治疗作用、机制和具体方法，还有待进一步研究。

（伍少玲　马　超）

参 考 文 献

1. 卓大宏. 中国康复医学. 北京：华夏出版社，2003
2. 燕铁斌. 现代康复治疗学. 广州：广东科技出版社，2004
3. 燕铁斌. 实用瘫痪康复. 北京：人民卫生出版社，2010
4. 窦祖林. 吞咽障碍评估与治疗. 北京：人民卫生出版社，2009
5. 缪鸿石. 康复医学理论与实践. 上海：上海科学技术出版社，2000
6. 李胜利. 语言治疗学. 北京：人民卫生出版社，2008
7. 朱红胜. 兔亚急性放射性脑损伤模型和早期高压氧治疗疗效研究（博士论文）. 华中科技大学，2007
8. Murry T, Carrau RL. Clinical management of swallowing disorders. San Diego：Plural Publishing Inc，2006
9. Shi XY, Tang ZQ, Sun D, et al. Evaluation of hyperbaric oxygen treatment of neuropsychiatric disorders following traumatic brain injury. Chin Med J, 2006, 119：1978~1982
10. Carmel L. Scientific thinking in speech and language therapy. Mahwah：Lawrence Erlbaum Associates，2002

第十九章　鼻咽癌患者放疗后生存质量调查

第一节　影响鼻咽癌患者放疗后生存质量的因素

生存质量（quality of life，QOL）也被称为生命质量或生活质量，这一概念是在 20 世纪 50 年代由美国的经济学家 Calbraith 提出，而将生存质量应用于个体或群体的评价则是在 1976 年由 Briestman 开始。随着医学模式由生物医学向生物－心理－社会医学转变，由此产生了与新的医学模式相适应的一类新的健康指标评价体系，即生存质量。

随着放射治疗技术的不断改进，鼻咽癌的 5 年生存率已达 50% 以上，伴随着生存期的延长，如何提高生活质量，降低鼻咽癌放射治疗后急性以及迟发性神经系统损伤的各种并发症已经成为越来越迫切的问题。影响鼻咽癌患者放射治疗后生存质量的主要因素包括以下几个方面。

一、肿瘤本身的影响

由于目前对肿瘤研究较为深入，临床诊断技术日益完善，癌症患者的存活率、治愈率也显著增加，故癌症患者的心理反应日益受到临床医生注意。鼻咽癌作为头颈部常见的恶性肿瘤之一，早期较难发现，其恶性程度较高，对患者来说是一个严重的负性生活事件，患者将会出现明显的焦虑及抑郁反应，进而影响到疾病的预后和转归，降低患者生存质量。多项调查研究显示鼻咽癌组抑郁、焦虑总分均值、阳性率均明显高于一般人群，存在较多的心理社会问题，其中以焦虑更为明显。抑郁主要表现为社会交往能力差，社交欲望低，且有较强的自卑心理；焦虑主要表现为对治疗不放心，担心复发或出现远处转移，处于焦虑不安的状态。

鼻咽癌患者具有癌症病人普遍心理，其心理反应轻重程度与患者基本健康状况、个性特征、病情严重程度、对预后的判断及患者对癌的认识了解程度等因素有关。不同患者的心理反应可有不同类型。肿瘤本身的发展或并发症所引起的心理反应，对癌的恐惧使他们的生活遭到相当大的破坏，感到万念俱灰、丧失希望。轻者抑郁寡欢、沉默寡言；重者消极厌世，只有等待死亡，甚至采取自杀行为。Hotopf 等报告癌症患者焦虑、抑郁发生率为 5% ~ 35%，追踪结果显示，焦虑与抑郁发展趋势不一，纵向研究发现癌症患者 1 年后心理健康状况下降，指出癌症患者诊断后 1 年是心理敏感时期，容易发生精神障碍。Schussler 等认为心理因素能够使机体免疫功能下降，促进肿瘤的发展。重视肿瘤患者治疗结束后的心理障碍，对改善肿瘤患者生活质量、提高生存率有重要作用。

患者得知患有肿瘤后，其心理反应一般可分为 3 个阶段。① 情绪休克期：此期短暂，为时数日或数周，有不同程度的"情绪休克"、"不相信"、"不听话"、否认态度、抗议与愤怒，继而出现抑郁、恐惧、紧张或食欲和睡眠障碍。② 求索与退缩期：患者千方百计求索民间治疗方案，以求生存希望，做一些不切实际的工作计划或治疗方案；逐渐终止自己对家庭与社会的义务，专注自己的生活。③ 知命与平静期：患者能冷静地面对即将发生的事实，心境平静，治疗合作，轻度抑郁、焦虑，晚期处于消极被动应付，处于无望及无助状态。

二、放射治疗的影响

鼻咽癌的放射治疗也会引起患者的心理反应。肿瘤治疗多数是破坏性的，不少患者对抗癌治疗怀有恐惧心理，加上对放射治疗缺乏常识，惧怕放射线对人体的伤害，随着放射剂量增加，局部出现反应，尤其是口腔黏膜糜烂、疼痛和进食困难，患者就会产生抗拒心理，悲观失望，甚至放弃放射治疗。这些都影响到患者心理调节能力和应对能力，增加患者在患病过程中的压力，影响其遵医行为，从而影响其躯体功能恢复和生存质量。有研究发现无论在放疗前、放疗中及放疗后对患者进行心理干预都可以帮助患者有效面对鼻咽癌诊断和治疗所带来的影响，使其躯体和心理发生积极的变化。在进行心理干预后焦虑、抑郁评分均明显低于干预前，说明采取心理干预可帮助鼻咽癌患者对放疗建立正确的认知，从而减轻患者的心理压力，使患者保持良好的心理状态，对其康复及预后都有重要意义。

影响到肿瘤放射治疗患者生存质量的因素，在生理领域方面主要包括：有放射性中耳炎、口干、鼻塞及斜方肌、胸锁乳突肌、舌肌、咀嚼肌纤维化等后遗症，放射性脑损伤是鼻咽癌放射治疗后较为严重的并发症。较多研究报道放射性脑损伤的发生率随病人的生存时间延长而上升，随照射剂量和照射次数的增加而增加，患者神经系统最常见为后组颅神经受损，其主要症状表现为真性球麻痹，出现声音嘶哑或言语欠清、吞咽困难、饮水呛咳，严重者导致反复发生吸入性肺炎。

大部分病人出院后往往认为疾病已经治愈，忽视了疾病之后可能出现的不良反应，对口腔卫生、张口功能锻炼、颈部活动等康复训练的重要性认识不足，故出院后常常出现口腔溃疡、张口受限、颈部活动受限等后遗症。特别是居住在农村、文化程度较低的患者，对于张口训练及颈部锻炼都缺乏相应的重视，从而导致放射性损伤引起的躯体症状的加重。

三、社会与环境因素的影响

在社会及环境关系方面，家庭的支持可缓解患者的抑郁、焦虑情绪，增强治疗信心。重视对患者家属（尤其是配偶）的情感支持方面的指导教育，使其家属能精心照料患者，减轻患者的各种负性情绪。社会的支持可给患者心理安慰，从而减轻其孤独无助感，树立治愈疾病的信心。社会支持是一个多维的概念，包括对患者情感支持、信息支持、时机支持3个方面。医务人员和患者家属可根据患者的喜好、宗教信仰、社会交际、生活习惯等制订一个周末的生活计划，让亲朋好友以及患者的同事等社会资料也参与进来，按正常的工作、学习、生活方式为患者提供足够的人性化社会支持，让患者能体会到自己仍处于一个和谐、平稳、有规律的生活轨迹当中。也有研究表明文化程度影响到生存质量，文化主要因为大学文化以上患者大多生活在城市、经济和医疗条件相对优越，能及早发现疾病、治疗和随访，减少了放疗后并发症的发生；大学文化以上患者自我保健意识较高，在医生的指导下，主动积极地进行并发症的防治；并且这些患者在治疗后大多继续工作，有较多机会参与娱乐，精神生活丰富；同时医生的指导也对患者的生活质量起到重要作用，医务人员指导患者行张口锻炼及颈部锻炼，以防张口困难及颈部纤维化。姜春秋等使用 logistic 回归方法分析了心理社会因素对鼻咽癌的影响，得出 5 个变量对鼻咽癌康复和转归有显著性影响（$P < 0.05$），依次为嗜烟习惯、家用燃料种类、爱生闷气、病后情绪低落恐惧和病后得不到亲人关照和心理满足。防感冒、及时处理面颈部蜂窝织炎，放射性中耳炎及副鼻窦炎等都在一定程度上减少或减轻部分放射损伤，提高了患者生活质量；医务人员也可协助组织病友会使得患者得到家庭、集体和社会的帮助和关怀，保持精神和心理健康。因

此临床医务人员要主动适应生物－心理－社会医学模式，重视不良心理社会因素对患者内在的伤害和精神影响。

第二节　鼻咽癌患者放疗后生存质量调查量表

按照世界卫生组织（World Health Organization，WHO）的定义，与健康有关的生存质量是指不同文化和价值体系中的个体对与他们的目标、期望、标准以及所关心的事情有关的生存状况的体验。这是一个内涵广泛的概念，它包含了个体的身体功能、心理状态、独立能力、社会关系、个人信仰和与周围环境的关系，在这个定义之下生存质量主要指个体的主观评价，这种对自我的评价是植根于所处的文化社会环境之中的。

WHOQOL-100 和 WHOQOL-BREF 是 WHO 根据上述生存质量的概念研制的用于测定生存质量的量表。WHOQOL-100 是在近 15 个不同文化背景下经数年的通力协作研制而成的，并已在 37 个地区中心进行了考核。它含有 100 问题，有相应的 29 种语言版本在世界各地使用。WHOQOL-BREF 是在 WHOQOL-100 基础上研制的简化量表，它包含了 26 条问题条目。以下分别具体叙述 2 个量表的组成与应用。

一、WHOQOL-100 量表

WHOQOL-100 量表是 WHO 在 15 个国际研究中心（美国、英国、俄罗斯、泰国等）历时多年发展出的一份多国家地区、多种文化背景的人参与合作，并可做跨文化比较研究的测量生存质量的工具。通过"立项"、"组织团队"、"先导研究"、"基地研究"等过程后逐渐形成 WHOQOL-100。先导研究中采用了 236 个核心问题条款，发展成 100 个核心问题条款，最终划归为一个层面，用于检验总体生存质量和整体健康感知觉。另有 24 个层面最初分为 6 大类：身体功能、心理状况、独立能力、社会关系、生活环境、宗教信仰与精神寄托。

到目前为止，世界上已研制了 WHOQOL-100 的 29 种不同语言版本。中文版已经由中山大学医学院统计学教研室方积乾教授及其研究团队翻译并完成准确性和灵敏度相关研究。其他语言版本的研制工作仍在进行中。本量表中的问题及格式原则上不能改动。本量表中的问题按回答的格式分组，有关本国特点的内容附加在量表的末尾，而不能加在量表中间。

（一）量表的结构

WHOQOL-100 测定的内容涉及生存质量的 24 个方面，每个方面含有 4 个问题。每个问题的编码格式是"F×·×"，其中"F×"表示问题所属的方面，"×"表示该方面的问题序号。例如"F7·2"表示第 7 方面的第 2 个问题；另外，再加上 4 个有关总体健康和总体生存质量的问题（其编码分别是 G1、G2、G3、G4），共计 100 个问题。

（二）量表的填写

在进行生存质量调查时，假如回答者有足够的能力阅读量表，应有其本人填写或回答。否则，可由访问者帮助阅读或填写。在 WHOQOL-100 量表的封面上印有有关填写本量表的详细说明，当访问员帮助填写的时候，应该把该说明读给被调查者听。

（三）量表使用的范围和时间框架

量表用于评价回答者所生活的文化和价值体系范围内的与他们的目标、期望、标准以及所关心的事情有关的生存状况。

WHOQOL 量表测定的是最近 2 周的生存质量的情况。但是在实际工作中，根据工作的不同阶段的特殊性，量表可以考察不同长度的时间段的生存质量。如评价一些慢性疾病如关节炎、腰背痛患者的生存质量，可调查近 4 周的情况。在接受化疗的病人的生存质量评价中，主要根据所要达到的疗效或产生的副作用来考虑时间框架。

（四）量表的计分

WHOQOL-100 能够算得 6 个领域、24 个方面以及一个评价一般状况的生存质量的评分。6 个领域是指生理、心理、独立性、社会关系、环境和精神/宗教信仰。各个领域和方面的得分均为正向得分，即得分越高，生存质量越好。我们并不推荐将量表所有条目得分相加计算总分。考察一般健康状况和生存质量的 4 个问题条目（G1、G2、G3、G4）的得分相加，总分作为评价生存质量的一个指标。量表所包含的领域及方面见表 19 - 2 - 1。

表 19 - 2 - 1　QOL-100 量表的结构

Ⅰ. 生理领域（PHYS）

 1. 疼痛与不适（pain）

 2. 精力与疲倦（energy）

 3. 睡眠与休息（sleep）

Ⅱ. 心理领域（PSYCH）

 4. 积极感受（pfeel）

 5. 思想、学习、记忆和注意力（think）

 6. 自尊（esteem）

 7. 身材与相貌（body）

 8. 消极感受（neg）

Ⅲ. 独立性领域（IND）

 9. 行动能力（mobil）

 10. 日常生活能力（activ）

 11. 对药物及医疗手段的依赖性（medic）

 12. 工作能力（work）

Ⅳ. 社会关系领域（SOCIL）

 13. 个人关系（relat）

 14. 所需社会支持的满足程度（supp）

 15. 性生活（sex）

续表

Ⅴ. **环境领域（ENVIR）**
16. 社会安全保障（safety）
17. 住房环境（home）
18. 经济来源（finan）
19. 医疗服务与社会保障；获取途径与质量（servie）
20. 获取新信息、知识、技能的机会（inform）
21. 休闲娱乐活动的参与机会与参与程度（leisur）
22. 环境条件（污染/噪声/交通/气候）（envir）
23. 交通条件（transp）
Ⅵ. **精神支柱/宗教/个人信仰（DOM6）**
24. 精神支柱/宗教/个人信仰（spirit）

目前，WHOQOL-100 已经成为标准的生存质量评估工具。它的国际化和多文化层面使它可靠性和有效性俱佳，已被全世界各地广泛使用。

二、WHOQOL-BREF 量表

虽然 WHOQOL-100 能够详细地评估与生存质量有关的各个方面，但是有时量表显得冗长。例如，在大型的流行性病学研究中，生存质量是众多感兴趣的变量之一。此时，如果量表比较简短、方便准确，研究者更愿意把生存质量的测定纳入研究。基于此目的，世界卫生组织发展了世界卫生组织生存质量测定量表简表（WHOQOL-BREF）。

世界卫生组织生存质量测定量表编制小组成员一致认为简表应该保留量表的全面性，简表应包括生存质量有关的各个方面的至少一个问题。首先，每个方面的最一般性问题（即与总分相关最高者）被选入简表。专家小组对被选入的问题考察其代表性，分析它们是否具有较好的结构效度。结果在被选入的 24 个问题中，6 个问题被剔除，由另 6 个问题替代。环境领域的 3 个问题由于它们与心理领域高度相关而被替换掉。另外还有 3 个问题被替换，因为发现它们所属方面的其他问题能够更好地解释相应方面的概念。最后形成了世界卫生组织生存质量测定量表简表（WHOQOL-BREF），见表 19-2-2。

表 19-2-2　QOL-BREF 的结构

生存质量测定量表简表

（QOL-BREF）

姓名：　　　　　　　　　　　　　　填表日期：

有关您个人的情况

1. 您的性别？　　　　男　　　　　　　　　女

2. 年龄？

3. 您的出生日期？　　　　　年　　月　　日

4. 您的最高学历是：　小学　初中　高中或中专　大专　大学本科　研究生

5. 您的婚姻状况？　　　未婚　　已婚　　同居　　分居　　离异　　丧偶

6. 现在您正生病吗?　　　　是　　　　　　　否

7. 目前您有什么健康问题?　　　_____

8. 您的职业是

　　　工业　　　农民　　　行政工作者　　　服务行业　　　知识分子　　　其他

填表说明:

　　这份问卷是要了解您对自己的生存质量、健康状况以及日常活动的感觉如何,请您一定回答所有问题。如果某个问题您不能肯定如何回答,就选择最接近您自己真实感觉的那个答案。

　　所以问题都请您按照自己的标准、愿望,或者自己的感觉来回答。注意所有问题都只是您最近两星期内的情况。

例如:您能从他人那里得到您所需要的支持吗?

根本不能	很少能	能(一般)	多数能	完全能
1	2	3	4	5

　　请您根据两周来您从他人处获得所需要的支持的程度在最适合的数字处打一个✓,如果您多数时候能得到所需要的支持,就在数字"4"处打一个✓,如果根本得不到所需要的帮助,就在数字"1"处打一个✓。

　　请阅读每一个问题,根据您的感觉,选择最适合您情况的答案:

1.(G1)您怎样评价您的生存质量?

很差	差	不好也不差	好	很好
1	2	3	4	5

2.(G4)您对自己的健康状况满意吗?

很不满意	不满意	既非满意也非不满意	满意	很满意
1	2	3	4	5

下面的问题是关于两周来您经历某些事情的感受

3.(F1.4)您觉得疼痛妨碍您去做自己需要做的事情吗?

根本不妨碍	很少妨碍	有妨碍(一般)	比较妨碍	极妨碍
1	2	3	4	5

4.(F11.3)您需要依靠医疗的帮助进行日常生活吗?

根本不需要	很少需要	需要(一般)	比较需要	极需要
1	2	3	4	5

5.(F4.1)你觉得生活有乐趣吗?

根本没乐趣	很少有乐趣	有乐趣(一般)	比较有乐趣	极有乐趣
1	2	3	4	5

6.(F24.2)您觉得自己的生活有意义吗?

根本没意义	很少有意义	有意义(一般)	比较有意义	极有意义
1	2	3	4	5

7.(F5.3)您能集中注意力吗?

根本不能	很少能	能(一般)	比较能	极能
1	2	3	4	5

8.(F16.1)日常生活中您感觉安全吗?

根本不安全	很少安全	安全(一般)	比较安全	极安全
1	2	3	4	5

9.（F22.1）您的生活环境对健康好吗？

根本不好	很少好	好（一般）	比较好	极好
1	2	3	4	5

下面的问题是关于两周来您做某些事情的能力

10.（F2.1）您有充沛的精力去应付日常生活吗？

根本没精力	很少有精力	有精力（一般）	多数有精力	完全有精力
1	2	3	4	5

11.（F7.1）您认为自己的外形过得去吗？

根本过不去	很少过得去	过得去（一般）	多数过得去	完全过得去
1	2	3	4	5

12.（F18.1）您的钱够用吗？

根本不够用	很少够用	够用（一般）	多数够用	完全够用
1	2	3	4	5

13.（F20.1）在日常生活中您需要的信息都齐备吗？

根本不齐备	很少齐备	齐备（一般）	多数齐备	安全齐备
1	2	3	4	5

14.（F21.1）您有机会进行休闲活动吗？

根本没机会	很少有机会	有机会（一般）	多数有机会	完全有机会
1	2	3	4	5

15.（F9.1）您行动的能力如何？

很差	差	不好也不差（一般）	好	很好
1	2	3	4	5

下面的问题是关于两周来您对自己日常生活各个方面的满意程度

16.（F3.3）您对自己的睡眠情况满意吗？

很不满意	不满意	既非满意也非不满意	满意	很满意
1	2	3	4	5

17.（F10.3）您对自己做日常生活事情的能力满意吗？

很不满意	不满意	既非满意也非不满意	满意	很满意
1	2	3	4	5

18.（F12.4）您对自己的工作能力满意吗？

很不满意	不满意	既非满意也非不满意	满意	很满意
1	2	3	4	5

19.（F6.3）您对自己满意吗？

很不满意	不满意	既非满意也非不满意	满意	很满意
1	2	3	4	5

20.（F13.3）您对自己的人际关系满意吗？

很不满意	不满意	既非满意也非不满意	满意	很满意
1	2	3	4	5

21.（F15.3）您对自己的性生活满意吗？

很不满意	不满意	既非满意也非不满意	满意	很满意
1	2	3	4	5

22.（F14.4）您对自己从朋友那里得到的支持满意吗？

很不满意	不满意	既非满意也非不满意	满意	很满意
1	2	3	4	5

23.（F17.3）您对自己居住地的条件满意吗？

很不满意	不满意	既非满意也非不满意	满意	很满意
1	2	3	4	5

24.（F19.3）您对得到卫生保健服务的方便程度满意吗？

很不满意	不满意	既非满意也非不满意	满意	很满意
1	2	3	4	5

25.（F23.3）您对自己的交通情况满意吗？

很不满意	不满意	既非满意也非不满意	满意	很满意
1	2	3	4	5

下面的问题是关于两周来您经历某些事情的频繁程度

26.（F8.1）您有消极感受吗？（如情绪低落、绝望、焦虑、忧郁）

没有消极感受	偶尔有消极感受	时有时无	经常有消极感受	总是有消极感受
1	2	3	4	5

此外，还有三个问题

27. 家庭摩擦影响您的生活吗？

根本不影响	很少影响	影响（一般）	有比较大影响	有极大影响
1	2	3	4	5

28. 您的食欲怎么样？

很差	差	不好也不差	好	很好
1	2	3	4	5

29. 如果让您综合以上各方面（生理健康、心理健康、社会关系和周围环境等方面）给自己的生存质量打一个总分，您打多少分？（满分为100分）＿＿＿＿＿分

您是在别人的帮助下填完这份调查表的吗？　　　　是　　　　　　否

您花了多长时间来填完这份调查表？　　　　（　　　　）分钟

您对本问卷有何建议：

感谢您的帮助！

对简表进行信度、效度等计量心理指标考核，发现简表具有较好的内部一致性、良好的区分效度和结构效度。简表各个领域的得分与 WHOQOL-100 量表相应领域的得分具有较高的相关性，Pearson相关系数最低为 0.89（社会关系领域），最高等于 0.95（生理领域）。

（一）量表的结构

本量表中问题的顺序、说明和格式原则上不能改动。本量表中的问题按回答的格式而分组。两种

量表（WHOQOL-100 和 WHOQOL-BREF）中的问题编号是相同的，以便于两种版本中同一项目之间相互比较。

（二）量表的填写

假如回答者有能力阅读本表，应由其本人填写或回答。否则，可由访问员帮助阅读或填写。在 WHOQOL-BREF 量表的第 2 页上印有有关填写本量表的详细说明和举例，当访问员帮助填写的时候，应该把该说明读给回答者听。

（三）量表的使用范围和时间框架

量表用于评价回答者所生活的文化和价值体系范围内的与他们的目标、期望、标准以及所关心的事情有关的生存状况。基本上同 WHOQOL-100 一致。

（四）WHOQOL-BREF 量表的计分

此量表能够产生四个领域的得分。量表包含两个独立分析的问题条目：问题 1（G1）询问个体关于自身生存质量的总的主观感受，问题 2（G4）询问个体关于自身健康状况的总的主观感受。领域得分按正向记（即得分越高，生存质量越好）。领域得分通过计算器所属条目的平均分再乘以 4 得到，结果与 WHOQOL-100 的得分具有可比性。

总之，WHOQOL-BREF 在测量与生存质量有关的各个领域的得分水平上能够替代 WHOQOL-100。它提供了一种方便、快捷的测定工具，但是它不能测定每个领域下各个方面的情况。因此，在选择量表时，综合考虑量表的长短和详细与否是最关键的。

第三节　鼻咽癌患者放疗后生存质量现状

目前鼻咽癌的治疗以放射治疗为主，常规放疗的 5 年生存率为 50% 左右。同时放疗可引起相关功能下降，对患者的心理和社会生活带来巨大的影响。

在过去对患者生活状况的评价是以客观指标为评价标准，以医生为观察者，而忽视了患者的主观感受。国外 Lovell SJ 等人调查结果显示：鼻咽癌患者放射治疗，主要影响表现在患者唾液、耳部症状、咀嚼及鼻部症状，这是临床医生最常见的鼻咽癌放疗后患者的主诉；而说话、肩部功能、疼痛和焦虑则相对少见，关于"说话"，只有少数患者因为环杓关节纤维化、迷走神经以及软腭纤维化僵硬分别造成声嘶或开放性鼻音，出现明显临床症状。黎燕宁等人调查显示在反映总体情况的 3 项问题中，约有一半左右的患者回答"有些差"或"一般"，认为患病后长期或短期内的生活质量不尽满意，再次说明放疗对生活质量的负面影响。而另外有研究表明，在进行患者自评生活状况"很满意"和"比较满意"的竟然达到了 99.1%，因此有学者认为是患者进行了自我心理调适，患了不治之症的人，能活数年已经不错了，对生活质量的需求自然降低，因而有了上述的结果。

笔者所在医院收集自 2003 年 1 月至 2004 年 1 月在门诊和住院部的鼻咽癌患者放射治疗出现放射性脑损伤现诊患者 42 例，随机分为治疗组和对照组，治疗组男 15 例，女 5 例，平均年龄 44±7 岁，平均起病时间 32±40 月，治疗前平均总病程 11±7 月。对照组男 17 例，女 5 例，平均年龄 52±7 岁，平均起病时间 36±52 月，治疗前平均总病程 13±15 月。针对上述病人使用 LENT/SOMA 分级表进行头痛评级和神经功能障碍评级，同时对现诊病例组和对照组使用世界卫生组织生存质量测定量表 - BREF（WHOQOL-BREF）进行现场或电话方法分级评定，分析放射性脑损伤的头痛症状、神经功能障碍及球麻痹症状与 WHOQOL-BREF 的相关性，并与正常人群生存质量数据进行对比。研究结果发现，病例治疗组与病例对照组的生存质量评定（WHOQOL-BREF）各领域评分和总的健康、生活评分显示，病例治疗组在社会关系领域、总的健康和总的生活评分方面低于病例对照组，两组在生理、心理、环境领域评分比较无统计学差异；对病例治疗组与文献提供的一般人群对照进行统计学分析发现，病例治疗组在生理、心理、社会关系、总的生活和总的健康评分方面均低于一般人群，仅在环境领域评分方面比较无统计学差异。

此外，将现诊病例组生存质量的各个领域与 LENT/SOMA 头痛分级、神经功能障碍分级和球麻痹症状进行相关分析结果发现，头痛分级与生活质量生理领域评分呈负相关，神经功能障碍分级与生活质量生理领域、总的生活和健康评分呈负相关。在单程放疗和再程放疗方面，研究结果也显示，再程放疗组较单程放疗组在总的健康、总的生活评分及生理、心理方面评分低，提示了再程放疗后生存质量下降较单程放疗更为明显。在所有放射性脑损伤患者症状当中，占据前 3 位为球麻痹症状、神经功能障碍及头痛，这些是 LENT/SOMA 量表中可较客观评估的脑损伤症状。其中球麻痹（包括声嘶或言语欠清、吞咽困难、饮水呛咳、咽反射减弱、软腭提升欠佳）远高于其他症状，因大脑、脑干后组颅神经受损均可导致球麻痹。球麻痹患者言语、吞咽、口腔食物搅拌等重要生理功能严重障碍，经治疗后效果欠佳，可频发吸入性肺炎或间质性肺炎而需多次住院加重患者经济及身心负担，生活质量明显下降。目前医务人员对患者的躯体症状较为重视，在住院期间使用糖皮质激素、神经营养药物及对症治疗后上述症状可有缓解。

另外，社会关系在生存质量评定中反映为人际关系、性生活和朋友支持 3 个方面，由于球麻痹患者进食和与他人言语交流受到明显影响，更易出现自我评价过低、人际交往减少等现象。并且患者在肿瘤治疗期间心理压力、经济负担较大，这些都将影响到患者生存质量。随着医学模式的改变，医务人员对患者心理反应越来越重视，在放疗期间医务人员对放疗知识的讲解，消除患者对放疗的恐惧，同时对患者进行心理疏导，再充分利用家庭及社会相关成员，鼓励患者，使患者从失望的情绪中走出来，减轻因恐惧癌症而缠上的焦虑、抑郁心理，提高患者治疗的依从性。

第四节　对策和展望

医学的不断发展总是为了一个共同的目标，治愈疾病，减少疾病带来的痛苦。对于癌症这个顽疾，目前主要目的是降低肿瘤的发病率，提高癌症的 5 年生存率，缓解症状，延长生命，并提高生活质量。在不断探索研究中寻找合适的治疗方法，在延长病人生命的同时，还需要考虑到病人的生活质量，真正达到身心健康。

目前常规使用的低 LET 射线，其物理作用有一定的限度。虽然 CT、MRI 提高了鼻咽癌咽旁间隙受侵的检出率，但徒然增加照射剂量或照射体积并不能相应提高疗效，这可能也是近 20 年来鼻咽癌的生存率无明显提高的原因之一。而放射性脑损伤却影响了患者的生存质量，在研究如何提高鼻咽癌疗效的同时应注意影响放射性脑损伤的有关因素，在照射技术上采取相应的措施如外照射辅以后装腔内治疗，低熔点铅挡块技术的应用等，避免颞叶、脑干受量过高。目前国际上正在研究发展的新设备、新技术如"多叶光栅"、"强度调节适形放疗"将能更好地把高剂量照射体积的形状与肿瘤靶区体积的形状完全吻合，从而更有效地降低靶区周围正常组织的剂量。因为放射性脑损伤与射线的直接损害及血管的放射性损伤有关。由于电离辐射引起的生物效应是一个非常复杂的过程，一定的辐射剂量所产生的生物效应受许多因素影响，其影响因素还应考虑脑组织的放射敏感性和放射损伤的修复能力存在个体差异问题。

癌症康复的目标是使患者能根据疾病及其治疗的影响恢复尽可能正常的生活，并对生活质量而不仅仅是对生存与否加以注意。对生活质量的评价，不仅仅是对身体状况的评价，而要融入心理承受能力的评价。因此，为了使癌症病人获得良好的康复，有一个良好的生活质量，我们的工作不仅仅要围绕着患者的身体疾病，而且要介入其心理的治疗，让他们了解疾病的治疗可能带来的副作用和后遗症，帮助他们树立坚强的信念，面对和承担治疗带来的副作用和后遗症。身体治疗、心理治疗各方面相互配合，使患者尽可能地获得相对好的存活质量。

同时在社会支持方面，充分利用家庭及社会相关人士，组织病友会使患者得到家庭、集体和社会的帮助和关怀，鼓励患者，使患者从失望的情绪中走出来，使其能够保持精神和心理健康。

相信随着现代医疗技术的日益发展，以及现代医学模式的转变，鼻咽癌患者放射治疗后的生存质量将会大大提高。

（冀二妮　李　艺　邢诒刚）

参 考 文 献

1. 张晋碚，韩自力. 鼻咽癌病人的心理症状及特点分析. 中国慢性病预防与控制，2000，8：76～78

2. 姜春秋，李安明，刘元清. 鼻咽癌病人心理社会因素多变量分析. 武汉大学学报·医学版，2001，22：32～34

3. 李坚，王仁生. 鼻咽癌患者放疗后并发症及其改善措施. 中国肿瘤临床与康复，2004，29：314～315

4. 周永，唐安洲. 鼻咽癌放疗后鼻窦炎的临床观察. 实用癌症杂志，2002，17：63～65

5. 郝元涛，方积乾. 世界卫生组织生存质量测定量表中文版介绍及其使用说明. 现代康复，2000，4：1127～1129

6. Hotopf M, Chidgey J, Addington-Hall J, et al. Depression in advanced disease: a systematic review Part1. Prevalence and case finding. Palliat Med, 2002, 16: 81~97

7. Schussler C, Schubert C. The influence of psychosocial factors on theimmune systerm（psychoneuroimmunology）and their role for the in accidence and progression of cancer. Z PsychosomMed Psychother, 2001, 47: 6~14

8. Robin P, Constine L, Fajardo L, et al. Overview: Late effects of normal tissues（LENT）scoring system. Int J Radiation Oncology Biol Phys, 1995, 31: 1041~1042

9. Denis F, Garaud P, Bardet E, et al. Late toxicity results of the GORTEC 91 –01 randomized trial comparing radiotherapy with concomitant radiochemotherapy for advanced-stage oropharynx carcinoma: Comparison of LENT/SOMA, RTOG/EORTC, and NCI-CTC scoring systems. Int J Radiation Oncology Biol Phys, 2003, 55: 93~98

第二十章　鼻咽癌放疗后放射性神经损伤的护理

　　鼻咽癌患者接受放射治疗后往往会出现各种放射反应与损伤，临床上常表现为精神心理障碍、球麻痹、语言功能障碍、感觉障碍、肢体乏力、头晕头痛、皮肤及口腔黏膜损伤等症状，其发生率极高。给予良好的整体护理可增强患者康复的信心，减少患者发生误吸、口腔感染、肺部感染、营养不良、皮肤黏膜感染等不良并发症，对患者生活质量的提高有明显帮助。

第一节　常见的护理问题

一、心理障碍

　　鼻咽癌肿瘤患者得知患肿瘤后难以接受疾病，身心承受了较大的痛苦与磨难，本身存在着不同程度的恐惧心理，对癌的恐惧使他们的生活遭到相当大的破坏，感到万念俱灰、丧失希望。轻者抑郁寡欢、沉默寡言；重者消极厌世，只有等待死亡，甚至采取自杀行为，癌症患者焦虑、抑郁发生率为5%～35%。鼻咽癌治疗过程中也会引起患者的心理反应，肿瘤治疗多数是破坏性的，不少患者对抗癌治疗怀有恐惧心理，加上对放射治疗缺乏常识，惧怕放射线对人体的伤害，随着放射剂量增加，局部出现反应，尤其是口腔黏膜糜烂、疼痛和进食困难，患者就会产生抗拒心理，悲观失望，甚至放弃放射治疗，这些都影响到患者心理调节能力和应对能力，增加患者在患病过程中的压力。同时鼻咽癌在放射治疗后出现的放射性神经损伤使患者对治疗更加失去信心，常常产生恐惧、焦虑、自卑、紧张等情绪不稳的心理表现。鼻咽癌放疗后脑损伤的最常见部位损伤为颞叶，颞叶损伤可出现明显的精神心理症状，鼻咽癌的5年生存率已达50%以上，由于在放疗前、放疗中及放疗后患者都可以伴发明显的精神心理障碍，加上放射性颞叶损伤出现的器质性精神心理障碍，所以存活的鼻咽癌患者放射治疗后患心理障碍疾患的比例明显高于其他肿瘤或躯体疾病的患者，因此在护理鼻咽癌放疗后放射性神经损伤的病人时对护理人员心理护理水平方面要具有更高的要求。

二、误吸危险

　　误吸是由于吞咽动作无力导致食物吞咽不完全，残留于咽部的食物于呼吸时进入气管，或者由于吞咽反射动作失调，气管闭锁不全所致。误吸分为显性误吸和隐性误吸两类，显性误吸是伴有咳嗽的误吸，吸入性肺炎病情较严重，发展快，呼吸困难是首发和突出表现，进而诱发重症肺炎、急性左心衰、急性呼吸衰竭的发生；隐性误吸是不伴咳嗽的误吸，因没有噎食或程度轻微，容易忽略它，即使患者发生了误吸，也注意不到而继续进食。鼻咽癌放疗后导致舌咽、迷走和舌下神经的核性或核下性损害出现球麻痹，同时放射损伤也累及到咽喉部肌肉本身，所以鼻咽癌放疗后放射性神经损伤的患者大多易出现吞咽困难、吞咽无力、饮水呛咳，误吸的发生率极高，严重者可因窒息而危及生命。

鼻咽癌放射治疗后除了放射性的神经肌肉组织损伤导致误吸外，还有其他因素也可导致误吸，鼻咽癌放疗后神经损伤患者因有些严重的意识和吞咽功能障碍而不能自行进食，为保证营养素以及药物的定时供给，常通过留置胃管鼻饲来摄入营养物和药物，以利于病情恢复。误吸是鼻饲的主要并发症，常在鼻饲过程中因体位摆放不当增加胃内容物反流的机会，引起误吸；不能保持正确体位的患者会影响吞咽运动也容易造成误吸；有些鼻咽癌放射治疗后的患者由于通气功能的障碍，需行气管切开，气管切开虽能确保气道通气，但是会影响吞咽功能；心理因素、搬运病人过程中体位方法不当、意识水平下降等因素都可导致误吸。

三、语言沟通障碍

鼻咽癌放疗后放射性神经损伤的许多病人容易出现语言障碍。大脑皮层高级语言中枢放疗后损伤，吞咽、迷走和舌下神经的核性或核下性损害产生球麻痹，咽喉部发音肌肉受到放疗的损伤，小脑的放射性损伤，这些损伤因素都可导致患者的语言功能障碍。此时患者表现为言语困难，说话时会有鼻音、清喉音、声音嘶哑，严重者最后甚至失音，和这些患者进行言语沟通时就非常困难。

四、营养失调

鼻咽癌肿瘤患者机体代谢量本身明显高于正常人，又由于鼻咽癌患者受其疾病的影响，以及存在吸入性肺炎的危险，心理负担重，食欲明显变差；另一方面鼻咽癌放疗后咀嚼、吞咽功能受累，机体摄入食物困难，同时消化唾液腺受到放疗的影响，以致患者无法正常吸收食物的营养成分，鼻咽癌放疗后神经损伤患者出现营养失调的比例较高。

五、吸入性肺炎

鼻咽癌放射治疗后遗留不同程度的吞咽功能障碍，此类患者吞咽动作无力导致食物吞咽不完全，残留于咽部的食物于呼吸时进入气管，或者由于吞咽反射动作失调，从而出现误吸。同时由于放疗对牙龈的影响，大部分牙间隙变大，易引起食物嵌塞，加之唾液分泌减少、黏稠等，都有利于各种细菌生长。误吸口腔咽部分泌物中的细菌及异物是鼻咽癌放疗后神经损伤患者易患肺部感染的重要危险因素。

六、头晕、头痛

鼻咽癌患者放射治疗导致患者颅内外血管扩张、颅内高压、放射性周围神经损伤（三叉神经、颈神经、舌咽神经等）、脑膜的放射性损伤、头颈部肌肉痉挛性收缩、头部附近器官放射性损伤以及心理障碍等，因此头痛、头晕为患者临床上的常见表现。

七、感觉障碍

鼻咽癌患者经放射治疗后，由于中枢神经及周围神经的感觉传导通路受放射治疗的损伤，感觉神经传导上存在刺激或破坏性病灶，以致各种感觉刺激无法正常传导，患者存在各种各样的感觉障碍，包括感觉过敏、感觉缺失、感觉倒错等。

八、皮肤完整性受损

鼻咽癌患者放射治疗后皮肤的损伤根据放疗射线的时间、剂量以及病程，可分为急性、慢性放射性皮肤损伤。急性放射性皮肤损伤，临床主要以照射部位皮肤红斑、麻木、水泡、脱毛、瘙痒、水肿、溃疡、坏死为特征。慢性放射性皮肤损伤，临床以局部皮肤色素沉着、消退或交错存在，溃疡、剧疼、瘢痕为典型症状。放射治疗过程中或放疗后颈部皮肤皱褶多且常受到固定面罩及衣领的摩擦，放射性皮肤损伤发生率较高。鼻咽癌放疗后出现严重放射性脑、脊髓损伤需长期卧床患者易出现放射野其他部位的皮肤损害，如褥疮等。

放射性皮肤受损的严重程度不仅与剂量有关，与放疗期间和放疗后的局部皮肤护理有密切关系。

九、口腔感染

鼻咽癌患者本身抵抗力差，放疗对口腔的组织结构可造成损伤，所以鼻咽癌患者放疗过程中及放疗后容易出现口腔、口咽黏膜急性反应、腮腺急性反应、口腔干燥症及放射性龋齿。

十、自理能力下降

鼻咽癌放疗后由于脑、脊髓、周围神经损伤，患者出现明显的精神心理及意识障碍，伴有肢体乏力、疼痛、麻木、活动能力下降、头晕、头痛等不适而造成生活自理能力明显下降。

第二节　护理目标

（1）患者住院期间无发生误吸、窒息事件。
（2）患者能有效地交流及表达出自己的需要。
（3）患者能接受并配合治疗与护理，主动进行康复锻炼。
（4）保证患者摄入足够的营养，表现为体重不进一步下降。
（5）患者住院期间无发生吸入性肺炎、口腔感染等并发症，或这些并发症在早期被及时发现。
（6）患者能掌握减轻头晕、头痛及分散注意力的方法。
（7）患者住院期间生活需要得到满足。
（8）患者住院期间安全地进行自理活动。

第三节　护　理　措　施

一、预防误吸，增强营养，减少并发症

（一）评估患者吞咽能力

吞咽能力的评估有临床评估和仪器评估（详细评估见"第十八章鼻咽癌放疗后放射性神经损伤的康复治疗"的相关内容）

1. 临床评估

（1）临床检查法：吞咽障碍的临床检查法包括患者主诉的详细描述、相关的既往史、有关的临床观察和检查。主要目的是确定吞咽障碍是否存在；提供吞咽障碍相关的解剖和神经学依据；了解患者的营养状况；确定患者有关误吸的危险因素等。

（2）筛查：主要目的是确定是否存在吞咽障碍，并确定是否需要作进一步的诊断和评估，包括洼田饮水试验以及反复唾液吞咽试验进行检查。其中洼田饮水试验食物是常用的检查方法。通过观察患者的饮水情况来评估，同时还能作为能否进行吞咽造影检查的筛选标准。

（3）运动功能评估：通过筛查试验可初步确定患者是否存在吞咽障碍，为进一步明确其原因和程度，需作与吞咽有关器官的运动功能评估。

2. 仪器评估　仪器评估方法有电视荧光放射吞咽功能检查、内窥镜检查、脉冲血氧定量法、超声检查法、肌电图检查法。其中电视荧光放射吞咽功能检查（videofluoroscopic swallowing study，VFSS）或吞咽造影检查（videofluoroscopic swallowing examination，VFSE）被公认为吞咽障碍诊断的"金标准"。

VFSS 或 VFSE 还有助于了解鼻咽癌放疗后神经损伤患者发生肺炎的风险。通过 VFSS 可以测定咽部通过时间，这一指标对于预测吸入性肺炎非常有价值。但 VFSS 也存在缺陷，患者需接受 X 线的照射不适合反复多次的检查；检查时间有限，不能很好地评估吞咽疲劳现象。

（二）食物的选择

刚开始有轻微吞咽困难的情形，只要调整进食速度不要太快，或吃软一点或剁碎的食物；如果喝水容易呛到时，改为小口慢慢吞，或加一点增稠剂。半流质或全流质的食物（粥、烂面），大多可适合吞咽困难者食用，但要注意增加黏稠度，以免造成呛咳。随着吞咽能力退化的严重度，食物需要一些的特殊处理。

（1）水、牛奶、豆浆或其他液体食物，须依患者吞咽能力进行不同程度的稠化。一般可用市售增稠剂（如凝固乐）或使用太白粉、米麸、麦粉、面茶、糙米粉、五谷粉、杏仁粉、芝麻糊、莲藕粉等当作稠化剂增加黏稠度（值得提醒的是，每日以营养粉作为基础营养，可增加患者热量，改善营养状况）。

（2）牛奶、豆浆或果汁，可用爱玉子作成布丁、豆花或果冻食用。

（3）面包、馒头、蛋糕、饼干等可用牛奶、豆浆、果汁等泡软，再用汤匙喂食，这样可以容易摄取液体食物，避免直接食用面包或饼干渣。

（4）水果可磨成泥状，连同果渣一起喂食。

（5）仙草粉、洋菜粉、吉利丁、石花菜等加水煮成不同浓度的糊状或果冻状食用，增加水分摄取。

（6）一般认为放射性脑损伤病患者最容易吞咽的是泥状食物。如果患者对稀、稠的液体均有误吸，不宜采用布丁黏稠度的食物。

（7）洼田饮水试验评估吞咽功能Ⅰ～Ⅲ级者可给普通饮食，Ⅳ～Ⅴ级者可给半流饮食或要素饮食。要素饮食含有自然食物中的各种要素成分，无需消化液的消化可以直接吸收，还可供应高热量及高氨基酸。营养科提供的各类均衡营养粉、蛋白质粉，尤其是可调配成糊状的匀浆膳，更适合患者。

（三）食物制作注意事项

主要事项如下：

(1) 尽量选用食物原制作方法是剁碎或软嫩的食物，维持原状供应。

(2) 采用香料或有不同香气的食材，刺激食欲。

(3) 食物稍加芶芡，比较润滑易吞咽。

(4) 番茄皮、茄子皮、肉类的皮、筋膜、骨头要先去除。

(5) 稀薄的菜汤、甜汤都可加入太白粉芶芡供应。

（6）根据患者的情况，避免硬的、滑的、圆形、黏的或太松散不易聚合食物，油炸、腌制、辛辣刺激性食物也要避免，如：太硬的生菜、水果、干果、坚果、太滑的果冻、布丁、花生、玉米、豌豆、鹌鹑蛋、未切片或剁碎的洋菇或丸子、整颗的葡萄或樱桃、汤圆、年糕、麻糬、花生酱、香蕉、绿豆糕、凤梨酥、蛋卷等。

（四）进食的护理

进食的护理程序如下：

（1）进食前要保持环境安静，空气清新，减少家属探视，防止患者分心。进食前应嘱患者放松精神，保持轻松、愉快情绪；进餐时则要注意力集中，情绪稳定，不看电视或谈话等，不作任何护理及治疗，采用少量多餐的方式。

（2）患者进食体位应取舒适、无疲劳的坐位，或采用30°～45°仰卧位，头稍前倾45°左右，这样使在进食时食物由健侧咽部进入食道。也可以将头部轻转向患侧，使健侧咽部扩大便于食物进入食道，减少误吸的可能；如果患者不能坐起，采用健侧卧位。

（3）提供充足的进餐时间，不要催促，吃饭速度宜慢，持续30min为宜。注意观察并记录进食量，进食时间，有关咳嗽、喷食及其他症状，及时调整饮食方案。

（4）选择长柄金属匙喂食，嘱患者想着吞咽过程，当患者开始进食时，护理者可协助患者将食物放在口腔健侧。一般食团摄入每次以1汤匙大小为宜（3～5mL），将食团送至舌根后可用勺背轻压舌部一下，以刺激患者吞咽。每进食一口均应充分咀嚼，然后让患者反复吞咽数次，以使食物全部通过咽部。如有食物滞留，鼓励患者把头转向健侧，并控制舌头向麻痹的一侧清除残留的食物。

（5）在协助患者进食过程中，可适当给患者喝一口白开水，如果液体在口腔内传送困难，可以使用吸管。为防止吞咽时食物误吸入气管，在进食时先让患者吸足气，吞咽前及吞咽时憋住气，吞咽后咳嗽一下，将肺中气体排出，以喷出残留在咽喉部的食物残渣。

（6）喂药时把药片研碎制成糊状。

（7）如患者发生呛咳或误吸时宜暂停喂食，同时可轻叩其后背，方法是：五指并拢、指掌关节微屈，由下向上，由外向内轻叩背部，或做体位引流，待呼吸完全平稳后再喂下一口食物。

（8）口腔若有发炎或伤口时，应吃较冷的食物，并避免粗糙、生硬、腌渍、太酸或太黏的食物，或在进食前服用止痛药、于伤口上擦麻醉药，可使进食较舒适。

（9）进食后，要漱口，避免食物残渣积存在口腔内，引发细菌滋长，严重者甚至会导致肺炎。用完餐后，维持直坐姿20~30min。

（10）必要时在床旁备吸引器备用。

（五）鼻饲护理

对有意识障碍、进食严重障碍的患者宜停留胃管，给予鼻饲饮食。

（1）由于患者咽喉肌麻痹，无法配合插胃管，应选择韧性较大的胃管缓慢插入，确认胃管在胃内后方可注入流质。

（2）根据患者消化吸收情况选用营养师配制的营养液，或者选择以富含蛋白质、热量、维生素的流质或半流质为主的食物，如鲜牛奶、豆浆、鱼汤以及菜汤、肉汤等。食物宜加工成糊状，不宜太稀，以防喂食后反流，导致患者窒息及肺部感染。

（3）开始鼻饲喂食量要少，少量多餐，使患者逐渐适应。每次200~300mL，24h不超过2 000mL。

（4）采用间歇灌注法，以利于保持消化道正常功能。喂食间隔2~3h，以利胃排空，喂食速度不应过快，每餐15~20min，喂食过快，可引起大量胃残留和胃排空延迟等，可导致误吸发生。每次喂食前先抽取胃液，如有宿食，则应暂停一次，并查明胃潴留原因。

（5）注意食物卫生，保持食物温度适宜，一般为38~40℃，可以将少许鼻饲液滴在手背感受温度，以免温度过高引起胃黏膜烫伤及过低导致腹泻。注意有无呕吐、腹泻、便血及腹胀等消化道症状。

（6）鼻饲结束前用10~20mL凉开水冲洗胃管，防止胃管堵塞，胃管末端反折并用无菌纱布包好，胃管夹夹好，纱布每天更换，亦可选用带橡皮塞的鼻饲管。

（7）鼻饲宜采用半卧位或坐位，饲后保持该体位30~60min再恢复平卧，否则发生肺部感染的机会就会增加。原因是患者平卧时胃和食管呈水平位，食物易通过贲门反流于食管至咽喉，加之患者吞咽功能障碍，食物可随呼吸进入气道，轻者导致吸入性肺炎，反流多者可引起窒息危及患者生命。

（8）虽然患者吞咽困难，但味觉及咀嚼功能未减退。长期鼻饲，没有经口进食的体验，不符合消化生理活动过程，易给患者带来悲观失望情绪。针对这一心理状态，可在病情允许的条件下，给患者少许甜味糖果或咸味鱼片等，经口腔含化或咀嚼，以适当满足其心理需要。

（9）停留胃管期间，应预防因吞咽困难而使流涎误入气管，应使患者头偏向一侧，流出口外的涎液要及时擦去。

（10）鼻饲管2~3周更换1根，拔管时要注20mL空气，以免将鼻饲管内残留食物于拔管时落入气管，一般于晚间末次注食后拔出，次晨由另一侧鼻腔插入，餐具每次用后洗净煮沸消毒。

（六）患者进食中突然出现异物卡喉窒息时的急救方法

进食时因食物和异物卡喉窒息的患者表现为：不能说话或呼吸，面、唇青紫，失去知觉。处理方如下。

（1）立刻将患者口腔内的食物残渣抠出，同时通知医生。

（2）可立即从患者背后拦腰将其抱住，双手叠放在患者上腹部，快速用力地向后上方挤压，随即放松，如此反复数次，通过膈肌上抬压缩肺脏形成气流，将异物冲出；或者使患者仰平卧位，抢救者面对患者，骑在患者的髋部，用一手置于另一手上，将下面一手的掌根放在胸廓下脐上的腹部，用你身体的重量，快速冲击压迫患者的腹部，重复之，直到异物排出。进行抢救时要注意，动作必须快速，用力适度，以免造成肋骨骨折或内脏损伤。

（3）用负压式吸引器吸出口、鼻腔内分泌物及食物残渣。

（4）给予吸氧 15min （5～10L/min）后，神志及生命体征平稳，改低流量吸氧；将床头摇高 30°，密切观察患者病情变化并记录。

（5）必要时行气管插管或气管切开。

（七）吞咽困难的康复锻炼与护理

康复锻炼与护理的程序如下：

（1）观察患者吞咽困难的程度、性质及动态变化，如是否进行性加重等，以供对原发病病情估计的参考。

（2）根据饮水试验吞咽功能Ⅰ～Ⅲ级者，不用训练可以正常饮食，只需指导其进食的方法、适合进何种饮食，必要时进行饮食监护；Ⅳ～Ⅴ级需要进行有关肌肉肌力的强化训练。

（3）吞咽训练：如患者神志清楚，生命体征稳定，即可开始训练，以防止咽下肌群发生萎缩，加强舌和咀嚼肌的按摩和运动，提高咽下反射的灵活性。平时有意识训练患者做空吞咽练习，每小时喂半勺凉开水至一侧舌下，指导患者先有吞咽意识，再抬起舌头、顶上颚，做吞咽动作。

（4）发音练习：由于吞咽障碍时咽喉反射是不随意的，而体内器官很难接近，从发音和语言器官考虑皆和咽下有关，可用言语进行康复练习。发音练习可以通过张闭口动作促进口唇肌肉运动。发音练习一般在晨间护理后及午睡起床后进行，每次每音发 3 次，连续 5～10 次。

（5）声带闭合训练：类似于强化声带的训练，具体方法：经鼻孔深吸气，双手置于胸紧扣，肘弯成 90°，尽力压掌，闭嘴屏气 5s；然后作清嗓动作，如发"ɑ"音，反复数次，并在鼻孔下放一面小镜子以观察气流。

（6）舌肌训练：方法是嘱患者开口，让舌头做水平、后缩、侧方运动和舌背抬高运动，有力量时可用勺或压舌板给予阻力，以强化肌肉力量，扩大可动性，或者用舌尖舔下唇后转舔上唇，按压硬腭部等，每隔 5min 做 1 次，3 次 1 组，每天 3 组，分别于早、中、下午进行。若患者不能自动进行舌运动时，护理者可用压舌板或勺把在舌部按摩，或嘱患者将舌伸出时用湿纱布包住，轻轻抓住舌引导它向各个方向运动，反复 8～10 次，然后把舌放回原处，轻轻托住下颌，让患者闭口左右咬动牙齿 8～10 次，每天早、中、晚各 1 次，每次 15～30min。

（7）咽部冷刺激：用冰棉签轻轻刺激患者软腭、腭弓、舌根及咽后壁，提高其敏感性，然后嘱患者做吞咽动作，每天早、中、晚各 1 次，每次 20min。

（8）脸、下颌及喉部运动：嘱患者做微笑或皱眉动作；张口后闭上，然后鼓腮，使双颊部布满气体后轻轻吐气。如此反复进行，3 次 1 组，每日 3 组。也可帮助患者洗净手后做吮手指动作，或用婴儿用的奶嘴进行，这样可以收缩颊部、口周肌肉运动。还可通过主动或被动地活动患者下颌，嘱患者做咀嚼动作，天天反复练习 3 次。喉部吞咽练习时，护理者可将拇指和示指轻置于患者喉部皮肤位置，嘱患者反复做空吞咽动作，通过吞咽肌群的感觉，诱发吞咽反射。

（9）声门上吞咽：用于减少吞咽前、中、后误吸的方法。这一吞咽方法要求患者在吞咽前和中自主屏住呼吸，然后关闭声带，这样可以清除咽部的滞留物。

（10）进食训练：要求食物外观能引起患者食欲及具有利于吞咽的食物。吞咽饮食训练使用食物有 4 个阶段。首先，确认吞咽能力，从果冻、冻状酸奶、蛋羹等半固形食物开始，逐渐增加固体食物。原则上是经口摄取与输液或鼻饲并用，以满足患者机体的营养所需。

（11）张口困难，颈部活动受限：放疗期间应根据身体情况，做一些适当的活动，如深呼吸、室外散步，做颈前后左右手缓慢旋转运动，张口练习运动如口含小圆形的塑料瓶或光滑的小圆木等，并按摩颞颌关节。

二、加强心理护理，建立有效交流，增强治病信心

加强心理护理，主要有以下措施：

（1）良好的护患关系，针对患者反应及时给予心理疏导，缓解心理压力，同时加强健康教育，给患者提供有关疾病、治疗及预后的可靠信息，坚定康复信心，控制情绪波动，告知患者只要坚持康复治疗及配合护理，一定会好起来，使之心态平和，有利恢复。

（2）鼓励患者正确对待疾病，消除焦虑、紧张、恐惧心理或悲观情绪，摆脱对他人的依赖心理；对患者表现的微小进步要给予肯定表扬，增强其自信心，减少抑郁症的发生。

（3）正确对待康复训练过程中患者所出现的诸如注意力不集中、缺乏主动性、情感活动难以自制等现象，鼓励患者克服困难，增强自我照顾能力与自信心。

（4）护理人员应以高度的责任心和同情心，主动热情地为患者服务，多与患者交谈，注意倾听，鼓励患者表达自己的感受；与患者讨论疾病的症状、治疗过程；讨论健康状态的改变对自尊的影响，建议患者寻求现实可行的支持系统，从而对疾病积极配合治疗、护理。

（5）避免任何刺激和伤害患者自尊的言行，尤其在喂饭、帮助患者洗漱和处理大小便时不要流露出厌烦情绪；营造一种舒适的休养环境和亲情氛围。

（6）做好患者家属的心理疏导，列举早期锻炼功能恢复良好的病例，介绍他们康复的经验，使患者及家属保持良好的情绪。同时给心理障碍的患者提供隐蔽、宽松的场所进行康复锻炼，增强其治疗信心及自我康复意识，促进康复，提高生活质量。

（7）耐心倾听患者的言语，给患者足够的时间表达清楚自己的需要；鼓励患者大声朗读，多参与亲友的交谈；对文化程度低的患者表达自己的需求时应不厌其烦、多次反复倾听。

（8）对不能理解医务人员语言的患者，注意患者的身体语言所提供的信息，必要时提供替代的交流辅助工具，如可借助于同乡、亲友帮助解释；利用纸笔书写交流。

（9）对气管插管、气管切开患者发音不清时，鼓励并教会其使用手语，利于患者表达自己的需要。

（10）将传呼装置及日常用品（手纸、水杯、眼镜等）放在患者伸手可及处。

三、减轻痛苦，满足生活需要

（一）头晕、头痛的护理措施

护理措施如下：

（1）病房保持安静，光线柔和，温度适宜，合理安排好患者的工作与休息，保持身心安静，休息及睡眠可以减轻头晕及头痛。

（2）头晕或头痛发作者，应观察头痛的性质、时间、程度、是否伴有其他症状或体征，这样可以有针对性地给予相应护理。

（3）可以让患者听听轻音乐，看看电视，跟别人说说话，分散注意力，以减轻对头痛的感觉。也可给予按摩等物理治疗。

（4）饮食要节制，不要饮酒和吸烟等刺激性或含咖啡因食物。

（5）头晕、头痛发作时需卧床休息，起床活动或大小便时需人员陪护，以防跌倒。

（6）学会面对压力，情绪波动和应激事件也可能会导致头晕和头痛。

（7）必要时可酌情给予镇痛、安眠剂等对症处理。

（二）感觉障碍的护理措施

护理措施如下：

（1）收集患者的资料，进行评估而且获得患者感觉障碍部位、程度和功能障碍的性质。

（2）注意保暖，防止烫伤，对有感觉障碍患肢不使用暖水袋保暖，患者洗澡时应注意水温。

（3）衣服应柔软宽松以减少对皮肤刺激，避免搔抓、重压以防皮肤损伤及感染，对偏瘫有感觉障碍的患者避免局部长期受压，防止褥疮的发生。

（4）保持床单整洁、干燥、无渣屑，防止感觉障碍的身体部位受压或机械性刺激；为防止皮肤外伤，床上勿放锐利用具，对患者尽量避免不必要的刺激。

（5）每日4次对患侧进行按摩拍打；用粗布、纸、冰块等在皮肤上进行快速摩擦；用砂纸、毛线刺激触觉，用冷水、温水刺激温度觉，用针尖刺激痛觉；每日1次用ST-B型偏瘫治疗仪治疗30min，其具有低频脉冲涨落与中频电疗，采用无创性皮肤板极电针加上红外线输出，使肌肉产生节奏性收缩，也达到刺激的目的。另外，每日3次用温水擦洗感觉障碍的部位，以促进血液循环和恢复。

（6）指导患者有规律肢体主动活动，患者及照顾者经常进行肢体按摩及被动活动锻炼：可提供球、笔、硬币、积木块、几何图形块行触摸、辨认及抓握等训练。学会用健肢对患肢擦浴、按摩、处理日常生活。

（7）深感觉障碍者外出行走特别是在晚间要有人陪伴及搀扶，并清除活动范围以内的障碍物等，防止感觉障碍部位受损。

（三）皮肤完整性受损的护理

护理过程如下：

（1）在照射野内的皮肤忌用碘酒、红汞、胶布等刺激性药物或化妆品，勿剃毛，以免加重皮肤的放射性损伤。

（2）向患者说明保护好放射野皮肤的重要性，不要穿高、硬领的衣服，平时注意保养皮肤，宜穿柔软、宽松、吸水性强的内衣，剪短指甲，防止局部摩擦、搔抓，如实在奇痒难忍时，可用冷毛巾适当冷敷一下或立即擦药，避免热水烫洗止痒。

（3）沐浴时不宜狠搓肌肤，不用肥皂清洗，防止使用粗糙的毛巾擦洗照射部位，可用温水软毛巾洗净患处的汗液和尘埃，并涂搽清凉型爽身粉，以保持皮肤清洁、干燥、透气。

（4）尽量不要暴晒放射野皮肤或受冷风吹袭，必须裸露时应避免部位被日光直接照射，可戴遮阳帽、打遮阳伞或围巾，以免刺激皮肤。

（5）饮食调护方面，应尽量进高能量、高蛋白、富含维生素及易消化的饮食，富含维生素的食物有胡萝卜、土豆、南瓜、卷心菜、芝麻油、菜子油、动物肝等；食欲差进食少者，可静脉给予营养物质，保持水电解质及酸碱平衡。

（6）忌食辛辣刺激性食物，因刺激性食物可影响机体内分泌，从而造成皮肤刺痒，影响皮炎的治疗；辛辣刺激性食物有生葱、生蒜、辣椒、胡椒面、芥末、白酒等。

（7）忌食油腻食物，油腻食物主要是指油脂类，这类食物摄入过多会促进皮脂腺的分泌，使病情加重；同时，还要注意少吃甜食和咸食，以利于皮肤的康复。

（8）使用预防措施：比亚芬软膏、金霉素眼膏、芦荟联合维生素E、3M无痛保护膜、亲水性凝胶、冰袋联合皮肤防护剂、医用射线防护喷剂等。

（9）使用药物及治疗：间接细胞保护剂、中药治疗、干扰素诱导剂、维生素B_{12}混合液、局部氧疗、激光照射、牛奶湿敷等。

（10）皮肤出现瘙痒、脱屑时，表面可涂冰片滑石粉或比亚芬放射治疗保护剂，不要强行撕扯，以免加重皮肤损伤；如有破溃、渗液时，给予生理盐水清洗后用贯新克溶液及人重组内皮生长刺激因子交替外喷；如有感染，增加用阿米卡星溶液外喷，暴露创面，必要时根据病情暂停放疗；结痂后让其自然脱落。

（11）鼓励病人多饮水，以帮助机体对有害物质的排出，减轻放疗反应。

（12）为病人创造安全、整洁、舒适的进食环境；克服烦躁易怒，焦虑不安，失眠等不良精神因素，待人接物保持随和态度。

（四）口腔感染的护理

护理过程如下：

（1）建立护理计划单，每天早、晚观察口腔黏膜变化情况并作详细记录，以便上、下班对照。

（2）观察口腔黏膜有无充血、水肿、脓点、糜烂及分泌物等，并辨别属于什么性质，发现并及时采取得当的护理措施。重视口腔黏膜的早期变化，指导患者识别和预防并发症。

（3）禁止食用刺激性较大及较硬或骨刺较多容易损伤口腔黏膜的食物。对于口腔黏膜出现破溃疼痛而影响进食者，应采取必要的止痛措施，常用 l% 普鲁卡因加生理盐水稀释后含漱，对减轻疼痛有明显效果，并嘱患者进食温凉无刺激性的食物或半流质饮食，以增强抵抗力。

（4）选用软毛牙刷，每日早、晚各 1 次刷牙；每餐前、后要选用 1：2 000 洗必泰漱口，以每 2h 1 次为宜；必要时用棉签或棉球蘸生理盐水或苏打水在口腔内容易积存污物处擦拭，使口腔保持长效清洁无菌。

（5）每日测定口腔的 pH，选用合适的漱口液。中性者选用 1：5 000 呋喃西林液，偏酸者选用 2% 碳酸氢钠治疗或 0.3% 过氧化氢液（双氧水），偏碱者选用 2% 硼酸。常用 2% 苏打水或朵贝尔液漱口进行预防性口腔护理，也可用柠檬茶润口或每天用西洋参切片泡水代茶饮用，连续服用至放疗结束，可较有效地预防放射性口腔黏膜炎的发生。

（6）根据病情配合应用相应的漱口液，对有感染迹象的患者需增加口腔护理次数，必要时行口腔分泌物细菌培养。

（7）口腔黏膜充血时，用 1：5 000 呋喃西林液含漱达到消炎作用；口腔出现血疱时，不论大小，都用无菌针头将血疱刺破，把血疱中的瘀血用无菌棉签挤压出来，并压迫止血，予云南白药适量涂于患处，每日 3～4 次，在护理操作中动作应轻柔、认真、细致，避免引起损伤再出血。

（8）如口腔溃疡引起疼痛时，给予 0.5% 普鲁卡因液在餐前含漱，以便于进食。咽疼者可用庆大霉素、地塞米松、α-糜蛋白酶混合后做雾化吸入。每天用温生理盐水或 1/8 000 高锰酸钾液行鼻咽冲洗 1～2 次，清除鼻腔的肿瘤坏死组织，增强放射治疗敏感性。另外，可用鱼肝油或复方薄荷油滴鼻，每日 3～4 次，以保护鼻腔黏膜。

（9）口腔溃疡合并出血时，采用不同的治疗方法，溃疡较深的要用 1.5% 过氧化氢棉球轻压溃疡面，再用生理盐水冲洗，每日 2 次，以使溃疡面与血块及坏死组织分离，采用紫外线治疗仪照射口腔溃疡面，加快口腔溃疡的愈合。

（10）治疗牙齿及口腔炎症，填补浅度的龋齿，拔除深度龋齿和残根，待伤口愈合后（约 10～14 天）方可开始放疗。

（11）注意牙齿保洁，并坚持用防龋牙膏（奥威尔）刷牙，每天刷牙 2～3 次，指导患者采用竖刷或横竖结合的刷牙方式，且每次刷牙时间应持续 3min 以上，以达到口腔清洁目的。

（12）配合生津、去火的中药治疗，如胖大海、麦冬、菊花、绿茶冲泡服用。

（13）如严重合并感染者和伴有发热，可给予抗炎治疗。

（14）嘱患者放疗后定期到口腔科检查，尤其是放疗后 1 年内定期到口腔科接受专业性较强的保健及诊治。

（15）告知患者放疗后 3 年内不能拔牙，以防止引起放射性骨髓炎。

（五）协助完成生活护理等自理活动

具体过程如下：

（1）指导和协助患者洗脸、进食、如厕、穿脱衣服及个人卫生，满足患者基本生活需要。吞咽困难的患者，进食时口腔容易存留食物残渣，应及时协助清洁口腔，可在饭后用生理盐水漱口。流涎、不能经口进食、鼻饲的患者，要进行口腔护理，每日 2~4 次。

（2）为长期卧床的患者翻身，应 2~3h 1 次，最长不超过 4h，必要时 1h 1 次。消瘦的患者身体受压部位垫以棉圈、棉垫，以架空受压部位。

（3）床铺经常保持清洁、干燥、平整，有大小便失禁、大量出汗者及时清洗并擦干皮肤，更换衣物。受压部位可做均匀环行按摩，动作由轻到重，再由重到轻，每次约 3min。

（4）经常帮助患者梳发、洗发，清洁、整齐、舒适的头发可以增加人的自尊心，改善人的精神面貌，而且还起到改善头部血液循环的作用。

（5）指导患者学会配合和使用便器，要注意动作轻柔，勿拖拉和用力过猛。

（6）运动障碍的患者要防止跌倒，确保安全。床边要有护栏；走廊、厕所要装扶手；地面要保持平整干燥，防湿、防滑，去除门槛或其他障碍物；呼叫器应置于床头患者随手可及处；穿着防滑的软橡胶底鞋；行走时不要在其身旁擦过或在其面前穿过，同时避免突然呼唤患者，以免分散其注意力；行走不稳或步态不稳者，选用三角手杖等合适的辅助工具，并有人陪伴，防止受伤。

（7）与患者、家属共同制定康复训练计划，并及时评价和修改，告知患者及家属早期康复锻炼的重要性。

（8）指导患者急性期床上的患肢体位摆放、翻身、床上的上下移动；协助和督促患者早期床上的桥式主动运动、Boboh 握手（十字交叉握手）。

（9）帮助患者进行各关节的活动锻炼，能坐时，一日三餐用患手拿取食物。洗脸时用健手托住患手，将毛巾搭在患手上擦脸；洗漱时，先用健手洗脸、刷牙，再锻炼患手；进食时，健手持筷，患手持碗。此外，患者自己梳头、换衣、解纽扣、写字等，注意不要对患者出现"超保护"现象，即患者可以自己做的事绝不可由他人代替，能用患手时不用或尽量少用健手，不断巩固已恢复的功能，并锻炼其灵活性。

（10）教会家属协助患者锻炼的方法与注意事项，使患者保持正确的运动模式；指导和教会病人使用自助工具。

（11）必要时选择理疗、针灸、按摩等辅助治疗。

综上所述，对于一个鼻咽癌合并放射反应与损伤的患者来说，我们要进行整体的评估及实施整体的护理，希望通过积极的护理措施及康复训练能改善患者的各项功能，使绝大多数患者能自主进食、自理，减少并发症，保证正常的营养状态，满足其生理需要，提高其生存质量，使患者早日回归社会。

（陈　燕　翁雪玲）

参 考 文 献

1. 许贤豪. 肌无力 – 临床与基础. 北京：中国协和医科大学出版社，2003

2. 王拥军. 卒中单元. 北京：科学技术文献出版社，2004

3. 北京神经病学学术沙龙. 脑卒中临床指南. 北京：人民卫生出版社，2002

4. 黄光富，蒋万书. 高血压脑出血外科治疗. 实用医院临床杂志，200，1：15～17

5. 戴莉敏，康利. 脑梗死球麻痹患者及家属的饮食出院指导. 齐齐哈尔医学院学报，2003，24：1438

6. 徐晓燕. 53 例假性球麻痹患者的饮食护理体会. 山东医药，2004，44：14

7. 周樊华. 早期康复护理对假性球麻痹患者吞咽功能恢复的影响. 护理研究，2003，17：1270

8. 徐光. 脑卒中患者吞咽障碍摄食训练的康复护理. 中国中医药现代远程教育，2010，8：111

9. 廖喜琳. 脑卒中病人吞咽障碍的早期康复训练. 全科护理，2009，7：834～835

10. 刘春英，余和心. 健康教育在脑卒中偏瘫患者及家属中的应用. 中国误诊学杂志，2010，10：301

11. 刘静. 脑卒中偏瘫患者早期康复的护理体会. 中国实用神经疾病杂志，2009，12：31～32

12. 付延峰，崔慧. 脑血管疾病患者心理分析与护理. 延安大学学报（医学科学版），2010，8：75～76

13. 徐敏，李建彬，田世禹. 放射性皮炎的防治研究现状. 中华肿瘤防治杂志，2007，14：1354～1357.

14. 梁建博，龚海英，刘雨丝. 放射性皮肤黏膜炎的防护现状. 全科护理，2009，7：2243～2245

15. 郑春荣，秦晶，吴杰. 加强口腔、肛周护理降低白血病化疗后感染率. 中国实用护理杂志，2004，20：14～15

第二十一章　鼻咽癌及鼻咽癌放射治疗相关的实验检测

　　鼻咽癌的实验室诊断与鼻咽癌病因学有很大关系。鼻咽癌的发病始动因素及发病机制目前仍在研究之中，但已经形成了的共识就是和 EB 病毒密切相关：从不同类型鼻咽癌组织中可分离出带 EB 病毒的类淋巴母细胞株，分离阳性率为 68.17%，这些细胞株均带有 EB 病毒抗原，少数可在电镜下找到 EB 病毒颗粒，鼻咽癌患者体内不仅存在远高于正常人群和其他肿瘤患者的多种抗 EB 病毒抗体，而且其抗体水平随病情发展而变化；IgA 抗体对鼻咽癌具有比其他抗体高的特异性；鼻咽癌低分化和未分化者的 EB 病毒核抗原（EBNA）检测为 100% 阳性，而头颈部其他肿瘤全部为阴性。

第一节　EB 病毒的感染现状

　　正常人群中 EB 病毒感染非常普遍，多数在儿童时期已发生过 EB 病毒感染，约 90% 以上的成人血清 EB 病毒抗体呈阳性。EB 病毒感染细胞有潜伏性感染和增殖性感染两种形式。多数情况下，由于机体的免疫系统能严格限制病毒颗粒的增殖，二者之间维持动态平衡，呈潜伏性感染，受感染者终生携带病毒而不发病。少数情况下如机体免疫功能明显降低时，免疫系统与病毒之间的平衡被打破，则可引起严重的增殖性感染相关性疾病，特别是良性或恶性的淋巴增殖性疾病以及鼻咽癌。

　　EB 病毒感染导致的疾病主要有以下两类。

　　1. 免疫细胞性疾病

　　（1）传染性单核细胞增多症（infectious mononucleosis，IM）：儿童和青少年多见，以发热、咽峡炎、淋巴结肿大为主要表现，血液学特点为淋巴细胞绝对计数增多，主要为 CD8$^+$T 淋巴细胞。

　　（2）淋巴瘤：包括 Hodgkin 病（HD）和 Burkitt 淋巴瘤。

　　（3）其他与 EB 病毒感染相关的淋巴增殖性疾病：原发性中枢神经系统淋巴瘤和 HIV 感染后淋巴增殖性疾病、NK 细胞淋巴瘤等。

　　2. 上皮细胞性疾病

　　（1）鼻咽癌：鼻咽上皮细胞的 EB 病毒感染是癌变过程中侵袭前的事件。世界卫生组织估计全世界的鼻咽癌病例约 80% 在中国，而中国的鼻咽癌病例约 80% 在华南六省区（广东、广西、海南、福建、江西、湖南），这之中又以广东为最。

　　（2）其他：如 EB 病毒阳性的胃癌。

　　EB 病毒及其抗体、EB 病毒 DNA 的检测在鼻咽癌普查、诊断和流行病学调查中起重要作用。虽然很早就确立了 EB 病毒感染与鼻咽癌的发生发展有关，然而 EB 病毒在鼻咽癌发生发展中作用机制大部分还只是推测，在鼻咽癌的发病因果链中的作用如何？为什么 EB 病毒人群感染普遍而鼻咽癌发病地区差异巨大？对 EB 病毒是否确为鼻咽癌的病因、EB 病毒感染和致瘤机制以及 EB 病毒感染与细胞免疫功能的关系有待进一步继续研究。

第二节　鼻咽癌的血清学诊断标志物

　　Ⅰ期、Ⅱ期鼻咽癌称之为早期鼻咽癌，早期鼻咽癌治疗后的 5 年生存率为80%。但鼻咽癌发病部位隐蔽、起病隐匿、早期临床表现不明显、影像学早期诊断作用有限、易发生淋巴系统转移等特点，致使许多病人就诊时已经进入了肿瘤中晚期。所以，必须借助多种检查手段以辅助鼻咽癌的早期诊断。鼻咽癌的实验室诊断方法主要包括与鼻咽癌相关的血清学、其他体液的标志物的检测和组织中存在的标志物检测。开展 EB 病毒相关的实验室诊断对于鼻咽癌的早期发现、早期治疗、疗效评估以及提高病人生存率、生存质量具有重要意义。

　　鼻咽癌与 EB 病毒感染密切相关，正常人 EB 病毒的抗原和抗体水平以及种类与鼻咽癌患者有较大差别。EB 病毒感染分为潜伏感染期和增殖感染期。在潜伏感染期，EB 病毒感染的细胞主要表达潜伏期膜蛋白（latentmembrane protein，LMP）和 EB 病毒相关核抗原（EBV associated nuclear antigen，EANA）；增殖期可大量表达 EB 病毒特异性抗原，包括 EB 病毒早期膜抗原（early membrane antigen，EBV-EMA）、早期细胞内抗原（early intracellular antigen，EA）、EB 病毒核抗原（EBV nuclear antigen，EBNA）、晚期抗原等。病毒的晚期抗原主要有组成病毒核衣壳的病毒衣壳抗原（EBV-VCA）、淋巴细胞识别病毒靶抗原（EBV-YDMA）和病毒的晚期膜抗原（EBV-MA）。检测 EB 病毒感染的实验室方法有很多，以血清中各种 EB 病毒抗原抗体的免疫荧光法、酶联免疫吸附试验（ELISA）、外周血以及鼻咽癌肿瘤组织中 EBV-DNA 检测的 PCR 法最常使用。

　　目前认为和鼻咽癌早期诊断有关的生物学标记如下：

　　1. 衣壳抗体 IgA（VCA-IgA）、抗 EB 病毒核抗原抗体（EBNA1-IgG）和早期抗原抗体（EA-IgA）　95% 以上的鼻咽癌患者血清都含有与 EB 病毒壳抗原（VCA）相关的 IgA 抗体。在鼻咽癌患者血清中 VCA-IgA 和 EA-IgA 水平均升高，有学者应用 EB 病毒 VCA-IgA 抗体检测作为鼻咽癌血清学筛查指标，分别对广西（5.6 万人）、广东（12 万人）和广东四会（9.8 万人）的鼻咽癌高发区居民进行血清学筛查和追踪，发现 VCA-IgA 阳性人群的鼻咽癌检查率是阴性人群的 40 倍以上，且于鼻咽癌出现症状前 4~6 个月，VCA-IgA 抗体已经是阳性。用于诊断鼻咽癌时，VCA-IgA 灵敏度高，为95.06%，EA-IgA 具有较高的特异度为94.38%，EBNA1-IgG 特异度为95.51%。VCA-IgA 和 EA-IgA 联合检测是目前公认的早期诊断的标志物。用 VCA-IgA 筛查广东高危人群结果显示 VCA-IgA 阳性率为 0.6%~10%，其中鼻咽癌检出率为 1.5%~13.6%，且多为早期。治疗后 VCA-IgA 水平显著下降，目前常规应用的 EB 病毒血清学检查项目 VCA-IgA 和 EA-IgA 仍是鼻咽癌患者临床筛查、辅助诊断以及判断的疗效观察指标。对于这两项指标均明显高于正常值或持续升高者，即使间接鼻咽镜未发现异常，也应该常规进行鼻咽纤维/电子镜检查，更有利于发现微小和早期的肿瘤。有研究人员用 ELISA 方法联合检测 EBV-EA 和 EBV-EBNA1 来诊断鼻咽癌患者，其敏感度、特异度和阳性预测值分别为98.1%、81.8%和88.7%，较 EBV-VCA 和 EBV-EA 的联合检测更好，而且它们与 EB 病毒的 DNA 含量无关，与 TNM 分期和远处转移有关。

　　2. EBV-DNA 检测及联合检测　大量资料显示鼻咽癌患者外周血中存在着多种 EB 病毒相关的抗原、抗体，目前在早期筛查、诊断及评价治疗效果等方面常规应用的是 VCA-IgA 和 EA-IgA，但是由于抗体水平的变化落后于患者体内 EB 病毒的变化，不能及时地反映肿瘤的消长和疾病进展。鼻咽癌患者血浆存在着游离于细胞外的大量的 EBV-DNA，并发现 EBV-DNA 随着肿瘤消长的变化而变化，故认为血浆 EBV-DNA 是肿瘤细胞裂解并将 EB 病毒裂解释放到血浆中去。不但鼻咽癌患者血浆 EBV-DNA 阳性率明显高于正常人群，且其 DNA 拷贝数和正常人群差异有统计学意义，揭示了 EBV-DNA

在诊断鼻咽癌方面的作用，并且研究还指出晚期患者血浆 EBV-DNA 水平显著高于早期患者。提示血浆 EBV-DNA 水平与体内肿瘤负荷呈正相关，可在分子水平上对 TNM 分期进行补充。

采用荧光定量 PCR 法对血浆或血清中 EB 病毒 DNA 进行定量检测（EBV-DNA 定量检测）是近年来被证实敏感性高于 VCA-IgA、EA-IgA 的血液学检查手段。目前中山大学肿瘤防治中心已将该项检查作为鼻咽癌诊断和疗效判断的重要、常规的检查项目。EB 病毒游离 DNA 检测明显优于 EBV-VCA-IgA、EBV-EA-IgA 和 EBV-DNA，放疗后复发和转移的患者 EB 病毒游离 DNA 的含量均明显高于无瘤生存的患者，且远处转移组的患者 EB 病毒 DNA 拷贝数明显高于局部复发组，但此时各组间 EBV-VCA-IgA、EBV-EA-IgA 无明显差异。联合检测时，VCA-IgA、EA-IgA、EBV-DNA 的灵敏度和特异性分别是 35.77%、97.78%、71.54% 和 95.56%、26.83%、97.78%。EA-IgA 的灵敏度最高，其次是 VCA-IgA。VCA-IgA 和 EBV-DNA 的特异性均稍高于 EA-IgA，反映了联合检测的效率更高。EB 病毒游离 DNA 较 VCA-IgA 在早期诊断和病情的监测方面有着更好的作用，EB 病毒 DNA 检测的费用较为昂贵，所以不建议临床初检时采用，可作为评价疗效和监测复发的指标。

3. EBV-LMP 许多实验证明 LMP-1 基因是癌基因，鼻咽癌脱落细胞中用 PCR 法可以检测出 LMP-1 基因，对于放疗治疗后复发者，尽管肿瘤体积很小，仍然可以检测到 LMP-1 基因，而放射性骨坏死（ORN）却是阴性，因此可以作为两者的鉴别。研究对成年人进行咽拭子检测 EBV-LMP 与纤维鼻咽镜检查对照，发现 EBV-LMP1 诊断鼻咽癌的敏感度为 87.3%，特异性为 98.4%，阳性预测值 92.3%，阴性预测值为 97.3%；纤维喉镜检查灵敏度为 62%，特异性为 99.6%，阳性预测值 98%，阴性预测值 88.9%。鼻咽拭子联合检测 EBV-LMP1 和 EBNA 诊断鼻咽癌的敏感度和特异性均很高（分别为 91.4% 和 98.3%），故此方法可以作为流行地区人群筛查的有效辅助手段。

4. 其他与 EB 病毒相关的标记物

（1）抗 EB 病毒特异性胸腺嘧啶脱氧核苷激酶（TK）抗体：TK 是一种能催化胸腺嘧啶脱氧核苷转化为单磷酸脱氧胸腺嘧啶的酶，在 DNA 的合成中起着关键作用。研究表明 TK 与 TK 抗体水平有很好的相关性，采用 ELISA 法可以检测出患者体内的抗 TK-IgA，在慢性鼻咽炎患者如果伴随抗体水平的升高，则患鼻咽癌的可能性大，而且其检测敏感性要高于单独检测抗 VCA-IgA。

（2）抗 EB 病毒特异性脱氧核糖核酸酶（Dnase）抗体：Dnase 是一种核酸内切酶，能降解双链或单链 DNA，产生带 5′-磷酸末端的单核苷酸及寡核苷酸。临床上常用 Dnase 判断系统性红斑狼疮的病情变化。有学者对中国台湾鼻咽癌高危人群进行 16 年跟踪调查，检测其 VCA-IgA 和抗 Dnase 抗体水平，发现 2 种抗体均阳性的人群患鼻咽癌的相对危险度高于对照组，而两种抗体出现时间要早于鼻咽癌的发生，EB 病毒特异性 Dnase 抗体可以增加鼻咽癌的发病风险。

（3）抗 EB 病毒编码的 Z 蛋白（ZEBRA）抗体：Z 蛋白有 EB 病毒基因组编码，可以直接激活 EB 病毒转录激活子，使病毒从潜伏状态进入增殖状态。大部分抗 EA-IgA 阴性的鼻咽癌患者抗 Z 蛋白抗体滴度却很高，特别是在一些年轻患者群体，提示可以将抗 ZEBRA 抗体水平作为鼻咽癌幼年患者诊断和预后的指标。

第三节 鼻咽癌相关的肿瘤标志物

肿瘤标志物（tumor maker，TM）是指在肿瘤发生和增殖的过程中，由肿瘤细胞合成、释放或者是机体对肿瘤细胞反应而产生的一类物质。和鼻咽癌有关的肿瘤标志物分为肿瘤释放物质和宿主反应类标志分子。

一、肿瘤释放的标志物

1. 血清酸溶性蛋白（acid solube protein）　是一种与鼻咽癌相关的肿瘤标志物，检测方法较为简单，血清加高氯酸溶液后离心取上清液加考马斯亮蓝 C250 液，用分光光度计检测 590nm 处吸光度，查标准曲线计算血清酸溶性蛋白浓度。正常人血清酸溶性蛋白的浓度为（1.010 ± 0.32）g/L，超过 1.5g/L 为阳性。在鼻咽癌患者中，酸溶性蛋白检测阳性率高达 88.2%，比正常人（10.8%）和鼻咽部良性病变（15.4%）显著增高，反映了血清酸溶性蛋白在鼻咽癌诊断中具有一定的灵敏度。临床观察表明，血清酸溶性蛋白与 VCA-IgA、唾液酸联合检测，对鼻咽癌诊断的特异性与灵敏度均明显高于其他肿瘤标志物，而误诊率最低。

2. CYFRA21-1　CK-19 是一种细胞角蛋白（CK），对细胞角蛋白进行染色在皮肤、肠、乳腺、肝及泌尿道等组织的病理诊断中有广泛应用。CYFRA21-1 是角蛋白 19（CK19）片段，其结构含有亲水性的棒状体部和疏水性的头尾。有文献报道，CK-19 mRNA 的升高与鼻咽癌的远处转移密切相关，但也有报道称 CK-19 mRNA 在正常组织中的假阳性率太高，不适合作为肿瘤标志物。虽然 SCCAg（鳞癌抗原）常被大量用于检测鳞癌，但对于头颈部肿瘤其特异性并不高，相反 CYFRA21-1 的敏感性和特异性都要高于 SCCAg，而且随着鼻咽癌病情进展其水平也逐渐升高。血清 CYFRA21-1 水平与鼻咽癌临床分期呈正相关，阳性率及均值随临床分期进展逐渐增高，Ⅰ期、Ⅱ期间无显著性意义，对Ⅰ期、Ⅱ期鼻咽癌的阳性率较低，仅为 0% 和 41.7%，Ⅲ期、Ⅳ期鼻咽癌有较高的阳性率，达 72.1% 和 79.3%。故 CYFRA 21-1 更有利于晚期鼻咽癌的诊断。比较鼻咽癌未治疗组与治疗后组血清 CYFRA21-1 水平，发现二者有显著性差异，并且治疗后组血清 CYFRA21-1 水平降至与正常对照组水平无显著性差异，提示血清 CYFRA21-1 水平检测对鼻咽癌的疗效监测也有较好的实用价值。通过放射免疫检测发现鼻咽癌组血清 CYFRA21-1 诊断鼻咽癌的特异性为 95%，准确率为 67.9%。CYFRA21-1 水平与鼻咽癌的病理类型有关，鳞癌＞腺癌＞未分化癌。CYFRA21-1 诊断鼻咽癌的特异性好，阳性率高，对中晚期鼻咽癌的诊断有较大意义。

3. 铁蛋白　铁蛋白是一种带有铁离子的可溶性蛋白，主要分布于肝、脾、骨髓等组织细胞中，许多实体恶性肿瘤细胞可以合成和分泌，使血清铁蛋白的浓度升高。以 95μg/L 为阳性标准，则铁蛋白用于诊断鼻咽癌的阳性率可达 46.7%，与正常对照相比差异显著，EB-VCA-IgA、铁蛋白、CYFRA21-1 三项联合检测时，诊断灵敏度为 92.4%，表明铁蛋白对鼻咽癌有一定的诊断意义。

二、宿主反应类标记物

1. 乳酸脱氢酶　乳酸脱氢酶（LDH）及其同工酶谱的测定已广泛用于肿瘤的发病机制、早期诊断、鉴别良恶性病变、判断组织是否癌变以及疗效评价、预后观察等的研究。初诊组与正常对照组及复发组血清 LDH 总酶活力比较无显著差异；初诊组和复发组血清同工酶谱主要表现为 LDH3 增高，并与病变严重程度呈正相关；而正常对照组、良性组和未复发组 LDH3 显著低于患癌组。鼻咽癌组癌组织与良性病变组鼻咽部炎性组织的 LDH 同工酶谱分布不同，炎性组织以 LDH2、LDH3、LDH4 为主，而癌组织则以 LDH3、LDH4、LDH5 占优势。鼻咽癌放疗后复发组血清和组织 LDH 总酶活力及其同工酶谱均与鼻咽癌初诊组相似，而未复发组则接近于良性病变组，与复发组显著不同。由此可见，同时检测血清和鼻咽组织 LDH 总酶活力及其同工酶谱对 NPC 的辅助诊断、预后监测及治疗后随访具有一定参考价值。

2. 唾液酸　唾液酸（sialic acid）是细胞膜的重要组成部分，对于细胞的信息传递、相互识别、接触抑制起着重要作用，主要以结合形式存在，其中与神经节苷脂结合者称为脂结合唾液酸。细胞恶变时，细胞表面的糖脂，脂蛋白的结构和含量发生变化，这种特异性改变致使唾糖脂、唾蛋白等物质脱落进入血液，从而导致血清结合唾液酸含量增高。血清结合唾液酸作为一种肿瘤标记物，其特异性高于总唾液酸。健康人血清唾液酸浓度为（0.124 1 ± 0.030 1）g/L。血清唾液酸浓度超过 0.20g/L阳性作为鼻咽癌诊断的阳性指标值。血清结合唾液酸含量与临床分期呈正相关，血清结合唾液酸含量不仅可作为鼻咽癌的诊断标记物，且可以反映病变程度，放疗后明显降低，含量变化与临床检查相结合，可以及早发现转移或复发，尤其是隐匿处复发或转移。

第四节　鼻咽癌的组织学标记物

组织学标记物指存在于癌细胞、分裂细胞、免疫细胞和细胞基质的标志分子。

一、癌细胞标记物

此类标记物有癌基因、抑癌基因及其产物，与细胞的癌变、凋亡和转移相关，常见的有：① Ras基因及其编码的 p21 蛋白。p21 蛋白具有 GTP 酶活性，基因突变后酶活性下降，使 cAMP 浓度处于高水平，刺激细胞增殖。② myc 基因及其编码的核内转录因子，与细胞内生长因子共同作用下调解细胞的增殖或凋亡。③ bcl-2 基因及其编码的 bcl-2 蛋白，bcl-2 蛋白抑制细胞凋亡，使癌细胞存活时间延长。④ 抑癌基因如 p53、p16 基因及其编码的蛋白。⑤ 肿瘤转移抑制基因及其编码的蛋白如 nm23。

二、细胞分裂的标记物

此类标记物只存在于增殖期的分裂细胞中，可在癌细胞中检测到。也可以在正常的分裂细胞中检测到，常见的有：①处于 S 期细胞表达最多的 PCNA（增殖细胞核抗原）。②端粒酶（telomerase），是含有 RNA 模板的核糖核蛋白复合体，催化端粒 DNA 的合成，与癌变关系密切，有可能成为恶性肿瘤的标志和预测预后的指标。检测鼻咽癌组织端粒酶活性的方法有 PCR-ELISA 法、TRAP（端粒酶重复序列扩增法）及 TRAP-ELISA 法。研究表明端粒酶在鼻咽癌组织中的阳性率为 73.3% ~ 90.7%，并且在鼻咽癌早期阶段端粒酶活性已高表达，再复发的鼻咽癌组织中则 100% 表达，因此对端粒酶活性检测可能成为鼻咽癌早期诊断的标志物和判断预后的指标之一。

三、免疫细胞标记物

肿瘤浸润性淋巴细胞主要有 T 细胞、B 细胞和巨噬细胞、树突状细胞。区分这些细胞的常用标记物有：① T 淋巴细胞标记物 CD45、CD3。② B 细胞标记物 CD20。③巨噬细胞标记物：CD68 和溶菌酶抗体。④树突状细胞标记物：抗 S-100 蛋白抗体。免疫组化方法检测 45 例鼻咽癌的肿瘤间质和 33例慢性鼻咽炎组织的 CD3$^+$、CD4$^+$、CD8$^+$、CD20$^+$ 分布情况，与慢性鼻咽炎组比较，鼻咽癌肿瘤间质中 CD4$^+$T、CD3$^+$T 淋巴细胞均明显减少，CD8$^+$T 淋巴细胞及 CD20$^+$B 淋巴细胞差异则无显著性意义；CD4$^+$/CD8$^+$ 降低，且明显低于正常值，提示鼻咽部组织免疫功能受到抑制。

四、细胞基质标记物

细胞基质与肿瘤的黏附、转移密切相关，用于研究这类物质的标记物有：① 上皮钙黏素（E-cadherin）和 β 连接蛋白（β-Catenin），存在于细胞表面和基质中，与细胞间的黏附有关，表达减少有助于肿瘤的转移。② 金属蛋白酶（MMP），可降解细胞外基质，促进肿瘤细胞的游走和转移。③ 血管内皮生长因子（vascular endotheial growth factor，VEGF）。血清 VEGF 对各种病理类型的鼻咽癌都有相应的灵敏度和特异性，检测方法为 Western Blot，健康人 VEGF 浓度很低，鼻咽癌患者则显著升高，并且随鼻咽癌的进展至不同的临床分期又有显著差异，随肿瘤进展而升高，在鼻咽癌的早期诊断、疗效检测、确定分期及预后判断方面有一定意义。

第五节　与放疗有关的实验室诊断指标

　　鼻咽癌患者放射野大部分为颅骨，红骨髓少，并且包括部分颈椎，故放疗过程中鼻咽癌患者血象变化不甚明显。白细胞至放疗后第 6 周开始下降，淋巴细胞第 1 周即明显下降，血小板至第 4 周下降达低值，随后缓慢回升但无明显差异，原因可能是虽然放射线对白细胞和血小板的前体细胞的放射敏感程度是一样的，由于白细胞和血小板的寿命很短，因此外周血中计数很快下降。鼻咽癌患者接受放射治疗后外周血 T 淋巴细胞存在改变，其改变和紊乱的程度与患者 EB 病毒感染状况有明显相关性。EB 病毒阳性患者较阴性患者 $CD4^+$ 细胞、$CD4^+/CD8^+$ 比值有显著降低，说明 EB 病毒复制时，鼻咽癌患者细胞免疫功能受到明显抑制，提示可能由于 EB 病毒复制进一步抑制患者细胞免疫功能，促进病情进一步发展，患者预后越差。监测 EB 病毒感染状况和细胞免疫水平，有助于病情进展、预后的判断。放疗后外周血 $CD4^+CD25^{high}$Tr 细胞（高表达 CD25 的 $CD4^+$T 辅助细胞）比例显著高于放疗前。鼻咽癌患者放疗前 $CD3^+$ 及 $CD4^+$T 细胞比例、$CD4^+/CD8^+$ 值在放疗前均接近正常对照组，但是外周血的 $CD4^+CD25^{high}$Tr 细胞比例增加，$CD4^+CD25^{high}$Tr 细胞比例与临床观察结果具有较好的一致性。因此 $CD4^+CD25^{high}$Tr 细胞比例可能是一个较好的反映细胞免疫功能状态的参考指标，有望在临床上用于免疫功能的监测。

　　对放疗后带来的各个系统或器官的损伤的诊断和监测，近年来临床研究比较多，辅助检查手段以影像学为主，而实验室检测则近乎空白，有待发展。

（段朝晖　罗金刚）

参 考 文 献

1. 陈莉，朱远源. 肿瘤研究的新热点—EB 病毒. 肿瘤防治研究，2008，35：750 ~ 751

2. 姜世强，柳青. EB 病毒 DNA 和 EB 病毒抗体指标早期诊断鼻咽癌方案的筛选. 中国肿瘤临床，2009，36：1271 ~ 1273

3. 夏邦世，吴金华. Kappa 一致性检验在检验医学研究中的应用. 中华检验医学杂志，2006，29：83 ~ 84

4. 姜世强，柳青. EB 病毒 DNA 和 EB 病毒抗体指标早期诊断鼻咽癌方案的筛选. 中国肿瘤临床，2009，36：1271 ~ 1273

5. 孙朝晖，石玉玲，危敏等. 血浆循环 DNA 检测在鼻咽癌诊断研究中的应用. 华南国防医学杂志，2009，23：49 ~ 51

6. 谭毅菁，苏锡康，崔金环，等. 鼻咽癌患者血清中 VCA-IgA、EA-IgA、EBV-DNA 评价的比较. 重庆医学，2010，39：703 ~ 704

7. 邹亚超，李国亮，张忠山. 血清 5 种肿瘤标志物检测鼻咽癌的研究. 肿瘤防治杂志，2001，8：461 ~ 463

8. 刘莉，丁乾，姚军霞，等. 放射损伤对鼻咽癌外周血 $CD4^+CD25^{high}$ 调节性 T 细胞的影响. 中华放射医学与防

护杂志，2006；23：31～34

9．吉彬，吉军．电化学发光CYFRA21-1检测在鼻咽癌临床诊断中的价值．海南医学，2007，18：63

10．赵惠柳，黄文成，黄昭东，等．血清CYFRA21-1值测定对鼻咽癌诊断及疗效观察的临床价值．现代肿瘤医学，2004，12：289～290

11．黄玲莎，朱波，陈艳华，等．肿瘤标志物三项联合检测在鼻咽癌诊断中的意义探讨．检验医学，2006，21：472～474

12．崔英，邝国乾，岳惠芬，等．鼻咽癌患者血清和癌组织中乳酸脱氢酶及其同工酶的研究．广西医科大学学报，1999，16：150～152

13．王庆伟，刘慧中，刘月欣．鼻咽癌放疗患者血清结合唾液酸含量的动态研究．肿瘤防治研究，1999，26：428～429

14．宋阳，王莉芬，石林，等．鼻咽癌组织淋巴细胞亚群的分布与分析．大连医科大学学报，2010，32：40～44

15．钟妮，张华，潘桂华，等．局部放射治疗对鼻咽癌患者血象的影响．现代医药卫生，2010，26：1019～1021

16．Lo YM，Chan LY，Lo KW，et al. Quantitative analysis of cell-free Epstein-Barr virus DNA in plasma of patients with nasopharyngeal carcinoma. Cancer Res，1999，59：1188～1191

17．Powles T，Powles J，Nelson M，et al. Head and neck cancer in patients with human immunodeficiency virus-1 infection：incidence，outcome and association with Epstein-Barr virus. J Laryngol Otol，2004，118：207～212

18．Lin JC，Chen KY，Wang WY，et al . Evaluation of cytokeratin-19 mRNA as a tumor marker in the peripheral blood of nasop haryngeal carcinoma patients receiving concurrent chemoradiot herapy. Int J Cancer，2002，97：548～553

19．Lee JK，Hsieh JF，Tsai SC，et al. Comparison of CYFRA 21-1 and squamous cell carcinoma antigen in detecting nasopharyngeal carcinoma. Ann Otol Rhinol Laryngol，2001，110：775～778

20．Hao SP，Tsang NM，Chang KP. Screening nasopharyngeal carcinoma by detection of the latent membrane protein-1（LMP-1）gene with nasopharyngeal swabs. Cancer，2003，97：1909～1913